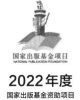

国家出版基金项目
NATIONAL PUBLICATION FOUNDATION

2022 年度
国家出版基金资助项目

智能肿瘤学

INTELLIGENT ONCOLOGY

·主 编 徐 波·

天津出版传媒集团

天津科学技术出版社

图书在版编目(CIP)数据

智能肿瘤学 / 徐波主编 . -- 天津 : 天津科学技术
出版社, 2022.12
ISBN 978-7-5742-0465-2

Ⅰ.①智… Ⅱ.①徐… Ⅲ.①人工智能－应用－肿瘤
学 Ⅳ.①R73-39

中国版本图书馆 CIP 数据核字(2022)第 150356 号

智能肿瘤学
ZHINENG ZHONGLIUXUE
策划编辑：方　艳
责任编辑：韩　瑞　冀云燕　李荔薇　刘　颖　张建锋
责任印制：兰　毅
出　　　版：天津出版传媒集团
　　　　　　天津科学技术出版社
地　　　址：天津市西康路35号
邮　　　编：300051
电　　　话：(022)23332490
网　　　址：www.tjkjcbs.com.cn
发　　　行：新华书店经销
印　　　刷：天津中图印刷科技有限公司

开本 787×1092　1/16　印张 42.5　字数 1 000 000
2022年12月第1版1次印刷
定价：228.00元

主编简介

徐波教授生于江苏南通，祖籍广东梅州，先后毕业于白求恩医科大学（医学学士1990）、天津医科大学（医学硕士1995）、中国协和医科大学（医学博士1998）。1998年—2002年在美国St.Jude儿童研究医院从事博士后研究。2002—2018年先后担任美国路易斯安那州立大学（LSUHSC）医学院遗传系助理教授、美国南方研究院（SRI）生物化学系副教授、美国康奈尔大学医学院卫理公会医院放射肿瘤学教授、美国南方研究院肿瘤学系主任、阿拉巴马大学伯明翰分校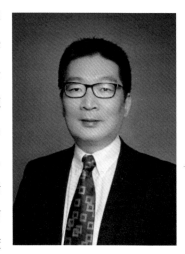（UAB）病理学教授。全职回国后先后担任天津医科大学肿瘤医院副院长、乳腺癌防治教育部重点实验室常务副主任、天津乳腺癌诊疗中心执行主任。2020年4月起任重庆大学附属肿瘤医院院长、乳腺癌智能诊疗重庆市重点实验室主任。入选第11批国家海外高层次人才计划（创新A类）、重庆英才·优秀科学家。徐波教授是中国抗癌协会肿瘤人工智能专业委员会首任主任委员、中国抗癌协会合成生物医药专业委员会副主任委员、中国医药卫生事业发展基金会肿瘤防治专家委员会副主任委员、中国医疗保健国际交流促进会鼻咽癌防治分会副主任委员、中国医药卫生文化学会医疗健康信用分会副会长。徐波教授是 *Intelligent Oncology* 创始主编，同时担任 *Radiotherapy and Oncology*、*Biomedical Journal*、《中华肿瘤杂志》、《中华放射肿瘤学杂志》等知名杂志编委。

徐波教授的主要研究方向为基因组稳定性及人工智能技术在肿瘤诊疗中的应用,在基础研究方面侧重研究DNA损伤修复机制,在转化研究方面侧重研究跨模态医学图像信息提取及医学可解释性。徐波在国际上首先提出智能肿瘤学的概念。截至2022年12月底,在国际权威学术杂志(包括 *Nature*、*Cell*、*Molecular Cell* 等)发表论文110余篇,被引用13000余次,6篇文章入选F1000推荐文章,12篇文章入选科睿唯安高被引/热点文章。徐波教授全面构划了智能肿瘤学这一医工交叉新兴学科的内涵和主要应用场景。团队建立了基于人工智能的乳腺癌快速病理分子诊断系统,在中央电视台《经济半小时》得到专题报道,成为中华人民共和国建国70周年国家超级计算机医学应用的典型案例。2020年2月成功开发国际首例可用于辅助诊断新型冠状病毒肺炎的AI+CT模型,相关论文于2021年7月入选ESI高被引论文(top 1%)和热点论文(top 1‰),2022年被评为年度中国百篇最具影响国际学术论文。

编委会

1

王　爽　四川大学华西医院
王亚洲　重庆大学医学院
王泽峰　中科院上海营养与健康研究所
游　茂　国家卫生健康委卫生发展研究中心
翟晓梅　北京协和医学院
张水兴　暨南大学第一附属医院
张照莉　重庆大学附属肿瘤医院

编委（按照姓氏拼音排序）：

包　骥　四川大学华西医院临床病理研究所
蔡梦娇　西安交通大学第一附属医院
曹　巍　中国医学科学院肿瘤医院
曹一鹏　天津医科大学肿瘤医院
陈　敏　北京大学深圳医院
陈露燕　暨南大学第一附属医院
陈秋颖　暨南大学第一附属医院
陈肖雅　四川大学华西医院
陈月梅　重庆大学附属肿瘤医院
崔　浩　南方医科大学南方医院
邓　杨　四川大学华西医院临床病理研究所
邓文婷　重庆大学附属肿瘤医院
丁　丽　重庆大学附属肿瘤医院
窦佐超　四川大学华西医院
冯　彬　重庆大学附属肿瘤医院
冯杨瀚　中科院上海营养与健康研究所
郭兰停　四川大学华西医院
洪　畅　南方医科大学南方医院
洪　娜　神州医疗科技股份有限公司
胡诚毅　南方医科大学南方医院
蒋　娟　重庆大学附属肿瘤医院
焦塬石　神州医疗科技股份有限公司
金　哲　暨南大学第一附属医院

康　波　国家超级计算天津中心
李　师　重庆大学附属肿瘤医院
李　艺　重庆大学附属肿瘤医院
李菲菲　国家超级计算天津中心
李映红　重庆邮电大学生物信息学院
林　丽　中山大学肿瘤防治中心
刘　傲　青岛大学附属医院
刘　礼　重庆大学大数据与软件学院
刘洪红　四川大学华西医院临床病理研究所
刘淑仪　暨南大学第一附属医院
刘晓宇　重庆大学附属肿瘤医院
刘志强　中国医学科学院肿瘤医院
陆泽欣　四川大学计算机学院（软件学院）
罗焕丽　重庆大学附属肿瘤医院
毛巍然　重庆大学附属肿瘤医院
莫笑开　暨南大学第一附属医院
莫雅琪　重庆大学附属肿瘤医院
潘威君　广州锟元方青医疗科技有限公司
彭海燕　重庆大学附属肿瘤医院
彭修乾　国家超级计算天津中心
秦　朝　中国医学科学院肿瘤医院
任　平　国家卫生健康委卫生发展研究中心
任建松　中国医学科学院肿瘤医院
宋华琛　中国医学科学院肿瘤医院
孙　琪　四川大学华西医院
谭　霞　重庆大学附属肿瘤医院
谭志博　北京大学深圳医院
唐　玲　重庆大学附属肿瘤医院
唐榕英　重庆大学附属肿瘤医院
田　旭　重庆大学附属肿瘤医院
田雪晴　国家卫生健康委卫生发展研究中心
汪　伟　浙江太美医疗科技股份有限公司

王　飞　中国医学科学院肿瘤医院
王　姝　西南大学材料与能源学院
王　智　印迹信息科技(北京)限公司
伍　青　重庆大学附属肿瘤医院
武晓玉　神州医疗科技股份有限公司
熊晓敏　重庆大学附属肿瘤医院
薛伟伟　重庆大学药学院
杨　鑫　重庆大学附属肿瘤医院
杨　雪　天津医科大学肿瘤医院
杨维斌　重庆大学附属肿瘤医院
杨志云　暨南大学第一附属医院
游荆晶　暨南大学第一附属医院
张　斌　暨南大学第一附属医院
张　婕　中国科学院大学附属肿瘤医院(浙江省肿瘤医院)
张　意　四川大学网络空间安全学院
张梦阳　神州医疗科技股份有限公司
张森乐　国家超级计算天津中心
张思蕊　中科院上海营养与健康研究所
赵梓彤　中国医学科学院肿瘤医院
朱孝辉　南方医科大学南方医院
邹雅竹　中国医学科学院肿瘤医院

特别鸣谢：
龚　克　南开大学
卢秉恒　西安交通大学
吕有勇　北京大学
王晓梅　深圳大学
蒲晓蓉　电子科技大学

秘书组成员：
熊晓敏　杨维斌　林　博　李　艺　王羽纶　莫雅琪
杨　雪　肖明明　王诗祺　任思玉　王　璐　李　杰
梁效玮　路正鹏　范乾瑞　杨　越　沈　杨

专家推荐·一

对人工智能和生命科学的研究是国家战略发展的重要组成部分,《中华人民共和国国民经济和社会发展第十四个五年规划和2035年远景目标纲要》中,人工智能和生命健康都被列为前沿科技领域的优先级别。

目前人工智能技术在医学上的应用尚处于起步阶段,但由于人工智能在技术上已日渐成熟,以及临床应用场景对人工智能的需求促进了该技术的应用探索,智能医学发展非常迅速。近年来,恶性肿瘤的发病率和死亡率呈现逐步上升的趋势,对于肿瘤的早期筛查、诊断和治疗均提出了更高的要求,人工智能技术的应用,能够帮助医生更好地、更精准地进行诊断和治疗,能够帮助患者提高早期筛查率、减少经济负担、缩短诊断时间、改善就诊体验。虽然目前人工智能技术在临床医学中已经得到了较为广泛的应用,但是仍需要进一步优化和提高。人工智能技术在肿瘤影像学和病理学应用中的标准化体系建设、智能肿瘤学的人才培养机制等问题也亟待解决。

在此背景下,徐波教授牵头编写了《智能肿瘤学》一书。这是该领域第一本系统的具有权威性的学术著作,编委会云集全国各大肿瘤医院一线专家,以及中国科学院自动化研究所、南开大学、国家超级计算天津中心等高校和科研机构的顶级专家。书中不仅对当前人工智能技术在肿瘤诊疗中的应用现状进行了探讨,也为智能肿瘤学学科未来的发展提出了宝贵的意见。

本书的出版对推动智能肿瘤学标准化体系建设、完善我国肿瘤人工智能人才培养机制,以及布局该领域适合我国国情的发展战略都具有极强的现实意义。

中国新一代人工智能发展战略研究院执行院长

世界工程组织联合会前主席

先进计算与关键软件(信创)海河实验室主任

专家推荐·二

　　目前,智能肿瘤学在世界范围内都处于起步阶段,虽然我国在这一领域的研究迅速发展且处于国际先进水平,但仍有许多难关需要攻克。此次由徐波教授牵头编著的《智能肿瘤学》,是国内少有的详述智能肿瘤学关键知识的应用型论著。本书对智能肿瘤学学科的定义及内涵进行了全面阐述,同时以临床问题为导向,对创新性人工智能技术在肿瘤筛查、影像病理诊断、药物研发及临床研究、精准治疗等方面的应用实践进行了详细介绍。针对人工智能技术在肿瘤学应用中面临的挑战和未来发展,以及肿瘤智能技术的卫生技术评估、隐私安全策略、伦理与法律、学科人才培养等问题,本书也提出了一系列的解决方案。

　　本书的出版具有创新性、开拓性和指导性,能够促进人工智能技术在医学学科的深入发展,促进智能肿瘤学学科建设。

　　本书编委会由多位经验丰富的一线专家组成,编写内容具有权威性和实用性,本书一定会成为肿瘤学从业人员、人工智能技术科研工作者以及相关领域科研人员的重要参考书籍。

中国工程院院士

西安交通大学高端制造装备协同创新中心主任

国家增材制造创新研究中心主任

专家推荐·三

　　《智能肿瘤学》一书，是为了适应当前大数据和人工智能驱动的科学研究发展趋势，由以徐波教授为代表的一线中青年科学工作者结合各自在不同专业领域的工作实践，通力协作编写而成。该书基于肿瘤筛查、诊断、治疗和康复的临床问题，结合肿瘤生物学、基因组、蛋白组、代谢组等多种类数据，通过包括生物信息学、人工智能及多学科分析手段系统阐述了细胞癌变和肿瘤发展之间的关系与机理，介绍了人工智能技术在肿瘤学领域的应用以及发展趋势。针对肿瘤大数据面临的问题，以及肿瘤数据量大、类型繁多、价值密度低、速度快、时效高等特点，该书从如何提升我们的预测与判断能力、提炼与排除能力、集成与验证能力和分类与评价能力几个方面入手，剖析了肿瘤大数据智能分析的要点难点，并提出了解决方案。这对于建立基于精准诊治的数据库、基于大数据与真实世界研究探索恶性肿瘤的防治、促进新药研发、提高精准医疗水平等都大有裨益。

　　该书编委会成员都具有良好的教育背景，并且具有丰富的专业科学研究与技术开发的工作经历，特别是主编徐波教授，作为中国抗癌协会肿瘤人工智能专业委员会首任主委，在长期科研工作中积累了扎实的理论基础和系统的实践经验。

　　该书的出版不仅有助于推动我国肿瘤大数据智能分析的扎实发展，而且对提升我国癌症研究的整体创新水平具有重要作用。

北京大学临床肿瘤学院生化及分子生物学实验室教授 / 博士生导师
北京肿瘤分子生物学实验室研究员 / 主任 / 首席专家

前　言

近十年来，人工智能技术在医学领域的应用快速提升，尤其是在肿瘤学相关的基础研究和临床实践中。我们看到多个学科越来越多的交叉融合，其中一个重要的证据是交叉融合相关的学术文章每年以近20%的速度在增加。与之相对应的，一个新兴的医工交叉学科——智能肿瘤学呼之欲出。为顺应这一趋势，中国抗癌协会第八届常务理事会于2019年初决定成立肿瘤人工智能专业委员会。作为国内首家结合肿瘤学与人工智能的专业学术团体，2019年8月19日专委会成立之初就吸引了近2000余名国内外专家加入。为了让更多的医学与计算机从业人员、高等院校相关专业本科生、研究生更好地解这一新兴学科，我们产生了编写国内外首部《智能肿瘤学》的想法。

几年来，我们以智能肿瘤学为核心，针对肿瘤相关人工智能基础理论及技术、肿瘤人工智能防治应用等主题开展了系列医工融合科技交流和研讨项目。例如，我们在2019年6月在天津组织了第一届智能肿瘤学会议，同年8月承办了中国肿瘤学大会首届肿瘤人工智能主题会场。在这两次会议中，针对肿瘤诊疗的挑战和需求，就如何利用人工智能技术辅助肿瘤的诊断、治疗决策、预后预测等问题组织国内外知名专家进行了全面研讨和交流，并对智能肿瘤学概念的基本范畴和内涵达成了共识。2020—2022年，针对智能肿瘤学研究和应用的相关问题，我们举办了第二届中国智能肿瘤学大会以及两届中国肿瘤学大会肿瘤人工智能分会，与会专家们深入讨论了基于医学影像、病理、医学文本、生物基因组学等数据的肿瘤智能诊疗典型算法、临床应用和评价体系，进一步确认了智能肿瘤学的理论内涵，扩展了涵盖肿瘤防筛诊治康的全流程应用范围。经过近3年的发展，智能肿瘤学的学科概念逐渐成形。自2021年以来我们邀请了国内外知名专家做客"智能肿瘤学云课堂"系列，持续对智能肿瘤学学科概念和定位进行研讨，为本书的编写奠定了坚实的学科基础。

本书共20章,第1章对智能肿瘤学的核心概念和涵盖范畴进行了介绍,后续章节从四大部分对智能肿瘤学相关内容进行了详细阐述。第2-3章全方面介绍了人工智能技术的核心算法和算力部署,引领读者了解智能肿瘤学的工科基础。第4-15章详细介绍了人工智能在肿瘤诊疗流程中各个环节的应用方式,涵盖肿瘤筛查、肿瘤大数据、影像诊断、病理分析、分子生物学、生物信息学、抗癌药物研发、外科手术、放射治疗、康复与护理等方面的内容,将引领读者了解智能肿瘤学中基于人工智能的各类场景。第16-18章对肿瘤人工智能应用中的相关问题进行了讨论,包括评价体系、安全隐私、伦理与法律等。第19章阐述了智能肿瘤学人才培养的方式和学科发展的目标,让读者了解肿瘤医工融合体系的建立和发展路线。第20章对智能肿瘤学的发展进行了总结和展望。为了便于读者更好地阅读和使用本书,我们在最后阶段对本书的部分内容进行了谨慎的取舍。由于本书的章节均为医工融合学科的内容,对交叉内容的基本知识在各章节均有简要介绍,这样可以避免阅读本书对理解概念和科学理论时反复查阅。尽管这种方式不可避免地造成小部分内容有重叠,但可以使相关章节相对独立,同时减少阅读的时间成本并使得读者可以自由选择阅读的起始章节。本书编写期间正值新冠疫情肆虐的三年,编委会百余位专家克服重重困难,线上线下召开了四次编委会会议,同时通过互相审稿及特邀专家审稿,保证了专业相关内容的完整性和准确性。我们非常欣慰地看到本书入选2022年国家出版基金支持项目。在此,衷心感谢所有编写专家的大力支持以及编写秘书组的辛勤付出! 特别致谢中国新一代人工智能发展战略研究院/南开大学龚克教授、西安交通大学卢秉恒教授和北京大学吕有勇教授对本书的推荐!

一门新兴学科传播得越广、反馈得越多,就会进步得越快,越有价值。我们在本书编写时,尽量保证内容全面,案例详实,相信本书对读者在智能肿瘤学的理论和实践方面都将有所裨益。但由于智能肿瘤学兴起时间短,写作时间和个人的理论水平、实践经验有限,此版本可能并不成熟和完美,我们殷切希望得到各位同仁和广大读者的反馈,以便再版时予以纠正和完善。

《智能肿瘤学》编委会

2022年12月23日

目　录

第一章

绪论

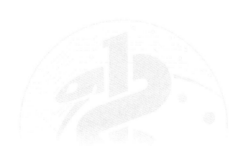

第一节　智能肿瘤学产生的基础

一、智能肿瘤学产生的背景

人工智能（Artificial Intelligence，AI）是计算机科学的一个分支，是利用数字计算机或其控制的机器模拟、延伸和扩展人的智能，感知环境、获取知识并使用知识获得最佳结果的理论、方法、技术及应用系统，是认知、决策、反馈的过程。"智能"体现了"机"和"人"相似的属性，主要表现为模仿人的思维方式和过程。从20世纪中期至今，人工智能的发展可以划分为三个阶段：第一阶段始于1956年美国达特茅斯会议首次提出人工智能的概念，这一年常被称为"人工智能元年"，从此人类进入了用机器来模仿人类学习及其他智能操作的阶段，但由于当时的机器计算能力不足，人工智能渐入低谷；第二阶段始于20世纪70年代美国斯坦福大学开发的MYCIN专家系统、1980年卡耐基梅隆大学研发的XCON专家系统、1985年多层人工神经网络的出现，这些系统的快速发展及应用掀起了第二波人工智能热潮，人工智能向实际应用迈出了关键一步；第三阶段始于20世纪末21世纪初期，1997年"Deep Blue"战胜国际象棋冠军、2006年Hinton等使用超级计算机建立深度学习模型的成功，让人们对人工智能有了更进一步的认识，从此进入了人工智能全面覆盖人类生活的新时期。

如今，人工智能几乎与每个人的生活息息相关。人工智能技术已经渗透到医疗、教育、金融、衣食住行等人类生活的各个方面，人工智能与各行各业的结合促进了人类社会的信息化、自动化及智能化，为人类生活带来了极大便利。其中，人工智能与医学的结合可追溯到1959年，美国乔治敦大学构建了最早的肺癌诊断模型。1966年，"计算机辅助诊断"这一概念由美国麻省理工学院提出。通过学习医学相关基础理论和丰富的临床诊疗经验，模拟专家诊疗思维，提出诊疗方案的临床决策支持系统（Clinical Decision Support System，CDSS），是医学人工智能应用技术发展的重要方向之一。20世纪90年代后期，针对各个专科疾病的专家系统，如慢性腹痛、艾滋病、皮肤癌、乳腺癌等临床决策支持系统相继问世。人工智能在医学影像学中的应用也有着出色的表现。2006年，伴随着深度学习算法的出现，图像识别在医学中的作用发生了开创性的变化。目前,我国有近千家医疗相关人工智能公司,近一半为医学影像分析方向。除此之外,人工智能还与药物研发、风险预测、信息化数据与临床资料管理等方面有着不同程度的交叉发展。

在生物医药领域,学科交叉是推动发展的重要动力。医学统计学、生物信息学、公共卫生管理学,均是医学与其他学科结合并延续至今仍在继续发展的经典交叉学科。如今,人工智能也作为无法忽视的新兴力量,用力敲开了医疗领域的大门,逐渐成为基础研究和临床应用中一种强有力的新手段,开始在医疗领域的各个环节寻找切入点,谋求与医学的共同发展。虽然医学与其他学科的交叉发展历史丰富,人工智能与各行各业的结合也屡见不鲜,但人工智能与医学中的具体分支如肿瘤学的交叉发展仍处于刚刚起步的阶段。

殷墟出土的甲骨文证明,早在商、周时代中国就已经出现了"瘤"字。在西方,Cancer一词最早来源于拉丁文 Crab(蟹),形容肿瘤及其蔓延的血管像螃蟹一样,生长毫无限制,并向四周浸润。而科学上的"肿瘤学"则始于19世纪显微镜发明之后。21世纪以来,自然科学的发展带动了整个医学领域的飞跃,基础理论研究的深入发展和新技术的问世,使肿瘤学形成一门独立的学科,并进而出现若干分支。世界卫生组织(WHO)于1985年宣布,恶性肿瘤不再是不治之症,不仅可以治愈还可以预防,这一里程碑事件标志着肿瘤学的发展发生了质的飞跃。但是,肿瘤治疗相关研究同样是跨越世纪且将继续前行的漫长征途。从19世纪末发现肿瘤与遗传相关,到20世纪中期发现肿瘤与干细胞和血管的关系,再到20世纪末发现癌基因,肿瘤的治疗经历了从信号通路到蛋白标志物,再到目前已经深入到分子层面的基因精准疗法的过程。从肿瘤学的交叉发展历程来看,肿瘤学这一重要支流在不断尝试与医学内部其他流域交叉汇合,例如肿瘤心脏病学、肿瘤内分泌学等,但肿瘤学与医学之外领域的结合刚刚起步。

在临床诊疗中,肿瘤是一门筛查、诊断、治疗、随访等每一环节都高度依赖数据做决策的学科。肿瘤检测手段的发展、医疗数据的指数级增长、肿瘤诊疗环节的精准化,促使肿瘤的临床诊疗正在朝着数字化、智能化方式转变。人工智能技术将极大程度替代临床筛查、诊断、护理、康复随访等各环节重复的机械工作,为医护人员节省大量时间。肿瘤的智能诊疗将惠及所有医生与患者,届时整个医院的生产力和工作效率都将得到显著提升,肿瘤学的精准诊疗将会发生革命性的变化。

二、智能肿瘤学的概念和内涵

随着关键的人工智能科学问题得到不断解决,以及临床肿瘤学中探索性应用人工智能技术的深入,智能肿瘤学的概念正在逐渐形成。我们将其定义为一门整合临床肿瘤学、放射学、病理学、分子生物学、多组学与人工智能的交叉学科。广义地说,智能肿瘤学包含了基础和临床医学、公共卫生和计算机科学等一级学科。具体而言,智能肿瘤学旨在利用自然语言处理、机器/深度学习、计算机视觉、生物识别、机器人过程自动化等核心人工智能技术,建立癌症预防、诊断、治疗、康复全过程的智能生态链。智能肿瘤学的目标是在预防筛查、早期诊断治疗、预后和风险分层等方面提高癌症诊疗的准确性和效率,达到高效医疗。

如图1-1-1所示,智能肿瘤学的关键组成部分包括核心技术、应用场景、安全策略、伦理法律和人才培养。人工智能的核心技术包括机器学习(Machine Learning,ML)、深度学习(Deep Learning,DL)、自然语言处理(Natural Language Processing,NLP)、机器人流程自动化(Robotic Process Automation,RPA)等。尽管许多研究仍处于方法开发和推广阶段,但人工智能技术在临床肿瘤学中有多种应用场景,包括癌症预防、筛查、放射组学、数字病理学、分子生物学、癌症药物研发、外科、放射治疗、护理、康复。

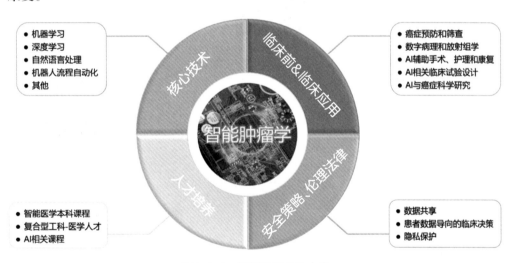

图1-1-1　智能肿瘤学的内容

智能肿瘤学在医疗决策过程中需要分析大量的临床数据,因此人工智能技术的数据安全策略和伦理规范,特别是数据驱动的决策是否合乎伦理是必须关注的问题。由于包含大量的个人数据,隐私被侵犯的风险也很高。保护患者数据是医疗行业的核心责任,因此智能肿瘤学的内容还包括相关人工智能技术的数据安全策略和伦理法律。

　　智能肿瘤学的发展依赖于与医工交叉学科的人才培养,目前无论是临床医护人员、生物医学科研人员还是其他相关医学产业的从业者,多未通过在校教育接受与人工智能相关的系统学习。由于医工交叉学科相关技术更新速度极快,建立规范化的智能医学本科与研究生教育和人才成长协作生态体系来适应智能肿瘤学的发展需求刻不容缓。人才培养相关内容将在十九章进行详述。

(杨雪　熊晓敏　徐波)

第二节　智能肿瘤学的应用

　　人工智能技术已经应用到肿瘤预防、筛查、诊治、康复和基础与转化研究的整个过程中(图1-2-1)。在此我们对不同的应用场景进行简单介绍,具体内容将在第五到第十五章逐一阐述。

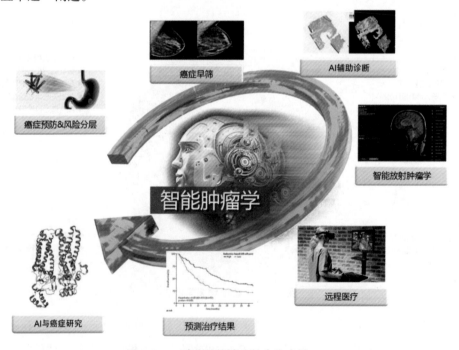

图1-2-1　肿瘤智能诊疗的全生态链

一、肿瘤预防与筛查

人工智能技术可以提取流行病学研究的数据,结合生物组学及分子生物学知识,建立多种癌症的一级预防模型。结合相关的肿瘤防治项目将有助于建立精准预防平台。

人工智能技术在癌症筛查中发挥着越来越重要的作用,它与影像学或病理学相结合,应用于高危人群,可以及早发现癌症的迹象。目前,至少有4种癌症类型——乳腺癌、肺癌、结直肠癌和宫颈癌,显示出筛查的明显优势。人工智能辅助方法已用于诊断乳腺癌(超声和乳腺 X 片)、肺癌(低剂量 CT)、结直肠癌(结肠镜和 MRI)、宫颈癌(宫颈细胞学)等,在其他癌症中,回顾性研究探索了使用基于 DL 的算法对前列腺癌进行筛查。未来,人工智能算法的优化会提高筛查效率,使更多高危人群受益。

二、人工智能辅助肿瘤诊断

由于 ML/DL 在执行图像识别任务方面具有显著优势,基于 ML/DL 算法的影像学和病理图像快速准确诊断成功应用于肿瘤诊断。近年来,人工智能技术已经应用到日常临床诊断中,方法包括卷积神经网络、变分自编码器等,相关软件也已获得药监部门的行业许可。截至 2022 年 5 月,中国市场至少有 11 款经中国国家药品监督管理局(NMPA)批准的肺结节辅助诊断软件。这些产品能够自动识别肺结节,并将其分类为良性或恶性。

数字病理推动了临床病理学的发展,使诊断更加高效、经济、准确。与传统病理学相比,数字病理学存储的图像可以通过电脑显示器或移动设备实现远程多端同步查看。例如,新开发的人工智能算法可以自动判断大量的宫颈细胞学切片标本。哈佛大学的一个研究团队基于深度学习方法构建了一种名为"Tumor Origin Assessment via deep learning(TOAD)"的算法,该算法可以利用常规获得的组织学切片区分原发肿瘤的来源。此外,TOAD 还可作为鉴别复杂转移性肿瘤与未知原发癌(Cancer of Unknown Primary,CUP)病例的辅助工具,可联合或替代辅助或广泛的诊断检查,以减少 CUP 的发生。

三、预测治疗结果

智能肿瘤学的重要研究方向之一是使用 ML/ DL 的算法来预测肿瘤的治疗反应。与传统的基于 Cox 的预测方法相比,基于 DL 的人工智能算法自适应能力更强,适合非线性表示,具有更精确的预测性能,更加适用于癌症预后预测。2020—2022年发表于国际医学期刊上基于人工智能方法进行癌症预后预测的主要研究中涵盖多种癌症类型,包括肺癌、乳腺癌、结直肠癌、肝癌、前列腺癌等,也涉及主要的癌症治疗方法,如新辅助治疗、放射治疗、靶向治疗和免疫治疗。针对大肠癌的治疗评价问题,*Lancet*上的4篇论文探讨了基于深度网络模型的新辅助放化疗、辅助治疗、免疫治疗和常规治疗的预后预测。

虽然图像数据是预测癌症治疗结果最常用的数据,但临床病例数据和其他类型的数据也具有重要价值。Arbour等人利用文献报告的数据构建了一个深度学习模型,并使用该模型来评估实体瘤疗效评价标准(Response Evaluation Criteria in Solid Tumors,RECIST)定义的非小细胞肺癌预后。验证结果表明,人工智能方法对非小细胞肺癌的预后预测是理想的,最佳AUC可达0.9。

四、智能放射治疗

智能肿瘤学已经深入到肿瘤放射治疗临床实践的每一步,有望显著提高放射治疗的效率、准确性和质量。在放疗工作流程的初始阶段,人工智能已应用于图像采集和处理。例如,人工智能可以将MRI图像生成合成CT图像。合成CT与实际CT计算剂量差仅为0.5%,符合临床应用的标准。图像配准是放疗计划系统的一个准备步骤。与其他先进的配准方法相比,采用配准人工智能算法可获得更高的精度和鲁棒性,并能有效缓解图像和运动伪影的问题。此外,自动分割和轮廓肿瘤体积和危险器官可以减少工作量并提高效率。

人工智能辅助肿瘤放射治疗主要有两个方面:一是设置规划参数,二是预测最佳剂量分布。第一个方面是通过人工智能学习图像特征与患者解剖学形态之间的关系,推断肿瘤体积和危险器官的剂量分布,然后生成适用临床的治疗方案,无需人工干预。另一方面,人工智能可预测最佳剂量分布,增进放疗医师和物理师之间的沟通,促进临床决策。此外,人工智能还可以用于生成基于器官目标体积的靶区勾画。例如,人工智能可以从CT图像预测肺通气指标,将肺功能纳入治疗计划,以减少肺高功能区域的剂量,以降低放射性肺炎的发病率。此外,人工智能还可以应用于运动管理。Park等人报道了分数内和分数间模糊深度学习可以实现对呼吸相关肿瘤运动的实时估计和跟踪。此外,人工智能还可用于放射治疗设备的质量控制。

总之,人工智能可以大幅改善肿瘤放射治疗的整个过程,为肿瘤智能放疗铺平道路。

五、人工智能与远程诊疗

由于第五代移动通信技术(5G)的快速发展,远程医疗技术得到了迅速发展。最引人注目的是互联网医院,以及用于监测生命体征的可穿戴健康设备的出现和广泛应用。远程医疗可以促进先进医疗资源的公平分配,减少医疗差距。2020年新型冠状病毒肺炎全球大流行加速了远程医疗的实施,这有助于减少不必要的就诊和感染风险。对于癌症患者来说,远程医疗干预可以显著提高生活质量。

随着无线技术的进步,智能手机有助于开发新的方法来收集患者的健康数据。人工智能有助于建立以数据为驱动的方法,以识别早期治疗毒性和干预癌症进展。与此同时,通信技术先进的人工智能方法可以在患者离开门诊后进行跟踪,确保患者健康的生活方式、症状管理和坚持用药,提高依从性。

此外,随着元宇宙的概念不断渗透进入医疗保健行业,虚拟现实(Virtual Reality, VR)技术正在逐渐改变癌症固有的手术模式。例如,在肝脏肿瘤和颅内肿瘤等复杂手术中VR和增强现实(Augmented Reality, AR)技术正在不断发展,可以显著改善术前规划和术中导航效果。此外,一项荟萃分析报告称,基于VR的干预可以减轻癌症患者的焦虑、抑郁、疼痛和认知功能症状。具有高保真度组件的VR游戏可以缓解儿童癌症患者的疼痛。

5G技术使视频咨询和实时检查的质量更高、更可靠。使用先进的人工智能技术计算和处理物联网产生的大量数据,可以帮助医生进行自我管理和临床决策。

六、人工智能在肿瘤基础研究中的应用

智能肿瘤学的一个关键组成部分是人工智能技术应用到肿瘤基础与转化研究中,极大地推动了肿瘤生物学的发展。

(一)预测基因突变

人工智能利用ML算法在基因突变预测方面取得了很多新的突破。例如,影像组学特征可用于区分肺癌*EGFR+*和*EGFR-*图像。此外,研究发现,病理图像可以很好地预测肺腺癌最常见的10个突变基因中的6个:*STK11*、*EGFR*、*FAT1*、*SETBP1*、*KRAS*和*TP53*。有报道称,在没有区域注释的甲状腺癌组织H&E染色图像中,一种弱监督学习技术可以训练DNN预测*BRAF*突变状态。

(二)多组学研究

ML和DL算法使综合分析基因(基因组学和表观基因组学)、RNA(转录组学)、蛋白质(蛋白质组学和修饰蛋白质组学)和代谢物(代谢组学)成为可能。基于ML的技术有助于整合这些多组学数据,研究肿瘤发生和进展的关键因素,以及治疗反应异质性相关的机制。

(三)预测蛋白质结构

2020年,AlphaFold蛋白质结构数据库启动,显示了其在整个人类蛋白质组中的应用。这种神经网络结构可以将任何给定的氨基酸序列生成蛋白质的3D结构。

(四)蛋白质的相互作用

人类二元蛋白质相互作用参考图谱——HuRI于2020年4月发布。HuRI大约有53000种蛋白质-蛋白质相互作用,是以往研究规模的4倍,包含了8000种蛋白质。这个系统无论是对深入了解细胞的生物学行为还是疾病发生发过程都有深刻的意义。HuRI将基因组、转录组和蛋白质组数据进行整合,使细胞的功能在大多数生理或病理环境中进行研究。

(五)药物研发

抗肿瘤药物的研发是一个漫长的过程,而安全有效的抗肿瘤药物研发依赖于高质量的数据集。由于人工智能对目标分子结构的快速解析和超级计算机的快速发展,抗肿瘤药物的研发速度呈指数级增加。ML不仅为数据分析和存储提供了高通量的方法,还提高了研发的成功性。此外,基于人工智能的临床决策支持系统可用于甄选临床试验入组患者。与人工筛选相比,这些系统可以通过排除不符合临床试验条件的患者来提高筛选效率和准确性。越来越多的研究开始采用人工智能的方法来预测药物反应。

(杨雪　熊晓敏　徐波)

第三节　智能肿瘤学对医疗的影响

随着人们不断投入大量精力探索人工智能技术在肿瘤学领域的潜在应用,智能肿瘤学的影响可以在3个层面上感受到:医护人员、患者和医院。

一、医护人员层面

对医护从业人员来说,人工智能技术的应用可以减少重复工作和人为错误。更重要的是,它可以显著提高临床医生诊断和治疗癌症的效率、准确性、一致性和可及性。随着科技的进步和医疗设备的发展,肿瘤患者在诊断和治疗过程中的医疗数据得到了多维度的快速提升。指数级增长的数据来自临床诊疗过程的每一步骤,并适用于不同的人工智能方法和模型。人工智能可以通过这个过程提供更准确、更充分的医学证据,从而帮助临床医生建立针对每个患者的更全面、个性化的诊疗方案。

二、患者层面

在智能肿瘤学中,人工智能技术可以建立适用于更精确的患者群体的模式,并通过预测来指导患者的诊疗过程。例如,在前列腺癌患者的非结构化文本平台,通过分析患者的临床因素、社会因素、行为和情绪等,在个性化决策、临床需求和情感需求等方面可为患者提供支持。Abidi提出了一种IT信息结构,可以自动转换医疗数据,并生成知识驱动的决策支持服务。此外,Hung等人利用DL在基于电子健康记录的大规模人群中建立了一种新的健康指数。此外,由于癌症患者经常会出现抑郁情绪,人工智能可以及时发现患者言语和面部表情的抑郁表现,这有利于抑郁症的早期检测和干预治疗。

三、医院层面

全球范围内,智慧医院的建设已经成为一种趋势。人工智能技术和数据生产力的快速发展推动了肿瘤专科医院数字化发展,加快了智慧医院建设。患者数据的集中存储和医院之间的数据共享将使医院成为一个巨大的数据处理中心,而新的人工智能系统可以整合医院运营、患者诊疗以及科学研究的信息。在这一方面,智能肿瘤学可通过升级电子病历系统、供应链系统等,打造肿瘤智能诊疗医院。例如,可以开发NLP方法来综合结构化电子医疗记录和非结构化临床记录。此外,随着远程医疗的发展,智能肿瘤学将在减少医疗资源不均衡方面发挥重要作用。

智能肿瘤学还致力于在人工智能的辅助下改善医疗数据共享的现状,确保数据安全。采用人工智能系统,保证数据质量,保证图像轻松加载,减少专家的工作量。此外,ML还可以用于集成来自多家医院大规模的患者数据,扩展数据库的规模和增强其泛化能力。最近的一项研究,结合DNN和神经决策森林模型,采用来自多中心的混合半监督迁移学习模型,在克服特征错位和分布分歧的同时,纳入了来自不同医院的结直肠癌患者数据。结果表明,无论数据异质性如何,该方法都具有优越的泛化性。

(杨雪　熊晓敏　徐波)

第四节　智能肿瘤学的机遇与挑战

随着人工智能技术的快速发展和医学应用,智能肿瘤学有望为肿瘤基础研究、转化研究和临床研究的未来做出重要贡献。虽然我们对智能肿瘤学的发展持乐观态度,但也意识到这一新兴学科的发展还存在一系列障碍和挑战(图1-4-1)。

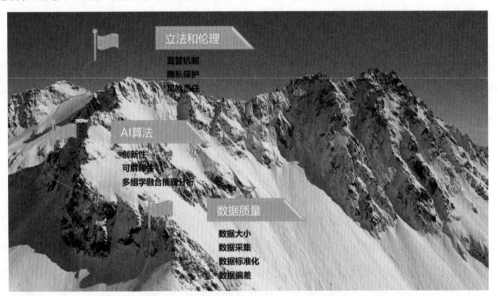

图1-4-1　智能肿瘤学面临的挑战和障碍

一、临床数据质量

数据质量是人工智能在智能肿瘤学领域顺利发展的一个关键环节。临床数据的质量包括数据汇总、偏差、管理、可靠性和透明度。智能肿瘤学需要大量高质量的数据来训练和评估模型。然而,在医学领域获得足够高质量的数据比其他行业要困难得多。首先,数据源的大小是一个关键问题。受到单一机构的限制,原始数据的数量和采样范围不足以覆盖患者群体的分布,导致用于训练和建模的数据可能存在偏差。其次,由于疾病、治疗方案、标准化和随访的复杂性,许多机构的数据质量较低。训练数据与验证数据或真实数据存在显著差异是一个非常常见的现象。此外,由于医疗数据的敏感性和共享机制的限制,数据获取存在困难。其次,医疗数据通常以高度异构和非结构化的方式记录和存储。数据标准化是一种解决方案,但应该在数据收集之前设计妥当。此外,由于源数据的动态变化,人工智能算法需要在一段时间后自动更新结果。因此,如何减少数据偏差,以确保人工智能生成的模型可靠,能够在现实世界中使用,仍然是未来一个具有挑战性的课题。

二、人工智能算法

对于智能肿瘤学,需要开发和优化具有创新点的人工智能算法,以方便多模态数据流的输入输出,以及架构和参数设计。而主要的挑战是算法的可解释性。为了得到医生、监管机构和患者的信任,任何医疗系统都必须在医学上可以解释其作用原理。理想情况下,它应该能够向相关方解释做出决策的完整逻辑。由于医疗数据的特有性质,建立可解释的DL模型进行分析和其他领域的应用不同。肿瘤的多样性和人类生物学的复杂性使得人工智能算法设计更加困难。在未来的智能肿瘤学中,多组学跨模态融合推理分析技术有望发挥关键作用。这对人工智能算法提出了更高的要求,对医疗和人工智能复合型人才的需求也更大。

三、立法与伦理

由于传统诊疗模式已经深入人心,患者和医生对人工智能的加入本能地持怀疑态度。智能肿瘤学的顺利发展,除了技术挑战,还涉及伦理、哲学、道德和经济等方面的问题。目前,许多国家都出台了相关的法律和政策,促进人工智能在医疗系统中的合理应用。但对于智能肿瘤学来说,克服以人文伦理为基础的传统观念,优化监管机制,还有很长的路要走。人工智能的介入给传统的医患关系带来了变化,法律关系在主体方面会增加一方,同时也会产生各种不可控的问题和未知的风险。患者知情同意、数据匿名化、去身份化等数据保护和隐私问题也受到广泛关注。现有的法规法律对人工智能在信息安全保护方面还存在一些不足,研发过程中的风险责任体系还不够成熟。

四、总结

目前,智能肿瘤学的概念和应用仍处于起步阶段。大多数研究目前集中在证明原理、可行性和泛化性方面,而尚未在临床实践中广泛实施。如上所述,人工智能技术如ML和DL有其自身的局限性,需要前瞻性临床试验来验证其效果,并推广使用。同时,我们迫切需要有更多的科学家/工程师和临床医生认识到智能肿瘤学这样一个新学科的重要性,并了解人工智能技术在肿瘤学领域应用的优势和不足。此外,我们需要严格评估临床结果、患者体验和成本收益。展望医学的未来,我们相信智能肿瘤学将在肿瘤预防诊治康复中发挥举足轻重的作用。随着智能肿瘤学的快速发展,人类有望实现更准确、高效、经济的肿瘤诊疗模式。

（杨雪　熊晓敏　徐波）

参考文献

[1] LECUN Y, BENGIO Y, HINTON G. Deep learning[J]. Nature, 2015, 521(7553): 436-444.

[2] VAN CALSTER B, WYNANTS L. Machine Learning in Medicine[J]. New England Journal of Medicine, 2019, 380(26): 2588-2590.

[3] OBERMEYER Z, EMANUEL E J. Predicting the Future — Big Data, Machine Learning, and Clinical Medicine[J]. New England Journal of Medicine, 2016, 375(13): 1216-1219.

[4] CHENG W Y, YANG T H O, ANASTASSIOU D. Development of a Prognostic Model for Breast Cancer Survival in an Open Challenge Environment[J]. Science Translational Medicine, 2013, 5(181): 181ra50.

[5] JORDAN M I, MITCHELL T M. Machine learning: Trends, perspectives, and prospects[J]. Science, 2015, 349(6245): 255-260.

[6] WONG D, YIP S. Machine learning classifies cancer[J]. Nature, 2018, 555(7697): 446-447.

[7] KUMAR R D, SWAMIDASS S J, BOSE R. Unsupervised detection of cancer driver mutations with parsimony-guided learning[J]. Nature Genetics, 2016, 48(10): 1288-1294.

[8] CHIU Y C, ZHENG S, WANG L J,et al. Predicting and characterizing a cancer dependency map of tumors with deep learning[J]. Science Advances, 2021, 7(34): eabh1275.

[9] COUDRAY N, TSIRIGOS A. Deep learning links histology, molecular signatures and prognosis in cancer[J]. Nature Cancer, 2022, 1(8): 755-757.

[10]ZENG J, GENSHEIMER M F, RUBIN D L,et al. Uncovering interpretable potential confounders in electronic medical records[J]. Nature Communications, 2021, 13(1): 1014.

[11] RAJPURKAR P, CHEN E, BANERJEE O,et al. AI in health and medicine[J]. Nature Medicine, 2022, 28(1): 31-38.

[12] HARARI Y N. Reboot for the AI revolution[J]. Nature, 2017, 550(7676): 324-327.

[13] ZEMMAR A, LOZANO A M, NELSON B J. The rise of robots in surgical environments during COVID-19[J].Nature Machine Intelligence, 2021, 2(10): 566-572.

[14] KINROSS J M, MASON S E, MYLONAS G,et al. Next-generation robotics in gastrointestinal surgery[J]. Nature Reviews Gastroenterology & Hepatology, 2020, 17(7): 430-440.

[15] JOBIN A, IENCA M, VAYENA E. The global landscape of AI ethics guidelines[J]. Nature Machine Intelligence, 2019, 1(9): 389-399.

[16] YAO X, RUSHLOW D R, INSELMAN J W,et al. Artificial intelligence - enabled electrocardiograms for identification of patients with low ejection fraction: a pragmatic, randomized clinical trial[J]. Nature Medicine, 2021, 27(5): 815-819.

[17] FAZLOLLAHI A M, BAKHAIDAR M, ALSAYEGH A,et al. Effect of Artificial Intelligence Tutoring vs Expert Instruction on Learning Simulated Surgical Skills Among Medical Students[J]. JAMA Network Open, 2022, 5(2): e2149008.

[18] LIU X, CRUZ RIVERA S, MOHER D,et al. Reporting guidelines for clinical trial reports for interventions involving artificial intelligence: the CONSORT-AI extension[J]. Nature Medicine, 2020, 26(9): 1364-1374.

[19] LANCASTER H L, ZHENG S, ALESHINA O O,et al. Outstanding negative prediction performance of solid pulmonary nodule volume AI for ultra-LDCT baseline lung cancer screening risk stratification[J]. Lung Cancer, 2022, 165: 133-140.

[20] AHMAD O F, SOARES A S, MAZOMENOS E,et al. Artificial intelligence and computer-aided diagnosis in colonoscopy: current evidence and future directions[J]. The Lancet Gastroenterology & Hepatology, 2019, 4(1): 71-80.

[21] BARUA I, VINSARD D G, JODAL H C,et al. Artificial intelligence for polyp detection during colonoscopy: a systematic review and meta-analysis[J]. Endoscopy, 2021, 53(03): 277-284.

[22] MURAKAMI D, YAMATO M, ARAI M,et al. Artificial intelligence in colonoscopy[J]. The Lancet Gastroenterology & Hepatology, 2021, 6(12): 984-985.

[23] MISAWA M, KUDO S ei, MORI Y,et al. Artificial Intelligence-Assisted Polyp Detection for Colonoscopy: Initial Experience[J]. Gastroenterology, 2018, 154(8): 2027-2029.

[24] LU Y, YU Q, GAO Y,et al. Identification of Metastatic Lymph Nodes in MR Imaging with Faster Region-Based Convolutional Neural Networks[J]. Cancer Research, 2018, 78 (17): 5135-5143.

[25] BULTEN W, PINCKAERS H, VAN BOVEN H,et al. Automated deep-learning system for Gleason grading of prostate cancer using biopsies: a diagnostic study[J]. The Lancet Oncology, 2020, 21(2): 233-241.

[26] HOSNY A, PARMAR C, QUACKENBUSH J,et al. Artificial intelligence in radiology[J].

Nature Reviews Cancer, 2018, 18(8): 500-510.

[27] LU M Y, CHEN T Y, WILLIAMSON D F K,et al. AI-based pathology predicts origins for cancers of unknown primary[J]. Nature, 2021, 594(7861): 106-110.

[28] YAMASHITA R, LONG J, LONGACRE T,et al. Deep learning model for the prediction of microsatellite instability in colorectal cancer: a diagnostic study[J]. The Lancet Oncology, 2021, 22(1): 132-141.

[29] SKREDE O J, DE RAEDT S, KLEPPE A,et al. Deep learning for prediction of colorectal cancer outcome: a discovery and validation study[J]. The Lancet, 2020, 395(10221): 350-360.

[30] BILAL M, RAZA S E A, AZAM A,et al. Development and validation of a weakly supervised deep learning framework to predict the status of molecular pathways and key mutations in colorectal cancer from routine histology images: a retrospective study[J]. The Lancet Digital Health, 2021, 3(12): e763-e772.

[31] FENG L, LIU Z, LI C,et al. Development and validation of a radiopathomics model to predict pathological complete response to neoadjuvant chemoradiotherapy in locally advanced rectal cancer: a multicentre observational study[J]. The Lancet Digital Health, 2022, 4(1): e8-e17.

[32] ARBOUR K C, LUU A T, LUO J,et al. Deep Learning to Estimate RECIST in Patients with NSCLC Treated with PD-1 Blockade[J]. Cancer Discovery, 2021, 11(1): 59-67.

[33] HUYNH E, HOSNY A, GUTHIER C,et al. Artificial intelligence in radiation oncology [J]. Nature Reviews Clinical Oncology, 2020, 17(12): 771-781.

[34] HOLLANDER J E, CARR B G. Virtually Perfect? Telemedicine for Covid-19[J]. New England Journal of Medicine, 2020, 382(18): 1679-1681.

[35] JIM H S L, HOOGLAND A I, BROWNSTEIN N C,et al. Innovations in research and clinical care using patient-generated health data[J]. CA: A Cancer Journal for Clinicians, 2020, 70 (3): 182-199.

[36] YAP K Y L, KOH D W H, LEE V S J,et al. Use of virtual reality in the supportive care management of paediatric patients with cancer[J]. The Lancet Child & Adolescent Health, 2020, 4 (12): 899-908.

[37] RIOS VELAZQUEZ E, PARMAR C, LIU Y,et al. Somatic Mutations Drive Distinct Imaging Phenotypes in Lung Cancer[J]. Cancer Research, 2017, 77(14): 3922-3930.

[38] COUDRAY N, OCAMPO P S, SAKELLAROPOULOS T,et al. Classification and mutation prediction from non - small cell lung cancer histopathology images using deep learning[J]. Nature Medicine, 2018, 24(10): 1559-1567.

[39] LUCK K, KIM D K, LAMBOURNE L,et al. A reference map of the human binary protein interactome[J]. Nature, 2020, 580(7803): 402-408.

[40] SPADACCINI M, IANNONE A, MASELLI R,et al. Computer-aided detection versus advanced imaging for detection of colorectal neoplasia: a systematic review and network meta-analysis[J]. The Lancet Gastroenterology & Hepatology, 2021, 6(10): 793-802.

[41] TSCHANDL P, CODELLA N, AKAY B N,et al. Comparison of the accuracy of human readers versus machine-learning algorithms for pigmented skin lesion classification: an open, web-based, international, diagnostic study[J]. The Lancet Oncology, 2019, 20(7): 938-947.

[42] KANN B H, HOSNY A, AERTS H J W L. Artificial intelligence for clinical oncology[J]. Cancer Cell, 2021, 39(7): 916-927.

[43] HWANG T J, KESSELHEIM A S, VOKINGER K N. Lifecycle Regulation of Artificial Intelligence - and Machine Learning - Based Software Devices in Medicine[J]. JAMA, 2019, 322 (23): 2285.

[44] LINARDATOS P, PAPASTEFANOPOULOS V, KOTSIANTIS S. Explainable AI: A Review of Machine Learning Interpretability Methods[J]. Entropy, 2020, 23(1): 18.

[45] HAGENDORFF T. The Ethics of AI Ethics: An Evaluation of Guidelines[J]. Minds and Machines, 2020, 30(1): 99-120.

[46] MCINTOSH C, CONROY L, TJONG M C,et al. Clinical integration of machine learning for curative-intent radiation treatment of patients with prostate cancer[J]. Nature Medicine, 2021, 27(6): 999-1005.

[47] SAILLARD C, SCHMAUCH B, LAIFA O,et al. Predicting Survival After Hepatocellular Carcinoma Resection Using Deep Learning on Histological Slides[J]. Hepatology, 2020, 72(6): 2000-2013.

[48] LU L, DERCLE L, ZHAO B,et al. Deep learning for the prediction of early on-treatment response in metastatic colorectal cancer from serial medical imaging[J]. Nature Communications, 2021, 12(1): 6654.

[49] MU W, JIANG L, SHI Y,et al. Non-invasive measurement of PD-L1 status and prediction of immunotherapy response using deep learning of PET/CT images[J]. Journal for ImmunoTherapy of Cancer, 2021, 9(6): e002118.

[50] JIN C, YU H, KE J,et al. Predicting treatment response from longitudinal images using multi-task deep learning[J]. Nature Communications, 2021, 12(1): 1851. [51] SHI J Y, WANG X, DING G Y,et al. Exploring prognostic indicators in the pathological images of hepatocellular carcinoma based on deep learning[J]. Gut, 2021, 70(5): 951-961.

[52] SAMMUT S J, CRISPIN-ORTUZAR M, CHIN S F,et al. Multi-omic machine learning predictor of breast cancer therapy response[J]. Nature, 2022, 601(7894): 623-629.

第二章

人工智能发展简史与核心技术

人工智能经过半个多世纪的发展,在经历过多次高潮和低谷后,随着数据和算力瓶颈的突破,又一次受到学术界和产业界的广泛关注。人工智能经历了怎样的发展? 主要的核心技术都有哪些? 面临的问题与挑战是什么? 未来的发展趋势如何? 本章从人工智能发展简史、核心技术、问题与挑战、发展趋势4个方面,从面向一般任务的通用人工智能与面向医学应用的医学人工智能两个维度进行阐述,以期让读者对人工智能的核心技术有更全面的了解,对人工智能的发展有更客观的认识。

第一节　人工智能发展简史

　　人类即将迈入下一个重要发展阶段——智能时代,而人工智能核心技术则是这个时代的基础,在增强国家间竞争力、保障国家稳定与安全、掌握国际科技竞争主动性等诸多方面意义重大,对推动新一轮产业变革具有非常重要的社会、经济和国家战略价值。因此,各国积极转型发展,尤其世界主要发达国家均已开始布局人工智能,建设创新生态,抢滩制高点,而加快发展新一代人工智能也已成为中国的国家战略。

　　"人工智能"概念的首次提出是1956年夏天那个著名的"达特茅斯会议",麦卡锡、明斯基等科学家以"如何用机器模拟人的智能"为主题进行了研讨。会上对"人工智能"进行了定义,明确了机器智能体需要具备的能力包括:"看",识别图像与文字等;"听",识别语音并机器翻译等;"说",合成语音并能人机对话等;"学",自我学习并能输出表达等;"思",实现人机对弈和证明定理等;"动",实现自动运行和自主行动。如今已是2022年,虽然人工智能的发展之路已经走过了漫长的66年,但其未来仍充满许多未知因素,探索的道路依旧曲折起伏。

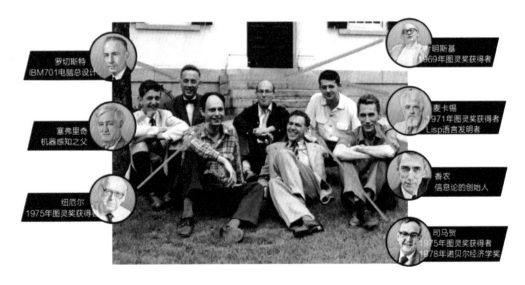

图2-1-1　达特茅斯会议

一、人工智能的发展

(一)人工智能的起源

1949年,唐纳德·赫布的著作《行为的组织》出版,"赫步学习规则"中,"权值"定义奠定了机器学习中人工神经网络算法的基础。人们为适应各种条件和环境下网络模型的需求,结合赫布学习规则的优势,构造出了品类繁多的学习规则和各种算法。次年的 *Mind* 杂志上,"计算机科学、人工智能之父"图灵的论文《机器能思考吗?》,提出了著名的"机器思维"概念及"图灵测试"研究。时至今日,能否完成"图灵测试"仍是评价机器是否具有智能,是否实现人工智能的重要标准。

1952年,全球第一个可以自主学习的程序——跳棋程序诞生,此程序具有自我学习的能力,经过规范化的训练,可以战胜包括设计者本人的人类棋手。

1956年,人工智能元年,在美国的达特茅斯会议上,"人工智能"概念被正式提出,参会的摩尔、麦卡锡、明斯基、塞弗里奇、所罗门诺夫等作为开创者,均成了未来人工智能领域的领军人物。

(二)人工智能发展的起伏

1957年,基于两层计算机网络的神经网络系统"Perceptron"诞生,它被称为感知器,是机器模拟学习人类的最早模型。至此,人工智能领域开始受到各方甚至政府机构的极大关注,并开始投入大批资金在相关领域开展研究。

1958年,LISP编程语言研发成功,其以函数处理为基础的编程方式成为人工智能领域的主流框架,并影响至今。

1960年,维德罗提出了"最小二乘方法"算法,首次将 Delta 学习规则(Delta Learning rule)与神经网络中的感知器的训练过程相结合,实现了特征空间的线性分类器,并取得了良好的实验结果。

1964—1966年,约瑟夫·维森鲍姆通过200行代码的脚本开发了 ELIZA 系统,可以实现人机间的简单语言交流,一度让人误以为机器已经具备了聆听和理解的能力。

1965年,著名的专家系统 DENDRAL 系统诞生,它可根据输入的指示或既定模式自动化处理并决策相关问题。专家系统是一种重要的学习结果型程序,能够依据一组具有特定特征的专业知识归纳出逻辑规则,并应用在对应的专业领域内对相关问题提供解答和解决方案。在此基础之上,随后的2年中,专家系统逐步具备了简单的机器学习能力,可以在原始数据中进行特征挖掘。

1969年,布莱森等将反向传播算法改进为一个多阶段动态的系统优化策略,并应用在多层人工神经网络的隐藏参数计算中,解决了多层神经网络的优化收敛问题,使有多个隐藏层的神经网络模型具有了可行性。但是,因为当时的计算机性能和数据匮乏的限制,人工智能神经网络反而呈现了其局限性。

1972年,"MYCIN"菌血症识别系统诞生,它是应用于临床医学的专家系统,操作者只要输入患者的个人医疗信息,MYCIN系统就可以据此给出可能的诊断与治疗建议,实现了基础的计算机辅助诊疗。

这段时间,人工智能技术虽然呈现了不断突破和快速发展的趋势,但由于受限于当时的计算机硬件(包括内存容量和处理器速度),人工智能的基础理论和实现技术的研究与发展还是逐渐遇到了瓶颈。1973年,莱特希尔在给美国国家科学研究委员会的报告中用大篇幅说明了人工智能研究的瓶颈与不利前景。这种对人工智能发展的悲观态度达到了顶峰。

然而,仅仅几年之后,随着各个专业领域的优秀"专家系统"投入使用,以及第五代计算机(当时称为"人工智能计算机")的不断进步,人工智能的发展很快又迎来了新的春天。

(三)人工智能的多元发展

1980年,日本早稻田大学经过长期不懈努力,持续改进并开发了第二代机器人WABOT-2,它不仅能识谱、奏乐,还能和人类进行简单的人机交流。由此,人工智能的发展开始步入复苏与新的快速、多元化发展阶段。

1982年,"Hopfield神经网络"问世,它是一种具有循环结构的神经网络模型,能够模拟人类的记忆方式,可以同时处理数据信息本身及其上下文关系特征,成为当今深度学习理论的重要基础算法和自然语言处理的基础模型。

1986年,昆兰提出经典且重要的决策树算法(ID3算法)。通过使用确定的逻辑规则和标准的参考准则,可以在指定任务场景中快速找到具有高相似性的信息或对象,并进行识别和分类。

1988年,卡彭特研发的程序命名为"Jabberwacky",这种聊天机器人可以与人类进行智能化、个性化的幽默聊天。它最早实现了机器与人类之间的智能交互。

1990年,Boosting算法逐步得到大家的认可。它是一种基于多项式求解的算法,由沙比勒率先构建并进行了理论推导和应用实践证明。此后,通过弗洛恩德持续改进,研究出了更为高效的Boosting算法。直至1995年,经过两人的不断努力和突破,提出了 AdaBoost(Adaptive Boosting)算法,为集成学习理论在实际任务场景和相关研发过程的应用提供了可行的实施基础。

与此同时,瓦普尼克和科尔特斯则提出了机器学习领域中一个重要且经典的模型——支持向量机(Support Vector Machine,SVM),它在深度学习大行其道之前被称为最优秀的分类/回归算法之一。SVM通过简单的支持向量理论构造了复杂而精确的模型,同时又实现了复杂问题的简单求解,是近年来人工智能实现途径的重要基础之一。

1997年,人类的国际象棋世界冠军卡斯帕罗夫首次被IBM制造的超级计算机"深蓝(Deep Blue)"战胜,这是第一次计算机在专业领域战胜人类。同年,霍克赖特和施密德胡伯提出了长短期记忆人工神经网络(Long Short-Term Memory,LSTM)概念,改进了循环神经网络的缺陷,为处理序列信号为核心任务的手写识别和语音识别提供了解决方案和核心结构,具有非常重要的意义。

2001年,布雷曼提出了随机森林(Random Forest,RF)模型,它是一种基于决策树的集成学习模型,通过随机重复采样和boosting算法,对多棵决策树进行融合,获得了远优于一棵决策树的判断结果。它充分证明集成学习对过拟合问题具有较好的抗性。

2006年,随着计算机硬件(GPU)的快速发展,大规模计算已逐步变成现实。辛顿提出了现今广泛应用的深度神经网络模型框架,并在理论上证明了深层次的神经网络在特征提取、归纳和表征上的优势,大大提高了机器智能的能力,为人工智能的实现路径提供了一个主要方向。

2007年,普林斯顿大学的李飞飞教授团队建立了计算机视觉领域著名的大型数据库ImageNet,为后续基于深度学习框架的对象识别、无人驾驶、目标追中等计算机视觉任务研究提供了数据基础。

2009年,谷歌开始深入研究汽车无人驾驶,并在5年后成功研发了能够自动驾驶的无人原型车。

2010年,IBM发布沃森。沃森结合了人工智能和复杂的分析软件,是一台性能超高的超级计算机。

2012年,斯坦福大学研究者们联合发表的论文中提到,虽然人工智能技术使用了高达10亿量级的九层神经网络,但距人类约150万亿量级的大脑仍相去甚远。同年,吴恩达创立谷歌大脑项目,用16000个CPU构建了全球最大的电子模拟神经网络,能够在没有任何先验知识的情况下,自主学会了识别猫的面孔,这就是著名的"Google

Cat"事件。

2014年,伊恩·古德费勒推出生成对抗网络,使模型能够处理无监督学习。DeepFace人脸识别系统利用深度学习将准确率提升到97.35%,与人类识别能力相当。聊天机器人"尤金·古斯曼"赢得了"图灵测试"的比赛。

2016年,DeepMind研发的AlphaGo在围棋人机大战中以4:1击败韩国围棋职业九段棋手李世石,并与次年以3:0胜中国围棋职业九段、当时围棋等级分排名世界第一的棋手柯洁。

2018年,IBM开发的辩论机器人"IBM Project Debater"向以色列国家辩论冠军Noa Ovadia发起了挑战,在40名观众投票中,"IBM Project Debater"以9票的优势战胜人类选手。

2019年,OpenAI推出灵巧机器人Datcyl,可成功操控一个机器手灵活地翻转一块魔方。人工智能系统Pluribus在六人桌德州扑克比赛中击败多名世界顶尖选手,成为机器在多人游戏中战胜人类的一个里程碑。

2021年,Deepmind在《自然》杂志发表文章称,AlphaFold已经预测出了35万种蛋白质结构,涵盖了98.5%的人类蛋白质组以及20种生物的蛋白质。

随着各行业大数据的爆炸式增长,许多问题已经无法单独用既往的人工方法来解决,必须借助计算机来完成一系列的处理与复杂操作。而人工智能是解决大数据的必胜法宝,也是当前研究的热点和重点。人工智能正迎来它的黄金发展时期与多元化发展时期。

(四)中国人工智能发展

自20世纪50年代开始,欧美国家的人工智能理论技术不断得到迅速发展,并逐步取得显著的经济效益与社会福利。而当时的中国,受困于改革开放前的复杂国际形势,相关研究仍处于萌芽阶段,步履维艰。改革开放后,中国派遣大量留学生赴西方发达国家学习先进的科学技术与方法,这里面就包含了人工智能学科。日后,这些学有所成的留学归国专家,逐步成长为中国人工智能领域的学科带头人和学术研究的中坚力量。自改革开放以来,国家实力飞速提升,人工智能领域的研究者们不断努力、辛勤付出,我国人工智能发展终于迎来了曙光。

21世纪后,国家在人工智能领域给予了强有力的支持。大量优秀智能系统研究成果与国民经济和科技发展的重大需求相结合,为国家建设与发展做出了巨大贡献。2006年,"浪潮天梭"超级计算机同时迎战柳大华、张强、汪洋、徐天红、朴风波5位象棋特级大师,并以11∶9的成绩险胜。2009年,我国开设了"智能科学与技术"一级学科,这个标志性的事件凝聚了中国所有人工智能领域研究者们的心血、远见、胆略,对中国人工智能学科建设与应用发展具有十分重要的意义。

近年来,中国的人工智能已迎来历史最好的黄金发展时期。截至2022年6月,人工智能核心产业规模超过4000亿元,企业数量超过3000家,智能芯片、开源框架等关键核心技术取得重要突破,智能传感器、智能网联汽车等标志性产品的创新能力持续提升,产业体系进一步完善、水平稳步提升。《2020年中国人工智能发展报告》显示,过去十年,中国人工智能专利申请量近39万件,位居世界第一。同时,国家大力发展人工智能教育,全国已有300多所高校开设了人工智能本科专业,为人工智能领域的人才培养奠定了扎实的基础。目前,国家战略的前瞻引领、政府的有力支持、产学合作模式的创新、需求方的有力牵引等,共同促进了我国人工智能产业的合作创新,加速了我国智能经济的发展。放眼未来,基础设施的升级,从知觉智能到行动智能技术的演变,应用场景产业智能化发展,是值得关注的发展方向。

（马瑾璐　蔡梦娇）

第二节　人工智能核心技术

一、通用人工智能核心技术

(一)人工智能核心技术的概念

随着计算机技术的快速发展,医学人工智能相关技术已达到20余种,它们几乎都在临床肿瘤学中有所体现,核心技术包括机器学习、深度学习、自然语言处理、机器人流程自动化等。

1.机器学习

机器学习(Machine Learning,ML)是一种通过先验知识和数据挖掘使机器具有学习、预测和认知能力的算法。根据构造方法的不同,ML可以分为有监督学习和无监督学习。它们之间的主要区别在于训练数据集是否包含数据标签。监督学习通过数

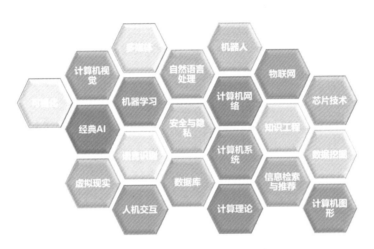

图2-2-1 人工智能的核心技术

据标签训练一个最优模型,然后使用该模型预测未知数据可能的标签或数值。适合监督ML算法的典型任务是分类和回归。智能肿瘤学有很多监督学习工具,如支持向量机(SVM)、决策树(Decision Tree,DT)、随机森林(Random Forest,RF)等。相反,无监督学习的输入数据没有对应的标签,需要根据训练样本之间的相似度计算优化模型。在智能肿瘤学中,无监督学习方法的主要工具包括主成分分析(Principal Component Analysis,PCA)、奇异值分解(Singular Value Decomposition,SVD)、K-Means等,一般用于聚类和降维任务。

2.深度学习

深度学习(Deep Learning,DL)是基于多层神经网络结构的ML分支。与传统的ML模型相比,DL算法能够处理更大的数据集,并通过多层非线性变换提取潜在的高级语义特征。尽管这些语义特征很难理解和解释,但它们能够非常准确地描述目标任务,使机器变得智能。对于智能肿瘤学,DL工具如卷积神经网络(Convolutional Neural Networks,CNN)、循环神经网络(Recurrent Neural Network,RNN)、生成对抗网络(Generative Adversarial Network,GAN)等已被广泛用于辅助临床诊疗工作和癌症研究。

3.自然语言处理

自然语言处理(Natural Language Processing,NLP)是人工智能的关键程序之一,它使计算机具有从文本、音频和视频理解人类语言的能力。在自然语言处理算法中有3个主要步骤:接收语言、转换语言和生成语言。NLP最有用的工具是来自转换器的双向表征编码器(Bidirectional Encoder Representation from Transformers,BERT)。在临床治疗中,NLP可以通过自动生成标准病历来提高医生的工作效率。在癌症研究中,NLP工具可以自动从非结构化文本数据中提取关键信息。它可以处理大量的文本文件,包括病理学和影像学报告及临床记录。

4.机器人流程自动化

机器人流程自动化(Robotic Process Automation,RPA)是融合了传感器、自动化、人工智能等多种技术的集成智能,广泛应用于智能肿瘤学的研究和临床治疗,如外科、放射肿瘤学、肿瘤学护理和康复。

随着计算机技术的创新、算力的快速发展、数据的疯狂增长,以及人工智能在各行业的广泛应用,深度学习在各个任务上基本都是最优的表现,同时在业界和学术界也是热点,已逐渐与人工智能画上了等号。但人工智能和深度学习是不同的概念,通用人工智能是指通过机器模拟人类的智能,是计算机科学的一个子学科,处理计算机智能行为的仿真,目标是使机器拥有模仿人类智能行为的能力;机器学习是实现人工智能的方式之一,是计算机模仿人类智能的算法;深度学习是机器学习的一部分,是模拟人的脑神经元处理信息的一种学习算法。人工智能、机器学习和深度学习之间是一种包含关系,即"深度学习⊂机器学习⊂人工智能",具体如图2-2-2所示。

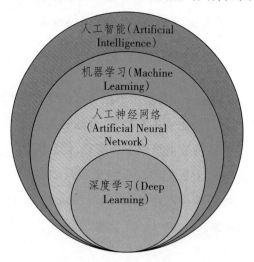

图2-2-2 人工智能、机器学习和深度学习间的包含关系

在学术界,人工智能一般定义是"智能主体(Intelligent Agent)的设计与研究",其中的智能主体是指可以观察周遭环境,并可以根据环境的变化做出反应以达到目标的系统。研究与设计智能体的关键是构建智能体的知识表达(Knowledge Representation)和推理模型(Reasoning Model)。

(二)专家系统

1.什么是专家系统?

专家系统(Expert System)是早期人工智能的一个重要分支,是一类具有专项知识和经验的计算机智能程序系统,可以模拟领域专家进行推理决策。20世纪50年代末,生物医学研究人员搭建了用于医学和生物学诊断的计算机辅助系统。这种早期的诊断系统结合患者的症状信息和实验室采集的先验数据生成诊断结果,是专家系统的早期形式。

专家系统通过知识表达和知识推理(主要以If-Then形式的规则)解决某领域的复杂问题,一般包含两个子系统:推理机和知识库。知识库是专家系统设计应用领域的知识集合,包含所有知识的数据、规则和表达。推理机是一组计算机控制程序,通过控制策略、交互系统和知识库调用执行问题求解。

第一个专家系统是Fengenbum在1965年创建的DENDRAL 。在20世纪70年代专家系统得到迅速发展。1977年,中国科学院自动化研究所基于关幼波先生的经验,成功研制了我国第一个"中医肝病诊治专家系统"。

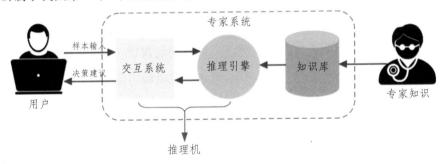

图2-2-3　专家系统

2.知识表达

知识是通过数据和经验获得的认知,根据知识可以理解相关问题并进行对应的决策或行动。但要使机器具备同样的能力是十分困难的,首先需要解决的问题就是让机器能够完成知识表达。机器的知识表达不是简单将现实世界的数据以数据库形式进行存储,需要在原始数据之上进行抽象和变换。从表达结构上看,知识表达的方法可分为关系表达法、继承表达法、推理表达法和程序表达法4类。

(1)关系表达法

关系知识表达法是最简单的方法,通过构建关系数据库的方式对知识进行存储和表达。数据库中每张数据表表示了一个对象(实例),表中的每个字段(列)表示了对象的一种属性(特征),表之间的键值映射表示了对象之间的关系。虽然这种方法

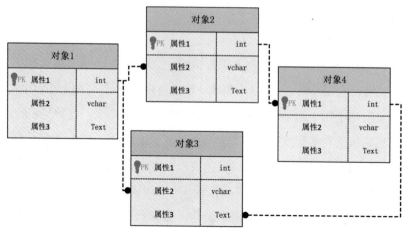

图2-2-4 关系表达法

能够很好地表达对象、属性以及相互关系,但却无法完成知识推理。

(2)继承表达法

继承表达法将知识构建成类,通过类层次结构来表达知识间的相互关系。其中,类是一些相似对象的抽象,采用派生、继承等方式进行扩展。对象的属性是通过类属性进行表达,而相关知识之间的关系则通过类之间的逻辑关系进行表达。相比于关系表达法,继承表达法可以通过类的派生、继承的逻辑线构建多个知识的推理规则。

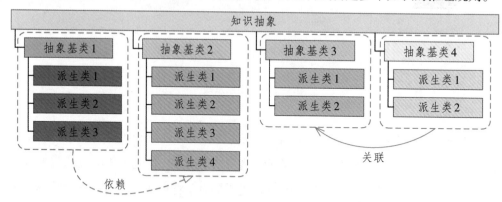

图2-2-5 继承表达法

(3)程序表达法

程序表达法采用简单程序代码对特定的规则和应对行为进行描述,利用各种编码语言,基于IF-THEN规则,可以轻松表达启发式的知识。

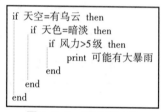

图2-2-6 程序表达法

3.推理

推理是指通过一个或几个先验知识推出一个可能结果的逻辑思维模式,其基础是知识之间的相互关系。根据推理逻辑的确定与否,推理方法可分为确定性推理和不确定性推理。

(1)确定性推理

确定性推理指在推理时使用确定的知识,并推出确定的结果。根据推理逻辑可分为演绎推理、归纳推理和默认推理。

演绎推理是人工智能中命题逻辑的一种,通过一般前提推理得到具体结论,过程中需要相关规则和数据的支撑,是一种自上而下的推理方法。演绎推理中若推理的基础前提为真,则结果必定为真。如"水温超过了100摄氏度,所以水肯定开了"。

归纳推理也是人工智能命题逻辑的一种,是一种自下而上由个别到一般的推理方法,其推理过程从一系列特定的规则或数据开始,迭代推出一般性规律或结果。在归纳推理中,推理的基础前提只能为结果提供可能的支持,其真实性并不能保证结果的真实性。如"动物园的羊都是白色的,所以羊是白色的",这个推理虽然基础是真实的,但结果却是不真实的。

默认推理又称缺省推理,是在知识不完备的情况下通过相关假设构建的推理方法。推理过程中,针对未知的数据和规则,构建条件成立假设,以此为依据进行推理并获得结果。然而,随着数据和规则的完善,可能形成推理结果与新数据和规则互相矛盾,导致推理结果失效,需要重新构建假设重新推理。

(2)不确定性推理

真实世界中的数据和规则仅有少数是具有绝对确定性的,剩余的部分大量包含模糊性、随机性、不可靠性等不确定性因素。不确定性推理的核心就是在这些不确定条件下进行推理计算,通过对不确定性的数据和规则构建推理模型,推出同样具有不确定性但具有合理性的结果。不确定性推理主要包括概率推理、D-S证据推理和模糊推理。

概率推理也称贝叶斯推理,是以贝叶斯理论为基础的不确定性推理方法,通过对数据或规则添加概率属性对不确定性进行表达,采用贝叶斯模型进行推理计算。在现实生活中,存在许多具有不确定性的事情,比如"明天是否会下雨""某球队能否赢取明天的比赛"等,对这些问题引入先验概率和条件概率,通过概率推理计算可以获得一个具有后验概率的可信结果。

证据理论是由著名学者Dempster与Shafer建立起来的,因此又称为D-S证据理论。而后Dempster的学生G.shafer对证据理论做了进一步研究,引入信任函数概念,形成了一套"证据"和"组合"来处理不确定性推理的数学方法从而形成了该理论。它主要是把命题转化为数学集合的方式来看待和分析,由于在集合中可以包含多个元素,不同于概率论只针对单一元素考虑,正因为证据理论具有的模糊性,恰恰能更好地表达命题存在的不确定性情况。其实,它更像是模拟人类正常的思维方式,首先面对一个问题是观察和收集信息,即证据。然后综合各方面的信息来做出判断,得到问题的最终结果,即证据合成。

模糊推论指的是这样一种方法:它首行将操作者感到这种"大的、小的"等用语模糊的信息,按其属性进行集合化处理,进而根据可用模糊命题形式表示一群判定危险的规则从理论上合成,并据此导出判断指标。模糊,也就是彼此之间边界不分明,从属于该概念、该集合或者不属于该概念、该集合没有很明确的界限。因此,我们可以用属于程度,来代替属于或者不属于的概率。如,这个人发际线稀疏的可能为0.6,这个人不秃头的概率为0.3。

4.专家系统的类型

根据推理机制的不同,专家系统被分成4个不同的类型:基于规则的系统、基于框架的系统、模糊系统和混合系统。值得注意的是,混合专家系统由两种或多种系统组合构成。

(1)基于规则的专家系统

这种专家系统由一系列规则所组成。规则是一种意思清晰、通俗易懂、形式多样的表示知识的方式。在这种专家系统中,一个领域的理论和知识被表达成一系列规则。专家拥有深厚的知识和多年的实践经验,多年的经验最终形成了专门知识,这使得专家有能力以规则的形式对知识进行编码。规则分为两部分:IF部分和   部分。

这种专家系统分为5个部分:知识库、数据库、推理机、解释工具和用户界面。知识库是相关领域的所有知识。数据库是一组数据,将与IF‐THEN规则完成匹配。推理机完成推理。解释工具则是面向用户的,向用户解释相关的推理过程。用户界面则是人机交互的接口。基于规则的专家系统的结构如图2-2-7所示。

基于规则的专家系统有一组表示领域知识的IF‐THEN规则和一组表示现状的事实组成。推理机将存储在知识库所有规则与数据库中的数据进行比较。当IF规则与事实匹配时,将激发该规则并执行THEN中声明的操作。当推理完成,则可以在数据库中存储新的推理结果来更改事实集。

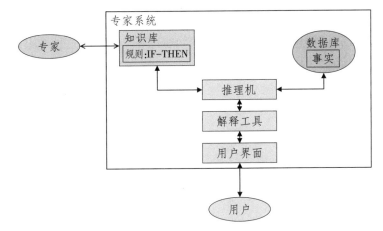

图2-2-7 基于规则的专家系统的结构

(2)模糊专家系统

当我们想利用例如"难度适中""不太老""很高"等模糊词语来表达专家知识时，可以使用模糊集合理论。模糊专家系统的主要问题在于如何判定一个元素是否属于这一个集合。Max Black提出所有事物都是在一个滑动的尺度上描述的，从而利用模糊逻辑的思想来区分元素的归属关系。模糊逻辑又称多值逻辑，经典逻辑则是处理两个值，即真(1)或假(0)。在模糊逻辑中，所有的值都用实数表示，取值范围为0到1，值大小表示给定语句真假的可能性。

(3)基于框架的专家系统

在基于框架的专家系统中，知识用框架来表示。框架是一种具有关于特定对象或概念的知识的数据结构，它基本上等同于C语言里的结构体。在这种专家系统中，知识的获取和表达都使用框架。一组槽的集合构成一个框架，对象的属性用槽进行表示。

框架对于知识的表达非常简洁和自然。我们可以把关于一个特定对象或概念的所有必要知识组合到一个实体中。一般来说，面向对象编程在专家系统中的表现就是框架。在推理过程中，我们只需要通过框架来搜索规则，而不需要通过基本规则来执行操作。框架的概念是由一组槽定义的。槽(Slot)用于存储值。一个槽可以包含一个默认值或指向另一个框架的指针、一组获取槽值(Slot value)的规则或过程。通常来讲，槽包含以下一些信息：框架名、框架与框架的关系、槽值、槽的值域、处理过程。通常，槽上会附加两种类型的过程：往槽中添加新信息的时候，是When changed的执行过程；当需要信息去解决问题但未指定槽值时，执行When needed过程。这样的过程被称为demon。

Facet是一种表达框架的属性的扩展知识的方法。Facet用于指定属性值、建立终端用户查询以及告诉推理机如何处理属性。Facet可以附加到这种专家系统中,可以附加3种类型,分别是"值""提示"和"推理"。值Facet表示属性的初始值和默认值。提示Facet可以使终端用户实时与专家系统交互。最后,推理Facet可以让我们在特定情况下停止推理。

(4)混合专家系统

上述3个系统各有优劣,如果把上述各个系统的优点结合起来使用,我们可以创建混合专家系统,混合专家系统的好坏取决于两种技术的结合。这里我们探索两个混合专家系统:神经专家系统和神经模糊系统。

人工神经网络以及专家系统都是为了同样的目的设计的,即模拟人的智能。将神经网络和基于规则的专家系统相结合的混合专家系统称为神经专家系统。神经专家系统结合了基于规则的专家系统结构简单优点和神经网络的自主学习、泛化、高鲁棒性和并行信息处理的优点。在这个系统中,知识被存储在神经网络中,而不是传统的知识库中。神经网络的缺点是可解释性差,而专家系统却非常好解释,结合二者可以提高模型的可解释性。神经网络泛化能力强于专家系统,当数据不完备时,它也可以进行推理。神经专家系统的规则是提取单元、检查神经知识库,并生成隐含在训练的神经网络中的规则;用户界面则是神经专家系统的人机交互界面。

在构建专家系统时,模糊系统和人工神经网络的结合可以利用双方的优点。神经网络是一种低层次的计算结构,在处理原始数据时表现良好,而模糊逻辑则利用从领域专家那里获得的语言信息处理更高层次的推理。可是,模糊系统无法从数据中学习知识,不能和新的环境相适应。另一方面,虽然神经网络可以学习,但对用户来说是不透明的,即对于最终用户来说,过程是一个黑匣子。如果把二者结合起来,则模糊系统可以利用神经网络的学习能力,同时神经网络也可以利用模糊系统的可解释性,使网络既有学习能力,又能被人们理解,这就是神经模糊系统。

5.专家系统的核心要素

专家系统的核心要素由3部分组成,分别是知识获取、知识库、推理机制。知识获取是指把人类专家的领域知识,转换成计算机中存储的知识,以便专家系统能够获取;知识库是指相关领域的所有知识,通常由基本事实、规则和其他相关信息组成,专家系统的推理准确程度取决于知识库;推理机制是指通过专家系统和知识库,按照相关的策略得出想要的结果得一系列过程。

（1）知识获取

知识获取是指获取规则和本体的过程。

随着专家系统从演示原型扩展到工业应用，人们很快意识到，获取领域专家知识是知识工程过程中最关键的任务之一。知识获取的过程本身已成为学者研究的重点领域。使用自然语言处理技术来促进知识获取是已经相对成熟的方法。自然语言处理可以在手册和其他专家文档上执行，并且有些步骤可以自动开发，这在生成系统行为的解释时也非常有用，极大地促进了专家系统的开发和维护。

更先进的知识获取方法是基于重用的方法。知识可以在符合本体语言标准的本体中开发知识。这样，知识可以在广泛的知识工作者社区中标准化和共享。生物信息学就是该方法成功的一个示例领域。

（2）知识库

知识库（Knowledge-Base）是专家系统的重要子系统，这种知识存储的概念区别于广泛且普遍使用的术语——"数据库（Database）"。知识库的表示形式不仅仅是带有数字和字符串的表，还是具有类、子类和实例的对象模型（在相关文献中通常被称为本体），需要的是结构化的数据。

数据库所要求的多用户、复杂数据事务属性在早期的专家系统并不需要。早期专家系统中的数据常用于推定特定的答案，例如医学诊断中的分子设计或对紧急情况的响应判断。因此，系统在用户得到了解决方案后，并无必要将大量的数据再回存到永久性存储器中。没有了这些功能，研究人员可以为重要的功能开发更有效的解决方案。他们从一开始就意识到能够存储、分析和重用知识的潜在好处。例如，Cordell Green等人在"基于知识的软件助手"程序的最早工作中有关公司内存的讨论。知识库的容量要求与传统数据库相比也大不相同。知识库需要的是来自现实世界的有关事实基础。例如，代表"所有人类都是凡人"的陈述，数据库通常不能代表这种常识，而需要存储有关代表特定人类信息的数千个表的信息，表示所有人类都是凡人，并能够对任何给定的人类信息做出他们是凡人的推断，这是知识库的工作。而代表张三、李四，以及成千上万的其他用户，都是具有特定年龄、性别、地址等信息的人，这是数据库的工作。随着专家系统陆续部署到企业环境中，其数据存储的要求也开始与支持事务、多分布式用户的标准数据库变得一致。在人工智能和面向对象的社区中，出现了诸如"Versant"这种面向对象的数据库。这类重新设计的数据库，在满足标准数据库服务要求的同时，还支持面向对象的功能。另外，一些大型数据库的供应商，例如Oracle，在他们的产品中跟进开发了类似的功能来支持知识库的要求(如类-子类关系和规则)。

随着Internet的兴起,支持文档、超文本和多媒体存储功能对任何数据库都至关重要。知识库的下一个发展方向就是应用于互联网。但现有技术已经不足以支持存在于计算机内存中的大型数据表或相对较小的对象,这就需要文件的持久性和事务性等特性。

(3)推理机制

推理机的作用是将逻辑规则应用于知识库以推断新信息,并重复执行该过程来应对知识库中每个新事实都可能使得推理引擎中其他规则被触发的情况。推理引擎主要以特殊规则或事实两种模式工作:前向链接和后向链接。前向链接是从已知事实开始,断言新事实;后者则是从目标开始,反向运行来确定必须断言哪些事实才能实现目标。

推理机通常使用的逻辑遵循IF-THEN规则,其一般格式是IF <逻辑表达式>、THEN <逻辑表达式>。这是对人类和计算机都友好的一种通用逻辑表示机制。早在1965年,创建逻辑表达式可能要花费不确定的甚至无限的时间来结束。例如,在通用量化中,对无穷集(例如有理数集合)进行声明是很常见而且完全合理的,更是在数学证明中所必须的,但计算机的定理证明器可能会因此陷入无限循环。而IF-THEN规则不仅为开发人员提供了一种表示逻辑的通用机制,也使计算机能有效地运用该机制。此外,一些心理学研究发现,人类在认知世界时也倾向于使用IF-THEN规则。

推理机通过3个连续的步骤循环:匹配规则、选择规则和执行规则。步骤一,推理引擎会首先找到知识库中当前内容触发的所有规则。前向链接与后向链接的区别在此体现,对于前者,引擎会找出规则,其前提条件会与知识库中的某些事实相匹配;对于后者,引擎会先行查找满足当前目标的前提。步骤二,匹配到各项规则会被推理引擎按照优先级排序,以确定执行顺序。步骤三,推理引擎按照步骤二排列的顺序,依次执行匹配的规则,后又迭代回步骤一。整个过程的执行通常会导致新的事实或目标被添加到知识库中,从而触发新的循环匹配,并一直持续到没有新的规则匹配为止。

(三)机器学习

1.什么是机器学习?

机器学习是一门融合统计学、概率论等多领域的交叉学科,是人工智能领域的重要分支之一。常被提及的机器学习算法是一种能通过历史数据自动改进的计算机算法。之所以称为自动改进,是因为它能挖掘出样本数据中的特征和潜在关联,从而建立一个基于样本数据的数学模型,该模型针对同样的任务具有更高的性能度量。当新的数据输入到这个数学模型中时,模型根据历史数据规律进行逻辑推断,得到目标任务的决策。人工智能模仿人类学习的过程见图2-2-8。

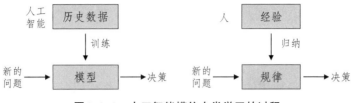

图2-2-8 人工智能模仿人类学习的过程

传统方法中,程序员将知识规律编写成明确的计算机代码,当数据输入时,代码会准确地进行数据处理并输出。例如,对于卒中后患者如果有吞咽障碍且长期不能恢复,正确编程的计算机程序可以输出保证患者营养的治疗方案,这是基于对已有的知识规律的编码,在数据处理后得出合乎逻辑的决策。而机器学习与传统方法的关键区别,是机器学习通过算法建立的数学模型是从实际的数据集中学习而来,而不是用特定具体的知识规律编程。机器学习是一种功能强大且灵活的方法,可用于分析和预测来自生物学和临床的数据,例如,每一名患者在血常规检查中血液的各项数值,如白细胞计数(WBC)、血红蛋白(Hb)、红细胞计数(RBC)、血小板计数(PLT)等。当用这4项属性来描述样本数据时,即 $x = \{ WBC, Hb, RBC, PLT \}$,每个示例在血常规检查中有着不同的数值,多个示例数据的集合就形成数据集(Dataset, D),即 $D = \{ x_1, x_2, x_3, \cdots, x_m \}$(数据集中样本数量为m)。一般情况下,程序员会通过数据集的划分方法,如留出法、交叉验证法等,将数据集划分为训练集和测试集。为了从数据集中挖掘隐含的关联信息,机器学习算法会针对任务目标,如从当前的示例推断病人是否患有感冒,在训练集上,经过循环不断的训练,生成适应当前数据的模型。当接受新的示例数据(测试集)时,程序员通过比较真实的有效值与模型推断的值来评判模型的优劣。

2.机器学习的分类

按照学习方式的分类,机器学习方法可分为:监督学习、无监督学习、将前两者结合的半监督学习,以及强化学习、迁移学习、联邦学习等。若按照算法的功能特性分类,学习方法又可以分为:回归算法、聚类算法、决策树学习、关联规则学习、深度学习等。

(1)监督学习

监督学习最大的特征在于它所使用的训练数据集的示例除了输入对象的特征向量外,还有一个期望输出值(也称为标签),并且这个期望值会在模型训练过程中被用于优化模型的参数。例如,在血液检查者是否患有病毒性感冒这一分类任务中,一开始我们将血液检查的数值与其标签(患病或不患病)一起进行训练,学习算法会挖掘出数值与标签间的联系,在模型输出一个推断的值后,使用合适的距离算法计算输出值与标签值之间向量距离,视其为一种误差度量,用于模型参数的改进或是模型的性能衡量。当输入新的不带标签的血液检查数值,该模型会对其是否患有病毒性感冒做出可能性最大的判断。

在监督学习中广泛使用的算法有:支持向量机、线性回归、逻辑回归、多层感知机、朴素贝叶斯、决策树、K最近邻算法、相似学习、线性判别分析等。

(2)无监督学习

无监督学习与监督学习相比,最大的不同就是期望输出值不会用在模型训练的过程中,虽然在计算上更为复杂,但没有标签的干扰,训练过程也更具有自适应性。无监督学习算法的研究试图在数据中找到自然发生的模式或分组,提取关于数据结构和层次结构有意义的信息,并对输入数据的概率密度进行建模,它只依赖数据样本,而不需要提供任何基本事实。在医学研究中,人们越来越致力于根据病理的机制重新定义疾病。但是,这种机制并不容易确定复杂多因素的疾病,例如心肌炎。对于无监督学习在其上的应用,我们可以从一大群明显相似的人开始,这些人患有不明原因的急性收缩性心力衰竭。然后对他们进行心肌活检,并用免疫染色等技术对每个样本的细胞成分进行鉴定。例如,通过一个人的T淋巴细胞、中性粒细胞、巨噬细胞、嗜酸性粒细胞等的计数,可以看到是否存在细胞成分的重复模式,这反过来可能会提示病理机制并指导治疗。

无监督学习中使用的一些最常见算法包括:聚类、异常检测、神经网络、学习潜在变量模型。聚类常用于将相似性的数据自动分组,异常检测用于发现数据集中的异常数据点,潜在变量模型则广泛用于数据预处理。神经网络会在下一小节做详细阐述。

(3)强化学习

不同于监督与无监督学习中需归纳出一个用于确定对象类型的分类器,强化学习关注的是智能体(Agent)在模拟的环境中采取何种行动,可以最大限度地获得累积奖励,即奖励最大化、惩罚最小化,使智能体从奖惩中学习,优化自身的行为,具体步骤如图2-2-9。智能体在根据当前环境的状态和给出的奖励信号执行某个行动后,智能体更新自己

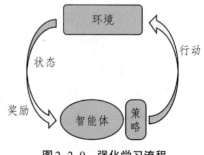

图2-2-9 强化学习流程

的模型参数,如累积奖励值等,而环境会转到一个新的状态,该状态环境会给出新的奖励或惩罚,这个过程会不断迭代至模型收敛。通过这种机制,智能体在知道自己处在什么环境状态后,利用当前学到的模型来指导下一步行动,这种交互方式非常类似于动物与环境的交互方式。

强化学习中的重要术语见下表。

表 2-2-1　强化学习的术语

术语	介绍
奖励信号(reward signal)	一个标量值,智能体根据它来采取行动
值函数(value function)	奖励信号是当下状态的即时回报,值函数表示的是长期的累计回报
策略(policy)	智能体根据当前环境状态觉得下一步行动的映射
环境模型(a model of the environment)	预测环境下一步因智能体行动而产生怎样的改变

解决强化学习问题有 3 种主要的方法:基于值的方法、基于策略的方法和基于模型的方法。

在基于值的强化学习中,算法尝试将值函数最大化。智能体的策略是当前状态能有一个最佳长期回报。在基于策略的强化学习方法中,智能体的策略是根据每种状态所采取的行动都能获得最大的回报,通过学习到策略函数,可以让我们对每个状态映射出最好的相关动作。在基于模型的强化学习方法中,需要为每个环境创建一个虚拟模型,智能体在该环境下行动。

强化学习的特点是无监督的,因为遵循奖励信号行动,所以不存在直接的指示行动,其反馈总是延迟而非瞬时,智能体在闭环中依次执行决策,当下的行动决定着它后续获取的数据。马尔可夫决策过程(DMP)和 Q 学习是强化学习中两种重要的学习算法。

(4)迁移学习

数据标注是一件耗时长、过程无聊又要求一定前验知识的工作,随着机器学习的应用场景不断增多,监督学习的过程中就存在着大量数据标注的需求。传统机器学习基于相同分布假设且需要标注大量数据来训练模型,在实现过程中可能会有标注数据失效、数据分布差异等问题,因此迁移学习慢慢地出现在大家的视野中并受到重视。

迁移学习旨在将已有模型应用到新的但具有一定相似性的领域中,该过程伴随着数据标签或是知识结构的迁移,以达到提升模型性能的目的。人类在迁移学习上的能力是得天独厚的,比如在学会了一门面向对象的计算机语言后,对于 Java、C++语言等能很快上手,又比如在学习认识红细胞时获得的知识,在学习认识白细胞时可能同样适用。

在迁移学习中,有两个核心的概念:领域(Domain)和任务(Task)。领域是进行学习的主体,主要由数据和生成这些数据的概率分布组成。源领域指的是算法要迁移的对象,包含了对象的知识结构和标注信息,目标领域指的是算法最后要将知识和标注信息赋予的对象。将信息从源领域传送到目标领域的这一过程被称为迁移。任务是强化学习算法的目标,由标签和标签对应的函数组成。

迁移学习的方法主要是特征迁移(Feature based TL)、样本迁移(Instance based TL)、模型迁移(Parameter based TL)和关系迁移(Relation based TL)这四种。

特征迁移的一个重要前提是假设目标领域与源领域的特征存在交集,那么我们就可以利用特征变换的相关算法,将源领域特征变换到目标领域的特征空间中,使两者具有相同的数据分布。

样本迁移则针对源领域和目标领域内相似的样本数据,通过调整对应的权重值,使其能匹配目标领域的数据集。

那么模型迁移就针对的是源领域与目标领域共享的模型参数,目标领域使用的是经过源领域样本训练的模型参数。

关系迁移的前提是假设两个域都具有某些相似的潜在关系,那么就可以将两者在逻辑网络关系上进行迁移,最典型的一个例子就是把生物病毒的传播模型应用到计算机病毒的传播上。

3.机器学习的目标

人类通过学习掌握知识、获得能力、掌握技能,从而能够进行比较复杂的工作。机器学习也一样,不论学习什么,以何种方式学习,最终的目标都是让它独立或者半独立地进行相对复杂的工作。目前机器学习的任务主要是通过解决分类、聚类和回归问题,帮助人类做一些大规模的数据识别、分拣、规律总结等烦琐的工作。

(1)分类

分类算法是一种可以使用标签数据来进行非连续形式预测的监督学习方式。其信息的输出并不总是连续的,其图形是非线性的。在分类技术中,算法从输入给它的数据中学习,然后使用这种学习对新的观察结果进行分类,该数据集可能是双类别的,也可能是多类别的。

针对不同的分类的场景需要选择合适的机器学习分类算法。机器学习中存在许多分类算法,常使用的算法包括:朴素贝叶斯、逻辑回归、决策树、支持向量机、K-最近邻算法等。

1)朴素贝叶斯

朴素贝叶斯是一种利用先验信息构建分类器的简单方法(图2-2-10)。运用贝叶斯学习方法首先需要理解贝叶斯法则,贝叶斯法则提供了从先验概率Pr[A]以及Pr[B]和Pr[B|A]计算后验概率Pr[A|B]的方法,即贝叶斯公式:

$$Pr[A|B] = \frac{Pr[B|A] \times Pr[A]}{Pr[B]}$$

一般来说,A是某个类别,B是数据的某个特征。由上式可知,给出从训练集得到的3个量(先验概率),就有可能得到一个具有某种特征的输入值属于某个类别的概率(后验概率)。朴素贝叶斯分类器最适合用于基于配体的虚拟筛选。虽然一些研究发现朴素贝叶斯与其他机器学习方法相比

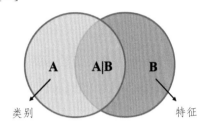

图2-2-10 朴素贝叶斯原理图

表现不佳,但它却具有不易受"维度诅咒"影响的优势。基于聚类的机器学习方法,如k近邻分布和支持向量机均易受"维度诅咒"影响,当样本数量不随维数呈指数增长时会失去准确性。由于高效的基于配体的虚拟筛选将出现在高维空间中,所以像朴素贝叶斯这样的非聚类方法由于其合理大小的数据集而变得更易于管理。

2)逻辑回归

逻辑回归是有监督学习中的经典方法,用于处理模式分类中的二分类问题,如垃圾邮件的是或否,目标对象的真或假,肿瘤诊断的阳性或阴性等。逻辑回归属于广义线性回归的一种,当回归函数因变量服从连续分布则是线性回归,当回归函数因变量服从二项式分布则是逻辑回归。线性回归就是通过学习,训练一条直线$y=w^T x+b$对数据样本进行拟合,如图2-2-11所示。

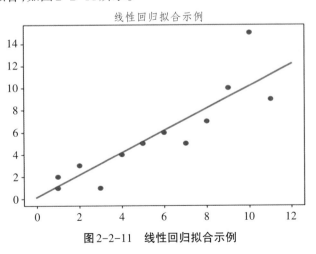

图2-2-11 线性回归拟合示例

由于这种直线拟合只能对连续值进行预测,无法针对二分类问题进行求解。因此需要通过函数映射的方式将连续的线性方程预测值映射为[0,1]两个离散值,且映射函数必须满足单调且可微的条件。最简单的映射函数是"单位条件分段函数",当线性回归值小于0时输出阴性(逻辑假)结果,大于0时输出阳性(逻辑真)结果,如下式所示。

$$f(x)=\begin{cases}0 & x<0\\0.5 & x=0\\1 & x>0\end{cases}$$

"单位条件分段函数"虽然简单,但并不具备相对优秀的数学性质,所以使用逻辑函数(Sigmoid 函数)进行替代,如图 2-2-12 所示。

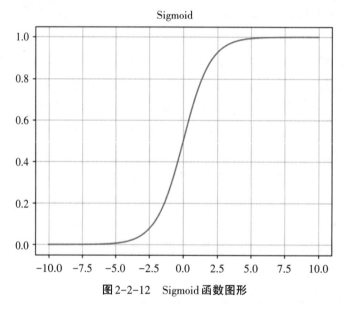

图 2-2-12　Sigmoid 函数图形

逻辑函数的输出在 0~1 之间连续变化,当自变量趋向于负无穷大或正无穷大的时候,逻辑函数的导数无限接近于 0。当自变量在 0 附近时,逻辑函数的导数非常大,使得逻辑函数可以快速在很窄的范围内将输出从 0 过渡到 1。因此逻辑函数不但可以将线性回归结果射到接近 0 或接近 1,同时保留了变化连续性。这两个优秀的数学性质使得逻辑函数的输出结果可以作为分类后验概率估计融入目标任务的训练和学习中,定义逻辑回归的目标函数如下:

$$h(x)=\frac{1}{1+e^{-(w^T+b)}}$$

通过极大似然估计算法可将逻辑回归模型的损失函数表示为:

$$J(\theta) = \sum_{i=1}^{m}\left[y^i \log\left(h_\theta\left(x^i\right) + \left(1 - y^i\right)\log\left(1 - h_\theta\left(x^i\right)\right)\right)\right]$$

逻辑回归模型的训练目标就是通过梯度下降法和牛顿法,求解使损失函数$J(\theta)$能够取得极大值的参数θ,即多元线性表达的权重向量w和常量向量b。

3)支持向量机

支持向量机也是一种常见的分类器。它的功能是将输入数据表示为特征向量,并在具有相同维数的空间中绘制它们,构造一个最优超平面,将数据分为两类。由于支持向量机最常用于监督学习,所以这些数据的类别通常是预先确定的,后来随着计算的发展,支持向量机也可以用于无监督学习。然而,对于虚拟筛选的目的来说,监督学习更可取,因为这保证了分类器将化合物分为有活性或无活性的。

理想的数据集应该是完全线性可分的——也就是说,可以在特征空间中画出一个超平面,其中一面是一个类别的所有点,另一面是另一个类别的所有点。可是有无数个超平面满足这种情况,通常为了使模型更加稳定可靠,我们会去寻找最优超平面,也称之为最大间隔超平面,即以最大间隔把两类样本分开,最大间隔超平面是唯一的。最大间隔超平面分割两类样本,使其分别被分割在该平面的两侧,同时两侧距离超平面最近的样本点到超平面的距离被最大化。这意味着最优超平面的选择取决于最接近超平面的点的位置。样本中距离超平面最近的这些点叫做支持向量。当且仅当这些点移动时,最优超平面才会改变。

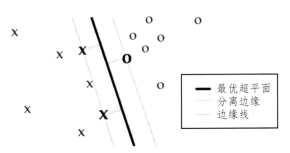

图2-2-13 支持向量机

在实际应用中,很少样本能够实现完全线性可分,对于不能使用线性平面进行很好分割的数据集,需要求解非线性支持向量机。这时候就要用到核技巧,把这些数据点转换成它们所在的超空间。线性、多项式和径向基函数核都是常用的核。如果没有一个核能将这些数据点转换成完全线性可分的超空间,则必须选择一个误分类训练点数量最少的核和最优超平面。

4)K-最近邻算法

K-最近邻算法(K-Nearest Neighbor,KNN)的基本思想是在训练数据集中寻找与当前实例最相似的K个实例,根据这K个相似实例中多数所属的类别确定当前实例的分类标记。

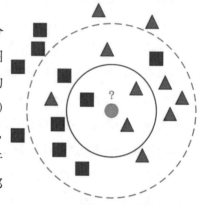

如图2-2-14所示,有两类不同的样本数据,分别用蓝色的小正方形和红色的小三角形表示,而图正中间的那个绿色的圆所标示的数据则是待分类的数据。如果K=3,与绿色圆点的最相似(距离最近)的3个点是2个红色小三角形和1个蓝色小正方形,根据少数服从多数原则,判定绿色待分类数据属于红色三角形所代表的一类。由此可以看出,K-最近邻模型的关键点有两个:K值的选择和相似性的度量。

图2-2-14 K-最近邻模型示意图

对于K值的选择,当选择较小的K值时,只有少数与待判定实例较近或相似的训练实例才会对预测结果起作用,会增加泛化误差从而造成容易发生过拟合现象;当选择较大的K值时,相当于用较大领域中的训练实例进行预测。虽然可以有效减少泛化误差,但训练误差却会因此而增大,因为与输入实例较远(不相似的)训练实例也会对最终的判定产生影响。在实际应用中,一般推荐选择一个较小的K值(如1,3和5),并通过训练过程中的交叉验证找到最合适的K值。

对于相似性度量,可以通过多种方式进行计算,最常见的是欧式距离:

$$D(x,y) = \sqrt{(x_1-y_1)^2 + (x_2-y_2)^2 + \cdots + (x_n-y_n)^2} = \sqrt{\sum_{i=1}^{n}(x_i-y_i)^2}$$

其中实例x和实例y都是包含有n维特征的向量。在欧式空间中,若样本实例之间的距离度量存在某些问题使,还可以采用曼哈顿距离进行度量:

$$D(x,y) = |x_1-y_1| + |x_2-y_2| + \cdots + |x_n-y_n| = \sqrt{\sum_{i=1}^{n}|x_i-y_i|}$$

更加通用一点的度量方式是闵可夫斯基距离:

$$D(x,y) = \sqrt[p]{\sum_{i=1}^{n}(|x_i-y_i|)^p}$$

可以看出,欧式距离和曼哈顿距离其实就是闵可夫斯基距离当$p=2$和$p=1$时的特例。相似性度量除度量方式外,更为重要的是各维特征的归一化,其本质是统一各维特征在度量时的量纲。若不对样本实例的各维特征做归一化处理,就好比在度量时将厘米、千克、立方等各种不同的度量单位混在一起评估,度量本身就已经存在问题,就更不可能输出准确的判定结果。

5)决策树

决策树算法是一个递归选择最优特征,并根据选择的特征对训练数据进行分割,使得划分后的子数据集具有最优分类决策的过程。目标类作为叶子节点,特征属性的验证作为非叶子节点,而每个分支是特征属性的输出结果。其决策过程从根节点触发,测试不同的特征属性,按照其结果选择不同分支,最终到达某一叶子节点(目标类),得到分类的结果。

假设有肿瘤患者数据集 $L_N = \left\{ l_1, l_2, l_3, ..., l_n \right\} \in R^{N \times K}$,每一个肿瘤患者提取了 K 项指标作为患者的特征表达,从而构成了肿瘤患者的特征属性集 $A = \left\{ a^1, a^2, a^3, ..., a^K \right\}$。为构建决策树分类模型,对肿瘤患者的良恶性进行判断,需要引入基尼系数计算每一个特征属性的纯度值,基尼系数越小,则特征属性纯度越高,该属性下包含的样本属于同一类的概率越高。基尼系数计算方法为:

$$\text{Gini}(L) = \sum_{n=1}^{N} \sum_{n' \neq n} p_n \, p_{n'} = 1 - \sum_{n=1}^{N} p_n^2$$

其中 P_n 是样本属于第 n 类的概率。结合给定的肿瘤患者数据集,令 C_n 为数据集中第 n 类样本的数量,则基尼系数计算如下:

$$\text{Gini}(L) = 1 - \sum_{n=1}^{N} \left(\frac{|C_n|}{|L_N|} \right)^2$$

特别的,对于肿瘤患者数据集,存在特征属性集 A,若某个特征属性 a^k 存在 m 个取值,则待划分节点上考察特征属性 a^k 的基尼系数为:

$$\text{Gini\_atrr}(L, a^k) = \sum_{z=1}^{m} \frac{|L^z|}{|L_N|} \text{Gini}(L^z)$$

其中 L^z 是肿瘤患者样本中特征属性 a^k 取值为 Z 的样本数量。当 $\text{Gini\_atrr}(L, a^k)$ 取值最小时,特征属性 a^k 就是该节点上的最优特征,并在该节点上根据特征属性 a^k 对数据集中的样本进行划分。当某个节点 $\text{Gini\_atrr}(L, a^k) = 0$ 时,该节点为决策数中的叶子节点,其包含样本对应的类标则是该节点的分类结果。肿瘤患者良恶性分类决策树生成示例如图2-2-15所示。

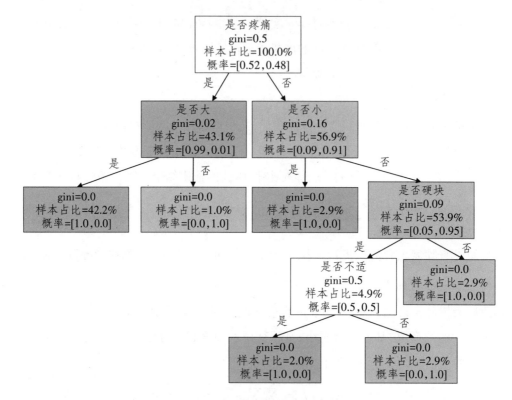

图2-2-15 肿瘤患者良恶性分类决策树生成示例

（2）聚类

聚类是以示例间挖掘出的相似性而形成簇群的无监督学习方式。聚类在使用时不需对数据进行标记,是一个分组就是一个簇群,组内具有相似性,组与组之间存在差异性。聚类的目标是在数据点中查找相似点并将相似的数据点分组在一起,并弄清楚新数据应属于哪个簇。与分类相比,两者最主要区别在于聚类并不关心数据有哪些类别,取决于样本数据的内在相关性,具备更少的条件干扰因素。

机器学习中存在很多聚类算法,有着不同的应用领域,如K-Means、DBSCAN等。

1）K-Means聚类

K-Means是一种旨在每次迭代中找到局部最优值的迭代聚类算法。传统的聚类过程是样本集中随意选择K个中心点,然后使用合理的距离算法,如欧几里得距离,来计算数据点和中心点之间的距离,并将数据点分配给靠近它的中心点,完成最初的聚类后,重新选择各个类簇的中心,循环以上的步骤直到聚类中心不变或收敛。

2）DBSCAN聚类

与传统的K-Means算法相比,DBSCAN聚类不需要指定确定的簇类数量,将簇定义为密度相连的点的最大集合,通过邻域半径和密度阈值自动生成聚类。也因此,该算法对非球型的数据分布具有更好的聚类效果,能生成任意形状和大小的簇,而且不需要选择中心点,避免了异常值对集群的影响。

(3)回归

回归是一种配合标记数据进行连续形式预测的监督学习方式。其输入输出总是持续的,并且它的数据图像一定是线性的。

在机器学习众多的回归算法中,最为流行的回归算法包括:简单线性回归(Simple Linear Regression)、多元线性回归(Multiple Linear Regression)、多项式回归(Polynomial Regression)、支持向量回归(Support Vector Regression)、套索回归(Lasso Regression)等。

其中,套索回归是一种使用收缩的线性回归。收缩是指数据值向中心点(如平均值)收缩。Lasso程序鼓励使用简单、稀疏的模型(即参数较少的模型)。这种特殊类型的回归非常适合显示高度多重共线性的模型或者当要自动化模型选择的某些部分(如变量选择/参数消除)时。

(4)关联规则

关联规则(Association Rule)也可以叫作关联分析或关联挖掘,是一种基于规则的机器学习方法,被用于发现数据之间的潜在信息,是由 Agrawal 等人根据"强规则"的概念提出,并将其应用于挖掘超市所销售物品之间的规律上。到目前为止,关联规则已被广泛地用于物品销售、文本挖掘、医疗诊断等领域。

关联规则的主要目的是利用一些特殊的度量来识别数据集中各属性之间的潜在关系。例如,从医疗数据中发现的关联规则{咳嗽,发烧}→{感冒}表明,当病人出现咳嗽并伴随着发烧的症状,可能主要是由感冒所引起的。在具体应用时,属性之间的关联可能更为复杂。

在关联规则的挖掘中,将数据集中的每个变量称为项目,如病症中的发烧,用 i 表示;由项目组成的集合称为项集,用 $I = \{i_1, i_2, \cdots, i_n\}$ 表示;事务则由数据集中的每条数据组成,可以是一个病例或者一次交易,可用 t 表示;每个事务都是项集的非空子集,即 $t \subseteq I$。

关联规则一般可表示为 $X \rightarrow Y$ 的形式,$X, Y \subseteq I$ 且 $X \cap Y \neq \varnothing$。为了更好地表示项目间的关系,常用支持度、置信度作为判断标准。支持度即数据集中 $X \cup Y$ 所占的百分比,也就是概率 $P(X \cup Y)$;置信度则是在先导条件 X 发生的情况下发生后继 Y 的概率,即条件概率 $P(Y|X) = \dfrac{P(X \cup Y)}{P(X)}$。

表2-2-2　某医疗数据表

TID	i_1	i_2	i_3	i_4	i_5
1	女	年龄小于70	吸烟	肺功能严重	咳嗽
2	男	年龄小于70	不吸烟	肺功能严重	不咳嗽
3	女	年龄大于70	吸烟	肺功能严重	咳嗽
4	男	年龄大于70	吸烟	肺功能正常	咳嗽
5	男	年龄小于70	不吸烟	肺功能一般	不咳嗽

假设有医学数据如表2-2-2所示，每个事务都有唯一的 TID，且拥有5个项目。其中，对{肺功能严重}→{咳嗽}来说，表中有2个事务同时出现"肺功能严重"和"咳嗽"这两个项目，P(肺功能严重∪咳嗽) = 2/5，故其支持度为2/5；而出现"肺功能严重"的事务共有3个，即 P(肺功能严重) = 3/5，故{肺功能严重}→{咳嗽}的置信度为：

$$P\left(咳嗽|肺功能严重\right) = \frac{P\left(肺功能严重 \cup 咳嗽\right)}{P\left(肺功能严重\right)} = 2/3$$

在实际挖掘一个数据集的关联规则时，首先对数据集进行映射，然后设定支持度、置信度的阈值等其他条件，来寻找合适的关联规则。常用的关联规则算法有Apriori算法、FP-Growth算法等。

（5）异常检测

异常检测（Anomaly Detection）是用来检测数据集中的异常或离群点，所以也称作离群点检测，目的是发现数据集中不符合预期的模式的数据点。异常检测是机器学习算法的一个常见应用，具体应用场景包括财产欺诈检测、网络入侵检测、医疗保健等。

在不同的领域，"异常"的类别和意义也不相同。如在计算机网络中，异常的数据流量可能表示部分敏感数据正被黑客窃取并发送到未知的地方；异常的信用卡交易数据可能表示信用卡丢失并被盗刷；异常的磁共振图像可能表示该部位存在恶性肿瘤等。

根据数据标签是否用在分类器的训练过程中，将异常检测技术划分为有监督异常检测、半监督异常检测以及无监督异常检测。其中，有监督异常检测所用的训练集包含"正常"或"异常"的标签；无监督异常检测则是在一定假设成立下检测出未标记数据中的异常，该假设可以用正常的、未标记的数据来训练模型学习正常数据的分布，然后检测出不能拟合这个分布的异常数据；而半监督异常检测的一般做法是用标签全为正常的数据进行模型训练，再由该模型检测未标记数据是否为异常数据。

由于异常事件发生的频率低，导致异常样本远远少于正常样本，故有监督的异常检测往往会出现数据集不平衡的问题。如在医学数据中,拥有像素点级别的精确标注的图像数据是很少的,因为需要专业人员进行标注,并且在统计学上,正常患者的不包含肿瘤的医学图像数量肯定远远多于包含肿瘤的图像;而异常的数据也不尽相同,如每个患者的肿瘤一般都大小不同、位置不同、纹理特征不一致等。因此,半监督甚至无监督的异常检测方法更为适用。

常用的异常检测方法包括:基于密度的方法,如最近邻KNN;基于神经网络的方法,还有基于支持向量机、孤立森林等方法。

(6)降维

在机器学习中,降维(Dimensionality Reduction)是将处于高维空间的数据通过一定规则的映射转换到低维空间,并且保留原始数据中有意义部分的一种操作,是机器学习中很重要的一种思想。

在机器学习的实际应用中,原始数据一般都较为复杂并且维度较高,包含了大量冗余信息。而高维数据集可能存在多个问题,如容易出现特征间线性相关、样本稀疏等问题,会导致模型难以学习到样本间的关联,增加模型的复杂度的同时可能会降低它的泛化能力,并且,高维度的数据增加了观察的难度,故需要对原始数据进行降维处理。降维通常在处理大量变量数据的领域上应用较多,如信号处理、语音识别、神经信息学、生物医学等。

针对数据的分布情况,降维一般可以分为线性和非线性的方法。其中,前者通过探究变换特征向量空间内的线性组合达到降维的目的,对于线性分布的数据集有很好的效果,且速度快。主成分分析(Principal Component Analysis,PCA)、线性判别分析(Linear Discriminant Analysis,LDA)等方法在线性降维算法中广受欢迎。非线性方法主要针对非线性结构数据,又分为基于核函数、基于特征值和基于神经网络3类,其中基于特征值的方法也叫流形学习。非线性方法主要有核主成分分析(Kernel Principal Component Analysis,KPCA)、等距特征映射(Isometric Feature Mapping,ISOMAP)等。医疗数据多为非线性的高维数据,可以多采用流形学习等降维方法。

(四)深度学习

深度学习是机器学习的分支,可以训练计算机执行类似人类的任务,比如图像识别、计算机视觉、笔迹检测、文本分类、多类分类等。大多数深度学习方法都使用了上述的神经网络结构,只不过结构更为复杂,这就是为什么深度学习模型经常被称为深度神经网络,同时还有其他深度学习模型,比如深度随机森林等。

深度学习中的"深度",通常指的是神经网络模型中隐藏层的数量。传统的神经网络模型只有少量的几个隐藏层,而深度网络可以有多达一百个甚至更多层数。深度学习模型并不需要开发者手动的提取特征,它能够直接挖掘大量数据示例内的潜在特征,具有在潜在空间中生成高级语义特征的能力。

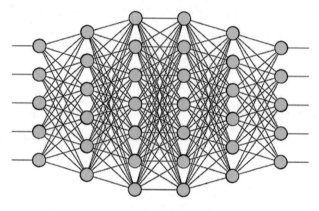

图 2-2-16　深度神经网络结构

深度学习在医疗保健领域也被证明是非常有用的——麻省理工学院(MIT)的计算机科学家已经利用深度学习创建了一个新的计算机程序,可以用于乳腺癌的检测。

传统的检测乳腺癌模型要求科学家拥手动定义的规则和逻辑检测癌症,但是上文所述的新模型则是利用到了深度学习算法——科学家们从60000例患者中提取了90000次全分辨率乳房 X 光扫描结果,并通过这个算法找出最终患乳腺癌患者和未患乳腺癌患者的扫描结果之间的共同模式。这能够提前5年预测乳腺癌,相较于之前的传统模型有很大的改进,有助于挽救更多患者的生命。

(五)神经网络模型

1.人工神经网络

(1)ANN定义

1943年,心理学家 W.McCulloch 和数学家 W.Pitts 从神经元入手研究神经网络模型,合作提出了MP模型,这被广泛认为是人工神经网络(ANN)研究之始。我们知道,生物神经网络由非常多的生物神经元交错连接而成,构成了人类复杂的神经体系结构。类似的,人工神经网络也是由具有适应性的简单单元按照一定规则连接组成的广泛并行互联的网络,从而模拟出生物神经系统对真实世界的刺激所做出的兴奋或是抑制的反应。

(2)单位神经元

将人工网络神经元的结构类比生物神经元结构,用于接受处理输入数据 X_i 的输入层类似于生物神经元的树突结构,输入 $\mathbf{X}_i$ 向细胞体传递脉冲,结合各个连接权值参数 $\mathbf{W}_i$ (兴奋或者抑制);细胞核类似于一个计算机的求和单元会对输入的数据和权值参数进行加权求和。细胞体的脉冲相当于人工神经元的激活函数,充当对数据出的

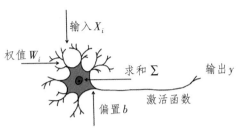

图 2-2-17　ANN 神经元结构

阈值阀门,经由类似轴突的结构调整输出值(偏置),最终输出结果 y 传递到下一个或者下一层神经元结构。具体结构如图 2-2-17 所示。

其 3 个主要元素见表 2-2-3。

表 2-2-3　神经网络的 3 种主要构成元素

连接	神经元中数据流动的表达方式,不同的连接上存在不同的权值;若为正,则表示是激活;为负,表示抑制
求和单元	用于求各个输入信号的加权和计算
非线性激活函数	模拟生物神经元的刺激反应,对信号进行非线性的映射,选择不同的激活函数可以将输出信号控制在在 $(-1, 1)$ 或者 $(0, 1)$ 的范围之内

其中,$X_i = [x_1, x_2, x_3, \cdots, x_n]$,为输入信号;$W_i = [w_1, w_2, w_3, \cdots, w_n]$,为神经元权值;b 为神经元偏置参数;$\sum$ 表示求和,z 为中间节点,$z = w_1 x_1 + w_2 x_2 + \cdots + w_n x_n + b = \sum_{i=1}^{n} w_i x_i + b$;f 为激活函数,一般为非线性函数,如 Sigmoid、Tanh 函数等;y 为该神经元的输出。

2. 多层神经网络

20 世纪 80 年代,传感器模型神经网络仅使用在线性分类任务,为了克服模型的局限性,神经网络的发展进入多层传感器阶段。人工神经网络由上述的许多神经元通过一定的规则连接组合而成,神经元组成的信息处理网络具有并行分布结构,称为多层人工神经网络。由输入层,隐藏层(可以包含多层)和输出层组成(见表 2-2-4),每层神经元与下一层全连接,即第 l 层网络神经元的输出是第 l + 1 层神经元的输入,在第 l + 1 层对输入的数据求和,之后利用非线性的激活函数得到神经元的输出。

表 2-2-4　多层神经网络的构成元素

输入层(Input Layer)	接收输入信号作为输入层的输入
输出层(Output Layer)	信号在神经网络中经过隐藏层的非线性变换后得到的输出信号
隐藏层(Hidden Layer)	隐藏层介于输入层和输出层之间(可以包含多层),主要对信号进行非线性变换以回归(预测)结果

图2-2-18是一个4层结构的多层人工神经网络模型。从左至右分别为输入层、第一隐藏层、第二隐藏层和输出层,输入向量为$[x_1, x_2, \cdots, x_n]$,输出向量为$[y_1, y_2, \cdots, y_n]$。

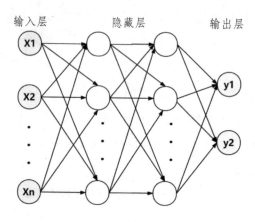

图2-2-18 多层神经网络结构

3.卷积神经网络

LeNet-5模型在 *Gradient-based learning applied to document recognition* 中首次提出,这标志着卷积神经网络(CNN)的正式提出。与一般的ANN相似,CNN依旧是层级网络,但是层的功能和形式做了变化,是传统人工神经网络的改进。

表2-2-5 卷积神经网络的主要层级结构

输入层(Input layer)	数据传入,一般会对原始数据进行预处理操作
卷积计算层(Convolution layer)	由过滤器filters和激活函数构成。一般要设置的超参数包括filters的层数、大小、步长及激活函数等
激励层〔ReLu(Rectified Linear Unit) layer〕	用于卷积计算后的非线性映射
池化层(Pooling layer)	池化层应用在连续的卷积层中间,用于压缩特征图大小和参数的量,以减小过拟合
全连接层〔FC(Full Connected) layer〕	将学到的"分布式特征表示"映射到样本标记空间
输出层(Output layer)	用于结果输出

卷积神经网络由上述网络层结构组成,其中卷积层和池化层常常交替连接,最后一层常为全连接层。这里需要说明的是,在经过数次卷积和池化操作之后,我们最后会先将多维数据进行"扁平化"处理,即如图2-2-19所示,把(h, w, c)的数据压缩成长度为h×w×c的一维数组,然后再与全连接层FC连接,这之后就跟普通的神经网络无异了。

CNN网络的出现成为了一项颠覆性的技术,打破了从文本、视频到语音等多个领域所有最先进的算法,远远超出了其最初在图像处理的应用范围,随着技术的不断发展,各种卷积神经网络的改良版本也是层出不穷,不仅在图像处理领域取得良好效果,在其他各领域里也常能看到与卷积神经网络的结合应用。如在医学成像领域,基于CNN网络对疾病进行诊断或治疗效果进行评估。利用CNN在组织病理学图像中检测和分类细胞核获得了比先前基于经典特征方法更好的结果。

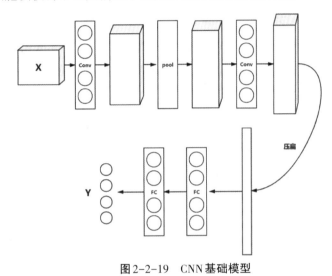

图2-2-19　CNN基础模型

4.生成式对抗网络

生成式对抗网络(GAN)是一种深度学习模型,2014年由Ian J. Goodfellow等人在文章 *Generative Adversarial Networks* 中提出,是近年来复杂分布上无监督学习最具前景的方法之一。

表2-2-6　生成式对抗网络的主要模块

生成模型(Generative Model)	用于捕获数据分布
判别模型(Discriminative Model)	估计样本来自训练数据的概率

通过生成模型和判别模型之间互相博弈学习,可以产生相当好的输出。

我们将生成模型和判别模型看作博弈双方,如在病毒变异突破人体免疫系统和人体免疫系统识别病毒的过程中:生成模型G相当于病毒的RNA,其目的是根据看到的已有抗体和白细胞的变异病毒识别技术,去生成人体白细胞识别不出的变异病毒。判别模型D相当于人体免疫系统,其目的是尽可能的识别出变异病毒。这样通过病毒和人体免疫系统双方的较量,使得最后能达到生成模型能生成白细胞识别不出的变异病毒。下图为GAN的基础模型。

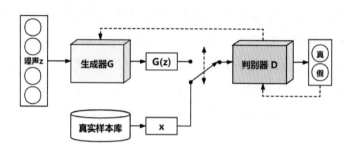

图 2-2-20　GAN 基础模型

图中,z是一组随机噪声,经过生成器G生成数据G(z),x来自真实样本库,真实数据和生成数据分别输入判别器D,判别器需分辨他们是真还是假,显然,真实数据能从判别出获得高分,噪声数据生成的数据仅能获得一个低分,与其他神经网络类似,GAN同样具有目标函数并利用损失函数对网络参数进行优化。在原始GAN理论中,并不要求G和D都是神经网络,只需要是能拟合相应生成和判别的函数即可。但实际建模中一般均使用深度神经网络作为G和D,因为神经网络具有更强的学习能力,经过多次学习后效果往往比一般的函数更好。

二、人工智能技术在医学上的变迁

自20世纪90年代初以来,经典的机器学习模型已被用于医学中,如心肌梗死诊断、心脏手术后重症监护病房的住院时间预测等。近年来,使用人工智能深度学习技术的医学应用激增,将"人工智能+"应用于医疗研究已经成为现代科技的热点。

(一)医疗中的人工智能

近年来,人工智能技术(AI)在医疗保健领域掀起了巨大波澜,甚至引发了关于AI医生在将来是否最终将取代人类医生的积极讨论。医疗保健数据的可用性不断提高以及大数据分析方法的迅速发展,使得AI在医疗保健领域的成功应用成为可能。在相关临床问题的引导下,强大的AI技术可以发现隐藏在海量数据中与临床相关的信息,从而有助于临床决策。我们相信,在可预见的将来,人类医师将不会被机器取代,但AI绝对可以辅助医师做出更准确的临床决策,甚至可以取代某些医疗保健功能领域中的人类判断力。

(二)机器学习用于医学

传统机器学习算法有一个缺点是需要将原始输入数据进行预处理,从生成的角度来看,某些机器学习算法无法使用非结构化数据,这就限制了它们在临床实践中的实用性。深度学习则是一种非常适合分析非结构化数据的机器学习算法。

传统的机器学习算法是使用预先设计好的特征来进行预测,但深度学习算法能够在训练过程中学习最适合数据的最优特征,而无须使用预先设计的非结构化数据。这种能力使深度学习算法在许多常见的人工智能场景(比如图像分类、自然语言处理和时序预测等场景)中都胜过传统的机器学习算法。

图像分析已被证明是人工智能影响社会的最有效方法之一。由深度学习提供支持的人工智能图像分析帮我们实现了无人驾驶汽车、移动支票存款等技术。鉴于医学中存在大量的数字成像数据,人们也越来越希望将这类技术应用到医学图像中去。

特殊的深度学习体系结构——卷积神经网络(CNN)的发展促进了图像分析的技术革命。CNN分析图像中的像素信息时能够考虑像素彼此之间的方向关系,有效地识别图像中的线条、曲线并最终识别图像。基于CNN的模型在图像分类和目标检测中大放异彩,其表现与人类不相上下。

最早强调深度学习在癌症成像中的前景的论文之一,是基于皮肤照片识别皮肤癌。CNN对13万张皮肤图像进行了训练,能够以更高的灵敏度和特异性对恶性病变进行分类。一项特殊研究强调,CNN不仅可以用于图像分类,而且可以用于检测临床重要区域。研究人员发现,经过1290患者的结肠镜检查图像训练后的CNN在息肉检测中具有94%的敏感性。

三、肿瘤影像学人工智能技术

(一)智能医学成像技术

医学成像一直是生物医学计算中最具挑战性的部分之一。医学成像涵盖许多不同的成像技术:X射线照相技术、计算机断层扫描技术(CT)、核磁共振成像技术(MRI)、超声成像技术(US)、正电子发射断层扫描技术(PET)、单光子发射计算机断层扫描技术(SPECT),等等。

1.医学成像降噪技术

医学图像在采集过程中,由于传感器缺陷和传输过程中的通道缺陷,数字图像可能会受到噪声的影响。因此,分析快速医学成像技术首先需要预处理,即恢复原始图像。医学图像中的降噪技术可以大致分为两类:图像采集期间和图像采集之后。前者是指添加到图像采集系统中的特殊处理模块,以抑制噪声并增强生成的图像中的信息内容。后者运用数字图像处理技术以降低噪声,从而提高图像的质量。常见的基本方法是数字图像滤波器,例如,高斯平均,均值,中位数,扩散滤波器等。这些滤波器的变体可以消除不同医学成像模式中的特定类型的噪声,它们通常通过消除激增的峰值来进行低通滤波,用局部平均值或一些类似的局部量度代替可疑值。通过使用自适应滤波器的适应控制这些滤镜的行为会导致医学图像增强效果更好。自适应滤波器是基于以下思想:为给定窗口中的像素分配加权系数,其特征基于统计属性。常用的自适应滤波器包括中值滤波器和双边滤波器。

深度神经网络(DNN)无需对模型结构和数据分布做任何假设,提供了学习灵活模型的可能性,将DNN引入降噪方法可以克服传统降噪方法中很难提取出有效描述相邻系数之间关系的问题。Hamid提出了一种基于深度卷积网络的非下采样小波变换域图像降噪方法,在训练步骤中,通过Canny算法从无噪声图像中获取边缘图。然后,通过将噪声添加到图像,将非欠采样剪切波变换(NSST)应用于噪声图像,并沿特定方向堆叠高频子带的2D块,获得用作训练块的噪声3D块。经过大量实验对比,Haykin所提出的基于CNN的方法具有较高的恢复被噪声破坏的图像的能力。常用医学成像技术的概述,如表2-2-7所示。

表2-2-7　医学成像降噪技术概述

图像	类别	技术	优点	缺点
2DUS/3D US/MR/ PET	空间域 过滤器	中值滤波器,双边滤波器,离散拓扑导数(DTD),基于卷积神经网络的方法,线性最小均方误差(LMMSE),BM4D技术,非局部均值滤波	低计算复杂度	图像模糊导致分辨率下降
	转换域 过滤器	基于小波的阈值技术,主成分分析(PCA),小波子带系数混合(WSM),Contourlet变换	良好的边缘保持能力	高复杂度引入伪影的趋势,需要事先了解存在的噪声量
	混合 过滤器	优化的贝叶斯非局部均值(OBNLM),快速双边过滤器,基于机器学习的方法	边缘保持性好降噪能力强	复杂度随维数增加
	低等级 技术	加权核规范最小化(WNNM),低秩张量逼近	改进的性能低运算复杂度先前数据库的非必要性	
CT	基于Singram 的技术	加权最小二乘,固定小波变换,Singram平滑,残差网络(ResNet),基于字典的方法	更好地利用信号结构	很难获得格式正确的数据

图像	类别	技术	优点	缺点
	迭代重建技术	压缩感知(CS),3D 特征约束重建(FCR)		需要先验信息,导致对比度细节丢失
	后处理技术	基于神经网络的方法,歧视性特征表示(DFR)	更少的计算时间	需要训练数据

2.医学图像质量增强技术

医学成像系统通常需要应用图像增强技术来帮助医师进行异常检测和诊断,从而提高自动图像处理的图像质量。直方图均衡(HE)是最常见的全局图像增强技术,其原理是根据其直方图的累积密度函数均匀地重新分配输入灰度级值。双直方图均衡化(Bi-HE)是传统 HE 的改进版本,旨在克服与输入平均亮度保持相关的局限性。首先,Bi-HE 分割原始直方图根据原始图像的整体平均值分为两个子直方图;之后,通过对每个子直方图应用标准 HE 方法,分别对其进行独立处理。基于群体智能技术的多目标直方图均衡化,使用粒子群优化来增强对比度并同时保持亮度。MedGA 是一种基于遗传算法的新颖图像增强方法的全局增强技术,能够改善以潜在的双峰灰度直方图为特征的医学图像的细节。给定需要增强 ROI 才能进行进一步分析的医学图像,MedGA 旨在提高 ROI 质量以促进不同邻近组织之间的分类。Leonardo Rundo 将 MedGA 应用于涉及 CE MR〔Contrast-Enhanced (CE) Magnetic Resonance Imaging (MRI)〕图像分析的临床环境,即磁共振引导的子宫肌瘤聚焦超声手术(MRgFUS),MedGA 能够利用潜在的双峰强度分布改善 MRI 数据中感兴趣区域(ROI)的视觉感知。此外,MedGA 可以对 MRI 图像进行预处理,用于实现基于阈值对 MRI 数据进行二值化分类的图像分割。

(二)肿瘤医学影像分析技术

医学影像设备的快速发展与迭代,为医生对肿瘤的鉴别和诊断提供了丰富的信息。但是对大量肿瘤影像图片进行解读和分析,意味着对医生影像学知识的高要求,也显著地加重了医生的负担。近年来,人工智能的飞速发展与其在医学影像方面取得的成果令人惊喜,随着深度卷积网络、对抗生成网络等深度学习技术的出现,为人工智能辅助医学图像解读领域提供了巨大帮助。因此,使用人工智能技术来辅助医生进行诊断,以及对医学图像进行更深入的智能挖掘与分析是具有非凡意义的。其中,人工智能技术被广泛应用于肿瘤医学图像的分割、检测、分类和配准等任务中并取得了较好的效果。

1.肿瘤影像分割

肿瘤影像分割是分析医学影像的一项艰巨任务,其目的是将数字图像划分为多个子区域。它可以用于定位影像中的对象和边界,有助于我们提取所需要的肿瘤信息,同时也使得影像更有意义且更易于理解。以前,对肿瘤影像的分割通常是由资深专家手动进行,影像分割工作过程烦琐,并且容易受到个体差异的影响。随着科技的发展,人工分割方法逐渐被淘汰,取而代之的则是利用人工智能技术来进行半自动或全自动的肿瘤影像分割。

Hamamci等人提出了一种名为"Tumor Cut"的半自动影像分割方法,它需要人工在输入的MRI图像上绘制肿瘤的最大直径,然后将算法运用到每种MRI成像(如T1,T2,T1-Gd,FLAIR),最后进行加权组合来获取最终的肿瘤体积。Tustison等人利用肿瘤影像的一阶统计特征训练了级联随机森林框架,该框架利用前一个随机森林的输出作为后一个随机森林的输入,在肿瘤图像分割任务上取得了令人鼓舞的效果。

随着深度学习浪潮的出现,将深度学习中的图像算法运用到肿瘤医学影像分割上也引起了广泛的关注。在2015年的MRBrainS挑战赛中,Stollenga巧妙地结合了金字塔的排序方式来对MD-LSTM的计算顺序进行了重排,在6个方向上对脑部的MRI图像进行了分割。针对胶质瘤的医学影像分割,Urban等人提出了一种3D CNN的架构,它利用从脑部MRI图像中提取的多模态的3D信号作为CNN的输入,他们设计了两个不同的网络来对胶质瘤的影像进行划分并且最终都取得了近乎80%的划分成功率。

2.肿瘤影像检测

医学影像已经成为观测人体健康状态的最有效的技术之一,随着医学影像设备的迭代更新,我们可以通过图像处理技术来检测是否有肿瘤存在于内部器官中,执行此过程的系统通常被称为计算机辅助检测系统(Computer Aided Detection System),可以有效提高医学影像的检测效率。在人为的肿瘤影像检测中,很可能因为个人的原因(如劳累)造成检测中的患者病变遗漏,因此,计算机辅助检测系统的目的是尽可能检测疑似肿瘤的异常结构,以辅助医生进一步提高诊断的准确性。计算机辅助检测系统包括影像预处理、影像分割、特征提取、肿瘤检测4个阶段,如图2-2-21所示。在整个流程中,输入的影像质量是直接影响系统效果的重要因素,高质量的医学影像对提升后续的肿瘤检测成功率是很有帮助的。

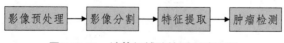

图2-2-21　计算机辅助检测系统流程

Fu等人致力于乳腺MRI图像的快速诊断,他们提出了一种乳腺MRI影像检测系统,其核心思想是去除影像中的非肿瘤区域,系统首先利用二值化技术来检测肿瘤并消除没有亮点的区域,然后利用模糊c类类的方法来对定位的肿瘤影像进行检测和分割,他们对所设计的系统进行了实验验证,取得了85.20%的真阳率和19.07%的假阳率。Wang等人在T2类型的前列腺癌MRI影像上训练了CNN模型,模型的AUC值达到了0.84,效果远超传统的机器学习方法。

3.肿瘤影像配准

为了提高患者诊断的准确率,在医学影像分析中通常会把同一个对象的多个影像进行集成分析,从而对患者病情进行综合的评定。在对影像进行集成的过程中,一个基本的问题便是影像配准问题,即如何恢复同一场景的多个图像中的对应点之间的几何关系,即影像配准技术旨在于寻找一种或一系列空间变换,使得两幅图像的对应解剖点在空间上达到一致。目前来说,对CT、MRI、PET以及时序图像的配准问题都是国际社会研究的焦点。

Su等人研究设计了一种基于表面特征的影像配准方法用于助力肝脏肿瘤切除手术。他们考虑到在手术过程中,肝脏会受到挤压翻转导致严重的变形和位移,所以难以确定肿瘤的位置,因此他们借助CT扫描来建立模型并配合表面特征匹配方法来对术前和术中肝脏影像进行配准,从而精确地在手术中定位肿瘤的位置。Yan P等人将生成对抗网络技术运用到了医学影像配准领域中,他们提出了对抗图像配准网络(Adversarial Image Registration,AIR)用于MR和经直肠超声(TRUS)图像的融合配准上也取得了较好的配准效果。

4.肿瘤影像分类

基于影像的肿瘤分类历来都是人们所重点关注的问题,这是一项必要且复杂的工作,它需要通过影像分割、配准,以及肿瘤检测等技术,辨别多种肿瘤类型以及对肿瘤的良恶性进行判别。近年来,研究者们致力于以影像为基础的肿瘤分类算法研究,所提出的算法和框架都取得了重大成果。

Spanhol等人使用AlexNet来构建CNN模型,根据乳腺组织病理学影像对乳腺肿瘤的良恶性进行分类。Tajbakhsh等人研究了大型数据集训练的人工神经网络(Massive-Training Artificial Neural Networks,MTANNs)和CNN在肺结节CT图像分类中的应用,实验表明,尽管加大训练数据集可以有效改善CNN模型的性能,但是MTANNs的效果仍然较优。对于皮肤肿瘤,Massod等人提出一种基于图像的半监督的黑色素瘤诊断框架,在提出的框架中分别训练了一个深度网络和两个具有不同核函数的SVM,在黑色素瘤的分类上取得了良好效果。Kashif等人提出了一种空间约束卷积神经网络(Spatially Constrained CNN,SC-CNN),用于在组织学图像中检测分类肿瘤细胞,与传统的CNN相比,SC-CNN模型中添加了两层神经元,旨在施加空间约束,在提取图像的颜色特征的同时提取图像的纹理信息。

四、肿瘤基因组学人工智能技术

(一)肿瘤基因组学中的人工智能

肿瘤基因组学是基因组学中一门新兴的子学科,通过高通量测序技术等相关技术来将肿瘤和引起此肿瘤的特定的基因进行关联。肿瘤,是机体细胞在内外致瘤因素长期协同作用下导致其基因水平的突变和功能调控异常,从而促使细胞持续过度增殖并导致发生转化而形成的。而肿瘤基因组学的主要目的为通过鉴别新的原癌或抑癌基因了来辅助肿瘤诊断,同时为肿瘤临床结果预测和肿瘤靶标治疗提供新的方法。

随着人工智能技术的发展以及计算机计算能力的大幅度提高,特别是以卷积神经网络为首的深度学习技术的兴起,越来越多的研究人员将人工智能技术引入肿瘤基因组学。通过人工智能的方法,设计数据集,并采用特定的算法,发现人类尚未发现的基因与癌症的关联,提高癌症病人的治愈率。人工智能在传统的图像医疗中已经取得了丰硕的成果,在核磁共振影像图的癌症诊断中,人工智能的准确率已经能够超过一名专业的影像学医生。将人工智能与更加先进的肿瘤基因组学相结合,将能够更加促进医疗的发展,为患者造福。

(二)应用实例

1.肿瘤基因组数据解读

肿瘤基因组数据解读能够为肿瘤靶向治疗和制定个性化治疗方案提供有力的数据支持,为患者带来更好的治疗效果。更加有效的、具有针对性的靶向治疗方案通常建立在对肿瘤基因组数据的充分分析上,由于肿瘤基因数据过于庞大,人工分析往往需要大量的时间和人力,但是在肿瘤的治疗中,尤其是对于特定癌症的患者来说,时间是极其宝贵的。

在2017年IBM和纽约基因组中心合作发表的研究中,使用IBM的沃森人工智能系统分析一位脑瘤患者的基因组数据,同时让专家组同样对基因组数据进行分析,最后得出可供考虑的治疗方案。IBM的沃森人工智能系统只花了约10分钟,而专家组却耗费了接近160小时,时间差距巨大。利用人工智能技术对基因组数据进行分析,能够在较短的时间内得到较好的治疗方案,相比于传统的人工分析,大大减少了数据分析需要的时间,增加了延长患者生命的可能性。

2.肿瘤早筛

基因测序技术的发展,促进了液体活检技术的成熟,许多公司将液体活检技术用于肿瘤的早期筛查。活体活检技术能够从血液中检测到微量的循环肿瘤DNA,但是仅仅检测到这一点无法做到癌症的早期筛查。活体活检检测到的突变DNA不一定意味着癌症已经发生,只是产生对应的数据,而是否发生了癌症,则需要进行进一步地判断。除此之外,还需要分析突变DNA的检测结果,判断癌症发生的部位。

如何识别驱动型突变(直接导致癌症发生的突变),是识别癌症是否发生的关键问题之一。由于活体活检技术和基因测序技术产生了大量基因数据,依靠传统的人工分析十分耗时,并且存在较多不稳定因素,而人工智能技术能将一维视图转变为多个维度一起展现,并可以通过人工智能算法快速得到可靠的结果。

以 Grail 等公司为代表的通过人工智能技术分析游离肿瘤DNA序列,可以很好的判断肿瘤DNA来源。这种技术优点是操作流程相对简单,人工智能技术建模稳定性高、更加精确,具有速度快、费用低的优点。

(三)技术难点

1.数据集的收集

与其他人工智能技术相比,基于医疗的数据收集更加困难。在图像医疗方面,虽然现代化的CT和核磁共振仪器能够大量采集患者的影像资料和医生的诊断资料,但是,将数据资料开源供以学术界使用则涉及大量的问题。比如,患者的隐私问题、道德伦理问题,以及患者本人的意愿问题等。这些问题导致目前大量影像资料无法转变为可应用的数据集。

基因组的收集则比影像资料的收集更加困难。首先,许多医院并不具有基因组测序功能的设备。其次,相比于图像信息的丰富,单个基因组对应的癌症匹配较为单一。由于缺乏足够的数据集使得模型泛化能力表现不尽人意,即在已知的数据上表现良好,而在未知的数据集上表现较差。

2.容错性

在医疗领域方面,有一个著名的说法:将一个健康的患者诊断为癌症,其结果可能是误诊,但将一个癌症患者诊断为健康,其结果可能导致一条人命的丧失。这突出了医疗行业的特殊性。而在人工智能领域,这为模型的设计提出了具体的要求,即模型的容错率应该是非对称的。在传统机器学习领域中,常见的评价指标(准确率、F1分数等)均为对称指标,合页损失函数及交叉熵损失函数也均为对称损失函数。如何设计出新的损失函数,使得模型在将患癌预测为"非患癌"时得到更大的惩罚参数,是目前需要解决的一个问题。

五、转化肿瘤学人工智能技术

(一)转化肿瘤学与人工智能

转化肿瘤学是指如何在转化医学的引领下,将实验室发现的有意义的结果、分子生物学理论和技术运用到临床,使肿瘤研究得到更快更好的发展。

随着测序技术的蓬勃发展,人们积累了越来越多基因组、转录组、表观组等数据,在得到了大量的生物定量或者"组"数据的扩展之后,为了对其进行合理的分析、挖掘有效信息,人工智能便在针对肿瘤进行机制探究与靶向治疗研究中开始崭露头角。同样地,在分析中使用深度学习网络也具有有效性。

(二)应用实例

1.用于预测蛋白质结构

蛋白质在细胞中执行着多种功能,计算蛋白的设计在抗癌领域具有广泛应用,但为给定的结构和功能设计蛋白质仍然是一项艰巨的任务。

探明的蛋白质结构数量迅速增加,而独特的蛋白质折叠数量已趋于稳定,这表明每个折叠上积累了更多的结构信息。深度学习神经网络作为统计学习和高效利用现有结构的强大方法,可以应用于蛋白质的设计,比如预测蛋白质中每个残基分别属于20个天然氨基酸的概率。

首先收集大量蛋白质结构作为训练数据,使神经网络学习到正确合理的蛋白质氨基酸结构。实际应用时输入目标残基和相邻的特征,经过神经网络计算概率,便可以得到在相邻残基的影响下,目标残基位置最有可能对应哪种氨基酸。这样一个位置依次预测,便可以得到最终理想的合理蛋白质结构。

2.用于特定物质之间的结合性预测

细胞毒性T淋巴细胞(Cytotoxic T Lymphocytes,CTLs)在消除细胞内病原体引起的感染中起关键作用。因为CTLs细胞受体能够识别与被感染细胞表面上的主要组织相容性复合体(Major Histocompatibility Complex,MHC)分子有关的外来肽,因此宿主免疫系统对病原体的反应可以通过MHC分子的肽结合来激活。

确定结合特定MHC分子的肽对于鉴定T细胞表位很重要,并且可以促进基于肽的疫苗的开发和免疫疗法的设计。人工智能技术可以辅助进行结合预测。

首先,将肽结合数据编码为图类阵列(Image-Like Array,ILA),其具有C个通道,宽度为W,高度为H。H和W分别为人类白细胞抗原(Human Leukocyte Antigen,HLA)分子的接触残基数和肽的氨基酸数,每个"像素"即为肽和MHC的接触位点。C对应接触位点的各个理化特性。

深度卷积神经网络(Deep Convolutional Neural Networks,DCNN)从ILA中提取低级特征,并通过多个卷积和池化层将它们组合为高级特征,由此建立肽-MHC结合的预测模型,可以对给定ILA输出结合性的预测。这种方法不仅可以用于肽-MHC结合预测,也可以用于表征分子相互作用中的局部聚集模式。

3. 用于预测临床实验结果

肿瘤以及其他疾病药物研发的临床试验失败率高达95%。为了做到从研究到临床的成功转化,深度学习技术配合新的生物学分析工具可以用于预测Ⅰ/Ⅱ期临床试验的结果。

深度神经网络可以先预测药物的副作用,并估计药物诱导的通路激活性,然后使用副作用概率和通路激活评分作为输入,训练一个预测临床试验结果的分类器网络。相对于直接基于基因的分类器,这种多阶段使用人工智能技术的方法具有更好的预测准确率。

4. 用于预测药物与靶标的相互作用

研究化合物(候选药物)与靶蛋白的相互作用强度(Drug-Target Interaction,DTI)是药物开发过程中至关重要的问题,利用人工智能技术进行相互作用的虚拟筛选可以大大加快药物开发过程并显著降低成本。

用于预测DTI的传统机器学习方法大致可以分为基于相似度的方法和基于特征的方法。前一种方法认为相似结构化合物应该具有相似的效果。后一种方法构建化合物和目标的特征向量,并将其结合作为支持向量机等算法的输入。

但这些方法无法模拟化合物分子内部以及与目标蛋白之间高度复杂的相互作用。DNN可以自动从输入数据提取重要信息,将低层特征合成高层特征。新兴的技术可以做到利用药物和靶蛋白的结合特性/指纹作为输入向量,而不需要特征工程。分子图卷积(Molecular Graph Convolution,MGC)用于描述化合物,它能够学习分子图表示到特征向量的映射函数。而蛋白质序列组成(protein sequence composition,PSC)描述符用于表示蛋白质。将二者结合起来用于DTI预测,可以得到相互作用强度的实值表示。

5.预测抗癌药物协同得分

相比单一用药,联合用药具有提高疗效、减少宿主毒性和不良反应、降低或克服耐药性等优点,但是药物组合效应对癌症患者可能产生不良反应甚至影响他们的存活时间。人工智能技术被应用于预测药物联合作用,且深度学习预测效果优于传统的机器学习方法。比如可以将药物的化学性质和细胞系的基因表现作为特征向量输入前馈神经网络,最终可以输出预测的协同分数(Synergy Score),代表该药物组合对某一细胞系的交互作用,分数值可代表协同和拮抗作用。

六、精准医疗人工智能技术

(一)精准医疗中的人工智能

精准医疗(Precision Medicine)是一种医疗模型,主要是通过分析每个患者的基因组、生活方式以及环境因素等特征来实现个性化的医疗保健方案。医疗决策、治疗方案和实践方法等针对的是患者亚群,但由于上述特征的差异,这些亚群对特定疾病的敏感性以及对特定疗法的反应都不同。

近年来,深度学习技术的快速发展,为精准医疗提供了强有力的技术手段。先进的人工智能系统能够提供精准的解决方案,帮助医学专业人员为患者制定个性化的医疗方案,为其找到最合适的疾病预防或治疗方式,避免无效治疗带来的额外开支和副作用。人工智能系统能够识别不同个体对药物的反应,并基于从大量公共数据库和专有数据库中学习到的模式提出针对性的建议,这极大地促进了精准医疗的发展。患者的基因组图谱已经越来越多地用于风险预测、疾病诊疗和靶向疗法的开发。

(二)应用实例

1.精准肿瘤学

精准肿瘤学是精准医疗的一个重要内容,主要目的是区分具有同种生物学特征的患者群体,为其找到最有效的治疗肿瘤的药物,并据此制定对应的治疗方案。而对于分子靶向药物而言,将药物靶标的基因组状态作为治疗指标则存在一定局限性。目前已有多项研究将人工智能技术应用于精准肿瘤学中,例如,使用深度学习方法识别基因组规模组学数据的信息特征,并利用分类器来预测药物对特定癌细胞系的有效性,实验证明,该方法可以精确地预测分子靶向药物和非特异性化疗药物的疗效。

2.精密心血管医学

目前,心血管疾病的临床护理面临着成本过高、患者护理不足、再入院率和死亡率高等问题的挑战。具有临床意义的自动化和预测性数据分析对于解决这些问题具有非常重要的意义,而这需要专业医师和数据科学家的有效合作。机器学习、深度学习和认知计算等人工智能技术可以在心血管医学的发展中发挥关键作用,并促进精密心血管医学的发展。心血管疾病是非常复杂的,它的成因包括许多因素,如遗传因子、环境因素(如空气污染)和行为特征(如饮食习惯)等,人工智能技术可以有效地对这些数据进行分析并得到预测结果。深度学习可以用于异类综合征的模式识别和心血管成像中的图像识别。例如,人工智能可以通过保留射血分数(HFpEF)对心力衰竭(HF)的新基因型或表型进行分类,新的超声心动图诊断参数可能会用于确定新的靶向治疗。此外,迄今为止,二维散斑跟踪超声心动图(2D-STE)定量分析不能充分评估左心室射血分数,因为左心室射血分数通常是通过手动描画边界来计算的,缺乏再现性和精度。因此,运用人工智能技术提高2D-STE定量和其他心脏成像方法的准确性是研究人员需要解决的一个问题。

(刘礼 王姝)

第三节 人工智能的问题与挑战

一、通用人工智能的问题与挑战

(一)人工智能的数据依赖性

当前以深度学习为主要工具的人工智能应用和模型,其本质是一种基于数据驱动的算法,当具有大量可用的高质量数据时,可以实现非常惊艳的效果,并且随着数据量的增长,模型的质量会越高。然而,当不能获取足够多的满足质量要求的数据时,整个模型的性能会出现极大的偏差,从而使整个模型不能有效解决针对的任务问题。因此,人工智能对数据数量和质量具有极大的依赖性,存在的问题主要包含以下几点。

1.缺少代表性数据

人工智能的一个重要假设是训练数据能够具有总体数据样本的分布特点,因此数据的代表性非常重要。而训练集数据存在两方面典型问题。

（1）采样不足

当训练数据样本过小时，训练数据集中就有较大概率没有包含具有代表性的数据，从而将噪声数据误认为是任务数据，导致最终的模型性能产生误差。

（2）采样偏差

当训练数据样本数量足够多时，仍然有一定概率因为原始数据的分布奇异性，造成纳入训练的数据集中没有采样到具有任务代表性的数据，从而构建了偏差较大的学习模型。

2.低质量数据

低质量数据是指由数据收集过程不规范导致的大量错误、异常以及噪声数据。低质量数据增加了人工智能模型学习潜在规律和知识的难度，增大了模型训练结果不能收敛的风险，从而造成最终模型性能的降低。因此，对可能的低质量数据进行相关数据预处理是十分必要且重要的。一般使用以下方法对数据进行预处理。

①数据清理：通过填补样本缺失值、光滑噪声数据、识别并删除异常数据等方法解决数据集的不一致问题。

②数据集成：对于多个数据库、数据立方体或文件，将存在相互关系但分布于不同存储形式的数据按照对应关系进行集成。

③数据归约：对数据集进行维度归约或数值归约操作，得到整体数据集的简化版本，并确保其能产生与原始数据集相近的分析结果。

④数据变换：把数据归一化到较小的区间，如0.0~1.0，统一数据值分析的范围。

3.不相关特征数据

对于人工智能模型来说，如果输入数据是垃圾（与目标任务的不相关特征数据），那么输出的结果也是垃圾。人工智能模型需要数据集中含有充足的相关特征，来确保在迭代训练中逐渐收敛。机器学习成功的重点之一就是用优质特征进行训练，即特征工程，包括以下方面。

①特征选择：选择与目标最相关的特征用于模型训练。

②特征提取：组合已有的特征，以生成更有效的新特征（如前所述，可利用降维算法实现）。

③收集新数据创建新特征。

（二）模型的可解释性

机器学习最初的目的主要是从一系列数据中分析出可以解释的知识，因此，在不断提升算法性能的同时，研究者也在追求算法的可解释性。传统的可解释的算法有决策树、感知机和K-最近邻算法等。而随着神经网络的逐步发展，设计新的机器学习算法时更偏向于提高模型的泛化性能，而忽略了其可解释性要求，因此更多的非线性函数被作为神经网络的激活函数，如Softmax、Tanh、Sigmoid、Relu等。这带来了两个重要改变，其一是模型的表示能力得到了巨大提升，另一方面，模型变得越来越复杂，也越来越不可解释。然而，可解释的机器学习算法具有重要的现实意义。具备可解释性的机器学习模型能够寻找到数据特征以及结果之间的相关性，并帮助用户理解其做出判断的依据。

NIPS2017大会上，研究人员对"可解释性在机器学习中是否必要"这一论题展开了激烈的讨论。当然，很多情况下我们并不会要求机器学习模型具有可解释特性，如航空器防撞系统、邮政编码分类等都是在没有人类干预的情况下运行的，不涉及对可解释性的要求。然而在医疗、金融以及保险等相关任务中，模型的可解释性就显得非常必要。良好的可解释模型才能使医学工作者足够信任对应的系统，从而优化患者的诊断和治疗过程。

近年来，研究者越来越关注机器学习算法的可解释性，从不同方面对解释性技术和可解释性的重要性进行了评估。尽管在生物医学和保健研究方面正在进行努力，但是用于解释机器学习模型的方法仍处于相对较早的发展阶段，特别是在肿瘤精准诊疗领域。增强学习的可解释性可以使我们了解模型如何进行预测，更重要的是，可以获得针对特定患者的预测的解释。除肿瘤学研究外，还有许多学科将解释性嵌入到机器学习系统中，例如，有系统可预测低氧血症的风险并实时提供潜在的最相关风险因素的解释。

（三）人工智能的公平性

1.机器学习的公平性问题

机器学习中的监督学习本质是判别性的，其判别性源自于算法根据样本中嵌入的特征信息进行分类的特点。使用有监督的机器学习时，这种"判别"有助于按不同分布将数据划分为不同类别。对任何数据集使用任何判别性的算法，如随机森林、支持向量机和神经网络等，其输出结果本质是不涉及道德层面问题的。这些算法可以为我们的日常生活提供便利，如天气预报等服务。但从另一方面来看，这种判别性也可能是某种其实产生的来源。

2.解决算法公平性的挑战

机器学习训练在涉及性别、种族等与人相关的敏感属性时，常常会由于统计性偏差、算法本身甚至是人为偏见而引入歧视性行为。机器学习算法在实际运行时会根据数据中内在的关联进行判断，即使这些相关性在实际情况下是十分微小的，甚至可能无明显表现。例如，网购化妆品等商品与性别属性可能存在高度相关性；根据邮政编码等属性，算法可获取不同种族人口的分布特征。在大数据时代，由于数据量的不断增大会导致这种数据属性之间的潜在关联性，而算法则会放大因潜在关联性而导致的不公平判断准则。其中多数偏差和统计统一性是两个典型导致算法不公平的原因。

（1）多数偏差

尽管算法本身不包含对特定群组的偏向性，但是因为数据本身的数量偏差，会在统计分析结果上偏向多数类的样本。虽然算法的整体性能会因为数据量的增加而不断改善，但由于数据集不同类簇之间数量差异较大，少数类样本的数据量较少，导致样本并不能完全反映整个数据集的真实特征分布，使算法偏向从数量更多的数据中获取特征信息，而这样获得的特征很可能就具有某些歧视性的属性。

（2）统计统一性

在统计计算中，对所有的相关属性都以同样的模式和度量方式，即统计计算的统一性。虽然在统计计算中，这是一种简单的强制性公平性原则，但是在实际应用中会存在一些问题。首先，它并不能确保公平性。如果某个类别被判断为阳性的概率高于另一个类别，会导致两个类的假阳性和真阳性存在巨大差异。其次，统计均等会降低算法的总体准确率。例如，性别对于判断顾客购买商品的类别具有强相关性，删去性别特征将导致模型准确率大幅降低。

（四）强人工智能和弱人工智能

1.什么是强人工智能和弱人工智能

强人工智能是一种有思考能力、有自我意识的假想机器，不仅能处理有针对性的任务，还可以学习新事物。弱人工智能则只针对特定的任务进行具体的设计，解决特定问题，如图像识别、汽车驾驶、围棋对弈等。

2.人工智能系统设计局限性

当前性能优秀的人工智能系统均是针对某一具体任务优化模型，并不具备很好的多任务扩展能力。为解决这个问题,谷歌公司提出了强化学习的概念,并在AlphaZero、AlphaGo等人工智能模型中进行了应用和优化。在这种模式下,一个被人工智能算法控制的软件智能体可以在一个环境中根据选择的执行过程获取相应的系统奖励,将这个奖励不断最大化的过程就是智能体自我进化和自我延伸的过程。

人类与人工智能的区别在于,人类能够在环境中学习知识并将其作为自身后续规划和行动的依据。Hassabis表示:"对机器来说,想学会打游戏得先学会看见东西,所以机器学起东西来比人慢很多。人打游戏时很快就能判断归纳出碰到什么东西应该做出什么样的动作"。目前的人工智能系统往往局限于某个特定的领域,难以将单个领域获取的知识应用于其他领域。要实现知识的迁移,模型必须具备理解抽象概念或者提取知识的能力。

一个符合设想的强人工智能应该具有这样几个特点:①人工智能系统能够自行优化,根据新输入数据的特征,有选择地补充自身的知识(属性)图谱,随时能够在离线状态下进行自我进化学习。②在适用于原有任务的基础上,针对新的目标任务能够快速进行增量学习,快速收敛并适应新任务系统环境。③随着自我进化的过程,模型的泛化性越来越强,多任务的适应性越来越好。

3.弱人工智能的过拟合

过拟合问题的本质是人工智能模型对输入的训练数据基于太过复杂的函数进行拟合优化,导致模型对训练数据的拟合度非常高,但牺牲了对新数据(测试数据和未知数据)的推理和预测能力。一般来说,过拟合的发生伴随着训练数据噪声多、无效数据多、奇异数据多等问题。可能解决过拟合问题的方案有:①限制模型复杂度,包括限制模型中的参数数量、减少元数据中的无效属性、模型中加入正则项等惩罚机制。②收集更多有效的训练数据。③输入模型前的数据预处理,包括减少数据噪声、剔除无效数据等。

4.弱人工智能的欠拟合

欠拟合和过拟合是一对相对应的概念,简单的模型更容易产生欠拟合。即人工智能模型并没有通过学习过程完成任务目标的收敛,导致不管是对训练数据还是新数据都缺乏推理、回归和预测能力。解决这个问题的选项包括:①更改模型方法,针对目标任务有选择地增加模型的参数数量。②采用更好的特征提取、特征编码等特征工程算法。③放松模型的惩罚约束。

二、医学人工智能问题与挑战

尽管人工智能与医学的结合已经产生了很多有意义的研究成果,但是医学人工智能的应用距我们的期望还相差甚远。自2016年,以IBM为代表的企业在"人工智能+医疗健康"领域广泛布局,开展医学人工智能相关应用研究,其中沃森肿瘤解决方案便是最具代表性的案例。沃森肿瘤解决方案曾被全世界数百家医疗结构采用,作为医生的助手,为癌症患者提供个性化治疗方案。但是,2018年,有媒体报道:"沃森给癌症患者提供了多个不安全、不正确的治疗建议,在给出意见的过程和底层技术上存在严重的问题。"与此同时,有专家指出,沃森肿瘤解决方案的算法存在严重问题,其采用的数据量非常少且包含部分合成数据,这导致其产生的治疗方案建议并不可靠。例如,沃森竟然给一名患有肺癌且具有严重消化道出血症状的患者,开出了一种具有导致出血副作用的抗癌药。由于沃森并没有考虑到患者的消化道出血症状,所给出的治疗方案有可能导致患者死亡。这个案例说明,不具代表性的样本和有缺陷的算法可能会给出完全错误的治疗建议,给患者造成重大的伤害,导致医疗事故。医生的失误往往只会导致少数病人受到伤害,但算法的错误判断会导致严重的医源性风险。因此,在将人工智能应用于医疗实践中时,需要在样本数据、模型算法、应用验证,以及审计、审批等各个阶段充分求证,保证结果的正确性,同时满足市场需求和政府监管要求。

(一)医学数据中的问题与挑战

1.大规模高质量医学数据难以获取

医学人工智能需要大量高质量的样本数据对模型进行训练,以便算法能够给出精确的结果。尤其在以深度神经网络为代表的算法模型中,结果的优劣很大程度上取决于数据的数量与质量。但是,与其他行业相比,获取高质量的医疗数据尤为困难。首先,医疗机构受规模等因素限制,病人数量有限,同时由于疾病种类繁多,尤其针对恶性肿瘤等疾病,多数病例缺少随访数据,无法判断诊疗方案是否有效,从而导致数据不完整,有效的样本数量难以达到。其次,由于单个医疗机构所收集到的医疗数据往往不足以支撑模型的训练,多中心研究成为可能的解决途径,但是目前不同医疗机构的医疗数据信息共享存在壁垒,国家和各地区均未能真正建好统一权威、互联互通的全民健康信息平台,未建立统一的数据资源共享方式,各地区、各医疗机构间医疗健康数据处于信息孤立状态,无法互联共享,且不同医疗机构的数据标准不统一,数据质量也参差不齐,因此多中心的大规模高质量样本数据获取仍然存在问题。

2. 多模态医学数据难以融合

每一种信息的来源或者形式,都可以称为一种模态。在医疗数据中,常见的不同模态有影像数据、波形数据、文本数据、生物组学数据等。目前人工智能所使用到的特征具有单一性和局限性,需要多模态和多来源的数据参与训练。首先,同时具备患者的检查检验信息以及生物组学信息等多模态数据的有效样本少,而基因组学信息通常尚未整合到医疗机构的信息系统中,测序公司有大量测序数据但没有患者相应的临床资料,所以目前的大多数研究都是基于小样本建立诊断预测模型。其次,检验数据和影像数据都可能因为设备不同而引起标准不同,不同样本处理方式生成的生物组学数据也不能直接进行比较分析。再次,尽管目前有不少针对多模态或跨模态医学数据融合算法的研究,但应用还未成熟,多模态数据还无法真正有效融合。比如,目前应用较多的肺结节影像诊断通常只是针对局部影像,很少像临床医生一样,结合病人的病历数据、检验结果等其他数据形式综合评判。最后,多模态医学数据融合分析属于多学科交叉领域,需要临床医生、统计分析工程师、算法工程师、生物信息工程师等各种学科背景的研究者反复沟通以确定研究方案,执行代价大,成本高,这也成为多模态数据难以被有效利用的重要原因之一。

3. 大量医学数据难以标注

在获取到足够数据的基础上,人工智能模型需要标注好的大量样本数据集进行训练。目前常用的标注方式还依赖人工识别,这导致数据的标注需要花费大量的人力成本和时间成本。同时,人工标注的准确性直接影响人工智能算法的训练和学习效果。因此,海量数据的标注工作,不仅需要医生的专业知识,还需要庞大的医疗力量才能完成,而忙碌的医生群体通常很难有精力和动力开展精确有效的数据标注工作。

4. 医学数据不平衡性问题难以解决

医学数据集具有类别不平衡的特点,属于典型的不平衡数据集,具体表现在阳性病历与阴性病例、不同病种以及不同来源的数据不平衡。通常将不平衡数据集中样本数量多的类别定义为多数类,样本数量少的类别则定义为少数类。在人工智能模型训练过程中,数据不平衡可能导致模型训练失败,主要原因是:①对于不平衡类别,无法得到实时的最优结果,这是由于模型没有充分地对少数类样本进行考察;②数据不平衡使得验证集和测试集的划分成为一个问题,由于有些类别的样本量太少,划分的数据集中少数类往往不具有代表性,比如,黑色素瘤的诊断阶段如果没有纳入肤色差异和基因组数据,所采集的数据就难以在少数群体中应用。

5.个人隐私和数据安全难以完全保证

人工智能在医学领域能否成功全面应用还取决于一个重要因素,即个人隐私和数据安全保护。

(1)个人医疗数据隐私保护

医疗健康数据涉及公民个人隐私信息,对于人工智能研发公司、医院、医生等使用和共享医疗数据的权限未做出详尽的规定,一定程度上存在隐私泄露的风险。

(2)医疗数据信息安全威胁

信息技术发展的同时也面临信息安全威胁,海量数据的合理脱敏和加密存储是一个重要的技术问题。黑客攻击和数据泄露问题逐渐普遍,因此人工智能算法必须能够保护患者的诊疗数据。此外,还需要警惕网络攻击算法造成危险诊断的风险。

(二)算法中的问题与挑战

1.不可解释性

算法的可解释性已经被提及很多,围绕它的争论也多有发生。尤其是深度神经网络的发展,导致算法的输出越来越无法被人类理解。黑箱算法的不透明性加深了我们对可解释性的需求。目前,是否可以使用不透明算法为患者服务的还存在争议。

在一些正式场景中,可解释性要求是必须满足的。例如,欧盟的《一般数据保护条例》要求在将算法用于患者服务之前需具备透明性,即打开算法的黑箱。同时,可解释性方法方便系统维护人员监控和调试人工智能系统,保证系统持续安全。

另一方则认为,医学实践的很多方面都是不能够完全解释的,如果采用的模型被证实是有效的,大多数医生会乐于将所有的相关决策交给人工智能来做,而不需要配套的数据解释工具。他们认为,可解释性方法只是给临床医生提供了虚幻的安全感。

深度神经网络的可解释性研究已经变成了一个热点研究问题。可解释性和确定性在机器学习系统方面是一个宽泛的话题,但在神经网络中,当发现其有效性存在问题的时候,它们就不是那么宽泛了。研究神经网络为何起作用、模型是否足够完善,可以通过网络的启发式方法来窥探黑盒内部,或者通过大规模无监督学习得到高层次的可视化训练特征作为可解释性证据。

目前,神经网络可解释性领域的相关研究可分为以下3个方面。

第一,对神经网络所提取的知识进行可视化、结构化以及语义化表达,即打开黑箱,展示出神经网络是如何对视觉特征建模,以及其建模的特征是怎样的。目前对神经网络的可解释性研究大多以此为目的。

第二,对神经网络的预测结果进行定量的评分和解释。这关系到我们是否能够相信神经网络所做出的判断。例如,在判断是否需要为一个癌症病人进行手术时,我们需要明白模型对于所给出的治疗方案有多大的置信度,如果打分为0.8,我们则需要进一步了解这个分数有多少是来源于因素甲,有多少是来源于因素乙,而有多少是无法解释的。

第三,无监督或弱监督地将神经网络混乱的知识表达简化为可解释的图模型表达,并基于语义层面可解释的图模型,进行"中层对端"的训练和学习。如何把神经网络的整体黑箱模型拆分为不同功能的网络模块,如何将神经网络中的混合特征表达拆分成语义明确的特征表达,是两个重要挑战。进一步,基于拆分出的模块化语义表达,直接对网络中间层的特征进行调试分析,并采用弱监督学习方法,也是值得深入的研究方向。如此,深度学习算法将不会被限制在"端对端"的范畴内,而是模块化地组合中层的功能小模块,实现新的功能,完成小样本弱监督学习。

2.模型和算法的单一性

当前医学领域人工智能算法的功能还相对单一。针对不同的疾病,由于其数据来源不完全一致,且诊断所需的特征差异较大,往往需要研究不同的人工智能模型和算法。同时,计算机缺乏对不同源信息综合利用的能力,加上缺少医学领域专业知识,无法达到医生的综合判断能力。医生能够从多个方面和角度去参考和判断,进而做出最终的诊断,但人工智能却只能依据局限的训练集数据做出判断,因此,目前的人工智能算法只能作为辅助诊断的工具。

3.高维数据处理的复杂性

医学数据中,尤其影像数据和基因生物组学数据,数据维度非常高,传统的多元统计方法难以处理和分析。因此,处理高维、非线性、非高斯等条件下的医学数据,需要研究更广泛的大数据处理和挖掘方法,发掘更利于诊断和治疗的潜在模式和特征。

(三)应用中的问题与挑战

在已有的人工智能应用中,还存在以下问题阻碍医学人工智能的全面普及和推广使用。

①单点式的研究工作难以形成综合而统一的系统以应用于实际工作。比如,目前虽然已经有针对急诊胸痛患者的鉴别诊断模型,但急诊科往往面对的是多种多样的突发性疾病,胸痛鉴别诊断模型在急诊医生的实际工作中起到的作用还微乎其微。

②系统集成度不够,大量的模型未集成到一个完整的系统中,且不同疾病的模型具有不同的使用环境要求,导致实际工作中很难将诸多人工智能模型的成果进行系

统应用。

③由于实际应用环境比测试环境更加复杂多变,人工智能模型的稳定性不能保证。比如某类疾病在理想的测试环境中能够达到97%的准确率,但是在临床应用中,其准确率可能会降低到70%以下。

(林博　杨维斌)

第四节　人工智能发展趋势

一、通用人工智能发展趋势

(一)机器学习的模型解释技术

1.可解释性方法

(1)建模之前的可解释性方法

这类方法主要涉及一些数据预处理或者数据展示的方式。机器学习的主要目的是从获取的数据中学习到知识和规律,并将其应用于后续获得的数据中。如果我们本身对于所获取的数据一无所知,就难以真正地解决问题。因此在建模之前,需要利用可解释的方法来帮助我们理解数据的分布特点,从而考虑选择用何种模型来达到预期目的。数据可视化就是一种重要的方法,通过合理的可视化手段,我们能够直观地了解数据的分布特征,从而选取最合适的模型来进行拟合。

(2)模型本体具备可解释性的模型

建立本身具备可解释性的模型是一个非常关键的可解释方法,但它也是一种要求和限定非常高的方法,本身具备可解释性的模型可分为下面几种。

①基于规则的方法(Rule-based)。这类模型的最大特点在于其决策是基于相应的逻辑规则得到的。但如果规则数量太多或者原始的模型本身就不好解释时,基于规则的方法并不太适合。

②基于单个特征的方法(Per-feature-based)。这类方法主要包括一些非常经典的线性模型,比如线性回归、逻辑回归、广义线性回归、广义加性模型等。

③基于实例的方法(Case-based)。这类方法主要通过部分代表性样本来解释分

类或者聚类的结果。比如贝叶斯实例模型,将样本分成3个组,分别找出每个组中具有代表性的样例和重要的子空间。该方法的局限性主要在于找出来的样本不一定具有代表性或者带有过度泛化的倾向。

④稀疏性方法(Sparsity)。利用信息的稀疏性特质,简化模型的表示。

⑤单调性方法(Monotonicity)。寻找输入和输出的单调性关系来使得模型具有更高的可解释性。

(3)使用可解释性方法对模型进行解释

该类方法主要是针对深度学习模型的黑箱特征的,分为以下几类。

①隐层分析方法。这类方法利用可视化,反映射和标记隐层神经元所获取的特征等方法来进行解释。如在卷积神经网络的基础上,引入反卷积神经网络,即利用卷积层中卷积核的转置来进行反卷积,并将每个网络层获取到的特征进行可视化输出。通过反卷积的方法,重构出了每层具有高激活值的特征,通过特征图谱的可视化解释隐层特征对原始输入数据的学习模式。

②模拟模型方法。这类方法利用模型压缩技术,构造原始模型的简易版本,并使其达到与原模型相近的性能。如用多层深度网络在构造一个Teacher Model的基础上,构造了一个与该模型参数量相同的单层神经网络作为Student Model。其中,Teacher Model利用交叉熵来训练模型,Student Model则以Teacher Model的最后一层隐层输出作为label来进行回归学习,并达到与原Teacher Model相同的效果。

该类方法由于学习到了一个更加简易的神经网络模型,其可解释性相比之前的复杂模型大大提高。但是,简化后的模型在复杂度上远比不上原始模型,这意味着它无法完全模拟出原模型的拟合效果,尤其是原模型是包含很多中间层的深度模型的情况下。因此在解释性上,这两种模型之间仍存在鸿沟。

③注意力机制。该类方法将注意力向量引入模型中,对不同特征和隐藏层赋予不同权重,这些权重能在训练中不断更新,以此来表示每个模块对最终结果的重要程度,从而实现对模型的解释。这一机制广泛应用于计算机视觉和自然语言处理等领域。注意力机制可以很直观并准确地体现出数据在特征层面的重要性程度,从而为模型的可解释性做出了贡献。然而,该类方法在模型的整体特征重要程度上,仍有一定的欠缺。

(二)深度迁移学习技术

在真实的应用场景中,深度学习模型的训练依赖于大量标注数据。但是,数据往往是不足的,或者数据标注的代价通常比较高。迁移学习可以帮助处理这些场景,使深度学习在没有大量标注数据的任务域中规模化应用。迁移学习能够把一个领域（即源领域）的知识，迁移到另外一个领域（即目标领域），使得目标领域能够取得更好的学习效果。通常，源领域数据量充足，而目标领域数据量较小，这种场景就很适合做迁移学习。

迁移学习可以缩减大量的训练时间，并可以立即构建各种解决方案。此外，它可以避免设置复杂且昂贵的 Cloud GPU / TPU。在深度学习模型上进行迁移学习的主要策略有3种。

（1）直接使用预先训练的模型

最简单的策略是直接将训练好的原任务模型用于目标任务中。这样的模型通常是大型的（数百万个参数）神经网络，需要在最先进的机器上进行数天甚至数周的训练。直接使用的一些预训练模型包括BERT、YOLO、GloVe、UnsupervisedMT等。

（2）利用预训练模型中的特征提取

无须端对端使用模型，而是可以通过丢弃最后一个完全连接的输出层，将经过预训练的神经网络视为特征提取器。这种方法使我们可以直接应用新的数据集来解决一个完全不同的问题。它有2个主要优点：①允许指定最后一个完全连接层的尺寸；②允许使用轻量级线性模型（例如，线性SVM，逻辑回归）。

（3）微调预训练模型的最后一层

我们不仅可以训练输出分类器，而且可以在预训练模型的某些层中微调权重，从而使模型满足新的应用场景。通常，可以将网络的较早层（尤其是CNN）冻结，释放最后一层进行调整。例如，我们最初的预训练模型可以非常精确地识别梅赛德斯汽车。该模型的初始层倾向于捕获有关车轮位置，汽车形状，弯道等的信息。在进行下一个识别法拉利汽车的任务时，我们可以保留这些信息。但是，对于更特定的法拉利功能，我们应该使用新的数据集重新训练最后一层。

当目标任务数据集非常大并且与源任务共享相似的域时，最好使用微调策略。

（三）强化学习技术

强化学习的主要挑战之一在于准备仿真环境，而该环境高度依赖于要执行的任务。当强化学习模型应用于国际象棋、围棋或游戏中时，准备仿真环境相对简单。但在某些应用场景中，将模型从训练环境转移到现实世界却是一件非常棘手的事情。例如，构建自动驾驶模型时，在让汽车上路之前，构建模拟环境至关重要，因为自动驾驶模型必须弄清楚如何在保证安全的前提下刹车或避免发生碰撞。但是，真实场景非常复杂,想要构建逼真的模拟器也成为强化学习的重要挑战。

强化学习的另一个挑战是学习稳定性。强化学习可能非常不稳定或有随机性。这里的不稳定指在多次训练过程中,每此学习表现在随时间变化的横向比较中差异较大。移动的目标分布、数据不满足独立同分布条件、对价值函数不稳定的有偏差估计等因素均导致了梯度估计的噪声,从而导致深度神经网络的不稳定性和不可预测性在深度强化学习领域被进一步加剧。

灾难性遗忘也是强化学习的重要挑战。由于强化学习通常有动态的学习过程而非像监督学习一样在固定的数据集上学习,它可以被看作是追逐一个移动目标的过程,而数据集在整个过程被不断更新。除了通过奖励和惩罚系统之外,没有其他方法可以与网络进行通信,这可能导致灾难性的遗忘,因为获取新知识会导致一些旧知识从网络中被删除。

二、医学人工智能发展趋势

(一)医学人工智能还处于起跑阶段

尽管人工智能在医学领域的应用取得了很大成就,但同时也存在巨大的障碍和陷阱。人工智能当前的炒作热潮已经远远超出了人工智能学科发展的现状,因此我们需要冷静客观地看待医学人工智能的发展。

医学位于两大主要趋势的交叉口。第一个趋势是:尽管与医疗健康相关的支出和工作岗位都在增加,但人类健康状况却每况愈下。恶性肿瘤的高发病率和高死亡率、慢性病全面高发等因素都导致了众多人类公共卫生问题。第二个趋势是:人类自己已无法深入分析超大规模的医疗数据(海量高分辨率医学影像、生物传感器的持续生理指标输出、基因组测序、电子病历数据等),对机器和算法的依赖增加。这两大趋势都对医疗健康领域的技术改革提出了更高的要求,人工智能自然成为突破当前窘境的首要之选。从更深层次来看,医疗健康领域一直存在明显的问题,比如大量的误诊、错误的治疗方法、医疗资源的浪费、工作流程的冗长、医患交流时间的缺乏等。抱着改善这些问题的期望,医疗行业和计算机行业的研究者们都寄希望于人工智能在医疗领域掀起巨大的改革。也许人工智能最终真的能够颠覆传统的医疗健康领域,但是就目前的发展来看,人工智能在医疗方面的工作才刚刚开始,人类智能与人工智能在医疗健康领域的整合也刚拉开帷幕。

目前已可以实用的人工智能辅助诊断系统和健康管理系统仍然较少,而以用户为中心的人工智能算法则更少。人们对人工智能在医疗领域的应用期望非常高,但目前对应的成熟的应用案例还比较少。错误的人工智能算法导致的后果远比单独某位医生犯错所带来的后果更加严重,因此,医学人工智能领域在实用之前,必须经历更加严格理论研究和临床验证,必须接受更多来自不同领域的客观评价。

(二)医学人工智能技术展望

(1)治疗前阶段

人工智能技术可覆盖临床治疗前的疾病筛查、辅助诊断、医学影像诊断、虚拟导诊助手等各个领域。目前,这部分是医学人工智能发展较快的部分,例如肺结节诊断、皮肤疾病诊断、糖网眼底病变诊断等。基于人工智能的辅助诊断系统,不仅可以提升诊断准确率,同时也能大大缓解医生的工作强度,为提升整个医疗服务流程的质量提供了技术支撑。

(2)治疗阶段

药物研发、智能医疗机器人都是这个阶段的典型应用形式。由于药物研发具有研发周期长、投入大、失败率高等特点,人工智能辅助药物研发的产业需求量急剧增加,成为目前医学人工智能的研究热点。此外,人工智能结合医疗机器人的应用前景也被广泛看好,成为未来的重要研究方向。

(3)治疗后及康复阶段

人工智能在这一阶段的应用有着覆盖范围广、应用场景多等特点,涉及疗效预测、健康管理、智能随访、可穿戴设备等。由于这部分涉及很多消费级产品的研发,可能会成为未来医学人工智能产业增长规模最大的部分。

(三)医生会被人工智能取代吗?

当人们看到人工智能在诊断眼部疾病、肺结核以及智能阅片、手术机器人等领域有超过医生的案例报道时,当人们看到机器人通过了我国的临床执业医师综合笔试的报到时,可能下意识会思考这样一个被广泛讨论的话题,医生会被人工智能取代吗? 就目前大多数研究学者的意见来看,医生是不会被取代的。

首先,人工智能不等于智慧。人工智能是以运算速度和储存容量取胜,以逻辑推理为特色,但是智慧是智能与经验、情感、伦理、直觉、悟性等一系列非逻辑思维的集合。这种能力以目前的算法无法解决、无可比拟,它依靠的是经验的积累、阅历的增加以及对知识的思考和领悟,因此,智慧要高于智能。而医生的智慧是不会轻易被人造的智能替代的,毕竟,医生的职责是"有时治愈,常常帮助,总是安慰",而机器要做到这一点,可能还为时尚早。

其次,即便是医生,当他患病的时候第一个想到的还是找医生,尽管他完全知道怎么治疗。所以未来的发展趋势是,机器提出治疗建议,采取哪种方式治疗则需要医生来判断。

未来人工智能必将会在医疗领域大放光彩,但那还需要经历多年的发展。在人工智能技术蓬勃发展的当下,医学人工智能面临最好的发展机遇,人工智能也必定会为医疗行业的发展提供重要的技术支撑。

(林博　杨维斌)

参考文献

[1] 曾照芳, 安琳. 人工智能技术在临床医疗诊断中的应用及发展 [J]. 现代医学仪器与应用, 2007,(5): 22-25.

[2] 陈真诚, 蒋勇, 胥明玉, et al. 人工智能技术及其在医学诊断中的应用及发展 [J]. 生物医学工程学杂志, 2002, 19(3): 505-509.

[3] 顾晓松. 智能医学发展与思考 [J]. 机器人产业, 2020, 4: 16-19.

[4] 管子玉. 人工智能赋能智慧医疗 [J]. 西北大学学报(自然科学版), 2021, 51(1): 1-32.

[5] 黄伟莹. 人工智能在电子病案管理系统中的应用 [J]. 中国数字医学, 2020, 15(4): 29-30.

[6] 李峰, 庄军, 刘侃, et al. 医学专家决策支持系统的发展与现状综述 [J]. 医学信息(西安上半月), 2007, 20(4): 527-529.

[7] 谢俊祥, 张琳. 国内外医疗人工智能战略及细分领域现状分析 [J]. 医学信息学杂志, 2020, 41(6): 2.

[8] 朱小伶. 人工智能技术在智能医疗领域的应用综述 [J]. 无人系统技术, 2020, 3(3): 25-31.

[9] ABDI H, WILLIAMS L J. Principal component analysis [J]. Wiley interdisciplinary reviews: computational statistics, 2010, 2(4): 433-459.

[10] Agrawal R . Mining association rules between sets of items in large databases[C].Acm Sigmod International Conference on Management of Data. ACM, 1993.

[11] Agrawal R . Fast algorithms for mining association rules[C]. Proceedings of the 20th VLDB Conference, 1994.

[12] BALTRUŠAITIS T, AHUJA C, MORENCY L-P. Multimodal machine learning: A survey and taxonomy [J]. IEEE transactions on pattern analysis and machine intelligence, 2018, 41(2): 423-443.

[13] CHANDOLA V, BANERJEE A, KUMAR V. Anomaly detection: A survey [J]. ACM computing surveys(CSUR), 2009, 41(3): 1-58.

[14] DEMPSTER A P. Upper and lower probabilities induced by a multivalued mapping [M].

Classic works of the Dempster–Shafer theory of belief functions. Springer. 2008: 57–72.

[15] GOBLE C, STEVENS R. State of the nation in data integration for bioinformatics [J]. Journal of biomedical informatics, 2008, 41(5): 687–693.

[16] GUROVICH Y, HANANI Y, BAR O, et al. Identifying facial phenotypes of genetic disorders using deep learning [J]. Nature medicine, 2019, 25(1): 60–64.

[17] HAMAMCI A, KUCUK N, KARAMAN K, et al. Tumor–cut: segmentation of brain tumors on contrast enhanced MR images for radiosurgery applications [J]. IEEE transactions on medical imaging, 2011, 31(3): 790–804.

[18] HAN J, PEI J, YIN Y. Mining frequent patterns without candidate generation [J]. ACM sigmod record, 2000, 29(2): 1–12.

[19] HAVAEI M, DAVY A, WARDE–FARLEY D, et al. Brain tumor segmentation with deep neural networks [J]. Medical image analysis, 2017, 35:18–31.

[20] HOLZINGER A, KIESEBERG P, WEIPPL E, et al. Current advances, trends and challenges of machine learning and knowledge extraction: from machine learning to explainable AI; proceedings of the International Cross–Domain Conference for Machine Learning and Knowledge Extraction, F, 2018 [C]. Springer.

[21] IZENMAN A J. Linear discriminant analysis [M]. Modern multivariate statistical techniques. Springer. 2013: 237–280.

[22] KASHIF M N, RAZA S E A, SIRINUKUNWATTANA K, et al. Handcrafted features with convolutional neural networks for detection of tumor cells in histology images; proceedings of the 2016 IEEE 13th International Symposium on Biomedical Imaging (ISBI), F, 2016 [C]. IEEE.

[23] KNORR E M, NG R T, TUCAKOV V. Distance–based outliers: algorithms and applications [J]. The VLDB Journal, 2000, 8(3): 237–253.

[24] KUBAT M. Neural networks: a comprehensive foundation by Simon Haykin, Macmillan, 1994, ISBN 0–02–352781–7 [J]. The Knowledge Engineering Review, 1999, 13(4): 409–412.

[25] LEONDES C T. Expert systems: the technology of knowledge management and decision making for the 21st century [M]. Elsevier, 2001.

[26] LIU F T, TING K M, ZHOU Z–H. Isolation forest; proceedings of the 2008 eighth ieee international conference on data mining, F, 2008 [C]. IEEE.

[27] MASOOD A, AL–JUMAILY A, ANAM K. Self–supervised learning model for skin cancer diagnosis; proceedings of the 2015 7th international IEEE/EMBS conference on neural engineering (NER), F, 2015 [C]. IEEE.

[28] MINSKY M. A framework for representing knowledge [M]. MIT, Cambridge. 1974.

[29] MITCHELL T M. Machine learning and data mining [J]. Communications of the ACM, 1999, 42(11): 30–36.

[30] NEGNEVITSKY M. Artificial intelligence: a guide to intelligent systems [M]. Pearson education, 2005.

[31] PIATETSKY-SHAPIRO G. Discovery, analysis, and presentation of strong rules [J]. Knowledge discovery in databases, 1991, 229-238.

[32] RAMACHANDRAM D, TAYLOR G W. Deep multimodal learning: A survey on recent advances and trends [J]. IEEE signal processing magazine, 2017, 34(6): 96-108.

[33] RIBEIRO E, UHL A, HäFNER M. Colonic polyp classification with convolutional neural networks; proceedings of the 2016 IEEE 29th International Symposium on Computer-Based Medical Systems (CBMS), F, 2016 [C]. IEEE.

[34] ROWEIS S T, SAUL L K. Nonlinear dimensionality reduction by locally linear embedding [J]. science, 2000, 290(5500): 2323-2326.

[35] RUNDO L, TANGHERLONI A, NOBILE M S, et al. MedGA: a novel evolutionary method for image enhancement in medical imaging systems [J]. Expert Systems with Applications, 2019, 119:387-399.

[36] SCHöLKOPF B, PLATT J C, SHAWE-TAYLOR J, et al. Estimating the support of a high-dimensional distribution [J]. Neural computation, 2001, 13(7): 1443-1471.

[37] SCHöLKOPF B, SMOLA A, MüLLER K-R. Nonlinear component analysis as a kernel eigenvalue problem [J]. Neural computation, 1998, 10(5): 1299-1319.

[38] SCHREIBER G. Knowledge acquisition and the web [J]. International Journal of Human-Computer Studies, 2013, 71(2): 206-210.

[39] SHAFER G. A mathematical theory of evidence [M]. Princeton university press, 1976.

[40] SHAHDOOSTI H R, RAHEMI Z. Edge-preserving image denoising using a deep convolutional neural network [J]. Signal Processing, 2019, 159:20-32.

[41] SPANHOL F A, OLIVEIRA L S, PETITJEAN C, et al. A dataset for breast cancer histopathological image classification [J]. Ieee transactions on biomedical engineering, 2015, 63(7): 1455-1462.

[42] SU S-T, HO M-C, YEN J-Y, et al. Featured surface matching method for liver image registration [J]. IEEE Access, 2020, 8:59723-59731.

[43] TAJBAKHSH N, SUZUKI K. Comparing two classes of end-to-end machine-learning models in lung nodule detection and classification: MTANNs vs. CNNs [J]. Pattern recognition, 2017, 63:476-86.

[44] TENENBAUM J B, SILVA V D, LANGFORD J C. A global geometric framework for nonlinear dimensionality reduction [J]. science, 2000, 290(5500): 2319-2323.

[45] TIAN Z, LIU L, FEI B. Deep convolutional neural network for prostate MR segmentation; proceedings of the Medical Imaging 2017: Image-Guided Procedures, Robotic Interventions, and Modeling, F, 2017 [C]. SPIE.

[46] TOPOL E J. High-performance medicine: the convergence of human and artificial intelligence [J]. Nature medicine, 2019, 25(1): 44-56.

[47] TURING A M. Computing machinery and intelligence [M]. Parsing the turing test.

Springer. 2009: 23-65.

[48] TUSTISON N J, SHRINIDHI K, WINTERMARK M, et al. Optimal symmetric multimodal templates and concatenated random forests for supervised brain tumor segmentation (simplified) with ANTsR [J]. Neuroinformatics, 2015, 13(2): 209-225.

[49] URBAN G, BENDSZUS M, HAMPRECHT F, et al. Multi-modal brain tumor segmentation using deep convolutional neural networks [J]. MICCAI BraTS (brain tumor segmentation) challenge Proceedings, winning contribution, 2014:31-35.

[50] WANG X, YANG W, WEINREB J, et al. Searching for prostate cancer by fully automated magnetic resonance imaging classification: deep learning versus non-deep learning [J]. Scientific reports, 2017, 7(1): 1-8.

[51] WEISS S M, KULIKOWSKI C A, AMAREL S, et al. A model-based method for computer-aided medical decision-making [J]. Artificial intelligence, 1978, 11(1-2): 145-172.

[52] YAN P, XU S, RASTINEHAD A R, et al. Adversarial image registration with application for MR and TRUS image fusion; proceedings of the International Workshop on Machine Learning in Medical Imaging, F, 2018 [C]. Springer.

第三章

超级计算在智能医学领域的应用

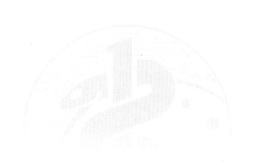

超级计算是信息技术战略前沿,是驱动信息技术创新的核心动力,是支撑综合国力提升的重要保障。过去四十余年,计算技术快速发展,计算能力实现上亿倍提升,计算已经成为继实验、理论之后,驱动现代科技创新的第三范式,同时驱动了数据范式的兴起。超级计算已经渗透到科技、经济、医疗、国防、社会治理等各个领域,成为开展各领域前沿创新的基础工具。同时,超级计算在精准医疗、药物研发、基因工程等领域的应用也越来越广泛。例如,在基因工程领域,超级计算机可对人类基因组测序过程中产生的海量数据进行处理;在医疗和生命机理领域,超级计算机可用于模拟人体各个器官的工作机理及人体内各种生化反应等。

第一节　超级计算机与高性能计算发展

一、超级计算机及其发展

超级计算机就像一个"超级大脑",也是由类似"神经元、神经网络"的体系共同构成,中央处理器(Central Processing Unit,CPU)等计算芯片就是它的"神经元",网络通信芯片和光纤组成它的"神经网络",操作系统控制"超级大脑"运行。超级计算机通过并行系统和互联通信系统将几十万、上百万的计算核心组织起来,发挥超级计算的能力。超级计算机目前没有明确的学术定义,通常是指计算性能超快、数据存储容量超大、整体功能超强的一类高性能计算机。超级计算机核心组成单元包括计算、网络、存储,一台完整的超级计算机一般包括计算、高速互联、存储、监控诊断、服务处理与基础架构等多个分系统,这些分系统通过一系列硬件部件、系统控制软件、通信协议实现有机组合。超级计算机的复杂程度和技术集成度远高于普通计算机。

当前,世界超级计算机的研制和设计主要依赖于分布式并行技术,世界上最快的超级计算机由万级以上计算节点、千万级以上计算核心通过百GB(Gigabyte,千兆字节)级高速互联网络组成超级并行系统。这种并行路线研制出来的超级计算机性能仍然在持续增长。目前,超级计算正进入E级(Exa Floating-point Operation Per Second,EFLOPS,双精度浮点计算能力10^{18}次/秒)时代。

中国超级计算机研制水平走在世界前列,世界上第一台超级计算机是美国1976年研制的"Cray-I"系统,中国在1978年启动研制自主的超级计算机,并于1983年研制成功"银河-I",成为当时世界上为数不多的能研制亿次超级计算机的国家。2010年11月,我国首台千万亿次超级计算机"天河一号"取得世界超级计算机500强排名第一的成绩,"天河一号"不仅实现了性能上世界第一的突破,同时在超级计算技术和自主信息技术领域实现一系列创新,其首创的CPU+GPU(Graphics Processing Unit,图形处理器)异构体系架构引领了后续超级计算机研制的新方向。2013年至2018年,中国自主研制的"天河二号""神威-太湖之光"又连续保持世界最快超级计算机记录。我国超级计算机在四十余年的发展历程中不断创新突破,逐渐具备了从自主微处理器、自主互联、自主软件系统到自主应用的全方位自主创新研制能力,实现了中国超级计算事业快速稳步发展,"银河""曙光""天河""神威"等中国系列超级计算机一个个迈上世界舞台,成为世界超级计算发展的重要力量。

超级计算机是信息技术创新的核心驱动,同时也是国家高科技领域和尖端技术研究、产业升级发展的重要支撑平台。一个国家的超级计算机研制能力、部署规模,直接关系到国计民生、国家创新能力和国家安全;几乎在国家甚至人类发展面临的能源、气候、健康、粮食等所有重大挑战性领域,超级计算机都起到了举足轻重的作用。我国"天河一号""神威蓝光""曙光星云""天河二号""太湖之光"等超级计算机的先后研制、部署和应用,引领了"计算驱动创新"的新阶段,超级计算逐步渗透到包括疾病治疗、药物研发等在内的国家创新发展的各个环节。

随着应用创新对算力的需求增加,研制新一代E级超级计算机也成为各国在信息技术领域争相布局发力的重要方向。2014年以来,美国、日本、欧盟等科技强国和发达经济体都先后启动E级超级计算机的研制计划。2015年7月,美国政府推出"国家战略性计算计划"(The National Strategic Computing Initiative,NSCI),将超级计算发展提升到国家发展战略层面。该计划覆盖美国整个政府部门,由国防部、能源部、国家安全局、国家科学基金会等部门参与投资规划和应用引导,由美国多家大型信息技术企业承研任务,旨在研制"珊瑚"等系列新的超级计算机。在日本,相关计划由文部省规划,富士通公司、理化研究所等参与研究。欧洲通过由德国、法国、英国参与主导的欧盟整体实施HPC政策和资助项目。俄罗斯由联邦原子能公司牵头组织研究相关计划。这些国家都把2020年前后作为E级超级计算系统研制的关键里程碑。美国政府为了遏制中国超级计算机的快速发展,由美国商务部于2015年5月启动了对我国国

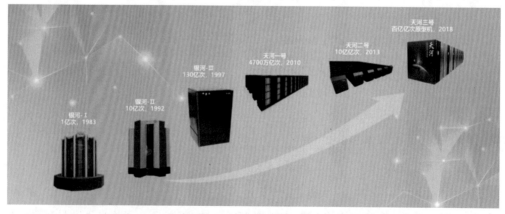

图3-1-1 "银河"和"天河"系列超级计算机发展历程图

防科技大学、国家超级计算天津中心、国家超级计算广州中心和国家超级计算长沙中心采购由美国研制的高性能CPU和加速器芯片的限制。"十三五"期间,我国科技部也已启动E级超级计算机系统计划,在国家重点研发计划高性能计算专项中规划了E级超级计算机原型验证系统的建设,以及若干关键技术研究和应用研究。实际上,2020年以来,美国、中国、日本都已形成了E级超级计算的研制和建设能力,新一代E级超级计算机已经进入落地和应用创新阶段。

二、超级计算系统支撑的高性能计算

超级计算机带来的是真正的高性能计算。根据TOP500组织(发布全球已安装的超级计算机系统排名的权威机构)最快超级计算系统榜单提供的数据,最快单台超级计算系统的性能基本在以每10年性能提升1000倍的规模高速发展。这一性能指标,远远高于"摩尔定律"描述的单个CPU芯片每18个月性能提升1倍的速度,而"并行"体系设计是支撑超级计算能力快速提升的基础技术途径。超级计算机借助于并行设计和高性能互联网络,将成千上万的计算芯片组织在一起,从而实现远超单个计算处理器的高性能计算。

(一)超级计算系统并行体系

并行计算硬件平台有多种分类方法,按照1966年由M. J. Flynn提出的Flynn分类法,计算机体系结构上包括单指令流多数据流(Single Instruction Multiple Data,SIMD)、多指令流多数据流(Multiple Instruction Stream Multiple Data Stream,MIMD)和并行计算机体系结构模型、并行向量机(Parallel Vector Processor,PVP)、对称多处理机(Symmetrical Multiprocessor,SMP)、大规模并行处理机(Massively Parallel Processor,MPP)、分布式共享存储的并行计算环境(Distributed Shared Memory,DSM)、集群(Cluster),等等。在内存访问模型方面,包括均匀存储访问模型(Uniform Memory Access,UMA)、非均匀存储访问模型(Nonuniform Memory Access,NUMA)、全高速缓存存储访问模型(Cache-only Memory Access,COMA)、高速缓存一致性非均匀存储访问模型(Coherent-Cache Nonuniform Memory Access,CC-NUMA)、非远程存储访问模型(No-Remote Memory Access,NORMA)等。

传统的顺序执行计算机在同一时刻只能执行一条指令(只有一个控制流)、处理一个数据(只有一个数据流),因此被称为单指令流单数据流计算机(Single Instruction Single Data,SISD)。而对于大多数并行计算机而言,多个处理单元都是根据不同的控制流程执行不同的操作、处理不同的数据,因此,它们被称作是多指令流多数据流计算机,即 MIMD 计算机。曾经在很长一段时间内成为超级并行计算机主流的向量计算机除了标量处理单元之外,最重要的是具有能进行向量计算的硬件单元。在执行向量操作时,一条指令可以同时对多个数据(组成一个向量)进行运算,这就是 SIMD 的概念。

PVP 并行向量机系统是较老的并行计算机体系结构,以我国早期的银河系列计算机以及日本 NEC 的地球模拟器为代表,其主要特点是处理器只能够进行有限类别的计算,通用性和扩展性受限。Cluster 集群系统,是一种低成本构建并行集群的方法,其主要特点是构成集群系统的每个节点都是完整的计算机系统。节点类型非常多元化,单台计算机、工作站、服务器都可以作为集群节点。大规模并行处理机系统,是相比 Cluster 集群系统定制化、集成化、专业化等级更高的超级计算系统,其主要特点是具备性能更强的定制化网络、计算密度更高的定制化节点、更大规模的系统可扩展性,因此进入世界排名前列的超级计算机主要是 MPP 系统。

(二)高性能计算的建模与程序设计

若利用超级计算机系统进行针对物理问题的高性能求解或大规模数据处理,就需要对所研究的物理问题进行并行化建模,开展物理求解过程与并行处理过程的映射关系分析(如图 3-1-2),也就是算法实现。在设计和实现并行算法时,针对不同物理问题,执行并行计算求解有两种路径,即任务并行与数据并行。任务并行,一般而

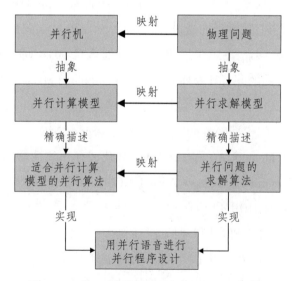

图 3-1-2　物理求解与并行处理过程映射关系图

言是因为需要计算的物理问题规模比较大,靠单个计算硬件无法完成,这时候就可以根据硬件资源所能承载的计算、存储、通信上限,将任务按照一定的规则拆分给不同硬件进行协同处理。目前,器官数值仿真计算、大规模模型的训练通常会采用这种方式。数据并行,一般而言是任务需要处理的数据体量比较巨大,靠单个计算硬件无法高效完成,而数据可以独立地执行相同的任务操作,这时候通常的做法是把数据按照可以独立计算的原则进行拆分。目前,基因比对、大规模病理影像数据处理等工作属于这种模式。

对于并行程序实现来说,核心内容是根据任务特点选择合适的并行编程技术。现在主要的并行设计有多线程技术、OpenMP(Open Multiprocessing)、MPI(Message Passing Interface)、MapReduce 等,其中 MPI 在大规模科学计算领域应用广泛,MapReduce 与 Hadoop 环境结合适用在大规模并发数据处理领域,另外针对大规模分布式并行和新兴异构体系架构的异构并行加速技术也在快速发展。

MPI 是超级计算领域被各类应用程序广泛应用的并行程序设计实现方案。MPI 消息传递接口可由 C、C++、Fortran 等编程语言直接调用,同时也提供 Python 等脚本语言的绑定。任务并行的程序基本都采用 MPI 作为数据交互和同步的基础接口。OpenMP 主要为多核设备提供并行能力,属于线程级并行(共享内存),多核 CPU 处理器、众核加速器(GPU 等)内部一般采用 OpenMP 进行并行处理。

(三)高性能计算的性能评价

高性能计算由于体系结构复杂,有非常多元化的评价指标,其中浮点计算性能和加速比是基础的性能评价参数。

浮点计算性能通过每秒浮点运算次数(Floating-point Operations Per Second,FLOPS)的大小来衡量。对浮点计算性能的衡量需要借助基准评测(Benchmark),在全球超算浮点计算性能排行中,用到的基准评测程序是一个大型线性方程组求解程序——Linapck。

加速比,通俗理解,就是在增加处理器数量的情况下,任务的执行效率会被"加速",一般用在单处理器系统和并行处理器系统下任务执行所需时间的比值表示。加速比是个无量纲数值,用来衡量并行化后程序的性能和效果。用并行计算求解物理问题并不是通过简单增加处理器数量就能实现加速计算,并行计算系统的加速效果受到整个应用程序中串行部分所占的比例、求解物理问题的规模、单节点内存能力、网络通信延迟等诸多因素影响。

三、超级计算的重大应用价值

超级计算机自20世纪70年代问世以来,就被广泛应用于科学研究的各个领域。科学家利用超级计算机开发了大量的计算方法,比如:借助中长期数值天气预报应对自然灾害,借助计算流体力学研发航空航天新型飞行器,借助大规模分子动力学认知蛋白质动力学特征,还有核能开发、油气勘探等重大创新领域的应用,等等。进入21世纪,世界文明进入新的阶段,但人类社会发展依然面临着包括能源、全球气候变化、海洋环境开发和保护、人体健康、核能利用、宇宙起源探索、新材料研发、粮食安全、人脑认知等诸多巨大挑战。为解决这些巨大挑战,超级计算不可或缺。

基因科学作为现代生命科学领域的重要前沿,与农业育种、个性化医疗、生物药物研发等产业密不可分。在基因科学研究中,其产生的数据正以指数型速度增长,这些数据包含了基因、蛋白质、小分子等诸多信息。首先,生物学数据库结构类型复杂多样,目前可统计的已经超过500多个,涵盖核酸序列、基因组学、蛋白质序列、蛋白质三维结构、蛋白质表征、药物ADMET性质等,同时也包括Meta分析常用的各类文献数据库;其次,信息多源异构,主要表现在数据被存储在不同机构的数据库中,存储形式也有文本文件、关系数据库和面向对象数据库等不同类型,同时数据结构差异巨大,既有结构化的标准数据,也有半结构化和非结构化的数据,导致这些数据库在浏览、检索方式上存在很大差异;第三,数据库存储和信息数量巨大,呈几何倍数激增,以Genbank(美国国家生物技术信息中心建立的DNA序列数据库中的DNA碱基数为例,其增长速度大约每14个月就增长一倍;第四,由于生物信息自身复杂性和异质性等,使得确认生物信息之间的关联存在较大的困难。因此,开展海量基因数据比对、群体基因管理分析、第三代测序等研究和应用,都需要超级计算和大数据综合性平台支撑。

在生物药物研发方面,因涵盖面广、科技含量高,其繁荣与发展直接关系到国民的健康水平和生活质量。计算机辅助药物设计是药物设计的重要分支,近年来,特别是新型冠状病毒肺炎疫情暴发以来,越来越得到药物研发工作者和产业界的重视。药物研发过程中的蛋白质动力学特征模拟、基于新型的冷冻电镜三维药物结构设计(包括AlphaFold2等人工智能蛋白质结构预测)、高通量虚拟药物筛选等领域都依赖于大规模超级计算能力支撑。其中,针对蛋白质动力学模拟问题,当前计算能力支持大部分新药研发与生物机理研究的体系都在数十万到百万原子规模,模拟时间尺度仅有几十纳秒,如果能够真正达到模拟计算指导实际实验的细胞尺度全原子体系模拟,需要开展亿级甚至更大规模原子体系复杂相互作用的高性能、高通信并行模拟,模拟时间尺度要达到微秒甚至毫秒。

航空航天领域的科技水平是一个国家综合实力的重要体现,而在这一领域技术升级的重要环节是从传统的物理实验风洞研发,转到大规模、高可靠度的数值风洞构建,实现实验与数值模拟相结合的综合研发设计。在大飞机的全尺寸、复杂多工况气动模拟,全尺寸空间飞行器跨流域飞行气动模拟等领域,大规模数值风洞模拟更是发挥着越来越重要的作用,而超级计算平台则是大规模数值风洞的基础支撑平台。美国在波音787客机研制过程中,有60%~70%的研发工作利用计算机辅助设计完成,包括飞机气动设计、发动机性能优化、安全性设计、舒适性设计等方面。新一代的数值风洞将向百亿级以上仿真单元规模进行优化设计,计算量将指数提升,所以需要性能更强大的超级计算机来构建大型飞行器数值风洞系统。

气候气象与空气污染是关系国计民生的重大基础领域,包括千年气候变化研究、区域气候变化研究、短期的气象和海洋预报、空气污染(雾霾等)预警预报等。高精度的数值天气预报是高性能计算中一个极具挑战性的应用,需要在细密网格上进行快速高精度的模拟。预报天气需要用到一系列不同的模拟和建模技术,包含数据同化、决定性预测模型和集合预测模型。为提高预测能力,海量数据的处理与计算至关重要,对超级计算资源需求十分强烈,因此数值气候气象也是始终伴随超级计算发展的重大领域。

新材料研发是国家发展的战略研究基础,美国曾在"先进制造业国家战略计划"中把新材料研发放到基础支撑位置,欧盟同样在积极推进先进材料特别是纳米材料的研究开发。通过超级计算和量子力学的应用,科学家能够从原子开始设计新材料,而不用事先进行传统的实验。计算模拟可以实现从纳观、微观、介观、宏观等不同尺度对材料进行多层次研究,获得特殊工况下的材料多维度特性,如通过模拟既可以获得超高温、超高压等极端环境下的材料服役性能,也可以获取材料在服役条件下的性能演变规律、失效机理,进而实现材料性能的改善和材料设计。材料计算已经成为现代材料学领域的重要分支,超级计算在其中发挥的作用越来越大,已成为与传统实验同等重要的研究手段。强关联电子系统的研究和材料组合创新是材料科学领域取得突破的重要途径,超级计算则是实现突破的关键基础和支撑。

油气等能源资源是关乎我国国计民生的重要资源和发展战略的重要保障。在油气勘探开发领域,高性能计算技术的应用依然存在巨大挑战和需求。逆时偏移成像和全波形反演处理技术,是该领域前沿技术,它们的研发和产业应用将显著提升复杂地质条件下的勘探开发精度和效率,而它们面临的一个最大挑战就是计算能力。基于国产"天河"等超级计算系统开展的石油勘探数据处理开发与应用,解决了我国石油数据处理能力及大规模自主应用软件研发问题,打破欧美技术封锁,为大型能源公司承担的大连片(上千乃至上万平方公里)、高复杂度、高密度的石油勘探数据处理任务提供平台,推动了我国油气能源勘探行业的技术进步。

可控核聚变能源由于其环保高效、原材料可以从海水大量提取等优势,被公认为是可以最终解决人类能源和环境问题的重要途径之一。国际热核聚变实验反应堆计划是世界科技界为解决人类未来能源问题而开展的重大国际合作计划,由美国、欧盟、中国、俄罗斯等七方合作承担。大规模数值模拟是磁约束聚变研究的主要组成部分,是磁约束聚变实验的重要补充。目前由于对托克马克装置中高温等离子体的非线性动力学过程的实验受限和了解不充分,磁约束聚变数值模拟是这些过程的重要手段。

总之,超级计算机可以描述成"算天""算地""算人"的"创新利器"和"国之重器"。"算天"指支持气象预报、气候研究、空气污染预测预警、宇宙和天文研究、国产大飞机研发设计、运载火箭设计、神舟飞船回收控制等;"算地"指支持石油和天然气勘探、地下油藏分析、地下矿产勘探、地震成因研究和地震预报、地质演化等;"算人"指支持人类基因科学和工程、新药研究、人脑科学研究等。同时,超级计算也是可控聚变能源开发、大型海洋装备设计、大型工程安全分析等大科学、大工程的支撑平台。超级计算的能力在不断发展,而超级计算的应用领域也在随着大数据和人工智能时代的到来不断拓展。

(孟祥飞　康波　彭修乾　李菲菲　张森乐)

第二节　超级计算支撑的致病机理研究

在过去的几十年中,高性能计算(High Performance Computer,HPC)系统的体系经历了长足发展,也更加符合日益增长的大规模科学计算需求。如今,高性能计算系统每秒可以执行百亿亿级指令。如何搭建准确、快速和可扩展的模型,以及研发适应大规模计算的模拟软件工具,对于研究大规模体系至关重要。

生物体的分子动力学(Molecular Dynamics,MD)是一门结合物理、化学、生物、数学等学科的综合技术。它由一套分子模拟方法构成,该方法主要是依靠牛顿力学来模拟生物体系的分子运动来分析计算生物体系中的其他宏观性质。分子动力学方法由Alder和Wainwright等人于1950年首次使用,而分子动力学模拟领域始于1964年,Rahman等人是最早使用这个方法的研究人员。1977年,McCammon首先使用胰蛋白酶抑制剂进行蛋白模拟。如今,在百亿亿次HPC时代,分子动力学模拟可以更加方便地被用于研究生物大分子问题。此外,作为对全原子模拟的补充,用于粗粒化(Coarse-Grained Modecular Dynamics,CGMD)模拟力场的发展也是一种流行的方法。正在使用并持续优化的软件诸如GROMACS、LAMMPS和NAMD之类的高性能MD软件包,可以利用HPC越来越多的计算内核显著提高模拟速度,同时保证计算结果的准确性。基于HPC的超大规模分子动力学模拟,从生物分子本身的作用到癌症的治疗和抗癌药物的开发,均起到了非常重要的作用。本节我们将从超大规模生物大分子的研究以及药物研发两方面介绍HPC在生命科学中的重要应用。

一、HPC模拟研究生物大分子和生物体

(一)蛋白质的超长时间模拟

蛋白质折叠是蛋白质从无规则的卷曲获得带有稳定功能特征的构象的动态过程。蛋白质结构异常被认为是引发许多疾病以及癌症的关键。分子动力学模拟已被广泛用于研究原子级别的蛋白质运动,但时间尺度要短于生物学关键构象变化。要实现有价值的蛋白质折叠模拟,必须克服3个主要问题:准确的模型、足够的采样、可靠的数据分析。目前,利用足够的计算能力来产生足够的样本是获得可靠的蛋白质折叠构象结果的主要挑战。经典模拟方法必须将模拟时间长度达到毫秒级,而较大尺寸的蛋白质构象(体系超过10^6原子)需要更多的构象变化数据以确保统计可信度,这使得计算量增加,导致通过模拟研究折叠所需的计算量非常巨大。

结合HPC的强大计算能力,可以通过超长时间、超大体系、大量构象的全原子模拟,研究蛋白质动力学中的两个基本过程——蛋白质折叠和折叠状态下的构象变化。蛋白质折叠事件经常发在的较大的时间尺度,此类模拟的计算要求导致其长期以来无法到到微秒级。目前,在算法、软件和HPC硬件方面的最新进展已使具有数万个原子的微秒级时标仿真变得切实可行,而毫秒级时间尺度的模拟也即将出现。我们希望HPC强大的计算能力将成为解决分子模拟、了解蛋白质折叠的有效办法。

（二）遗传物质（DNA/RNA）的超长时间模拟

基因的突变可以导致很多癌症的发生。MD方法使研究生物分子系统的结构动力学达到前所未有的时间和空间尺度。MD模拟与密度泛函计算的结合,使人们可以针对热运动对遗传物质电子特性的影响进行更深入、更详细的研究。而HPC的发展促进了DNA/RNA分子MD模拟方法的进步,使模拟精度大幅提高。目前,溶剂化DNA/RNA的模拟时间尺度已经从纳秒级扩展到微秒级。

当前对生物大分子的模拟已经研究出了广泛的核酸系统,包括DNA螺旋、RNA结构等,从中等分子大小的系统（核酶、核糖开关、rRNA片段等）到整个核糖体和核小体系统,都已在应用。应用模拟研究是为了更好地了解生理环境下（如结合的水、离子、药物或蛋白质）对核酸的结构和动力学的影响,其目的是使我们可以得到实验中难以发现或解释的大分子原子级相互作用机理,尤其是阳离子对核酸结构的影响以及遗传物质结构的快速（亚纳秒级）运动。为了准确模拟遗传物质,除了传统的分子力学（Molecular Mechanics,MM）力场外,还需要高精确度的量子力学（Quantum Mechanics,QM）计算获得对MM力场物理性质的信息。然而,QM力场对计算量的巨大要限制了其发展。尽管近年来模拟方法一直在进步,但由于算力的限制,更好地对遗传物质进行准确地建模和模拟等问题亟待解决。因此,强大的HPC为对遗传物质长时间精确模拟提供了强大的算力保障。

（三）病毒的大规模模拟

病毒是寄生的生命形式,通过劫持它们感染的细胞中存在的资源来复制。由于尺寸较大（20~1500nm）,原子数量高达亿级、十亿级。由病毒核酸和蛋白质自发组装衣壳是病毒复制周期的重要步骤。但是,组装发生的速度阻止了通过实验手段对其过程进行分子级描述,这使其成为计算模拟的任务。在HPC之前,大多数原子级研究仅限于分离的病毒蛋白、病毒颗粒或衣壳的亚片段。超高性能HPC的到来给病毒颗粒全原子模拟带来了强大的研究工具,烟草花叶病毒成为第一个通过全原子MD模拟研究的完整病毒。目前,MD程序能够模拟更大尺寸和更复杂的系统,可以数字化探索以前未知的病毒结构或生命周期不同阶段已知病毒结构的性质。结合病毒结构状态之间的转换和它与宿主成分相互作用的模拟,有望填补目前在病毒研究方面的许多空白。值得注意的是,MD模拟可获得对病毒感染和增殖所必需的原子层面的精确信息,这使我们能够更有效地设计针对病原体的药物和治疗疗法。此外,对病毒结构的理解还有助于快速设计更有效的疫苗。病毒的大规模模拟已经在新型冠状病毒疫苗和抗体设计中发挥了至关重要的作用,成功揭示了新型冠状病毒Spike蛋白、E蛋白等的功能以及与人体细胞的作用机理。未来,新型冠状病毒颗粒也可以通过HPC的进步得到模拟,帮助我们在原子尺度观察病毒感染细胞的过程。此外,对肝炎病毒、人类免疫缺陷病毒(HIV)、流感病毒的模拟研究也借助HPC的超高性能取得了长足的进展。

(四)细胞中细胞器的大规模模拟

核糖体是细胞中最普遍和最复杂的细胞器。核糖体的功能是按照mRNA的指令将遗传密码转换成氨基酸序列并从氨基酸单体构建成蛋白质聚合物,它负责将遗传信息解码为功能蛋白。MD模拟已成功地应用于核糖体翻译,然而,算力的限制使模拟规模和时长裹足不前。超高性能HPC可以显著增加核糖体模拟的时间尺度和规模,甚至可以在真实的环境下进行生理反应时长的模拟。通过长时间MD模拟,对于核糖体的计算研究已经开始从片段进步到完整的核糖体,从纳秒级别进步到微秒级别。此外,模拟的结果也能够进一步解释实验数据,并捕获遗传物质翻译的异质性。

细胞中供能系统的模拟对于研究与生物能源相关的生物技术应用至关重要,应用范围从通过光合作用系统中几种蛋白质的复杂互锁机制进行的能量转换研究,到利用农业废弃物生产生物燃料等。比如,植物的光合作用将光能转化为各种形式的化学能,这种转换发生在包含大量膜蛋白的细胞器中,即使在最简单的光合作用系统(即所谓的紫色细菌)下,数百种蛋白质也会协同工作,将光能转化为腺苷三磷酸(Adenosine Triphosphate,ATP)。目前,MD模拟和量子力学计算均被用于探索蛋白质的作用机制。

如今,HPC已经成功模拟了大尺寸、多组分的膜系统,并将形成越来越多的细胞类型和细胞器的现实模型模拟系统,以及与真实细胞膜成分相同的模拟膜系统。Marrink等人对一种和真实组分构成相同的大规模(超过5×10^6原子)细胞膜模型进行了约40微秒的模拟后,质膜建立了胆固醇的不对称分布,并形成了具有液序特征的瞬态域,这一发现与实验观察到的质膜行为相符。通过HPC非凡的算力支持,就可以在足够长的时间内跟踪膜系统的行为,以观察感兴趣的过程,这为生物细胞膜的研究提供有力支撑。

二、展望

随着HPC的快速发展,分子动力学的成本不断下降,有望影响和改变人们发现新药的方式。长时间模拟可以对大生物分子的构象空间进行彻底采样,从而使配体与其靶蛋白结合的途径得到完整且准确的描述。此外,长时间模拟的MD轨迹可以与自由能耦合方法提供蛋白质-配体结合的自由能谱,这些热力学和动力学数据对于致病机理揭示尤为重要。

总之,我们需要把HPC和软件结合起来,把模拟和实验结合起来,以完善理解生物大分子功能,未来更多基于HPC的生物研究将最终证明其越来越大的科学价值。

(孟祥飞 康波 彭修乾 李菲菲 张森乐)

第三节 高性能数据处理与精准医疗应用

一、精准医疗现状及高性能处理需求

精准医疗以定制化为特色,针对患者的特点,通过对患者所有相关数据进行综合分析,制定满足患者自身情况的疾病预防、筛查、诊断、治疗等全生命周期精准计划,以最小的资源投入获取最大的健康回报,从而提高整体人群的健康水平。

作为实现精准医疗的基础载体,医疗大数据在精准医疗活动中发挥越来越重要的作用,也逐步成为医疗机构的核心资产,驱动着各类医疗活动的变革。我国在医疗大数据方面已经开展多年的工作,但尚处于行业发展初期。目前,随着医疗信息化设施与平台的完善,各大医院均建有体量可观的多类型数据库,但这些数据,尤其是历史记录数据的利用率仍然相对偏低。由于设备型号差异、采集环境变迁等原因,数据收集、存储、整合、管理缺乏规范,加之跨部门、跨机构之间数据共享机制缺失,直接影响到大数据的有效利用,形成分布在不同科室、不同院系间的"信息孤岛"。医疗机构较少开展医疗大数据的价值挖掘,未形成有效的海量数据整合分析,对医疗诊断、监测水平的提高支撑有限。

海量医疗数据要实现高效分析与处理,需要有足够强大的计算能力与大规模数据存储能力来支撑。以超级计算为代表的高性能计算设施,在算力、数据融合方面具有天然优势。首先,高效能的算力为数据的分析计算提供了重要支撑;其次,超级计算特有的大数据高效存储与管理能力,为数据整合提供了保障。因此,将超级计算应用于医疗大数据的整合、分析与挖掘,对于实现精准医疗至关重要。

二、临床风险的高性能精准分析预测

临床精准医疗的一个重要方面是实现对数据的精准分析和实时决策。作为医院诊疗和医护服务的核心群体,住院患者首先以治疗原发病为主要目的。然而,在治疗原发病期间患者可能面临除原发病以外的风险,如静脉血栓栓塞症、房颤血栓脱落致脑栓塞、抗凝相关出血、严重感染、营养不良、跌倒、压疮等。这些风险一旦发生可能导致严重的不良后果,如住院时间延长、住院费用增加、医患纠纷增多,严重可导致残疾甚至死亡,引发社会、医院和家庭多方面的问题。因此,需要引起医院的重视,进行切实可行的评估并制定预防策略。目前,医院主要信息系统包括医院信息系统(Hospital Information System,HIS)、实验室信息管理系统(Laboratory Information Management System,LIS)、影像归档和通信系统(Picture Archiving and Communication Systems,PACS)、电子病历系统(Electronic Medical Record,EMR)等,实现了文本数据、图像数据等不同格式,病历、化验、医学影像、诊断等不同类型数据的存储。分布在各套系统的数据从不同维度刻画了患者的风险情况,形成了一张高维的患者风险知识图谱。通过整合、分析与挖掘院内的海量数据,对患者进行风险评估,提取有价值的信息,可以有效避免不良后果的发生,为住院患者提供"超前"的诊疗措施,将风险扼杀在摇篮之中。

已知的疾病风险关联指标众多、跨越多个科室且数据量巨大,因此,通过人工方式进行收集分析十分困难。随着医疗信息化水平的不断提高,通过智能计算引擎在不同信息系统之间进行调度,信息系统可实现从医院各个数据源中自动采集数据并进行处理的功能,同时还可以自动形成风险评估报告,对报告进行分析,对风险等级进行划分,将中高危的信息闭环反馈给医务人员,实现患者风险的精细化管理。除此之外,通过对大数据进行实时统计,系统可模拟出某一患者、某一种风险的数字模型,直观地预测出患者的风险趋势。高性能计算与大数据分析可实现更高频次的数据整合分析,最大限度降低临床病患的风险,为管理部门提供丰富的数据统计信息,科学精准地进行医疗过程监控。在研究临床中各种非显式的因果关系的过程中,医疗大数据与超级计算的紧密结合,可深度挖掘各种临床指标间的内在关联,找出精准、高效的解决方案。对临床海量数据的整合、分析、挖掘也为住院病患和医生提供了高效、及时、动态、精准的预警与决策,可有效减少医患纠纷,降低医院运营成本,保障患者的生命安全,更加精准地将医院的资源进行分配,保障医院稳定高效运行。

随着人民生活水平的提高,人们对于个人健康状态投入更多的时间和财力,对健康医疗服务水平有了更多需求及更高的要求。互联网与移动互联网的发展带动了医疗行业改革,形成了全新的医疗健康服务方式,将个人健康管理与疾病治疗过程从纯粹的线下医疗服务带到了线上,同时,结合云计算和大数据等技术手段,提供个人健康管理和卫生医疗应用平台。健康数据的大量积累、技术分析手段的提升,以及高性能计算的发展,为潜在致病因素的分析提供了强有力的支撑,为人们提供了精准预测分析潜在疾病的可能。

三、基于基因大数据高性能处理的精准检测

随着人类基因组测序技术的不断发展,测序成本不断降低。由此,基因诊断技术日渐普及,产生的基因组数据量也在不断攀升。尽管人类全基因组数据大小在GB量级,但由于测序技术手段的限制,测序仪需要产生百倍于上述数据的数据量才能完全覆盖被检测个体的全基因组信息,由此产生的庞大数据量对传统计算机的存储提出了巨大的挑战。同时,如何将测序产生的大量原始数据快速地读取和计算,从而获得关键的临床和健康信息也是基因测序后分析的一大难点。因此,基因组大数据的存储和分析迫切需要超级计算的支撑。

根据人类单独个体的全基因组信息(大小有数百GB),需要先后使用序列比对、单核苷多态性变异检测、基因组装等分析方法进行测序后处理。依托超级计算机构建大数据处理平台,可为基因组大数据挖掘的加速提供支撑。相比于在单机上的计算性能和软件系统,超级计算机上的节点加速、并行计算可以显著地提升基因组大数据的处理速度,能够更好地解决复杂、大量的计算难题,为解决基因组大数据处理的大数据量、高计算消耗以及多维度计算等难题提供支撑方案。

超级计算为基因检测取得的重大突破主要有以下方面。

第一,在优生优育方面,从孕前检测、产前检测到新生儿检测,全面快速准确地提供生育指导,预防出生缺陷,并提供治疗药物的指导。

第二,在单基因遗传病诊断方面,提供经济的高覆盖、多基因、准确率高的检测方案,进行营养干预并提供个体化的用药指导。

第三,在肿瘤防治方面,帮助患者查找致病基因,提示患者家属患病风险,提供针对性的健康方案。

(孟祥飞　康波　彭修乾　李菲菲　张森乐)

第四节　面向临床治疗全周期
的超级计算仿真术

随着信息技术的发展,数值模拟为医疗领域的研究提供了新的手段。人体的运动系统、血液循环系统、呼吸系统等均可采用结构模拟、流体模拟或流固耦合等手段探究疾病的机理问题,研究疾病成因和影响,针对性制定医疗处置措施,并根据医疗检测数据及时优化康复措施。医疗研究的深入,带动了计算手段的发展,特别是肺部呼吸、血液在心脏中流动等应用,要求模拟精细度高、细部特征完整,需要几百万、上千万甚至亿级的计算网格,普通的计算设备无法满足计算需求,必须利用性能和规模大幅提升的超级计算机进行模拟。本节主要从术前、术后等方面介绍利用超级计算机在医疗领域进行的数值模拟应用。

一、超级计算仿真技术

(一)仿真技术与超级计算

1.基本概念

仿真技术是基于仿真硬件和仿真软件开展仿真实验,借助某些问题求解模型和数值计算平台,模拟系统行为或过程的技术。基于超级计算机的仿真技术,在面对超大规模、高精度的复杂物理问题时,可实现高效、快速的并行处理,具有较高的适应性。

2.肿瘤模拟在仿真技术中的实现

肿瘤形态多样,全身各个脏器和组织均可发病,且可发生全身转移。从生理方面来说,肿瘤是机体内的某组织细胞发生基因层面的突变、异常增殖而形成的肿块状赘生物。从仿真技术角度来说,肿瘤引起生物局部结构和性质变化,容易导致应力或压力等体内物理量发生突变,可能伴随疾病的发生,需要重点关注。在肿瘤的影响评价方面,与传统的影像数据分析相比,仿真模拟融合了影像数据、力学和数学等方法的特点,能够构建真实尺寸的空间模型和物理模型来表征肿瘤和周围结构的力学性能,较为准确的分析出肿瘤影响范围和程度,已成为评价肿瘤影响的有效手段。

二、术前方案制定

仿真技术可用于定性和定量地评估医生术前方案,提前做好演练操作,确定针对患者病症的最优手段。基本操作流程为:基于患者的影像数据,进行相关器官组织结构的三维重建和相关手术处置,根据术前方案建立包括材料参数、网格模型、边界条件计算分析模型,利用集群完成计算,提取关注指标来评判术前方案效果。仿真计算作为术前方案模拟的工具,可以有效模拟方案的效果,对评估创新治疗手段,提高治疗效果有重要的科学意义。

恶性肿瘤的转移部位,包括肝、肺、骨骼、血管等器官和组织,在此以骨骼和血管两种常见肿瘤介绍仿真计算的流程。

(一)腰椎椎骨肿瘤

发生骨转移后的患者,由于溶骨性病变引起病理性椎体塌陷,容易导致严重疼痛或麻痹。目前临床中,对于骨肿瘤引起的骨折风险一般根据经验或者国际通用的打分方法进行判断,缺少定量的分析。近年来,通过引入数值计算的方法,综合分析肿瘤特征的变化对椎体的影响,已被证明是一种有效的评价工具。

首先,根据人体的CT/MRI断层图像,基于智能分割技术,可以精确重现椎骨的几何结构、外部轮廓和软组织的特征,利用仿真模拟前处理工具软件进行网格划分,最终在有限元工具中赋予椎骨、椎间盘和韧带和肿瘤材料参数,设定约束条件,施加腰椎关节之间作用力和力矩等计算条件,分别计算前屈、后伸、侧弯、轴向旋转等运动模式下肿瘤大小方位和椎骨密度等因素对于骨折的影响。

利用上述数值方法,建立针对特定对象的人体腰椎有限元模型,结合运动力学和肌肉力学,分析肿瘤因素对骨折的影响风险,为准确评判提供有效的计算工具。

(二)主动脉肿瘤

血管疾病作为危害身体健康的重要疾病之一,近年呈现发病率逐年上升的趋势,如何定量研究血管和血液流动特征成为重要的研究内容。相关研究表明,由于支架本身形状的复杂性及其与血管与支架接触作用的高度非线性,常用的离体实验较难对支架与血管在动态血流环境下相互作用的生物力学特征进行全面模拟与分析,数值仿真为血管研究提供了新的方法,弥补了传统方法的不足。

首先,图像处理软件根据CT影像数据能很好地建立临床胸主动脉的三维模型,然后利用有限元模拟软件建立包括动脉、支架在内的有限元模型,模拟自膨式支架的释放对动脉的变形压力。

基于个体CT影像开展图像轮廓智能提取和网格动态生成都具有技术基础,在此之上开展胸主动脉-支架数值仿真具有可行性。通过仿真,将为分析主动脉与支架之间的相互作用,以及支架源性力学损伤提供可能。

三、辅助术后康复

超级计算仿真技术在康复中的应用,主要体现在康复设备的研发和康复措施的优化。

(一)康复设备的研发

针对康复设备的具体使用需求,根据研发过程中不同的内容和实施流程,仿真计算可用于优化产品的功能和性能。在造价、材料等因素限定下,达到符合设计要求的强度、刚度、多种预定频率和冲击区域等输出。

针对康复设备研发的功能设计方面,以振动颗粒按摩设备为例,需要实现颗粒流对肢体的冲击、滚压和摩擦来达到对人体的按摩作用。其中涉及工作频率、振动冲击方向角度等工作参数的研发和测试,通过数值模拟的手段可以快速建立弹性-阻尼-摩擦的力学模型,分析颗粒、物料和气体的物理性质,模拟颗粒流自身的动力学特征和颗粒流与设备间的相互作用,为颗粒按摩设备研发提供数据基础。

针对康复设备研发的强度设计方面,以力量恢复训练设备为例,需要承载患者的体重或训练载荷,对整体结构的强度和变形要求较高。为减少研发过程中的物理实验次数和缩短实验过程,可借助数值模拟手段分析结构设计弱点,有针对性的优化结构,从而满足设备强度和变形设计指标。

(二)康复措施优化

针对康复治疗的目标对象,超级计算数值模拟技术能够建立康复治疗过程的整体计算模型,分析不同方案的康复效果,不断优化实施方案,同时可以结合康复过程中采集的数据,准确判断康复进度。

1.髋关节置换康复

全髋关节置换手术最终的成功与否,与术后近端骨整合形成的质量密切相关。精确控制力传导到股骨近端,是全髋关节置换手术的关键所在,也对康复阶段有着重要影响。长时间以来,由于已有康复方法缺乏对假体植入后的股骨力传导规律科学分析,不能有效促进近端骨整合的形成。当前,依托高性能计算,数值仿真技术可根据患者股骨CT扫描图像建立股骨三维实体模型,计算股骨与假体匹配的位置与角度,实施精确建模并与假体模型进行配准,还原患者术后髋关节部位的形态,并通过对关节各影响因素的全方位、细粒度量化分析,最优化康复阶段股骨受力的载荷,有效指导优化髋关节置换术后的康复治疗。

2、腿部骨折康复

骨折的康复程度,主要依靠医生自身根据患者走路姿势、CT图像等数据来给出经验性判断。通过引入数值仿真等技术,可实现康复程度的精确判断。比如,在腿部骨折康复中,根据植入的钢板应变监测数据,评估钢板形变状态和力传导状态,从而对骨骼愈合程度做出准确判断。

四、仿真与检测监测设备的融合

现有检测或监测的医疗手段多种多样,包括X光、CT、核磁共振、超声等。根据不同病情对特定指标的需求,最终的检测方法也不尽相同。通过仿真技术建立人体分析计算模型,结合医学影像的建模、组织器官的真实运动参数,构建"仿真-实测"数据闭环,可以极大提高疾病判断的准确率。例如,在心血管疾病的研究中,血管内血液流动参数的准确测量是比较困难的,此时可通过结合影像数据和计算流体力学工具,实现血液流动计算载荷和边界条件的仿真模型。首先通过核磁共振的影像数据,生成血管的结构表面,然后通过计算流体力学工具,生成计算网格,融合MRI获得血管的进口速度和出口压力等计算条件,准确获取血管内血液的流动参数。

五、总结

基于CT/核磁共振等影像数据,结合生物力学原理、数值仿真方法和超级计算技术,可以实现对各器官组织内肿瘤生长和影响规律的研究,有助于提出肿瘤治疗的新思路和新方法,支持精准医疗措施制定,辅助医生进行更加准确的临床决策。

(孟祥飞　康波　彭修乾　李菲菲　张森乐)

第五节 数字数值融合的人体 数字孪生

未来,医疗健康领域的数字化、智能化将不断深入,超级计算、智能技术的高速发展也将为医疗健康领域带来新的变革。基于超级计算、大数据和人工智能、移动互联技术的不断发展,以及生命科学、临床医学、个性化健康的信息化持续深入,未来将逐步实现数字细胞、基因数字人、神经数字人、生理数字人,构建起数据数值融合支撑的人体数字孪生,通过人体数字孪生和临床多模态数据融合,推动人类疾病治疗和健康护理进入新时代。

一、超级计算在数据范式背景下与医疗健康的协同发展

超级计算作为支撑现代智慧医疗发展的重要能力平台,也在不断演进和发展。传统超级计算机就是以算力为中心构建超级算力,在以计算、理论和实验作为三大范式的时代,超级计算机因其超强算力具有独特的优势。而随着计算机和互联网发展,数据已经成为一种新的创新范式,不能再单纯强调计算,必须将计算和数据结合在一起。因此,传统超级计算机发展至今,开始凸显它的缺陷,对外部数据的吞吐能力要远远弱于计算性能。新的发展趋势要求其具有强大的数据吞吐能力以发挥超级计算的算力,这对超级计算机带来了巨大挑战。新兴医疗、工业等领域的应用,更需要一个超强的与物联网、边缘计算紧密融合在一起的系统,既要具备超强计算性能,又要具备很强的数据吞吐能力。技术的发展,使得超级计算机体系结构设计变得越来越复杂,越来越多样化,引导超级计算系统的发展向计算和数据融合的新趋势迈进。

因此,接下来的E级计算机或超E级系统将需要不断迭代提升,同时体现大规模数据处理、高性能计算仿真、高效智能训练的综合能力,在生命动力学特征模拟、基因信息处理、新药研发设计、智能辅助诊断、疾病治疗等医学研究领域中发挥越来越重要的作用。新兴信息技术和泛数字化、泛网络化、泛智能化快速发展,使得超级计算平台也开始与物联网、大数据、人工智能进行深度融合,向更加综合的方向发展,推动超级计算机为医学等各领域的新技术、新方案、新场景的创新和应用提供更加综合的

信息化支撑。与此同时,医学技术发展的跨领域协同需求与实现复杂性不断增加,基于多源数据整合、多维信息处理、多层次计算仿真的医学多模态信息系统研究成为重要发展方向,这也是超级计算在医学应用研究的重要突破点。

二、超级计算支撑的数字数值融合的人体数字孪生

基于人体数字孪生的多模态综合诊断将是超级计算医学应用更为重要的方向。数字孪生的目标是解决数字世界和真实世界的相互耦合校验,通过真实世界获取的数据来构建虚拟数字世界模型,通过数字世界模型的仿真模拟,产生真实世界获取不到的关键参数和过程,实现两者的相互支撑、彼此协同。多模态人体数字孪生系统的发展,要从纵向和横向两个大的维度进行设计,纵向是组成人体的基因、染色体、蛋白、细胞、组织、器官、系统等从微观到宏观的多尺度数字系统,横向是构建人体中八大不同系统及其器官组织的数字系统。

(一)多层级数字生命孪生未来发展

数字细胞领域。在微观尺度上,超级计算发展驱动的高性能计算正在将生物体系的模拟尺度从100万(10纳米)级扩展到10亿(100纳米)级的规模,模拟时长也由数百纳秒提升到数十微秒,未来甚至能达到毫秒级。模拟对象也从单纯的蛋白质、基因到细胞器、病毒,甚至真实的细胞等。这种超大规模、超长时间的模拟促成了动态计算生物显微镜的问世,这对于研究癌症等疾病的致病机理至关重要。此外,超级计算发展带动的算力成本下降有望影响和改变人们发现新药的方式。

1. 基因数字人领域

基因数字人建立在人类全基因组学和生物信息学基础之上,运用数学、计算科学、数据科学和生物学、医学的各种工具,阐明和理解大量以人为中心的基因组研究所获得的数据中所包含的生命科学意义,基于这些基因信息的理解,支持我们全面揭示生物适应、基因组稳定性、表观遗传等人类在基因层面需要系统认知的挑战,推动细胞活性、生理功能、疾病预防、药物研发等各领域的研究和应用。

2. 神经数字人领域

神经数字人重点围绕脑科学与类脑科学研究。脑科学是未来百年的重大科技和前沿领域,是神经疾病治疗、人工智能、计算机科学等诸多领域取得突破的驱动力。美国于2013年推出的"推进创新神经技术脑研究计划(Brain Research through Advancing Innovative Neurotechnologies,BRAIN)",致力于绘制大脑工作状态下的每个神经细

胞及神经网络的活动图谱,并以此为基础来研究脑高级认知功能和神经疾病的治疗手段;欧盟于2013年提出"人脑计划(Human Brain Project,HBP)",强调细致仿真大脑的结构和功能,与人工智能结合,推动新的信息技术革命;日本也发布了相应的脑科学研究计划。随着实验神经科学技术和信息技术的不断进步,脑科学研究已经进入大数据时代。大规模神经网络仿真成为了解读这些大数据、整合零碎化实验结果以阐明大脑工作原理的重要技术手段,因而也成为了神经科学领域的重要前沿和发展方向。目前,国内在计算神经科学领域还比较薄弱,其中重要的一环是缺乏以超级计算和大数据平台支撑的大规模神经网络仿真平台。超级计算和神经科学应通力合作,推动大规模神经网络计算模拟、脑科学、人工智能等领域融合创新,带动我国在这个领域的发展。

3. 生理数字人领域

在宏观尺度上,生理数字人通过放射学获取的人体器官影像,解决了静态特征的显示问题,但对其动力学机理无法直观的显示。基于放射影像开展精细的建模,并借助大规模数值模拟仿真手段,对器官开展动力学过程的精细模拟,可以提供器官、组织受力、血液流动、气流循环、温度场变化等一系列的动态过程,为医学活动的开展提供直观、精准的依据支撑。这个过程中需要用手术、实验等手段获取器官组织物理特性的多维度数据,实现实验数据、影像数据、仿真结果的融合。

(二)面向生命数字孪生的多模态数据融合发展

面向临床领域,多模态数据融合下的综合智能分析,需要以患者为基本单位,从病历数据、放射学数据、免疫组化数据、分析化验数据、基因组学数据、生理功能模拟等多个维度的数据出发进行分析,开展面向患者的全方位立体刻画,也就是实现面向医学大数据的处理能力。数据整合流程中,需要结合高性能计算,利用并行模式抽取多模态医学数据的属性和关键词,实现格式转换。通过机器学习等方法开展统一数据模型,实现医疗数据多样性的横向关联和纵向关联,形成标准化数据,满足多维数据的高效查询、检索关联和分析处理。通过建立从数据采集到数据存储的规范标记流程,实现数据从采集、整合、存储、处理等环节全生命周期的高效流动。面向多模态数据的人工智能建模,需要解决不同算法的统一封装、不同数据的I/O(Input/Output,输入/输出)优化、不同计算过程的并行协同,同时还需要解决模型的统一评价机制,形成从数据到评价的高效模型整合过程。整个研究过程的高效开展,需要超级计算提供的高性能计算和大数据服务能力作为基础。

医学多模态信息系统,特别是医学人体数字孪生,是医工结合的重要表现,也是信息技术突破的重要手段。从技术上,需要解决多源实时数据获取、高性能计算仿真、海量数据处理、高效可视化等前沿技术的融合;从工程化实现来看,需要形成以超级计算为基础的基础架构支撑层、计算资源层、协议通信层、网络服务层、工具层和应用层等一系列的基础支撑环境,实现数字载体和实物载体之间的互联、融合、反馈、协同。

三、总结

计算范式和数据范式的快速发展,推动了人类世界各领域数字化智能化深度发展,而面向医疗健康领域,超级计算作为高性能计算和大规模数据处理的集合,将成为未来支撑数字数值融合的人体数字孪生发展的能力支撑和有效牵引,通过高性能机理模拟和预测仿真、多模态数据的整合和智能分析等,逐步建立完善多层级的生命数字孪生体系,打造智慧医疗大脑。

(孟祥飞　康波　彭修乾　李菲菲　张森乐)

参考文献

[1] 冯云, 周淑秋. MPI+ OpenMP 混合并行编程模型应用研究 [J]. 计算机系统应用, 2006, 2: 86–89.

[2] 胡峰, 胡保生. 并行计算技术与并行算法综述 [J]. 电脑与信息技术, 1999, 5: 47–59.

[3] 李永生. 面向数值仿真的胸主动脉力学性能研究及本构模型优化 [D]; 复旦大学, 2014.

[4] 庞浜. 改善全髋关节置换手术的康复方法研究与实验 [D]; 厦门大学, 2017.

[6] 孙鲁琨. 应变测量钢板的研制及骨折愈合模型评估的生物力学研究 [D]; 中国人民解放军海军军医大学, 2018.

[7] 武冀杰. 癌转移腰椎椎骨骨折的有限元建模与生物力学分析 [D]; 吉林大学, 2019.

[8] 许培海, 黄匡时. 我国健康医疗大数据的现状, 问题及对策 [J]. 中国数字医学, 2017, 12(5): 24–26.

[9] 张昕, 季仲贞, 王斌. OpenMP 在 MM5 中尺度模式中的应用试验 [J]. 气候与环境研究, 2001, 6(1): 84–90.

[10] ALDER B J, WAINWRIGHT T E. Phase transition for a hard sphere system [J]. The Journal of chemical physics, 1957, 27(5): 1208–1209.

[11] BOCK L V, KOLAŘ M H, GRUBMüLLER H. Molecular simulations of the ribosome and associated translation factors [J]. Current opinion in structural biology, 2018, 49:27–35.

[12] CAO Y, YANG R, WANG W, et al. Computational study of the ion and water permeation and transport mechanisms of the SARS–CoV–2 pentameric E protein channel [J]. Frontiers

in molecular biosciences, 2020, 7:565797.

[13] DAOUD I, BOUARAB S, GHALEM S. Docking, dynamic simulation and quantum mechanics studies of pyrazinamide derivatives as novel inhibitors of Acetylcholinesterase and Butyrylcholinesterase [J]. Pharma Chem, 2015, 7:307-321.

[14] JING Y, BIAN Y, HU Z, et al. Deep learning for drug design: an artificial intelligence paradigm for drug discovery in the big data era [J]. The AAPS journal, 2018, 20(3): 1-10.

[15] LI Y-S, CHEN X-H, LIU J, et al. OHTMA: an optimized heuristic topology-aware mapping algorithm on the tianhe-3 exascale supercomputer prototype [J]. Frontiers of Information Technology & Electronic Engineering, 2020, 21(6): 939-949.

[16] OFFICE U S G A. New Drug Development: Science, Business, Regulatory, and Intellectual Property Issues Cited as Hampering Drug Development Efforts; Report to Congressional Requesters [M]. DIANE Publishing, 2006.

[17] PERILLA J R, GOH B C, CASSIDY C K, et al. Molecular dynamics simulations of large macromolecular complexes [J]. Current opinion in structural biology, 2015, 31:64-74.

[18] PETREY D, XIANG Z, TANG C L, et al. Using multiple structure alignments, fast model building, and energetic analysis in fold recognition and homology modeling [J]. Proteins: Structure, Function, and Bioinformatics, 2003, 53(S6): 430-435.

[19] PHILLIPS J C, BRAUN R, WANG W, et al. Scalable molecular dynamics with NAMD [J]. Journal of computational chemistry, 2005, 26(16): 1781-1802.

[20] PLIMPTON S. Fast parallel algorithms for short-range molecular dynamics [J]. Journal of computational physics, 1995, 117(1): 1-19.

[21] PRONK S, PáLL S, SCHULZ R, et al. GROMACS 4.5: a high-throughput and highly parallel open source molecular simulation toolkit [J]. Bioinformatics, 2013, 29(7): 845-854.

[22] SHAW D E, MARAGAKIS P, LINDORFF-LARSEN K, et al. Atomic-level characterization of the structural dynamics of proteins [J]. Science, 2010, 330(6002): 341-346.

[23] ŠPONER J, CANG X, CHEATHAM III T E. Molecular dynamics simulations of G-DNA and perspectives on the simulation of nucleic acid structures [J]. Methods, 2012, 57(1): 25-39.

[24] STILLINGER F H, RAHMAN A. Improved simulation of liquid water by molecular dynamics [J]. The Journal of Chemical Physics, 1974, 60(4): 1545-1557.

[25] TAKADA S. Coarse-grained molecular simulations of large biomolecules [J]. Current opinion in structural biology, 2012, 22(2): 130-137.

[26] YOU X, YANG H, LUAN Z, et al. Performance evaluation and analysis of linear algebra kernels in the prototype tianhe-3 cluster; proceedings of the Asian Conference on Supercomputing Frontiers, F, 2019 [C]. Springer.

第四章

人工智能技术的医学应用

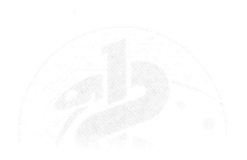

医学作为一门需要扎实理论基础和大量临床经验的实践性学科,培养一名合格的医生需要较长的周期,与之相对的社会对医学的需求又日渐增长,因此,人工智能的出现提供了良好的、可以弥补这一供需缺口的可行性思路。

第一节 医学人工智能的主要研究领域

随着人工智能与医疗行业的进一步融合、交叉,人工智能的相关辅助技术也在医疗领域的多个方面提供了帮助。基于大数据的人工智能深度学习技术将改变传统医疗行业,通过对疾病提供更准确、快速的诊断和治疗,从而提高疾病的早期诊断率和治愈率,一定程度上可以减少由于疾病的发生发展对机体造成的进一步伤害。另外,医学人工智能目前在医学制药和诊治领域的应用突飞猛进,极大地推进了医疗事业的发展。总而言之,医学人工智能的发展,可以为医生、病人和医疗机构三方创造新的诊疗手段,有助于医疗上更好的决策、优化,从而提高医学研究与临床试验的效率。在医疗行业,人工智能的影响主要包括医学影像智能识别、疾病智能诊疗、医疗机器人、药物智能开发和智能健康管理这5个方面。

1. 医学影像智能识别

智能影像识别是将人工智能技术具体应用在医学影像的诊断上,帮助医生定位病症分析病情,辅助做出效率更高、准确率更高的临床诊断。

影像学技术应用多种物理学成像原理,获得人体组织的结构图像数据,影像数据具有精准直观、特异敏感、可靠性强的特性,在临床诊断上发挥着不可替代的作用。目前临床上常用的医学成像技术包括核磁共振成像(MRI)、计算机断层扫描成像(CT)、超声成像、正电子发射断层成像(PET)、弥散张量成像(DTI)等,因其不同的原理与功能而满足特定的医学成像需求。有研究统计,医疗数据中有超过90%的数据来自于医学影像。在传统的培养模式中,一位优秀的医学影像专业医生的培养周期长、投入成本大,除此之外,医生阅片时由于主观性太强或者临床信息利用不足,在判断过程中容易出现误判。人工智能通过大量医学影像特征的学习,可以帮助医生客观地进行病灶区域定位,进而减少因个人主观性判断而导致的漏诊、误诊等问题。

同时,数据密集也是医学资源的一大特点,尤其在影像学、遗传学等方面,数据生成速度的进一步提升必将带来医疗数据库的急剧扩充,因此,提高人工智能挖掘提取医学影像相关深层信息的效率是促进人工智能和医疗相辅相成的关键。

机器总是比人类更善于从图像中提取特征和信息。机器学习已经被证明可以比人类更准确地预测非小细胞肺癌。Masood等使用一种基于身体局域网络(MBAN)的新型深度学习模型和转移信息的计算机辅助决策支持系统,可将检测到的每1个肺结节划分为4个肺癌分期中,并对不同扫描条件下的不同数据集进行性能评估。与现有的CNN相比,该系统分类器DFC Net的整体准确率达84.58%,CNN的准确率为77.6%。这一研究表明该系统在辅助放射科医师提高肺癌结节检测准确度和效率方面的潜力。与传统方法相比,机器学习方法在提高预测性能方面具有优势。为了更好地支持临床决策过程,有研究者提出了一种模型,用于通过使用Logistic回归分析卒中后48小时内的生理参数来预测3个月的治疗结果。

人工智能辅助识别动态和静态医学影像的能力因为其具有检测速度快、检测精度高、持续高效性等诸多优点,能够持续快速、精准高效的识别检测出对应病灶,已经得到了广泛的认可和应用。最开始,人工智能技术用于临床成像中诸如图像获取和存储之类的管理工作。随着数据分析和通信技术的发展,计算机的辅助功能现已成为医疗工作中不可或缺的一部分,比如CAD(计算机辅助诊断技术)已成乳腺钼靶筛查中必需的环节。人工智能在医学影像中的应用在医疗资源稀缺的偏远地区和第三世界国家中,也具有改善医疗保健的巨大潜力。与较富裕的国家或地区相比,在贫困地区应用人工智能技术对挽救生命的影响可能要大得多,因此带来的好处可能远远超过风险。

2.疾病智能诊疗

作为人工智能在医疗方面最突出的应用,疾病智能诊疗将人工智能技术应用于疾病诊疗中,计算机可以通过大数据和深度挖掘等技术,自动识别病人的临床变量和指标,帮助医生进行病理、检验报告等的统计,对病人的医疗数据进行分析和挖掘。计算机通过"学习"相关的医学专业知识,模拟医生的诊疗思维和推理过程,从而给出可靠的诊断和治疗方案。就目前而言,进行疾病诊断和治疗的主体依旧是临床医生,然而相对传统的问诊、触诊和检测、诊断的流程,新的人工智能技术在判断诊疗依据和技术手段上已然带来一定程度的变革。智能诊疗是人工智能在医疗领域最重要、也最核心的应用场景。某公司开发的云听智能听诊系统可针对肺炎、哮喘与先心病,通过人工智能算法自动分析心肺音,用于辅助诊断。除此之外,人工智能还能在病理方面提供一定的辅助作用,尤其对于经验不足的病理医生。

当今时代,人工智能已经逐步成了医疗机构诊疗过程中重要的一环,其涵盖了在线预约、医疗记录数字化、随访提醒以及药物处方多种药物组合时的剂量算法和不良反应警告以及随访提醒等多个环节。

3.医疗机器人

机器人在医疗领域的应用十分广泛,比如修复人类受损身体的智能假肢、外骨骼等辅助设备以及辅助医护人员的工作的医疗保健机器人。目前实践中的医疗机器人主要有两种:一种是读取人体神经信号的可穿戴型机器人,即常说的"智能外骨骼";另一种是能够承担外科手术或医疗保健功能的机器人,例如IBM开发的达·芬奇手术机器人。

云计算、大数据分析和人工智能的进步导致人们在各行各业中对智能机器人的研究与开发不断增加。受深度学习成功应用的启发,外科医疗机构与科技巨头携手开发智能外科机器人。传统的机械机器人的功能是通过手术器械经过震颤过滤的运动将外科医生的手的动作传递到手术目标。类似地,外科手术机器人利用人类在手术前生成的3D数字细节进行下一次迭代,使人为操控的动作与个性化手术计划一致。

目前,机器人既可以执行预先编程的任务,也可以通过结果良好或不那么理想的反馈管道(强化学习)从自身的经验中学习。依托于人工智能和深度学习的不断发展,临床医生可以利用手术机器人作为数据驱动的平台,进而做出对病人更加有利的临床决策。在这些机器人中,自动化将由深度学习模型(Deep Learning Model,DLM)驱动,该模型通过人工神经网络(ANN)的应用进行设计、定义和不断发展。ANN在数字上等同于生物神经系统。智能机器人将识别器官,组织和手术目标,以执行由外科医生或机器人自动监督的任务,从而补充人类的表现。要构建DLM,将需要大量高质量的带注释的数据。理想情况下,这些数据将遵循统一标准从多个中心获得。已经观察到,将DLM部署到临床上时,它们可以自己学习,并且学习速度远超过人脑。无人驾驶汽车通过多个来源连续捕获和处理数据,从而不断提高自身性能。同样,通过术中传感器,外部和内部视频收集手术数据也是可行的,并且可以从麻醉期间用于监测患者的机器直接获取。这些传感器还可能潜在地突出血管,神经细胞,肿瘤边缘或其他可能难以可视化的重要结构。以某科技公司开发的手术系统为典型代表,通过比人灵活的机械手携带高清摄像机进入人体,并可还原高清晰的三维图像,给予医者极高的视觉体验;另外,手术的精度和密度也保持着一流水平。手术机器人在一线临床的使用上已经逐渐普及,尤其在微创手术领域,因其所具有的高效性和精准性,备受医患双方的青睐。

4.药物智能开发

药物发现和开发是对人类健康和福祉做出贡献的最重要的转化科学活动之一。但是,新药的开发是一个非常复杂、漫长且花费昂贵的过程,发现和开发药物的过程可能需要十多年,平均成本为28亿美元。为此,如何降低药物开发成本和加快新药开发已经成为工业上一个充满挑战和亟需解决的问题。人工智能集成的药物发现和开发加速了制药业的增长,导致了制药行业的革命性变革。

在药物发现领域,人工智能在化合物虚拟筛选、分子生成、靶点识别及药物性质预测等方面得到越来越广泛的应用。AI可以帮助识别目标化合物和先导化合物,并提供更快的药物靶点验证和药物结构优化设计。这一技术将会缩短药物研发周期、降低新药成本并且提高新药的研发成功率。原子和分子特性的计算预测是大多数药物从头设计策略的基础,为了扩充化学空间且产生高成药性的分子,研究者们利用深度学习技术设计了不同的分子生成模型,为从头药物设计提供了强大的支持。机器学习是人工智能的一个分支,目前研究者们致力于以较低的时间成本以量子力学级别的精度预测小分子的物理和化学性质。例如,基于AI的方法可以通过考虑药物及其靶标的特征或相似性来测量药物的结合亲和力、潜在生理毒性等。AI可以通过预测3D蛋白质结构来协助基于化学结构的药物发现,并且设计符合目标蛋白质位点的化学环境。

AI的进步有助于缩短药物开发过程以及产品的整体生命周期。但目前,AI在制药上面临着一些技术与政策上的挑战,且AI与制药技术的整合尚欠缺统一的管理规范。尽管如此,随着技术和政策的不断完善,AI很可能在不久的将来成为制药行业的宝贵工具。

5.智能健康管理

基于人工智能技术而制造的智能设备可以监测到人们的一些基本身体特征,如脉搏、身体健康指数、睡眠质量、饮食与运动情况等,对个体身体素质进行简单的评估,及时识别疾病发生的风险,提供个性化的健康管理方案。目前人工智能在健康管理方面的应用主要集中在风险识别、在线问诊、健康干预以及基于精准医疗的健康管理。

人工智能旨在模仿人类的认知功能。随着医疗保健数据可用性的提高和分析技术的快速发展,它正在向医疗保健领域带来范式转变。人工智能可以应用于各种类型的医疗保健数据(结构化和非结构化)。

在将系统部署到医疗保健应用中之前,需要对从临床活动(例如筛查、诊断、治疗分配等)生成的数据进行"培训",以便它们可以学习相似的主题组、主题特征和感兴趣的结果。这些临床数据通常以人口统计学资料、医学注释、医疗设备的电子记录、体格检查结果,以及临床实验室数据和图像等形式存在。在现实生活中,基于物联网技术的智能手机和可穿戴设备的迅速普及正在将医疗保健演变为个性化医疗保健系

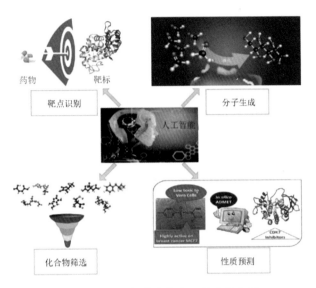

图4-1-1　人工智能在药物开发中的应用

统。智能健康管理技术将能够实现高效、可靠、低成本的预防保健,更重要的是,可以增强患者的亲身体验感,从而有更理想的可持续性。

这里我们以脑卒中为例子说明。脑卒中是一种常见且频繁发生的疾病,全世界有超过5亿人受到影响,在中国人群中也是主要的死亡因素。脑卒中在全世界造成的医疗费用约为6890亿美元,给国家和家庭造成沉重负担。因此,开展脑卒中防治研究具有重要意义。人工智能技术分别在早期疾病预测和诊断、治疗和结果预测,以及预后这3个领域对脑卒中的发生发展进行预测。Maninini等提出了一种可穿戴设备,用于收集有关正常/病理步态的数据以预测脑卒中。数据将通过隐马尔可夫模型和SVM进行提取和建模,该算法可以将90.5%的受试者正确分类为正确的人群。为了改善tPA治疗的临床决策过程,Love等人通过使用贝叶斯信念网络分析实践指南,荟萃分析和临床试验,提出了脑卒中治疗模型。该模型由56个不同的变量和3个决策组成,用于分析诊断,治疗和结果预测的过程。有研究团队使用相互作用树和亚组分析,根据患者特征,同时考虑了出血风险和治疗效果,探索了合适的tPA剂量。这表明,许多因素都会影响脑卒中的预后和死亡率,人工智能可以帮助预测甚至起到预防的作用。

医疗保健数据的可用性不断提高以及大数据分析方法的迅速发展,使得人工智能在医疗保健领域的近期成功应用成为可能。在相关临床问题的指导下,强大的人工智能技术可以解锁隐藏在海量数据中的临床相关信息,进而有助于临床决策。

(刘莉　洪畅　胡成毅　崔浩)

第二节　人工智能与临床决策

1955年,麦卡锡将人工智能定义为"the science and engineering of making intelligent machines",并预言,人工智能有一天将能够完成以前被认为是人类智能独有的壮举,例如抽象思维、高级问题解决方案和迭代式自我完善等。人工智能已经开始改变各个领域的众多行业,例如无人驾驶汽车、股市波动的预测等。但是,人工智能在医疗保健领域的整合明显落后于其他行业。人们对人工智能在医学领域的发展抱有极大的期望,但人工智能的实际应用才刚刚开始,它对未来医学的真正影响还未完全展现。

一、影像学

胸部X片是最常见的医学扫描类型。在一项通过胸部X片识别癌性肺结节的研究中,深度学习模型评估了34000多名患者的胸部X片,模型的准确率超过了大部分参与测试的放射科医生。2018年,一项相关研究纳入了874张胸部X片,运用深度学习算法识别肺部浑浊、胸腔积液、肺门隆起和心界增大等4种不同的诊断,并证实深度学习算法的总体准确性优于或等于具有不同经验水平的放射科医生。同样,人工智能已经在电子计算机断层扫描、核磁共振成像、超声等不同种类的医学影像中发挥作用。在一项研究中,研究者回顾了460名患者的非增强期、动脉期和延迟期肝脏增强CT图像,用于识别不同类别的肿块(肝细胞癌、除了肝细胞癌以外的恶性肝肿瘤、不确定的肿块样病变、除血管瘤和囊肿以外的罕见良性肝脏肿块、血管瘤、囊肿),最终模型的中位数准确性为0.84。一项针对37000例头部CT扫描的,针对急性神经系统事件(例如脑卒中或头部外伤)的独特影像识别研究中,利用人工智能算法分析了13种不同的解剖学发现并获得0.73的受试者工作特征面积(AUC),对来自数据集的实际病例进行了模拟的前瞻性双盲随机对照试验,结果表明,深度学习算法判别CT的速度比放射科医生快150倍(1.2秒与177秒)。但研究发现该算法在筛查急性神经系统扫描方面的诊断准确性比人类的表现差,并表明还需要进一步研究。在这些研究中都使用了相对大量的影像进行训练和随后的评估。由于方法的显著差异,无法比较研究之间的准确性。而且,AUC不能做到全面的评估模型性能,较高的AUC也并不一定代表具有较大的临床实用性。目前常用的性能验证方法都不能全面的验证模型的临床实用性。这就是所谓的"人工智能鸿沟(AI chasm)"。如果没有被证明可以改善临床结果,那么即使AUC为0.99也没有太大的价值。

二、病理

数字病理学包括使用病理切片扫描仪对组织病理学切片进行数字化的过程和使用计算方法分析这些数字化切片(Whole Slide Image,WSI)的过程。数字切片扫描的问世以及深度学习的兴起,导致了人们对基于人工智能的数字病理技术的兴趣激增。在2018年发表的一篇文章中,Salt等使用CNN结合病理切片图像信息和病理学家的反馈,自动检测来自The Cancer Genome Atlas(TCGA)的组织病理切片图像中的肿瘤浸润淋巴细胞的空间结构,并发现该特征可预测13种不同癌症亚型的预后。Couture等应用H&E染色的乳腺肿瘤组织微阵列图像训练CNN,以确定肿瘤分级、组织学亚型、雌激素受体状态、固有的乳腺癌亚型和复发风险(ROR)-PT得分。Romo-Bucheli等开发一种深度学习分类器来自动检测ER阳性乳腺癌标本的WSI中的有丝分裂图形,由深度学习算法识别出的有丝分裂数量将与相应的Oncotype DX风险类别明显相关($P=0.00001$)。Nagpal等介绍了用于Gleason评分前列腺切除术全幻灯片图像的深度学习系统。在331张图片的独立验证集中进行评估。参考的诊断标准是由泌尿生殖系统病理学家专家制定的。结果表明深度学习方法在预测Gleason评分方面的准确性为0.70,而29位病理学家的平均准确度为0.61。Geessink等通过专家评估了129名直肠腺癌患者的组织学切片肿瘤基质比率,并以此训练了一种基于深度学习的半自动方法,以对直肠癌组织学中的所有相关组织类型进行细分。使用基于CNN的方法对大肠癌患者进行预后分析。Kather等使用CNN生成了一个"深层间质评分(deep stroma score)",并发现在409名患者的独立验证集中,它能独立预测无复发生存率(HR 1.92,CI 1.34-2.76)和OS(HR 1.63,CI 1.14-2.33)。迄今为止,使用2D切片开发的人工智能方法必须适当地调整以适应可以分析包含整个组织的3D图像。此外,为了向患者提供更全面更准确的评估,未来的分析方法可能需要结合多个模态,例如蛋白质组学、基因组学等。

三、皮肤镜

皮肤癌是人类最常见的恶性肿瘤之一,主要通过视觉检查进行诊断,首先是进行初步的临床筛查,然后进行皮肤镜分析,最后行活检和组织病理学检查。由于皮肤损伤外观的细微变化,使用图像对皮肤损伤进行自动分类是一项艰巨的任务。Esteva等研究者使用129450张临床图像的数据集(包括2032种不同的疾病)训练了深层的CNN,并将其在区分角质形成细胞癌与良性脂溢性角化病和恶性黑色素瘤与良性痣两个关键的任务上的性能与21位专业的皮肤科医生进行了比较。发现CNN在这两个任务上的表现均达到了与皮肤科医生相当的水平。Tschandl等在使用经过预先训练10,015张图像的机器学习模型通过皮肤镜图像将色素沉着的皮肤病变正确分类为七个预定义的疾病类别,并将结果与临床医师进行比较。研究人员发现机器学习模型在各方面均优于人类医师。在临床实践过程中,大多数皮肤疾病是由初级医生诊断的,这可能导致一定程度上的误判。如果可以证明人工智能能模拟经验丰富的皮肤科医生,那将是一个重大进步。

四、眼科

已有许多研究比较了算法和眼科医生在诊断不同眼睛病变方面的性能。经过54位眼科医生标记的超过128000张视网膜眼底照片训练后,使用神经网络评估了5000例糖尿病性视网膜病变的10000多张视网膜眼底照片,并将将结果与七或八位眼科医生的诊断进行了比较,在两个独立的验证集中AUC为0.99。在一项将视网膜眼底照片用于诊断年龄相关性黄斑变性的研究中,DNN算法的准确性介于88%至92%之间,几乎与专业眼科医生的一样高。Elze等开发了一种无监督的计算机程序来分析视野缺失模式并为每个模式分配加权系数。经验证这种方法可能是检测青光眼早期视野缺损的有效方法。Yousefi等开发了一种基于机器学习的算法,该算法比临床应用的常规策略更早地检测青光眼的纵向视野进展。

尽管迄今为止,视网膜OCT和眼底图像的研究大多都集中在眼部疾病,但最近的研究表明,这些图像可以为大脑早期诊断包括阿尔茨海默氏病在内的痴呆症提供一个新的思路。视网膜照片的潜在用途似乎已经超越了眼部疾病本身。使用DNN在包含284335名患者的训练集中进行模型训练,并在两个独立的包含12026和999名患者的验证集上进行了验证。该模型通过视网膜图像预测心血管危险因素,包括年龄、性别、血压、吸烟状况、红蛋白和发生严重不良心血管事件的可能性。

五、消化内镜

对于肠胃科医生来说,在结肠镜检查中发现微小的(<5mm)腺瘤或无蒂息肉可能非常困难。人工智能的首次前瞻性临床验证是在325名患者中进行的,共有466个微

小息肉,预测率为98.1%。该算法无需注射染料,且诊断的速度可以达到35秒。无论是新手医生还是胃肠病学资深的专家都可以很好的运用该算法。

另一项独立研究重复了提高速度和准确性的结果。这些结果表明:机器视觉在高倍率下可以准确快速地解释特定的医学图像。为了帮助区分Barrett食管的早期肿瘤病变,van der Sommen等开发了一种计算机算法,该算法采用了特定的纹理、彩色滤光片和机器学习技术,以检测Barrett食道的早期肿瘤性病变。该算法具备检测早期肿瘤病变的能力,灵敏度和特异性为83%。2017年,同一小组又研究了一种模型,通过使用60个容积激光显微内镜图像来提高Barrett食管早期肿瘤病变的检出率。与临床容积激光显微内镜预测评分相比,这种新型计算机模型显示出更好的性能,灵敏度为90%,特异性为93%。一项公开发表的随机对照试验调查了结肠镜检查中基于DL的自动息肉检测系统的效果。共有1058名患者被随机分配到接受或不接受这种诊断性结肠镜检查的组。人工智能系统将腺瘤检出率从20.3%显着提高到29.1%,每例腺瘤的平均数目从0.31提高到0.53。这些结果表明,人工智能系统可用于提高日常内窥镜检查对胃肠道病变的诊断价值。

六、预后探索

数十年来,临床医生的临床决策大多依赖于基于大型随机对照试验等最高水平证据的临床指南。这些指南通过汇总各类试验证据,依照预后结果将患者粗略分层,对高、中、低风险的患者推荐不同的治疗手段来提高总体的生存水平。但这种粗略分层已难以满足临床的需要。最近,个性化的治疗方法已成为越来越引人注目的研究领域。这种趋势在肿瘤学中尤为突出,很多新发现的预后和预测因素使更精确的治疗方案与每个患者的肿瘤特征相匹配。利用图像中的大数据建立预后模型,可以更好的预测癌症患者的预后。Sato等在2005年提出了ANN模型,用于预测418例食道癌患者的1年和5年生存率。与传统的线性判别分析模型相比,该ANN模型显示出更高的性能。Rotondano等人比较了Rockall评分和监督神经网络模型,以预测2380例患者非静脉曲张性上消化道出血的死亡率。该方法显示,与Rockall评分法相比,ANN模型预测性能的灵敏度(83.8%vs.71.4%)、特异性(97.5%vs.52.0%)、准确度(96.8%vs.52.9%)和AUC均优于Rockall评分法。Sepehri等比较了两条ML通道以建立利用肺癌患者临床和^{18}F-FDG PET/CT放射组学特征的预后模型。^{18}F-FDG PET/CT是正电子发射计算机断层显像(PET)、氟代脱氧葡萄糖(^{18}F-FDG)和CT的组合。他们表明,尽管向量机在训练步骤中提供了比随机森林更好的准确性,但随机森林模型具有最高的验证性能(71%vs.59%)。

七、讨论

尽管有人工智能技术表现出优越的性能,但仍然存在巨大的障碍和陷阱。人工智能炒作的状态已经远远超出了人工智能科学的状态,尤其是在涉及验证和患者护理实施的准备方面。最近的例子是IBM Watson Health的癌症人工智能算法(Watson for Oncology)。该算法被全世界数百家医院推荐用于癌症患者的治疗,但由于该算法基于少数合成的非真实病例,真实数据非常有限,已显示许多实际的治疗建议输出是错误的。这强调了有缺陷的算法可能会对患者造成重大伤害,从而可能导致医疗事故。

将人工智能引入医学的实践才刚刚开始。对于人工智能用来帮助临床医生进行临床决策的研究,大多数都是以回顾性方式进行设计的或者作为来自单个中心的病例对照研究。这使得研究存在极大的偏差。错误算法的风险比单纯医患风险增加数倍,但是减少错误、增加效率是值得的。而且临床ML的多学科领域吸引了来自不同学科的研究人员,包括临床医生、计算机科学家、医学物理学家和生物统计学家等。但目前阶段,这些不同的研究区域通常是孤立的,科学家在访问数据时因为他们的专业知识不属于临床领域,往往难以理解完整的临床背景或对数据的理解存在局限性。因此,要克服人工智能临床应用上的障碍,还必须在各专业之间密切合作。

虽然越来越多的临床医生对与科学家合作感兴趣,但也有很多人仍不信任人工智能模型。人们普遍表示不信任的原因之一是预测性能不理想,尤其是预后模型。但是目前对于临床上可接受的预测准确性没有公认的标准,即使对于有经验的临床医生而言,要准确预测复杂终点(如总生存期)也非常困难。

当模型在训练数据集上进行过多的学习或拟合,导致预测不能很好地推广到新的数据集,就说明发生了过度拟合。尽管在深度学习模型的开发中使用了几种方法来减少过度拟合,但它们并不能保证解决这个问题。此外,通过病例对照设计收集的数据集特别容易受到频谱偏差的影响。当用于模型开发的数据集不能充分代表将在临床实践中应用的目标人群时,就会出现频谱偏差。

由于过度拟合和频谱偏差可能导致对准确性和泛化的高估,因此必须使用未使用的数据集进行模型开发的外部验证,并且以使频谱偏差最小的方式进行收集。为了进行更可靠的临床验证,需要设计良好的多中心前瞻性研究,并采用能代表目标人群的充分纳入/排除标准。

对人工智能抱有合理的期望非常重要,比如用于现实测试的自动驾驶汽车模型,大多数人都同意自动驾驶汽车代表了迄今为止人工智能的巅峰技术成就,但是"自动驾驶"一词具有误导性。汽车工程师协会(SAE)定义了L0-L5六个自动化驾驶的级别,其中L5表示由无人驾驶系统完成所有驾驶操作。但L5级别的自动驾驶汽车可能永远也无法实现,因为很多环境或道路条件将禁止使用此类车辆。出于同样的原因,医学不太可能实现高度的自动化。人体健康实在太宝贵了,将其完全归于机器,这很难被接受。所以临床实践中,应当医生为主导,人工智能为辅助。

尽管,人工智能在医学领域的发展面临很多困境,但是它快速、准确、经济地处理海量数据的能力和执行人类无法完成的任务的能力十分出色,这些能力将最终为真正由数据驱动的高性能医学奠定基础,减轻我们对人力资源的依赖,使人类真正从中获益。

(刘莉　洪畅　胡成毅　崔浩)

第三节　人工智能与健康管理

用户可以通过可穿戴的智能设备监测个体的一些基本特征,如运动情况、血压、心率、睡眠质量等,来对身体状态进行简单的评价,甚至识别特定疾病可能发生的风险,以此督促用户进行更严格的身体健康管理。

一、人工智能与饮食健康管理

人工智能技术的爆炸性增长使医学数据的应用方式不断革新。在医学技术中引入人工智能将加快健康饮食管理的创新步伐。例如:卷积神经网络,一种用于处理医学图像的算法,可用于分析食物图片;自然语言处理,一种处理电子病历中文本的算法,可适用于处理饮食记录。基于卷积神经网络,有人提出了一种自动化的智能手机应用程序,该应用程序可以监控用户所购买的食物和饮料的图像,从而评估用户对地中海饮食(一种健康的饮食方式)的遵守情况,用于健康饮食管理。基于图像的应用程序在评估饮食方面广受欢迎,与传统的笔纸记录方法相比,它可以减轻研究人员和参与者的工作负担。

随着人工智能聊天机器人(也称为智能语音助手,如小爱、Siri、Cortana)在移动通信工具(如手机、平板电脑、笔记本电脑)上的普及,人工智能聊天机器人在人们日常饮食管理中发挥着越来越巨大的作用。人工智能聊天机器人采用对话系统,以通过语音、文本或二者兼有的方式与用户进行自然语言对话,通过自然人类对话来了解个人饮食习惯,劝告个人健康饮食,提高维持健康饮食行为的自我效能,帮助人们进行健康饮食管理。目前在辅助人们进行健康饮食管理的人工智能聊天机器人中,有的能提供全面而详细的健康饮食的信息咨询和普适性的健康饮食指导,有的能基于既定的健康饮食干预计划(如营养师安排的饮食计划),个性化地对服务对象进行教育、指导和劝诫,纠正不良的饮食习惯,提高维持健康饮食的自我管理效能。有研究评估了人工智能聊天机器人Tess在协助青少年患者保持健康体重和改善糖尿病前期症状方面的作用,发现其效果显著。另一项概念验证研究对Paola人工智能聊天机器人进行了报道,发现其能够改善参与者的体重和饮食管理。此外,有人研发了一种智能语音助手来帮助护理人员管理阿尔兹海默症患者的饮食。智能语音助手为用户提供了自然、交互式的界面,不需要用户具有相关的知识背景,极大地改善了用户的健康饮食管理效能。

二、人工智能与体育运动健康管理

许多体育运动都需要进行专业的培训,包括:分析、指导并纠正运动姿势,合理安排训练计划。但是,并非所有运动员都配备指导专家。为了满足各种用户的个性化要求,人工智能教练被开发出来用于精心指导用户的体育锻炼,提高用户的体育运动水平。大多数体育运动都可以利用机器学习算法进行辅助,例如:棒球,骑自行车,滑雪,太极,游泳,举重和网球等。机器学习算法能给运动员提供专业的姿势识别和矫正,这个过程包括从传感器收集身体信息,将数据输入模型,识别和汇报结果。

(一)支持向量机与体育运动

Bačić等人的研究证明基于径向基函数的支持向量机的分类器可以自动识别网球运动中的挥杆动作。他们能够根据教练给出的不同标准估算挥杆技巧。针对高尔夫运动,Zhang等人设计了一个基于支持向量机和高斯混合模型分析姿势和分数的系统。

(二)卷积神经网络与体育运动

除了支持向量机外,基于神经网络的模型也越来越流行,而卷积神经网络的应用更为频繁。Kamel等创建了一个基于卷积神经网络的系统,该系统将学生的姿势与太极拳老师的姿势进行比较,并通过用户界面实时反馈出学生与老师的动作之间的一致性得分。此外,有人使用支持向量机进一步对太极教练系统进行训练,该系统除了能提供实时反馈之外,还能够使用自动虚拟环境技术模拟周围的运动环境。Wu等人通过卷积神经网络模型收集了运动员上半身信息(仅需使用普通的摄像头跟踪球的运动)并建立模型,就能在发球前来预测球的运动。由于尺度不变性和局部依赖性,卷积神经网络在提取特征方面优势更大,尤其是在时间序列数据分类中。大多数神经网络模型被应用于健康和运动领域,以进行姿势或手势估计。Parmar等使用神经网络为奥运会打分,这也与姿势估计有关。也有人将其用于设计训练计划。

(三)其他神经网络与体育运动

一些研究人员在他们的工作中还使用了递归神经网络,回声静态神经网络,小波神经网络和长期记忆神经网络。例如:有人开发了一种基于人体姿势的实时武术训练系统,它使用递归网络来学习人类运动的特征,并将其传递给3D在线网络,使用虚拟现实技术来指导武术动作。

三、人工智能与睡眠

睡眠障碍的评估和治疗很大程度上取决于多导睡眠图(PSG)的使用,而多导睡眠图的使用会创建大量的电生理数据。因此,通过"大数据"创建的人工智能在睡眠医学中能发挥巨大的作用:①更准确地分类和诊断疾病;②预测疾病的发展和预后;③分析疾病亚型的特征;④使睡眠评分更加精确;⑤优化个性化治疗方法。迄今为止,大多数自动模式识别任务都依赖于基于规则的计算机程序,这些程序容易受到人为错误和偏见的影响。现在,算法的进步使计算机能够识别数据中的模式,而无需明确编程的规则。多导睡眠图记录中生成的大量电生理数据是AI应用程序的基层数据。结合人口统计学、遗传信息、个人行为、心理情况、生活方式和其他生物数据,人工智能方法有望为人们提供新的思路,为睡眠障碍的诊断和临床护理提供依据。在睡眠期间,所收集的丰富、纵向、自生成的数据(例如可穿戴的能够测量患者生命体征和运动数据的设备所记录的信息)非常适合AI应用,将这些数据提取分析能提高护理水平,还能精准分析患者的健康状况。使用AI对睡眠进行分级以及对呼吸和运动事件进行评分,可以减少睡眠管理技术人员对多导睡眠图进行评分的时间,从而使他们能够为患者的需求提供更多的帮助,此外,还能优化气道正压的测量,以及减少患者的不适感。

四、人工智能与糖尿病健康管理

全世界约有4.63亿人患有糖尿病,为了提高糖尿病患者的治疗水平,数字健康近年来得到了广泛应用,其收集的大量数据,可用于糖尿病的进一步分析和治疗。人工智能的方法,特别是深度学习(一种新兴的机器学习类型),已经被广泛采用,并在糖尿病管理领域取得了很好的效果。

糖尿病血糖管理的目标是将患者血糖水平保持在正常血糖区域,避免低血糖或者高血糖事件的出现。随着糖尿病自我管理的数字化进程加快,深度学习开始飞速发展。血糖管理有几个子领域可以区分:血糖水平预测、血糖异常检测、胰岛素释放控制和日常生活决策支持。其中,血糖水平预测近年来受到越来越多的关注。准确的血糖预测能够进行早期干预,以防止血糖异常(即低血糖和高血糖),并协助传感器增加胰岛素泵提供的胰岛素剂量。使用智能手机应用程序可以让人们报告影响血糖水平的外源性事件。通过将血糖测量值与这些自我报告的事件(如膳食组成和胰岛素剂量)进行时间比对,可以形成多元时间序列,并通过深度学习模型进行处理。神经网络模型是一个强大的工具,它在时序处理和回归方面取得了巨大成功,是最广泛使用的血糖预测方法。Mirshekarian 等人提出了一个用于预测血糖的长短期记忆网络模型,该模型优于具有支持向量机的 EPM 模型。EPM 模型是一种用于计算系统状态的连续动态模型,由膳食吸收动力学、胰岛素吸收动力学和葡萄糖-胰岛素动力学组成。Li 等人将预测转化为一个分类问题,并在他们的血糖网络框架中使用一维扩张神经网络对未来血糖值的变化进行分类。该研究在两个临床数据集上测试了该模型。此外,还有人推荐使用扩张的深度神经网络来改进血糖预测。建立血糖预测模型时有一个需要重点的考虑因素是相关算法能否实时应用,在这方面,基于卷积神经网络和长短期记忆人工神经网络的深度学习模型已经在智能手机应用程序中得到验证,能够以较短的推理时间和较小的内存消耗进行实时血糖预测。

五、人工智能与高血压健康管理

袖带血压测量是临床诊断高血压的金标准。然而,基于袖带的方法需要 30 秒到 1 分钟来收紧手臂或手腕上的袖带,它们不能连续测量血压,而且会给测量人群带来不适。以前的研究报告了无袖带血压测量系统,但需要校准和降噪。基于人工智能的血压测量系统可以减少无袖带方法的测量时间间隔,并提高测量精度。大样本的机器学习和深度学习比仅基于脉搏波从心脏传导到身体特定部位所需要的时间(Pulse Transit Time, PTT)或从心电图的峰值时刻到脉搏波传导到身体特定部位时刻之间的时间(Pulse Arrival Time, PAT)的方法能更准确地估计血压,因为基于人工智能的血压测量除了使用PTT和PAT外,还使用了光电容积描记(一种探测心率的红外无损检测技术)和心电图波形。Monte Moreno建议使用基于机器学习的光体积描记器(Photoplethysmograph,PPG)波形分析进行血糖与无袖带血压测量,该方法的优点是不需要校准且符合英国高血压协会标准(B级)。

促进高血压自我监测的策略已被证明可降低血压并提高高血压控制率,尤其是与导致强化治疗的干预措施相结合时。手机上的智能应用程序的干预措施,可以以成本较低的方式来支持高血压自我管理行为,并且具有广泛的可扩展性。智能应用程序可以被设计来促进健康行为,包括血压自我监测、药物依从性、饮食变化和锻炼。此外,智能健康应用程序可以对来自家庭人员血压监测的信息进行预警,并提示个人根据测量结果采取适当的行动。

六、人工智能与慢性肾病健康管理

人工智能在预测、诊断和治疗肾脏疾病上发挥了巨大作用。最近有人开发了一种基于机器学习算法和生存分析相结合的预测模型,该模型可以对IgA肾病患者的肾脏疾病进展风险进行分层。在急性肾损伤研究,Tomasev等最近使用深度学习方法,通过对超过700000名退伍军人的连续健康记录数据开发循环神经网络模型,以此对急性肾损伤进行连续性的预测。

七、人工智能与医疗健康档案的管理

人工智能是用于分析冗长繁杂的电子病历的全新武器。电子病历包含大量临床诊断和治疗信息,可以使用自然语言处理和深度学习等人工智能方法将必要的信息提取,转化为机器可处理的数据,然后对这些数据进行总结和分析,用于辅助临床诊治。人工智能管理医疗健康档案的优点有:①人工智能通过捕捉、分享和应用集体的数据来做出"实时最佳决策",从而提高诊治效率;②使用特定的算法来优化患者的筛选过程:早期识别有较高风险患有慢性病(如肥胖症、糖尿病、心脏病等)的人群,早期识别有较高风险其后代出现遗传病(如血友病、白化病、苯丙酮尿症等)的人群,优化一级预防措施;③利用穿戴式生物传感器,实时捕捉大量患者健康数据,将其转变为可理解的数字媒体格式,在大数据的基础上进行研究和规划,有利于流行病的预防、监控和治疗(如:某品牌的电子手环可以实时监测患者的体温,有助于早期识别发热患者)。

电子病历和医疗过程的管理是人工智能实施决策的关键。从目前数据质量参差不齐的医疗病历记录来看,迫切需要一种统一标准的开源共享的数字媒体格式来获取并储存患者信息,从而使数据集的简化性、可读性和临床实用性得到明显的体现。基于人工智能的电子医疗或健康记录是个性化医疗、早期筛查和疾病监控预防的基本工具,能够提高电子医疗或健康记录临床价值并降低医疗成本。

八、目前人工智能在健康管理上的困境

(一)巩固AI应用程序的数据基础

医疗人工智能是在大量医疗数据积累的基础上发展的。当前医疗数据的结构非常复杂,部分原因是编译标准不统一,这导致了广泛的信息孤岛。必须建立一种传播和共享医学数据的机制。数据脱敏方法的发展将促进数据标准化和规范化。这些方法可用于建立标准测试数据集,以巩固AI应用程序的数据基础。

(二)制定将人工智能应用于健康管理的法规和法律

为了制定有效的健康管理人工智能应用所需的统一标准,必须在国家层面建立法律、法规和相关制度。在各行各业和临床研究环境中执行国家标准将确保人工智能数据能够以最安全、最合理的方式广泛而快速地应用。这将使人工智能在健康管理领域的应用更加谨慎。相关法律定义、责任分担机制和对自动化系统的监督规则尚未在中国和大多数其他国家或地区颁布。鉴于健康管理人工智能应用的伦理界限复杂,对人工智能的过度控制将阻碍创新和发展。另一方面,缺乏管理带来了在AI应用程序中主体责任不清楚的风险。因此,有必要在健康管理领域合理定义人工智能。当前有关健康管理人工智能的法规、法律不存在,或者仅处于最原始的发展阶段,也没有规范健康管理大数据(健康管理人工智能的基础)的健全法律。此外,关于健康管理人工智能数据的所有权、使用权、隐私标准、数据安全性、问责制以及法律是否可以保护研究人员、临床医生和工程师免受创新错误的影响,没有明确的法律指示。

(三)加强AI数据应用程序的数据安全性

与收集任何个人和健康数据一样,无意或盗版披露的风险也是一个主要问题。为了降低这些风险,有必要加强隐私保护的建设,使数据不敏感,并根据不同的层次和粒度来收集数据,以减少隐私泄露的风险。中国在医疗数据隐私保护方面拥有丰富的经验。在增强隐私保护的同时,国家和政府鼓励合理地访问和有意义 地使用数据,并使数据的选定部分可用于实时、开放数据库的研究。

(刘莉　洪畅　胡成毅　崔浩)

第四节　人工智能与远程医疗

一、远程医疗

远程医疗使临床医生可以远程评估患者。远程医疗具有许多优点：首先，远程医疗可以使有限的医疗资源更有效和公平的分配。因为远程医疗服务可以使医疗资源短缺的偏远山区获益，还避免了路途遥远带来的就医交通不便；其次，远程医疗将罕见病与专科诊治联系起来，使罕见病患者及时获取恰当的医疗服务，避免病情耽误；然后，慢性病和急性病患者都可以通过远程医疗来预约住院减少等待时间，或者通过远程医疗获得相应的护理指导；最后，在某些急性情况下，即使当地没有医疗服务，患者也可以通过远程医疗立即接受专家的指导。远程医疗主要包括以下几个方面：①家庭远程护理；②电子转诊给专家和医院；③全科医生和专家之间的电话咨询；④轻伤远程医疗；⑤呼叫中心和在线健康。

（一）家庭远程护理

在过去的 10 年中，人们对使用远程医疗作为家庭护理辅助工具的可能性产生了极大的兴趣。人们希望，与传统的医疗相比，远程医疗可以给慢性病患者提供更高质量或者更便宜的服务，从而推动了对各种不同远程医疗技术的可行性研究。总体而言，对于远程医疗，患者的满意度并不是非常高，但远程医疗具有更高效价比的事实毋庸置疑。Kaiser Permanente 组织最近报告了首次家用视频电话的正式随机对照试验。在该试验中，在家中对刚被诊断出患有各种慢性疾病（例如充血性心力衰竭，慢性阻塞性肺疾病，脑血管意外，癌症，糖尿病，焦虑症和需要伤口护理）的患者进行护理。干预组的患者配备了家用可视电话，电子听诊器和数字血压计。在 18 个月的时间里，远程医疗组的患者接受家庭医生访视的人数比对照组患者少 17%，但他们与护理人员的电话联系更加频繁。接受远程医疗的患者对设备感到满意，并得到了与对照患者一样有效的护理。远程医疗组的平均护理费用比对照组的平均护理费用低 27%，两组的护理质量指标相似。但是由于英国的家庭护理实践与中国的实践大不相同，因此远程护理的潜力可能会有所不同，因此这项工作需要在中国进行跟进。

（二）电子转诊给专家和医院

在过去的10年中，芬兰的全科医生能够通过远程网络转诊到赫尔辛基的Peijas医院。医院工作人员可以通过网络消息或通过视频链接安排电话咨询来处理许多此类转诊，而患者无需前往门诊就诊。一项为期20个月的研究发现，52%的全科医生转诊是通过电子方式处理的，远程网络转诊方法比普通就诊方法便宜：每位患者到内科门诊就诊的直接费用是每位患者的网络咨询费用的7倍。

（三）全科医生和专家之间的电话咨询

在将患者转诊到医院时，全科医生将话患者移交给第三方（医院专家）管理。全科医生的另一种选择是将患者保留在初级保健机构中，然后通过电话咨询专家来解决问题。当常规的医院转诊路途遥远时，远程医疗可能是一种有吸引力的选择。在心脏病，精神病学，骨科和眼科以及超声检查等技术领域，已经试用了各种远程咨询应用程序。尽管大量研究证明了技术可行性，但显然这种应用程序是否能广泛应用还言之过早。

（四）轻伤远程医疗

实时远程医疗最有前途的应用之一是使用视频链接来帮助轻伤患者进行护理。苏格兰的早期工作表明，使用远程医疗来避免不必要地从社区医院转移患者，可节省大量资金，现在英国各地约20个轻伤病房采用了远程医疗。尽管我们正在等待对远程医疗成本效益的正式研究，但中央Middlesex医院（最早使用该技术的医院之一）进行的大量后续研究表明，该技术既有效又安全。

（五）呼叫中心和在线健康

提供健康咨询和建议的电话呼叫中心近年来的数量增长表明：公众对这些服务需求较大。许多这样的呼叫中心，都试图将呼叫者分为三种类型：①需要紧急治疗的患者；②可以转诊至初级保健的患者；③可以自我治疗的患者。医院呼叫中心应能够提供7×24小时不间断服务。用户可以选择自动语言服务或人工服务，允许用户在与座席代表联系时选择语音、IP电话、电子邮件、传真、网页文字交谈、视频信息等任何通信方式。呼叫中心对外面向用户，对内与整个医院相联系，与整个医院的管理、服务、调度结为一体。它可以把从用户那里所获得的各种信息、数据全部储存在庞大的数据仓库中，供医院领导做分析和决策之用。医院呼叫中心面向用户的功能，根据需要可以随时配置和添加，并可以通过二次开发进行最合理的功能配置。呼叫中心系统应面向未来，易于扩充。

(六)远程重症监护

在过去的半个世纪里,远程医疗重症监护室(tele-ICU)已经从每天的视频会议发展成为一个重症监护室(ICU)床位和远程临床医生相互连接的网络系统,并通过临床决策支持系统(CDSSs)对患者的数据进行实时更新。随着远程重症监护室的成熟,研究人员开发了重症监护的新用途。一项研究评估了在174例胸痛患者上训练的神经网络在73例验证组中预测心肌梗死的能力,发现假阴性率为27%。在另一项研究中,研究者开发了一个具备反向传播功能的神经网络并利用来自422名患者的27个特征来模拟ICU死亡率,发现结果与逻辑回归模型相当。由于基础数据量小并且缺乏可重复性,多种AI算法虽然已被应用于多种重症监护环境,但影响有限。随着电子病历(EMR)和远程重症监护的发展和实用大大地增加了医疗数据的数量,并形成了许多大型的医疗数据库,例如重症监护医疗信息市场数据库(the Medical Information Mart for Intensive Care database,MIMIC-III)、电子ICU联合研究数据库。这些大量、丰富、多样的数据集更大地促进了AI算法的实现。

现有的远程重症监护室临床决策支持模型是使用经典的逻辑回归技术生成的,但是新型AI算法正在借助更大和更丰富的数据来解决重症监护中的各种临床难题。Shimabukuro在2016年进行了一项关于败血症的机器学习算法的随机对照试验。试验对75例对照组和67例实验组患者的结果进行分析。与预先存在的严重败血症警报系统相比,使用机器学习算法后发现平均住院天数从对照组的13.0天减少到实验组的10.3天(P=0.042),住院死亡率降低了12.4个百分点(P=0.018),相对降低了58.0%。Komorowski等使用强化学习代理开发了一种人工智能用于评估血管升压剂或静脉输液是否是患者感染性休克的最佳干预措施。该模型是使用MIMIC-III中17083名患者队列开发的,使用eRI数据库的79073名患者队列进行测试,并采用马尔科夫决策过程(Markov decision process,MDP)模拟了聚类分析中确定的750个离散互斥患者状态之间的转换。AI政策建议平均使用更高的血管加压剂量和更低的静脉注射液剂量。随着临床医生干预剂量与AI政策建议不同,死亡率显示出剂量依赖性增加。

在CDSSs中AI算法的构建是一个正在快速发展的领域。大型、全面数据集的可用性推动了AI算法的发展,这些算法将变得更加精确和通用。

(七)远程眼科

在眼科,许多研究表明,在使用人工智能筛查、诊断、预测和监测眼底照片和光学相干断层扫描(Optical Coherence tomography,OCT)的各种眼部状况方面表现出良好的性能,包括糖尿病视网膜病变、年龄相关性黄斑变性、青光眼、早产儿视网膜病变。迄今为止,许多国家已经报告了完善的远程医疗计划,以筛查糖尿病性视网膜病变和早产儿视网膜病变。

随着白内障患病率的预计上升,白内障外科医生可能出现短缺,特别是在低收入和中等收入国家。Wu等人报道了一个AI集成的远程医疗平台,用于筛查和转诊白内障患者。使用预先训练的ResNet和37638张裂隙灯照片开发了AI系统,该照片由正常晶状体(无白内障),具有不同严重度的白内障的成人和儿童晶状体以及人工晶状体组成。作者还描述了一种远程医疗平台,以实现家庭监控(家庭成员使用手机拍摄的眼表图像,视力和简短的临床病史),然后转诊到社区医疗机构(使用裂隙灯显微镜在远程医疗平台上采集图像,并进行AI分析),对于那些符合转诊条件的病例,可通过快速通道通知系统转诊到三级医疗机构。这种护理模式已在4个独立的社区医疗中心进行了进一步测试,并取得了良好的效果。在工作流程效率方面,作者还表明,这种护理模式可以提高眼科医生10倍以上的效率。在全球卫生上,类似的模式在许多医疗保健渠道有限的低收入和中等收入国家中非常有用,并且有助于改善从农村初级保健中心到能进行白内障手术的三级眼保健中心的准确和必要的转诊,尽管此类程序的成功可能很大程度上取决于诸如手机和相机之类的筛查技术的可用性。

该程序显示出的潜力可以改善白内障手术转诊的准确性,并且在监视患者的临床结局(例如改善视力,功能和生活质量)方面也将发挥很大的作用。这可能表明该AI辅助远程医疗平台对白内障视力障碍患者的治疗具有更大的临床影响,可以促进视觉功能的显著改善以及日常活动或工作的恢复。

(八)糖尿病患者远程管理

自我管理是治疗糖尿病的关键。随着人工智能的发展,患者将有机会自行管理糖尿病,用自己的参数生成数据并成为自己的健康专家。数字平台可对糖尿病患者进行有针对性的教育。现在,可以通过智能手机应用程序来获得有关饮食习惯和活动方式的意识和知识。这在孕妇糖尿病的管理中特别有用。据报道,基于网络的干预措施可以增加妊娠糖尿病的知识,可以作为孕妇糖尿病管理的良好辅助手段。

人工智能可以帮助糖尿病患者制定膳食和运动计划。AI应用程序已可用于评估食物摄入的质量和卡路里值,患者可通过自行评估饮食来增加糖尿病护理的责任感和自觉性。在一项为期12周的干预研究中,通过应用程序对118名2型糖尿病成年人进行了数字干预(FareWell),并通过电话每2周提供专门的人工支持。干预的目的是评估向控制饮食和定期运动的可持续转变。在研究结束时,所有患者的基线 HbA1c> 6.5%,28%的患者 HbA1c <6.5%。在第12周时,> 86%的参与者仍在使用该应用程序,总共57%的参与者实现了减少 HbA1c,减少糖尿病药物使用或两者的复合结果。另一款应用程序旨在帮助提醒患者药物计划、查看统计数据、设定目标、跟踪健康结果等。在使用该应用程序的中位数4个月中,共有1288名患者报告了 HbA1c 降低1.07%至1.27%。使用该应用程序追踪自我护理与糖尿病患者 HbA1c 的改善明显相关。

远程医疗正在彻底改变糖尿病的管理方式。它减少了随访时间,并允许实时地监控血糖状态以及患者的整体健康状况。AI 可以用虚拟参与和远程监控代替50%~70%的常规后续临床咨询。众所周知,饮食和运动是预防2型糖尿病患者进展或出现并发症的最有效策略。已经研发出各种应用程序可提供自定义的饮食计划和时间表,并可以对食物摄入量提出适合个人生活方式的建议。可穿戴设备可以跟踪日常活动的水平,记录活动的步数、时间和强度,以有效促进健康行为的养成、预防包括2型糖尿病在内的慢性疾病。这些应用程序可还可以帮助检查体重并预防肥胖,肥胖是2型糖尿病的重要影响因素。

二、智能机器人在远程医疗中发挥的作用

在埃博拉病毒暴发以及新型冠状病毒(COVID-19)大流行的疫情中,我们都发现了智能机器人和远程医疗之间的相辅相成。智能机器人可在各种暴发的疫情中最小化医护人员暴露的风险,例如代替医护人员进行消毒,递送药物和食品,测量生命体征等等。智能远程通讯机器人允许医患双向通信,可以通过将患者与家人和医生联系起来而进行远程控制,从而为无法在当地获取医疗服务的人提供支持。COVID-19的大流行可能会进一步促进智能机器人技术的研究,以解决医护人员暴露于传染病的风险。智能机器人辅助手术有可能进一步降低 COVID-19 对医疗专业人员的暴露风险。在政府资助下将医疗工程技术和传染病专家进行整合,对预防未来可能大流行的传染病产生显著影响。在中国武汉的一家智能野战医院试验中就使用了智能机器人和物联网技术对疫区人员提供了医疗服务,使用智能机器人将对患者和医护人员的 COVID-19 暴露降至最低。因此,我们大力倡导在传染病和危机环境中探索采用智能机器人,以此作为提高医疗公共卫生系统能力的手段。与智能机器人相辅助的远程医疗相关的潜在问题包括以下两种:①由于患者与操作员之间的距离而导致的精度和交互问题;②网络问题以及通信问题。远程医疗提供了一种将医疗相关健康

服务与患者联系起来的新方式。诊断是一个多学科的过程,可能涉及多模式的测试,如临床,成像,血液和遗传标记。此外,可能需要特定学科的测试或者评估,例如神经心理学测试,以了解患者全面的心理健康状况。然而,在通过远程医疗进行诊断的过程中,一些测试或者评估无法开展,而另一些测试会诊评估可能成本过高。为了寻找最佳的诊断方案,以大数据驱动人工智能的算法是一个较好的选择,它可以通过使用机器学习的方法区分大量患病人群的数据来提供解决方案。这些模型可以直接从数据中学习,而无需任何事先的统计建模,从而产生更客观的结果,同时注重预测的普遍性,以便对不同人群进行诊断。

(刘莉 洪畅 胡成毅 崔浩)

参考文献

[1] CHEN L, BENTLEY P, RUECKERT D. Fully automatic acute ischemic lesion segmentation in DWI using convolutional neural networks [J]. Neuroimage Clin, 2017, 15: 633-643.

[2] CHAN H C S, SHAN H, DAHOUN T, et al. Advancing Drug Discovery via Artificial Intelligence [J]. Trends Pharmacol Sci, 2019, 40(10): 801.

[3] PIANYKH O S, LANGS G, DEWEY M, et al. Continuous Learning AI in Radiology: Implementation Principles and Early Applications [J]. Radiology, 2020, 297(1): 6-14.

[4] MATULIS J C, KOK S N, DANKBAR E C, et al. A survey of outpatient Internal Medicine clinician perceptions of diagnostic error [J]. Diagnosis (Berl), 2020, 7(2): 107-114.

[5] KOCH M. Artificial Intelligence Is Becoming Natural [J]. Cell, 2018, 173(3): 531-3.

[6] YU K H, ZHANG C, BERRY G J, et al. Predicting non-small cell lung cancer prognosis by fully automated microscopic pathology image features [J]. Nat Commun, 2016, 7: 12474.

[7] MASOOD A, SHENG B, LI P, et al. Computer-Assisted Decision Support System in Pulmonary Cancer detection and stage classification on CT images [J]. J Biomed Inform, 2018, 79: 117-128.

[8] JIANG F, JIANG Y, ZHI H, et al. Artificial intelligence in healthcare: past, present and future [J]. Stroke Vasc Neurol, 2017, 2(4): 230-243.

[9] BENKE K, BENKE G. Artificial Intelligence and Big Data in Public Health [J]. Int J Environ Res Public Health, 2018, 15(12).

[10] PETERS B S, ARMIJO P R, KRAUSE C, et al. Review of emerging surgical robotic technology [J]. Surg Endosc, 2018, 32(4): 1636-1655.

[11] KINROSS J M, MASON S E, MYLONAS G, et al. Next-generation robotics in gastrointestinal surgery [J]. Nat Rev Gastroenterol Hepatol, 2020, 17(7): 430-440.

[12] STURM N, MAYR A, LE VAN T, et al. Industry-scale application and evaluation of deep learning for drug target prediction [J]. J Cheminform, 2020, 12(1): 26.

[13] YANG X, WANG Y, BYRNE R, et al. Concepts of Artificial Intelligence for Computer-

Assisted Drug Discovery [J]. Chem Rev, 2019, 119(18): 10520-10594.

[14] 梁礼, 邓成龙, 张艳敏, et al. 人工智能在药物发现中的应用与挑战 %J 药学进展 [J]. 2020, 44(01): 18-27.

[15] JOHNSON K W, TORRES SOTO J, GLICKSBERG B S, et al. Artificial Intelligence in Cardiology [J]. J Am Coll Cardiol, 2018, 71(23): 2668-2679.

[16] SAENGER A K, CHRISTENSON R H. Stroke biomarkers: progress and challenges for diagnosis, prognosis, differentiation, and treatment [J]. Clin Chem, 2010, 56(1): 21-33.

[17] HEELEY E, ANDERSON C S, HUANG Y, et al. Role of health insurance in averting economic hardship in families after acute stroke in China [J]. Stroke, 2009, 40(6): 2149-2156.

[18] VILLAR J R, GONZALEZ S, SEDANO J, et al. Improving human activity recognition and its application in early stroke diagnosis [J]. Int J Neural Syst, 2015, 25(4): 1450036.

[19] MANNINI A, TROJANIELLO D, CEREATTI A, et al. A Machine Learning Framework for Gait Classification Using Inertial Sensors: Application to Elderly, Post-Stroke and Huntington's Disease Patients [J]. Sensors (Basel), 2016, 16(1).

[20] LOVE A, ARNOLD C W, EL-SADEN S, et al. Unifying acute stroke treatment guidelines for a Bayesian belief network [J]. Stud Health Technol Inform, 2013, 192: 1012.

[21] NAM J G, PARK S, HWANG E J, et al. Development and Validation of Deep Learning-based Automatic Detection Algorithm for Malignant Pulmonary Nodules on Chest Radiographs [J]. Radiology, 2019, 290(1): 218-228.

[22] SINGH R, KALRA M K, NITIWARANGKUL C, et al. Deep learning in chest radiography: Detection of findings and presence of change [J]. PLoS One, 2018, 13(10): e0204155.

[23] YASAKA K, AKAI H, ABE O, et al. Deep Learning with Convolutional Neural Network for Differentiation of Liver Masses at Dynamic Contrast-enhanced CT: A Preliminary Study [J]. Radiology, 2018, 286(3): 887-896.

[24] TITANO J J, BADGELEY M, SCHEFFLEIN J, et al. Automated deep-neural-network surveillance of cranial images for acute neurologic events [J]. Nat Med, 2018, 24(9): 1337-1341.

[25] KEANE P A, TOPOL E J. With an eye to AI and autonomous diagnosis [J]. NPJ Digit Med, 2018, 1: 40.

[26] SALTZ J, GUPTA R, HOU L, et al. Spatial Organization and Molecular Correlation of Tumor-Infiltrating Lymphocytes Using Deep Learning on Pathology Images [J]. Cell Rep, 2018, 23 (1): 181-193 e7.

[27] COUTURE H D, WILLIAMS L A, GERADTS J, et al. Image analysis with deep learning to predict breast cancer grade, ER status, histologic subtype, and intrinsic subtype [J]. NPJ Breast Cancer, 2018, 4: 30.

[28] ROMO-BUCHELI D, JANOWCZYK A, GILMORE H, et al. A deep learning based strategy for identifying and associating mitotic activity with gene expression derived risk categories in estrogen receptor positive breast cancers [J]. Cytometry A, 2017, 91(6): 566-573.

[29] NAGPAL K, FOOTE D, LIU Y, et al. Development and validation of a deep learning algorithm for improving Gleason scoring of prostate cancer [J]. NPJ Digit Med, 2019, 2: 48.

[30] GEESSINK O G F, BAIDOSHVILI A, KLAASE J M, et al. Computer aided quantification of intratumoral stroma yields an independent prognosticator in rectal cancer [J]. Cell Oncol (Dordr), 2019, 42(3): 331–341.

[31] KATHER J N, KRISAM J, CHAROENTONG P, et al. Predicting survival from colorectal cancer histology slides using deep learning: A retrospective multicenter study [J]. PLoS Med, 2019, 16(1): e1002730.

[32] ESTEVA A, KUPREL B, NOVOA R A, et al. Dermatologist–level classification of skin cancer with deep neural networks [J]. Nature, 2017, 542(7639): 115–118.

[33] TSCHANDL P, CODELLA N, AKAY B N, et al. Comparison of the accuracy of human readers versus machine–learning algorithms for pigmented skin lesion classification: an open, web–based, international, diagnostic study [J]. Lancet Oncol, 2019, 20(7): 938–947.

[34] WONG T Y, BRESSLER N M. Artificial Intelligence With Deep Learning Technology Looks Into Diabetic Retinopathy Screening [J]. JAMA, 2016, 316(22): 2366–2367.

[35] GULSHAN V, PENG L, CORAM M, et al. Development and Validation of a Deep Learning Algorithm for Detection of Diabetic Retinopathy in Retinal Fundus Photographs [J]. JAMA, 2016, 316(22): 2402–2410.

[36] BURLINA P M, JOSHI N, PEKALA M, et al. Automated Grading of Age–Related Macular Degeneration From Color Fundus Images Using Deep Convolutional Neural Networks [J]. JAMA Ophthalmol, 2017, 135(11): 1170–1176.

[37] ELZE T, PASQUALE L R, SHEN L Q, et al. Patterns of functional vision loss in glaucoma determined with archetypal analysis [J]. J R Soc Interface, 2015, 12(103).

[38] YOUSEFI S, KIWAKI T, ZHENG Y, et al. Detection of Longitudinal Visual Field Progression in Glaucoma Using Machine Learning [J]. Am J Ophthalmol, 2018, 193: 71–79.

[39] MUTLU U, COLIJN J M, IKRAM M A, et al. Association of Retinal Neurodegeneration on Optical Coherence Tomography With Dementia: A Population–Based Study [J]. JAMA Neurol, 2018, 75(10): 1256–1263.

[40] POPLIN R, VARADARAJAN A V, BLUMER K, et al. Prediction of cardiovascular risk factors from retinal fundus photographs via deep learning [J]. Nat Biomed Eng, 2018, 2(3): 158–164.

[41] MORI Y, KUDO S E, MISAWA M, et al. Real–Time Use of Artificial Intelligence in Identification of Diminutive Polyps During Colonoscopy: A Prospective Study [J]. Ann Intern Med, 2018, 169(6): 357–366.

[42] WANG P, XIAO X, GLISSEN BROWN J R, et al. Development and validation of a deep–learning algorithm for the detection of polyps during colonoscopy [J]. Nat Biomed Eng, 2018, 2(10): 741–748.

[43] VAN DER SOMMEN F, ZINGER S, CURVERS W L, et al. Computer-aided detection of early neoplastic lesions in Barrett's esophagus [J]. Endoscopy, 2016, 48(7): 617-624.

[44] SWAGER A F, VAN DER SOMMEN F, KLOMP S R, et al. Computer-aided detection of early Barrett's neoplasia using volumetric laser endomicroscopy [J]. Gastrointest Endosc, 2017, 86(5): 839-846.

[45] WANG P, BERZIN T M, GLISSEN BROWN J R, et al. Real-time automatic detection system increases colonoscopic polyp and adenoma detection rates: a prospective randomised controlled study [J]. Gut, 2019, 68(10): 1813-1819.

[46] SATO F, SHIMADA Y, SELARU F M, et al. Prediction of survival in patients with esophageal carcinoma using artificial neural networks [J]. Cancer, 2005, 103(8): 1596-1605.

[47] ROTONDANO G, CIPOLLETTA L, GROSSI E, et al. Artificial neural networks accurately predict mortality in patients with nonvariceal upper GI bleeding [J]. Gastrointest Endosc, 2011, 73(2): 218-226, 26 e1-2.

[48] SEPEHRI S, UPADHAYA T, VISVIKIS D, et al. Comparison of machine learning algorithms for building prognostic models in non-small cell lung cancer using clinical and radiomics features from 18F-FDG PET/CT images [J]. 2018.

[49] TOPOL E J. High-performance medicine: the convergence of human and artificial intelligence [J]. Nat Med, 2019, 25(1): 44-56.

[50] ESTEVA A, ROBICQUET A, RAMSUNDAR B, et al. A guide to deep learning in healthcare [J]. Nat Med, 2019, 25(1): 24-29.

[51] GUROVICH Y, HANANI Y, BAR O, et al. Identifying facial phenotypes of genetic disorders using deep learning [J]. Nat Med, 2019, 25(1): 60-64.

[52] VASILOGLOU M F, LU Y, STATHOPOULOU T, et al. Assessing Mediterranean Diet Adherence with the Smartphone: The Medipiatto Project [J]. Nutrients, 2020, 12(12).

[53] LARANJO L, DUNN A G, TONG H L, et al. Conversational agents in healthcare: a systematic review [J]. J Am Med Inform Assoc, 2018, 25(9): 1248-1258.

[54] STEPHENS T N, JOERIN A, RAUWS M, et al. Feasibility of pediatric obesity and prediabetes treatment support through Tess, the AI behavioral coaching chatbot [J]. Transl Behav Med, 2019, 9(3): 440-447.

[55] MAHER C A, DAVIS C R, CURTIS R G, et al. A Physical Activity and Diet Program Delivered by Artificially Intelligent Virtual Health Coach: Proof-of-Concept Study [J]. JMIR Mhealth Uhealth, 2020, 8(7): e17558.

[56] LI J, MAHARJAN B, XIE B, et al. A Personalized Voice-Based Diet Assistant for Caregivers of Alzheimer Disease and Related Dementias: System Development and Validation [J]. J Med Internet Res, 2020, 22(9): e19897.

[57] BAČIĆ B. Towards the next generation of exergames: Flexible and personalised assessment-based identification of tennis swings [C].2018.

第五章

人工智能与肿瘤
大数据的治理及应用

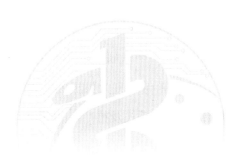

　　在医疗领域,随着电子病历的完善与全面推广应用,呈指数级增长的患者数据,使得临床医生和科研人员在数据的高效应用、证据生成、优化临床指南、规范临床操作的任务中面临严峻的挑战。目前,在肿瘤大数据领域,医学信息标准和规范的研究愈发得到重视,人工智能作为用于模拟仿真、扩展延伸人类智能的一门新兴科学技术,可用于肿瘤大数据的治理、分析、挖掘及应用上。

　　本章节分别从四个维度讨论人工智能如何支持肿瘤大数据的治理及应用。首先,从数据类型的层面入手,人工智能的引入将精准医疗与临床数据整合起来,实现高通量肿瘤数据的表型化,构建肿瘤表型组,并逐步实现生命组学数据的关联分析;随后,数据治理通过肿瘤大数据抽取-转换-加载技术及工具,整合多源异构的肿瘤数据,使用通用数据模型进行数据的统一表示,基于医学术语体系对肿瘤术语进行标准化;综合完成治理的肿瘤多模态、多组学数据,运用机器学习对肿瘤大数据进行分析挖掘和应用,整合构建成肿瘤知识库,为肿瘤研究和临床诊疗的推进提供基础;最后,结合当前人工智能与肿瘤大数据的生态环境,探讨基于肿瘤大数据的数据治理、服务模式及推广应用所面临的挑战。

第一节　高通量肿瘤数据表型化

一、肿瘤数据表型化

随着信息化技术的普遍发展,患者数据数字化电子病历和医学知识信息化程度增加,在传统的临床数据之上,根据生命组学、环境影响、生活习惯等不同维度的信息,对患者精准筛选或高危人群早期筛查,制定精准的疾病预防、治疗方案和疾病预后评估,已经成为肿瘤学发展的新趋势。然而多元化、多模态数据之间以各种形式组合形成不同的临床方案,构建出复杂的医学知识体系,如此复杂且不断更新的知识体系,单纯依靠某专科医生的记忆和手工文献检索难以应付。将高通量肿瘤数据进行表型化的核心要务之一是构建基因型与临床表型的对应关系,并以系统平台的形式呈现给医生,进一步辅助临床诊疗决策。

表型(Phenotype)指具备特定基因型的个体在一定环境条件下所呈现出来的性状特征总和;表型组学(Phenomics)是一门系统地研究某一生物或细胞在不同环境条件下的全部表型(包括生命组学的各个维度)的学科,它们的关系如图5-1-1所示。以肿瘤分型为例,肿瘤的异质性体现在生命组学的各个维度上。任意单一维度的组学数据只能从单一视角反映肿瘤的分子特征,而整合全生命组学信息可以同时捕捉到肿瘤在不同组学上的异质性,识别更为符合人群特征的准确的肿瘤分子分型。表型组学数据可能是结构化或非结构化的数据,通常来源于清单代码、处方、实验室检查和临床记录等多种信息来源。随着临床医学数据采集和分析技术的发展,现代临床医学进入生命组学时代,多维度的临床数据大大丰富了健康医疗数据的内容,从而实现对人体疾病转归过程的进一步精细阐释。

表型组学由深度表型(Deep Phenotyping)和表型组分析(Phenomics Analysis)两部分组成。人体内的生物系统通过网络连接,为了捕获对给定生理或病理状态有作用的各种信号,就需要集成使用多种技术生成的多种类型的数据,这种全身生理分析称为"深度表型",这需要收集详尽的病史(包括详细的环境暴露记录、系统的完整回顾以及家族史等),并对疾病进展程度进行静态或动态测定;表型组分析旨在得出个体

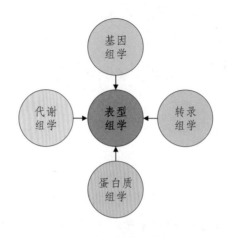

图 5-1-1　生命组学间的关系图

表型和基因型的相关关系,使用聚类分析方法从复杂多维数据中提取数据子集之间的潜在关系,并利用文本挖掘和通路分析策略进一步细化表型、揭示基因型-表型关联。目前,表型组学已经应用于肿瘤、心血管疾病等临床疾病的研究,在揭示疾病机制、促进个体化治疗等领域展示出良好的前景。

二、肿瘤表型组构建的关键技术

当下国际上常用的表型组构建方法分为3种:基于本体的表型组构建技术、基于规则的表型组构建技术和基于机器学习的构建技术。

本体是一种描述术语及其之间关系的概念模型。基于本体的表型组构建技术是基于本体的描述表识别临床文本中的医学概念及其语义类型,然后通过本体的关系表寻找概念关联的属性。医学系统命名法-临床术语(Systematized Nomenclature of Medicine - Clinical Terms,SNOMED CT)是一套基于临床医学领域的术语标准,涵盖每种疾病的表型有机连接,是代表性的医学本体。

基于规则的表型组构建技术则是运用自然语言处理技术,探索特定的表型信息及其关联属性的描述规则,规则经验证后可用于海量文本的信息抽取。这些规则可以来自专家共识、临床指南或电子病历,将这些规则整合进入推理机,从而构建表型组。基于其较高的准确度,加之由于临床文本的复杂性,表型信息抽取规则的制定与维护都需要投入大量的人力与时间,因此不太适用于表型组规模较大的应用场景。

基于机器学习的表型组构建技术,则通过将专家标注的语料作为训练集,形成医学机器学习提取模型,将表型信息形成医学命名实体、实体关系识别、实体属性抽取的过程,即以深度学习、迁移学习等模型识别的表型组信息,作为表型组构建的基础。基于机器学习的表型组构建技术具有耗费人力少、构建效率高等特点,并且相对于上述两种方法,整个机器学习流程较容易实现从一种疾病迁移到另一种疾病的数据集上,因而成为目前领域研究的热点。

自然语言处理是上述3种构建方法的关键性支撑技术。在医学自然语言处理领域,欧美等国家在学术研究上非常活跃,已形成诸多成熟、实用的医学自然语言处理框架或工具,如斯坦福大学开发的命名实体识别工具(Named Entity Recognizer,NER)、Apache开发的用于临床的文本分析和知识提取的cTakes系统(clinical Text Analysis and Knowledge Extraction System)、德克萨斯大学开发的用于药物信息抽取的MedEx系统等等。与之相比,尽管中文自然语言处理具有分词、词性、句法等基本分析工具,但由于临床文本术语和语法的特殊性以及汉语的复杂性,通用自然语言处理工具在医学领域内表现往往不佳,这极大制约了表型组构建技术的发展。我国医疗数据的表型组构建技术目前仍以专家指导下的人工规则配置为主,并未充分引入机器学习及深度学习等技术,导致自动化与智能化程度较低,因而表型组的构建过程仍较低效,难以充分利用海量的医疗大数据。

因此,中文临床文本的自然语言处理技术,需以电子病历为代表的临床文本大数据,实施自然语言处理、机器学习、本体构建和规则抽取等融合技术,发展算法和模型识别结构化/半结构化/非结构化文本中的医学命名实体(如疾病、症状、手术、药物等),抽取实体的属性(如药物实体的用法、剂量属性),判别医学实体的断言修饰(如疾病的状态是当前的还是既往的),并进一步预测各医学实体之间的语义关联情况。通过上述技术对临床文本进行深度解析,可将非结构化的文本转化为高度结构化的表型组描述,从而为进一步的表型组分析奠定基础。具体过程如图5-1-2所示。

尽管基于机器学习的表型组构建技术逐渐成为主流,但传统机器学习技术在医疗大数据的应用中依然存在着诸多限制。首先,机器学习模型的构建极度依赖于专家标注的高质量语料集,但高质量语料集的获取成本非常高,如何充分利用海量未标注数据即原始数据自动学习表型信息模式以减少专家投入,是一个非常重要的问题;其次,特征的选取对机器学习模型效果和泛化能力影响巨大,但传统的特征工程依赖于专家经验与知识,有效特征的选取费时费力;最后,机器学习的训练速度和文本处理速度并不高,这限制了其处理海量医疗大数据的能力。上述三大问题均直接指向医疗大数据时代表型组构建技术的"通量"问题,即如何开发出更为高效、快速、准确的机器学习模型。这也引出了基于机器学习的表型组构建技术的新的发展方向,即基于主动学习(Active Learning)或自我学习(Self-learning)的高通量表型组构建技术(High-throughput Phenotyping Algorithm)。近年来,深度学习技术的发展及其与大数据、云计算技术的不断融合,更是强化了这一趋势。通过深度学习,利用少量的标记语料作为最小单元,再从海量的数据中自动学习出有效特征,并基于云计算或分布式计算架构进行快速的文本特征描述和机器模型学习,然后构建专家交互系统,结合反馈不断迭代优化,从而使得表型组抽取模型越来越完善。

因此,要发展基于深度学习建立高通量表型组抽取技术,需发展主动学习框架,有效的整合专家知识与海量的医疗大数据进行自动的特征抽取和模型学习,建立高通量的智能表型组构建技术。

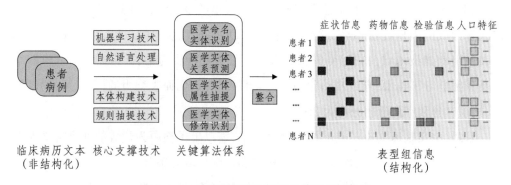

图 5-1-2 肿瘤表型组构建及分析技术路线图

三、临床数据与组学数据的关联分析

随着高通量测序技术的不断发展和组学数据的日益积累,临床数据和组学数据的融合已成为医疗大数据领域不可阻挡的趋势之一。以构建大规模的人群队列为基础,以生命组学大数据为基石,根据肿瘤研究的需要整合基因组、转录组、蛋白组、免疫组等多组学、多层次信息,抽提疾病的组学特征谱,并寻找组学特征谱与疾病早期筛查、分类分型、疗效评价、预后评估等临床应用之间的关联,从而为患者的精准诊断和精准治疗提供依据。本研究领域目前已成为国际肿瘤大数据领域和精准医疗研究的前沿热点。临床数据与组学数据的融合分析技术,是深入解析疾病表型分子机制、通往精准医疗临床应用的关键技术,因此是医疗大数据应用技术体系至关重要的一环。

由生命组学组成的多维度临床数据,除包含传统临床文本、检验检查等数据外,丰富了各种组学数据,其复杂性体现在数量和异质性两个维度。以一个病例患者为例,他的临床数据将包括传统临床数据、组学的测序文件和相关内容的匹配等多维度的信息,其数据形式存在多源异构性。

临床数据与组学数据的融合分析技术面临着两大关键问题:一是如何有效地整合生命组学大数据,对应多层次数据整合与建模技术;二是如何有效地基于海量数据发现组学特征与表型特征的关联,如基因型与表型特征的关联以及组学特征与诊断、用药等临床信息之间的关联等,具有显著性的关联将可能转化为具有临床应用价值的预测评估模型。生命组学数据融合和关联分析的技术路线图如图5-1-3所示。

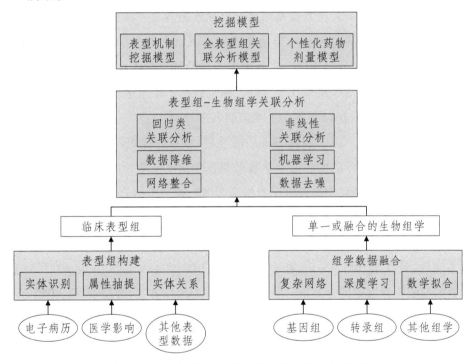

图5-1-3 生命组学数据融合和关联分析技术路线图

医院内的电子信息系统是临床数据与组学数据的重要来源,为表型组学研究和融合分析提供基础。储存在电子病历中的大量表型数据具有重要的研究意义,它一方面有利于加深人们对疾病基因的理解,另一方面可以验证过去发现的遗传变异在未经选择的广泛人群中是否与特定疾病具有显著相关性。由于临床数据量大、时间跨度长、成本-收益比高,电子病历是十分理想的表型数据来源。目前已有多项研究基于电子病历寻找和验证基因表型关联、发现新治疗靶点、预测副作用等,增加了人们对疾病和预后的理解。美国范德比尔特大学启动的电子病历和基因组(Electronic

Medical Records and Genomics，eMERGE）项目是 EHR（Elcatronic Health Record）促进临床医疗数据和基因组大数据的整合分析与知识发现的典范。2007年以来，eMERGE已收集55000多名志愿者的DNA样本和对应的电子病历记录，形成了从分子层面到表型层面再到诊疗层面的医疗大数据完整收集。此外，基于海量表型数据，研究人员可利用全表型组关联分析（Phenome-Wide Association Study，PheWAS）方法，从基因型出发，将全基因组关联分析（Genome Wide Association Study，GWAS）与多维度表型数据联合分析，同时检测多个不同表型和多个基因突变之间的关联。

此外，表型组学数据还可应用于临床诊疗的精准用药方向研究。通过对 EHR 数据的深入分析挖掘，研究人员发现基因差异可导致患者对华法林（Warfarin）摄入剂量产生不同的反应，携带某些基因变异的患者出血风险更高。基于临床大数据统计开发的个性化用药剂量模型可根据个体基因的差异及其他身体状况来预测适合个体的华法林剂量，从而提高治疗效果及安全性。除范德比尔特大学外，美国德克萨斯州大学安德森癌症中心也于2012年启动了类似的名为"APOLLO"（Adaptive Patient Oriented Longitudinal Learning and Optimization）的项目，旨在持续跟踪癌症患者，并动态收集治疗前、治疗中和治疗后的肿瘤组学数据和临床诊疗数据，力求探索疾病转归的内在机制规律。安德森癌症中心还进一步同美国国际商用机器公司（IBM）合作，共同训练研发医学人工智能沃森（Watson），沃森通过吸收来自安德森癌症中心关于肿瘤治疗60多万条医疗证据以及肿瘤学领域300多份医学期刊、200余本教科书以及近1500万页文本资料，训练出 IBM Watson 肿瘤解决方案（IBM Watson for Oncology），可以基于组学数据和临床数据辅助医生制定精准个性化肿瘤治疗方案，并提供用药建议。

（弓孟春　张梦阳）

第二节　多源异构肿瘤数据的统一表示

一、多源异构的肿瘤数据

肿瘤诊断和治疗是持续较长时间且复杂的医疗活动。因此，处理肿瘤相关的数据，需要将低水平的单一模态的疾病特征转化为具有多模态特征的、高层次的数据信息,包括疾病发生、治疗和结果,如初始诊断、药物治疗、放射治疗、手术切除、治疗反应、整体生存和无病生存等,以便进行数据的有效分析。

　　肿瘤数据包含多模态、多来源的数据,如组织病理、解剖部位、肿瘤大小、受影响的淋巴结和转移情况、基因组畸变,以及标准化的疾病分级和分期。肿瘤的治疗也比其他疾病复杂,涉及手术、放射治疗、化疗、靶向治疗和免疫治疗,其中许多是以循环和周期的形式进行的。因此,统一的信息模型和术语标准,以及细致的数据转化工作是肿瘤数据再利用的重要基础。

二、肿瘤大数据提取-转换-加载技术及工具

　　肿瘤大数据提取、转化、加载(Extraction、Transform、Load,ETL),即一套提取数据、清洗数据、加载数据到预设模型中的标准流程,可以将半结构化或非结构化的海量临床数据的数据格式统一起来,使其具备可整合分析性。同时,也需要充分考虑数据质量控制、应用的扩展性等。哈佛大学引领的i2b2(Informatics for Integrating Biology and the Bedside)项目可以作为这一ETL架构的范例。i2b2基于医学本体系统对电子病历中的信息进行标准处理、整合、管理、交换,同时开发出高效的数据检索工具,为后续精准医疗研究提供可靠支持。类似的数据处理架构标准是精准医疗研究部署中的重要内容。

三、基于本体的医学术语体系及数据标准化

　　本体系统是一种知识组织体系,包括核心元素集、元素间交互作用、元素到规范语义间的映射关系3个要素,通过构建规范术语、明确标准用法、构建逻辑层次、积累同义表述等实现对概念标准化、分层级、有逻辑的描述。医学本体系统是针对医学专业的领域本体,通过明确医学领域内的专业术语、关系及领域公理,实现共享及一定程度的知识复用。目前国际上已经形成一批受到广泛认可、应用效果良好的医学术语集和本体资源,在规范描述不同类别的临床数据方面发挥了重要作用,如ICD-10、SNOMED-CT、HPO等,但格式、配套工具以及编程接口方面的互不兼容问题仍然在一定程度上限制了上述资源的作用。

　　数据的规范采集和标准化技术可以保证数据的成功集成及交换,便于后续的对分散分布的临床及组学信息进行提取、清洗、储存、传输等处理。数据共享可以克服单个研究中心样本量过小的问题,并且通过促进数据复用和荟萃分析提高数据利用效率。

四、大数据管理通用数据模型及其应用

1. 通用数据模型的目的与衍生应用

由于目前尚无一个观察性数据库能够全面地记录患者在接受诊疗期间积累的所有临床事件,为此必须从许多不同的数据源中提取研究结果,不同的数据需同时遵循统一的通用数据标准进行治理。通用数据模型(Common Data Model,CDM)顺势而生,目的是解决多源异构的医疗信息系统和语义内容之间不兼容的问题,不同的数据形式转换成通用格式和表现方法,以便于不同数据源之间的比较分析,具有连续可观测性。CDM定义了统一的标准,非结构化的医疗健康数据可以通过数据的ETL形成标准化的数据结构。CDM通过对特定领域内的概念、实体、实体间的关系进行描述,对多源异构数据进行快速集中和标准化处理,将不同标准的源数据转换为统一的结构、格式和术语,以便跨数据库/数据集进行数据整合。由此,即便是不同的数据来源,也可以通过该数据库进行对比分析。

CDM的衍生主要体现在以下3方面。

(1)观测性医疗结果合作组织

观测性医疗结果合作组织(Observational Medical Outcomes Partnership,OMOP)于2008年建立,目的是对药物的安全性和有效性进行监测。随后发现观察性健康数据价值不仅在药物方面,还可以应用于医疗结果关联分析、医保支付、卫生政策等多个方面。

(2)健康观测数据科学和信息联盟

健康观测数据科学和信息联盟(The Observational Health Data Sciences and Informatics,OHDSI)是一个以哥伦比亚大学为协调中心,全球性的非盈利研究组织,主要研究医疗卫生大数据分析的开源解决方案。OHDSI是通用数据模型的推广和倡导组织者,其推荐的OMOP CDM,支持通过大规模数据分析和挖掘来提升医疗卫生数据的价值,实现跨学科、跨行业的多方合作。

(3)真实世界数据的指导原则

在国内,为进一步指导和规范申办者利用真实世界数据生成真实世界证据支持药物研发,国家药品监督管理局药品审评中心组织制定了《用于产生真实世界证据的真实世界数据指导原则(试行)》,并于2021年4月13日发布,这是国内首次提出通用数据模型的概念。

2. CDM 的结构与特点

CDM 是一种"以人为中心"的模型,这意味着所有的临床事件表都与患者相关联。其核心是一套底层统一的标准数据模型及标准术语集,体现在数据结构和术语两个层面的标准化。CDM 与其标准化术语表相结合,可确保不同来源的数据被统一成相同格式和表达,进而大规模联合分析,并产生可比较、可重复的、具有显著意义的结果。主要用于临床科研、真实世界研究,支持多中心、跨区域、跨国家的合作研究,允许对不同的观测数据库进行系统分析,实现数据互联互通。

CDM 的内部结构包括七大标准表:15 个临床数据表(Standardized clinical data)、10 个词汇表(Standardized vocabularies)、4 个健康系统数据表(Standardized health system data)、3 个衍生因素表(Standardized derived elements)、2 个结果模式表(Results schema)、2 个卫生经济学表(Standardized health economics)以及 2 个荟萃数据表(Standardized metadata)。另一方面,CDM 涵盖了一系列标准化医学术语表,包含所有常用的医疗相关概念标准,如诊断、手术、检验、药品等。

CDM 的特点还体现在可扩展性和向后兼容性。可扩展性表现为由于 CDM 针对数据处理和计算分析进行了优化,因此可以适应不同规模的数据库,例如 CDM 可处理高达数亿人和数十亿临床观察案例的大规模数据库。向后兼容性体现在 CDM 保证了数据库迭代更新的稳定性,所有历史版本的变更在 GitHub 中都有清晰描述和记录,新版本可以便捷地回退到旧版本,并且不会导致存储信息的丢失。

3. 通用数据模型的应用案例

通用数据模型最核心的优势是保证数据不出院,只共享研究结果。其应用案例非常广泛,OHDSI 多国成员近年来发表了很多高质量的文章,刊登在 JAMA、PNAS,LANCET 等杂志。例如,2020 年 10 月发表的《高血压一线用药的安全性、有效性、系统性、多中心、大规模分析》,该研究历时 1 年多时间,通过大样本、多中心的研究,产出了具有人群代表性的高质量研究结论——其规模横跨 4 个国家、9 个数据库,共 490 万病人的高血压用药数据,产生了 22000 个经校正的倾向得分调整后的风险比(HRs),明确了真实世界中高血压单一疗法的有效性和安全性,得出的结论与现有指南基本一致。

另外,国内 CDM 研究应用也逐渐起步。例如,江苏省人民医院应用 CDM 和 OHDSI 对高血压、2 型糖尿病和抑郁症 3 种慢性疾病做了治疗方法和用药分析。数据处理流程为:通过 ETL 设计,从数据源提取所需数据,经过数据清洗将源数据集内容转换成符合CDM表结构的格式,加载到CDM中提供研究分析。其基本原理和设计框架如图5-2-1所示。

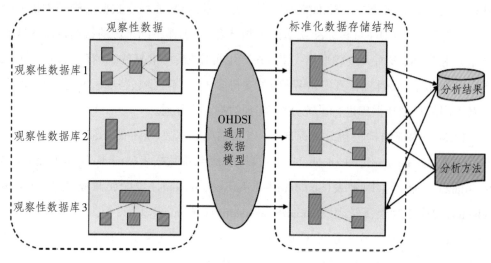

图5-2-1 CDM的基本原理和设计框架

(弓孟春 洪娜)

第三节 基于人工智能的肿瘤大数据分析与利用

一、肿瘤多组学数据挖掘分析的挑战

测序技术的飞速发展丰富了生命组学的数据范畴。同时,由于组学数据多由第三方公司进行测序实现,患者基因组、转录组、蛋白组、代谢组等数据由于其分析系统的不同,存在多源异构、多模态的数据性质,导致将其整合分析难度较大。

将第三方基因测序数据整合至医院信息系统具有很大的现实挑战,如基因测试结果的庞大体量和复杂性、临床和基因组数据标准不足、电子健康记录储存不完善以及分析基因数据的限制等因素,不仅会导致现行医院信息系统的新改革,也对纳入第三方数据的医院系统隐私安全管理提出更高的要求。因此,信息学界能否在数据整合方面提供有力支持对精准医疗的发展十分关键。

二、整合多组学数据的精准医疗知识库构建

基于对数据的持续分析,可以建立一个灵活、可扩展、支持广泛应用的知识库,包含疾病亚型、疾病风险、诊断、预后等重要信息。信息学领域在构建精准医疗知识库方面要提供的支持包括:①开发信息技术解决方案,保证数据共享,并构建对于不一致的多层数据的临床解读的共识;②提供联合查询和灵活的计算机辅助的分析功能,确保在数十亿的知识单元内进行查询、构建因果关联并提供决策支持,为临床医生和研究者提供应用;③确保有效地术语建模、知识管控,并构建一套新的更新及维护这一整合性的知识库的方法论,以确保生物医学知识持续进入集成的相互连接的知识库,并基于最新的基因组学发现及临床证据辅助精准的诊断和治疗。一些研究团队已经进行了积极的探索,例如从生物医学文献中自动化识别药物的分子效应的AIMED(Automated identification of molecular effects of drugs)、持续追踪携带不同突变的肿瘤患者的生存结局的CUSTOM-SEQ等。

2022年,南方医科大学南方医院完成了消化道肿瘤多组学精准医疗知识库的构建。知识库聚焦于国内总发病率或总死亡率位居恶性肿瘤前列的胃癌、肝癌、结直肠癌进行建设。形成了涵盖临床组学数据、影像组学数据、病理组学数据及基因组学数据,基于7000多例患者多组学数据的精准医疗知识库。

该知识库采用OMOP数据模型对不同组学数据完成合并及存储,确保数据共享及多层临床数据的解读;基于国际标准术语体系SNOMED CT对知识内容进行知识管控,形成可更新、维护的整合性知识库;在生物医学领域引入具有中国自主知识产权的生信流程分析工具Origo及自动化药物基因组学知识库ICMBD,实现患者组学信息的科学整合。该知识库还支持TB级数据的在线实时查询及大量数据的存储和检索,同时构建了基于跨模态的医学科研分析流程,辅助临床医生及研究者完成多组学多模态模型的建立,并辅助医生进行决策。

该系统将被应用于疾病分子分型诊断、治疗预后及不良反应分析等领域,实现多组学数据向多组学知识的转化,助力南方医院在消化道肿瘤临床治疗领域取得更多、更大的突破。

三、基于多组学数据挖掘的精准医疗应用

基于医学大数据进行挖掘,探索未知是目前各类组学研究的重点。目前应用基

于公共数据平台的医学大数据的挖掘是创新途径之一,公共数据平台的数据包括基因组、转录组、蛋白质组及表观基因组学数据等。

以NCBI Gene Expression Omnibus (GEO)数据库为例,其基于基因芯片技术,包含来自3万多个研究系列的100余万份人体肿瘤组织基因表达数据。其他重要的组学信息共享平台还包括1000 Genomes项目,DNA元件百科全书(ENCyclopedia of DNA Elements,ENCODE)项目和肿瘤基因组图谱(The Cancer Genome Atlas,TCGA)项目等。

基于肿瘤基因组学数据挖掘的疾病研究,有助于理解肿瘤组织的基因突变,对基因转录、表达等相应下游的改变,甚至是疾病进展的影响,进一步指导临床用药,并为肿瘤治疗提供新的思路与解决方案。在2015年发表的关于PARP抑制剂(poly ADP-ribose polymerase) Olaparib治疗终末期前列腺癌的研究中,纳入的49例激素抵抗性前列腺癌患者的肿瘤组织进行二代测序,发现DNA修复基因伴有BRCA1/2、*ATM*、Fanconi贫血基因和*CHEK2*的纯合缺失、突变或者二者皆存在。说明PARP抑制剂的治疗是以上述DNA突变为靶点的。

Fehrrmann等利用GEO数据库(Gene Expression Omnibus data base,GEO Databases)中的数据,使用主成分分析(Principal Component Analysis,PCA)的方法对肿瘤组织中DNA修复相关基因拷贝数变异进行分析,积累部分已知生物学功能的转录因素,构建基因预测模型,探究其中基因的生物学功能,由转录因素修正后发现功能基因组mRNA谱的残余表达水平与拷贝数呈强相关,提示global基因存在剂量敏感性。以此为基础推广至12万例人类肿瘤标本,探索拷贝数变异的高频位点以及肿瘤中的脆性基因,验证基因组的不稳定性、以破坏DNA为机制的化疗药物的敏感性,以及二者之间的相关性,为开发新的治疗方案提供依据。

四、人工智能在影像学方面的应用

在过去的一个世纪,医学影像快速发展,大大提升了临床诊断的能力。而人工智能与成像技术的结合将对影像学和临床诊断产生"质"的飞跃。由于影像学检查数量激增,现代人口老龄化加剧,影像科医生需要找到一种兼顾效率和质量的分析方法。鉴于影像学的成像过程涉及数学、物理学、解剖学等多种学科,因此非常适合AI系统协助分析。

人工智能中的深度学习模型适用于临床影像的分析、解释、分类和注释。其中的卷积神经网络(Convolutional neural networks,CNN)通过多个连续的阶段、表示层来处理图像,这些层通常具有简单的乘法、加法和最大值(卷积和下采样)数学运算符,组合成图像中包含的空间相关信息。在这个多阶段过程中,这些信息被分解成不同的表示方式,分析这些抽象信息使得网络能够准确识别图像。由于CNN是数据导向的方法,它无需人为教授肿瘤特征,而是"自己学习",即在训练过程中通过向模型提供具有和不具有癌症的图像,对于每个输入的示例图像,CNN调整其内部参数值,以最小化其预测的图像状态与真实状态之间的差异。以这种方式,该模型识别出存在恶性病变的图像特征。

CNN模型广泛应用于临床影像学的辅助诊断和治疗。CHOI等利用7461例患者的CT图像数据集,开发了一个对肝纤维化进行分期的CNN模型,其性能优于放射科医生以及氨基转移酶-血小板比指数(APRI)和纤维化-4指数(Fibrosis-4)等血液生化学指标,证明AI可以实现在CT图像上准确诊断肝纤维化并对其进行分期的功能。Joon Ho Choi等学者采用正电子发射断层扫描/计算机断层扫描(PET-CT)和磁共振成像(MRI)的传统方法,预测晚期乳腺癌患者对新辅助化疗(NAC)的反应效果,并将其与CNN获得的预测值进行比较。在3个化疗周期后,使用Miller和Payne系统评估组织病理学反应,结果显示基于CNN的预测模型效果优于传统方法。

此外,AI具有提高医生的工作效率、减少错误,对病变组织进行精确分割等优势。这些优势基于深度学习方法可以一定程度上标准化人工预处理的步骤。研究报告指出,影像科医生在8小时的工作中,平均每3~4秒就必须诊断一幅图像,以满足工作量的需求。由于影像学涉及视觉,并要求医生在精神高度集中的状态下做出决策,因此错误是不可避免的。与AI技术结合,可以为医生提供预先筛选过的图像和确定的特征,从而提高效率、减少错误,降低因为人员本身造成的系统误差。

五、人工智能在放射治疗学方面的应用

放射治疗的工作流程分为临床评估、体位固定、模拟射线定位、勾画靶区和危及器官、放射治疗计划、计划评估、位置验证、剂量验证,然后病人接受后续治疗。在制定放疗计划的过程中,CT图像常用于放射剂量的预测与验证,MRI图像是肿瘤靶区分割的重要依据。因此,放疗计划的制定依赖于影像学结果。

例如,在勾画靶区的环节中,Kuo Men等通过评估戴斯相似性系数(the Dice similarity coefficient,DSC)和豪斯多夫距离(the Hausdorff distance,HD)两个指标,表示分割精度和准确性,对比深度残差网络模型(Deep Dilated Residual Network(DD-ResNet)、

深度扩张卷积神经网络(Deep Dilated Convolutional Neural Network,DDCNN)、深度反卷积神经网络(Deep Deconvolution Neural Network,DDNN)3种模型,探究3种方法在乳腺癌患者放疗靶区的自动分割能力。结果显示,DD-ResNet的平均DSC值为0.91和0.91,高于其他两个网络(DDCNN:0.85和0.85;DDNN:0.88和0.87)。DDCNN、DDNN和DD-ResNet分割每例患者的时间分别为4秒、21秒和15秒,提示DD-ResNet自动分割靶区的精度和时间方面能力更优。因此该方法可以不受患者体型的影响,提高靶区勾画的一致性并简化放疗工作流程。

剂量验证是对比患者实际受照剂量是否与计划给予剂量相同的步骤,通常用模体代替人体测量,测量内容主要包括绝对剂量测量和相对剂量测量。根据国家公认的标准和临床试验的证据,肿瘤的规定剂量和周围器官的剂量限制由放射肿瘤专家在放射治疗计划之前确定。然而,肿瘤生物学上的差异可能导致辐射敏感性的实质性差异。此外,由于肿瘤和周围器官的几何排列差异,所需的剂量可能无法达到,而这往往要等到规划过程尾声才能实现。AI平台可以根据肿瘤和器官的轮廓,预测肿瘤的辐射敏感度,并确定可以达到的最佳剂量处方,从而实现个性化的放射治疗,弥补了模体预测的不足。

总体而言,AI在图像配准上比传统方法的精度更高、耗时更短;在危及器官的自动勾画中耗时短,精度接近手动勾画;在肿瘤的自动勾画、自动计划的生成和优化、质量保证预测以及放疗不良反应预测方面的精确度有待加强。AI在放射治疗学的应用,能够提高工作人员的效率、改进治疗质量、提供额外的临床信息和预测治疗反应,以此来协助和改进临床决策。

(弓孟春　武晓玉)

第四节　肿瘤大数据治理应用面临的挑战

肿瘤大数据的来源涉及大量医院电子病历、基因组、转录组、蛋白组、免疫组及医学影像数据等多组学、多维度的信息数据。AI的概念理论与肿瘤大数据的内容有很大重合,因此大量的应用模型顺势而生,智能肿瘤学的模式逐渐形成。

伴随着智能肿瘤学的研究逐渐增多,同时衍生出一些数据治理方式和规范标准,以及新的服务模式,有助于规范研究人员对肿瘤大数据的规范应用、完善数据的质量控制、规范纳入人群的标准,为深入挖掘大数据信息,探索疾病的风险因素,为现代医学的推进与迭代提供坚实基础。基于肿瘤大数据与人工智能的本质,其应用与推广仍存在一些问题与挑战,本节对此进行详细阐释。

一、数据治理方面的问题与挑战

1. 数据安全与患者权益

伴随医疗信息化与智慧医院的建设,患者个人信息在机构内不同科室或部门的收集、存储、使用、加工、传输、提供等情形越来越多。这给患者的个人信息保护带来了巨大的挑战。在对大范围数据分享、整合的过程中,存在隐私泄露的风险,其后果可能导致个人受到歧视或者人身、财产安全受到严重危害,这些个人信息包括个人生物特征、医疗健康信息、种族、民族、宗教信仰、金融账户、个人行踪等信息。因此,在明确我国社会文化背景的前提下,信息的采集、共享、深入分析等各环节的隐私保护需要得到高度重视。

为保障智能肿瘤学安全有效的开展,国家及政府积极出台相应的个人隐私、医疗信息隐私的安全法案及管理办法,如2021年8月20日,十三届全国人大常委会第三十次会议表决通过《中华人民共和国个人信息保护法》,并已于2021年11月1日起施行;同时,完善的知情同意管理体系、严格的伦理审查机制、提高医患平台的互动性及安全性,均为获取公众认同,支持智能肿瘤学的推广奠定了坚实基础。

2. 数据多样性及质控与人工智能

如上述所言,肿瘤大数据的获取涉及大量医院多组学、多维度的信息数据。这些多源异构化的数据尚缺乏完善的质量控制体系及监管措施,容易导致显著的误差甚至错误。此外,区分临床诊疗及科学研究之间的关系亦十分重要。跨越临床诊疗与研究之间的界限,需要建立新的数据共享、确认及核查模式,以避免因划分不清二者联系导致的教条主义和伦理学等相关问题。

3. 组学研究宏大艰深

高通量技术成功地将个体化差异数据下降至分子层面,包括基因组、转录组和蛋白质组等。近期,微生物组学研究也为人体健康和疾病状态揭示了许多新的机制。然而,这些进展在提供了海量研究数据的同时,也表明了在探索人类健康–疾病度量指标的路上,我们其实才刚刚起步。对于大量的常见病而言,环境暴露是主要的危险因素。系统性地获得某个个体在其一生中所暴露的环境的翔实信息,依赖于多个信息监测部门在更高水平实现通力合作(如环保部门、职业安全与健康部门、卫健委等)。在这一方面,顶层设计至关重要,需要国家从战略规划的高度对相关部门的信息共享机制进行把控。同时,也需要患者权益组织对智能肿瘤学的支持,才能有效地推动这些部门进行更为深入的信息获取及共享。

4.通用数据模型的应用前景

临床科研的实施过程包括选题、设计、数据采集、实施等,在整个过程中,一个可以处理临床多源异构数据的数据模型尤为重要。通用数据模型(Common Data Model,CDM)定义了统一的标准,非结构化的医疗健康数据通过ETL形成标准化的数据结构,进而使得不同数据来源的信息也可以进行对比分析。

CDM的应用可解决多源异构的医疗信息系统和语义内容之间不兼容的问题,便于跨数据库/数据集进行数据整合,并实现多数据库对比分析。CDM的衍生应用包括OMOP、OHDSI以及我国制定的《用于产生真实世界证据的真实世界数据指导原则(试行)》,为更高质量的临床研究提供基础。鉴于我国拥有大量且丰富的临床数据,CDM在我国临床科研中的应用前景可观。

5.患者识别与数据关联

临床科研、患者数据治理的过程中,对其数据关联的精准度要求极高。从卫生机构、研究项目及日常事件中提取的信息必须能够正确地关联到个体上,而这些信息可能涉及该个体一生的时间跨度。中国公民唯一的身份识别码是建立患者索引机制的有效保证。然而,各个地区的医疗保险识别码、各个医院的患者识别码等存在重复、冲突等各种情况,导致医疗信息本身的集成可能出现误差。另一方面,许多与健康相关的数据类型,包括饮食、日常体检指标、环境暴露等数据与医疗健康数据库并不互联互通,同时以当下的通用患者识别机制也难以精准匹配。因此,确立一种机制指导准确地完成这些关联是一项重要挑战。与此同时,这样的匹配机制也要以社会可接受的方式完成,避免造成公众对个人隐私泄露的恐慌。

由于数据关联的重要性,对于医疗信息化解决方案提供商也提出了极高的要求。传统的区域信息共享平台能够完成医疗信息的共享及战略互操作性需求。然而,基因组、环境暴露、个人行为等数据的捕获、整合及存储,是在传统医疗信息共享平台基础上,实现精准医疗临床及科研实践的关键技术难点。

二、服务模式方面的问题与挑战

1.纳入人群的代表性与配合程度

精准医疗是结合个体基因、环境和生活方式,使疾病的预防、诊断、治疗效果最大化的卫生保健方法。其理念要求的数据涉及范围广、时间跨度大且精度高。是一门涉及基础医学、临床医学、医疗信息化技术、移动信息技术、计算技术等多个领域的交叉学科。

在制定精准医疗的实施方案时,我国多民族、广地域的国情需要高度重视,纳入有代表性的人群是统计学上的必要条件。精准医疗在满足社会公正性诉求的基础上,更多的是为了避免由于纳入标准的片面性而导致诊疗误差。"代表性"体现在受试者的个人情况和配合程度。

首先,来自不同民族、地区的个体,他们的不同性别、年龄段、饮食习惯、病种等因素,导致人群的基因组的多样性。捕获这些"多样性"是在多民族的社会里实施精准医疗的核心任务之一。如果精准医疗的平台不具备类似上述的能力,将导致研究结论的片面性,难以识别疾病危险因素及生物标志物,以至于精准医疗项目的推广受限。以美国为例,其人口分布特点与我国相似,美国国立卫生研究院设计的精准医疗队列研究计划纳入100万人,具有人群多样性的特点:包括但不限于种族、民族、年龄、性别、性别认同、性取向、残疾状况、获得护理的情况、收入、受教育程度和地理因素。

其次,受试者在精准医疗项目中的配合程度与数据收集的质量和数量紧密相关。在精准医疗平台中设计的伦理审查、数据使用、研究方向制定等流程中,都需要受试者的积极配合。这是保证精准医疗长期良性发展的必要条件,也是将精准医疗的效益最大化的必由之路。

2.成本控制与医疗资源分布

智能肿瘤学必须在成本控制上实现明显进步,否则其分析成果可能最终变为少数患者所专有,部分患者或因无法完成一些检验诊疗程序而半途而废。例如,关于重复的影像检查、昂贵的靶向治疗的争议已屡见不鲜。

另一方面,如果不理性地控制成本,精准医疗可能加剧我国目前医疗资源分配不均的情况。目前医疗服务的地区分布严重不均衡,而各地区医保支付政策也各不相同。国家应该运用政策的导向能力,鼓励社会资本在二代测序、数据整合分析等方面实现本土化创新,从而控制核心成本。而基于大量数据、对基础科学及药学的大力支持,我国才可能在智能肿瘤学所需的靶向药物研制上实现突破,实现现代医疗的闭环服务。

3.知识的构建、审核及传递

现代医学的精华在于从穷尽性的数据收集整合的基础上,利用现有的研究结果和医学知识对于数据进行解读,为医生提供疾病诊断、治疗和预防的决策支持。这样体系化的知识是决定智能肿瘤学临床实践成败的关键性要素,需要持续评估从数据源或知识源收集的信息的准确性和可重复性。例如,因为所用技术不同,对全基因组序列信息进行插入、缺失的分析和识别得到的结果大相径庭。因此需要在方法学上不断取得进步,以解决这一问题。此外,对于学术期刊发布的同行评议性论文,经过评审专家以及后期学者的继续研究,该论文内容能够得到重新评价,以确保学术知识的准确性和可重复性。

另一方面,相比于传统的医学模式,智能肿瘤学的知识传递对时效性的要求更高。例如,每年都有与基因突变的致病机理相关的新数据发布。对于这些数据解读结果的再计算或再评价需要更快发布,因为基于信息技术的知识传递远快于传统模式。一个可信赖的且权威的第三方机构,对此类数据进行反复且频繁的再评价是至关重要的。

未来智能肿瘤学对于数据和知识的需求会越来越高,需要设立成熟的评估机构来持续评估数据的精准度。在中国,需要由国家支持的科研或临床机构完成这项工作,并纳入中国精准医疗的整体规划中。而在技术层面上,是使用半自动化的语义分析技术(如IBM Watson)还是使用基于专家群体的人工审核机制,学术界尚在讨论中。解决这个问题也需要在智能肿瘤学的实践中逐步积累经验。

4.医生继续教育及患者知识普及

智能肿瘤学对于医生和患者而言都是全新的事物。尽管"个体化治疗"与"智能"在核心理念和实施上没有本质区别,但二者在信息量级上的显著差别决定了医生无法依靠传统的学习和工作方式来应对从各个渠道涌现出来的海量信息。智能肿瘤学可以借助临床决策支持系统及知识库等技术最大程度地辅助医生制定决策。尽管如此,对于医疗工作者而言,也需要紧跟时代潮流,在量化分析、计算机辅助技术、新知识获取等各个方面进行能力的培养。这对当代医学教育提出了新的要求,医疗信息学这门新的学科应运而生。而对于已经离开医学院的医生们,则需要在继续教育中逐步传递智能肿瘤学的知识。

智能肿瘤学所使用的技术本身也可以为医生的继续教育提供全新的模式。在循证医学高度发展的今天,各类临床指南在为医学标准化做出巨大贡献的同时,也为临床工作带来了诸多困扰。不断涌现的新的循证医学证据对医生的业务更新水平要求极高,也对医院的信息系统提出了更高的要求。临床决策支持系统赋予医疗机构根据最新、最权威的临床诊疗指南,制定相应规则的能力,从而保证医生可以在对特定的患者进行诊治时,参考各种手段得到相关的临床指南信息做出规范的诊疗决策。这种全新的学习模式,将对医生继续教育产生深刻影响。

三、人工智能推广应用的问题与挑战

智能肿瘤学虽然在辅助临床决策方面具有广阔的前景,但基于其计算机算法和数据导向的本质,其推广应用也面临很大的挑战。

1.计算机科学的应用瓶颈

当我们有了准确的数据、统一的以患者为核心的数据结构以及良好的精准医疗社会生态时,实现智能肿瘤学的难题就集中在信息技术(Information technology,IT)领域。对于智能肿瘤学的落地,不可或缺的是借助IT的力量为临床提供服务,构建由计算机驱动的实时临床决策支持(Clinical Decision Support,CDS)。在数据量指数级增长、智能肿瘤学相关知识不断涌现的时代,即使是某个学术领域的专家,也不可能掌握所有常见和罕见的与亚组相关的分子生物学类型。这些知识迅速及时的传递需要借助于自动化的决策支持技术,从而将精准医疗嵌入临床诊疗流程中。然而,当前的医院信息系统对组学研究数据(Omics Study Data)的计算能力极为有限,从基因测序公司获取的组学数据又缺少与目前的医院信息系统中患者数据的有效关联。专为智能肿瘤学而设计的具有创新性的自动化的临床决策支持系统解决方案目前仍有广阔的市场。

2.高质量的数据集,需要大量的人力和时间成本

人工智能算法的训练需要大量的数据来创建高质量的训练集,使算法可以在这些训练集上进行学习。这些数据集是否全面、是否标准,与人工智能学习的准确与否至关重要。这些训练数据和验证数据的收集和标准化的过程中需要专业的临床医生配合,以保证数据集的质量。此外,数据集的构建还必须经过严格的验证和测试,因此,开发验证数据集是一个漫长和昂贵的过程。

3.推广需要考虑伦理和法律方面的问题

在临床实践中,必须考虑到法律和伦理方面的问题。首先,由于人工智能是基于数据和算法的,数据是否有问题、是否涵盖普通人群,根据不同算法得出的结论可能是不同的。第二,由于人工智能的黑匣子性质,医生无法解释结论的推导过程。最

后,在道德方面,用于面部识别或预测罪犯再犯风险的算法已经显示出固有偏见,人工智能在医疗保健方面的应用已经开始出现类似的问题。

(弓孟春　焦塬石)

参考文献

[1] HAWGOOD S, HOOK-BARNARD I G, O'BRIEN T C, et al. Precision medicine: Beyond the inflection point [J]. Sci Transl Med, 2015, 7(300): 300ps17.

[2] DENNEY M J, LONG D M, ARMISTEAD M G, et al. Validating the extract, transform, load process used to populate a large clinical research database [J]. Int J Med Inform, 2016, 94: 271-274.

[3] KLANN J G, ABEND A, RAGHAVAN V A, et al. Data interchange using i2b2 [J]. J Am Med Inform Assoc, 2016, 23(5): 909-915.

[4] PATHAK J, SOLBRIG H R, BUNTROCK J D, et al. LexGrid: a framework for representing, storing, and querying biomedical terminologies from simple to sublime [J]. J Am Med Inform Assoc, 2009, 16(3): 305-315.

[5] SUCHARD M A, SCHUEMIE M J, KRUMHOLZ H M, et al. Comprehensive comparative effectiveness and safety of first-line antihypertensive drug classes: a systematic, multinational, large-scale analysis [J]. Lancet, 2019, 394(10211): 1816-1826.

[6] ZHANG X, WANG L, MIAO S, et al. Analysis of treatment pathways for three chronic diseases using OMOP CDM [J]. J Med Syst, 2018, 42(12): 260.

[7] 侯丽, 洪娜, 李露琪, et al. OHDSI 通用数据模型及医学术语标准国内应用现状分析 [J]. 2020, 41(2): 9.

[8] FATHIAMINI S, JOHNSON A M, ZENG J, et al. Automated identification of molecular effects of drugs (AIMED) [J]. J Am Med Inform Assoc, 2016, 23(4): 758-765.

[9] WARNER J L, WANG L, PAO W, et al. CUSTOM-SEQ: a prototype for oncology rapid learning in a comprehensive EHR environment [J]. J Am Med Inform Assoc, 2016, 23(4): 692-700.

[10] NIKPAY M, GOEL A, WON H H, et al. A comprehensive 1,000 Genomes-based genome-wide association meta-analysis of coronary artery disease [J]. Nat Genet, 2015, 47(10): 1121-1130.

[11] CONSORTIUM E P. The ENCODE (ENCyclopedia Of DNA Elements) Project [J]. Science, 2004, 306(5696): 636-640.

[12] CANCER GENOME ATLAS RESEARCH N, WEINSTEIN J N, COLLISSON E A, et al. The Cancer Genome Atlas Pan-Cancer analysis project [J]. Nat Genet, 2013, 45(10): 1113-20.

[13] MATEO J, CARREIRA S, SANDHU S, et al. DNA-Repair Defects and Olaparib in Metastatic Prostate Cancer [J]. N Engl J Med, 2015, 373(18): 1697-1708.

[14] FEHRMANN R S, KARJALAINEN J M, KRAJEWSKA M, et al. Gene expression analy-

sis identifies global gene dosage sensitivity in cancer [J]. Nat Genet, 2015, 47(2): 115-125.

[15] SECHOPOULOS I, TEUWEN J, MANN R. Artificial intelligence for breast cancer detection in mammography and digital breast tomosynthesis: State of the art [J]. Semin Cancer Biol, 2021, 72: 214-225.

[16] CHOI K J, JANG J K, LEE S S, et al. Development and Validation of a Deep Learning System for Staging Liver Fibrosis by Using Contrast Agent-enhanced CT Images in the Liver [J]. Radiology, 2018, 289(3): 688-697.

[17] CHOI J H, KIM H A, KIM W, et al. Early prediction of neoadjuvant chemotherapy response for advanced breast cancer using PET/MRI image deep learning [J]. Sci Rep, 2020, 10(1): 21149.

[18] MCDONALD R J, SCHWARTZ K M, ECKEL L J, et al. The effects of changes in utilization and technological advancements of cross-sectional imaging on radiologist workload [J]. Acad Radiol, 2015, 22(9): 1191-1198.

[19] MEN K, ZHANG T, CHEN X, et al. Fully automatic and robust segmentation of the clinical target volume for radiotherapy of breast cancer using big data and deep learning [J]. Phys Med, 2018, 50: 13-19.

[20] NGUYEN D, LONG T, JIA X, et al. A feasibility study for predicting optimal radiation therapy dose distributions of prostate cancer patients from patient anatomy using deep learning [J]. Sci Rep, 2019, 9(1): 1076.

[21] SEGRE J A. MICROBIOME. Microbial growth dynamics and human disease [J]. Science, 2015, 349(6252): 1058-1059.

[22] GALEA S, ABDALLA S M. Precision Medicine Approaches and the Health of Populations: Study Design Concerns and Considerations [J]. Perspect Biol Med, 2018, 61(4): 527-536.

[23] O'RAWE J, JIANG T, SUN G, et al. Low concordance of multiple variant-calling pipelines: practical implications for exome and genome sequencing [J]. Genome Med, 2013, 5(3): 28.

第六章

人工智能技术在
肿瘤筛查中的应用

开展肿瘤筛查是在人群中实现肿瘤早诊早治的有效手段,可有效提高人群肿瘤生存率,降低死亡率。肿瘤筛查是一个系统的工作,主要包括目标人群的确定、针对目标人群的临床检查、筛查人群的管理和筛查效果的评价等方面。随着人工智能技术的快速发展以及基础数据资源的积累,人工智能在医学领域的应用越来越广泛与深入,人工智能技术在肿瘤筛查中的应用逐步成为现实。目前人工智能技术主要应用于影像学检查,而未来则可在肿瘤筛查的各个方面拥有广阔的应用前景。

第一节 肿瘤筛查与早诊早治

随着人口老龄化和生活方式的改变,癌症已成为当今全球面临的一个重要公共卫生难题,其发病率和死亡率呈逐年上升趋势,严重影响人们的生命健康和生活质量。世界卫生组织(World Health Organization,WHO)数据显示,2020年全球新增癌症病例1929万例,新增死亡996万例,大部分来自于低收入或中等收入国家。尽管我国癌症患者5年生存率近年来有所提高,但整体水平与发达国家相比仍较低,主要原因在于我国大部分癌症患者在确诊时已处于晚期。我国每年用于癌症诊断和治疗的费用十分高昂,给患者个人、家庭和社会造成极大的经济负担。癌症防控已经成为国家战略发展规划的重要内容,实施癌症防治行动,推进癌症预防、筛查与早诊早治是我国当前癌症防控工作的重心。在控烟限酒、避免接触致癌感染因子、合理膳食、改变不健康的生活方式等病因预防措施的基础之上,积极开展肿瘤筛查与早诊早治是改善癌症患者预后以及降低癌症负担的有效措施。

肿瘤筛查(cancer screening)指通过一定的检查方法从无症状和/或体征的健康人群中发现可疑癌症患者,随后对其进行早期诊断及早期治疗。筛查的实施应根据人群特征、医疗资源条件和相关机构的具体情况选择适宜的癌种和筛查方法,制定适宜的筛查计划。肿瘤筛查是从健康人群中以早期发现、早期诊断和早期治疗为目的,由一系列医疗实践组成的卫生医疗服务活动,而不只是通过一项简单的医学检查对疾病做出诊断。

恶性肿瘤发病隐匿,早期病变体积较小,难以判断良恶性,给临床诊断造成困难。人工智能运用高精度的医学影像识别技术,可以有效突破这个难点,提高对早期病变的诊断能力。目前,人工智能技术应用于肿瘤筛查最热门的领域是利用肺部影像资料进行肺结节的辅助诊断。同时,用于乳腺癌筛查的乳腺X线检查、用于上消化道癌筛查的内镜检查等都已逐渐引入人工智能技术,不仅显著地降低了影像诊断医师的工作量,还提高了临床工作效率与早期诊断的能力。另外,随着数据可及性的提高,人工智能技术也将逐渐应用于肿瘤筛查目标人群的识别、筛查人群的管理和筛查效果的评价等方面。

一、肿瘤筛查的目的与应用

肿瘤筛查的目的与应用主要体现在两个方面。其一,在外表健康的人群中发现可能患有某种恶性肿瘤的个体,通过进一步确诊和早期治疗实现二级预防。例如,某种肿瘤发病隐匿,健康人群中存在大量未经诊断的患者,开展筛查可尽早发现这部分患者,并实现对这些患者的早期诊断和早期治疗,以提高生存率,改善预后。其二,识别疾病的早期阶段,通过及时干预,避免癌症的发生。如上消化道癌筛查,通过筛查发现癌前病变(如高级别上皮内瘤变),及时给予治疗,阻止病变的进一步进展。

二、肿瘤筛查的实施原则

肿瘤筛查是一项面向人群、涉及多个环节的公共卫生实践活动,需要投入大量的人力、物力、财力。一项筛查计划需要考虑如何选择筛查疾病,目标人群,合理的筛查程序(包括筛查起始年龄、筛查间隔等),筛查和确诊方法,以及有效的干预和随访方案。WHO提出了开展筛查项目需要考虑的原则,特别强调在项目实施之初就应开始对筛查项目进行相应的评价。评价内容包括:目标人群是否明确,筛查与治疗程序是否有效,是否符合卫生经济学原则,是否符合公平性原则,人群获益是否超过伤害。此外,还需对质量控制和经费保障等方面进行评估。制定肿瘤筛查计划应遵循的主要原则归纳如下:①所筛查的癌症发病率和死亡率高,是现阶段的重大公共卫生问题,严重危害人民的健康和生命;②所筛查的癌症发生、发展的自然史较为明确,有足够长的临床前期以及可被识别的疾病标识,对癌前病变及早期癌具有有效的诊断方法及治疗方法,早期干预能够显著提高癌症患者的生存率;③具有准确、简单、经济、安全、有效、符合伦理、顺应性好的筛查方法,同时应选择与经济发展水平和医疗卫生资源状况相匹配的筛查方法;④对在不同阶段筛查出的癌前病变和早期癌具有行之有效的干预方案,确保早期治疗的效果,达到提高早期病变和早期癌治愈率的目的;⑤以人群为基础的筛查通常是一种政府行为,需要行政主管部门强有力的支持,应有相应的资源保障开展具有一定规模的筛查、诊断及治疗;⑥开展筛查、诊断及治疗应促进卫生系统及整个社会的发展,最好能与社会医疗保障制度相结合;⑦肿瘤筛查的开展应符合成本-效益原则,人力及资金的投入应符合社会经济发展的实际情况,应能促进社会发展,体现健康公平。

三、肿瘤筛查现状

(一)国外肿瘤筛查现状

19世纪50年代,欧美等国家将巴氏涂片检测技术应用于宫颈癌筛查,这是第一项用于肿瘤筛查的检测技术。之后,肿瘤筛查技术迅速发展并引起了各国学者的高度关注,相继出现了多种实验室检测和影像学检测方法用于肿瘤筛查,如粪便隐血试验和结肠镜检查用于结直肠癌筛查、乳腺X线检查用于女性乳腺癌筛查及LDCT用于肺癌筛查等。目前国际上已开展的肿瘤筛查主要面向肺癌、结直肠癌、乳腺癌、宫颈癌及前列腺癌等。

肺癌是目前世界上导致癌症死亡的首要原因,多数患者在首诊时已是中晚期,因此早期筛查与治疗是控制肺癌死亡率的关键。美国、荷兰、比利时及意大利等国家都相继开展了一系列大型肺癌筛查随机对照研究,结果显示,利用胸部LDCT开展肺癌筛查,同时进行积极的干预,可有效降低肺癌的死亡率,改善患者预后。

由于饮食结构及生活方式的不同,西方国家的结直肠癌发生率较高,尤其是在北欧一些国家,如芬兰、挪威等。近年来,许多国家的结直肠癌死亡率呈下降趋势,Edwards等通过对美国癌症发生和趋势进行分析,发现这种下降的原因可能与癌前筛查和及时有效的治疗有关。英国是最先实施全国范围粪便隐血试验(Fecal occult blood test,FOBT)筛查结直肠癌的国家之一,从2010年开始,英国建议对60~74岁的人群,每两年进行一次FOBT筛查。

乳腺癌是目前全球女性最常见的癌症,尤其在西方国家女性人群中的发病率较高,但是自1990年以来,在北美和医疗资源较丰富的欧洲国家,乳腺癌的死亡率呈现下降趋势,主要归因于乳腺X线筛查和早期治疗的开展。Nystrom等在瑞典进行随机对照试验研究发现,通过乳腺X线筛查,乳腺癌死亡率可降低21%。在美国、加拿大、瑞典、英国、荷兰和澳大利亚等国家,女性乳腺癌死亡率较1990年下降了20%~30%。Berry等在美国进行的一项研究发现,美国女性乳腺癌死亡率的下降至少50%得益于乳腺癌筛查,相比于治疗,筛查对死亡率下降的贡献更大。

宫颈癌在女性人群中的发病率仅次于乳腺癌,癌症统计数据显示,90%的宫颈癌病例发生在发展中国家及地区。在非洲大部分地区和美拉尼西亚等地区,宫颈癌是女性癌症死亡的主要原因。在较早开展宫颈癌筛查的西方国家中,宫颈癌发病率在过去40年间下降60%以上。Vaccarella等通过建立年龄—时期—队列模型分析宫颈癌筛查对丹麦、芬兰、挪威和瑞典等国宫颈癌发病率的长期影响,结果显示,通过筛查,人群宫颈癌的发病率明显降低。

在一些前列腺癌高发的国家,如美国、加拿大和澳大利亚等,实行了前列腺癌筛查计划,主要通过开展前列腺特异抗原(Prostate specific antigen,PSA)检测对男性人群前列腺癌进行早期筛查,但是不同国家对PSA筛查的价值持有不同的观点。虽然筛查可在一定程度上降低其死亡率,但是其所带来的过度诊断、过度治疗及通过筛查对患者造成的伤害也是不可避免的,因此还需要大量的研究进行考证。

(二)国内肿瘤筛查现状

我国肿瘤筛查与早诊早治工作以食管癌作为开端,20世纪50年代末在河南林县首次采用细胞学拉网检测技术进行食管癌筛查。从2005年开始,在国家重大公共卫生服务专项的支持下,我国农村地区开始大范围开展癌症筛查与早诊早治工作,针对食管癌、胃癌、肝癌、结直肠癌、肺癌和鼻咽癌在特定高危人群进行筛查。自2007年起,在中央补助地方公共卫生专项支持下,我国启动医改重大专项"淮河流域癌症早诊早治项目",在江苏、安徽、河南和山东4个省份的农村地区开展食管癌、胃癌与肝癌的筛查和早诊早治工作。2009年开始,农村妇女子宫颈癌和乳腺癌筛查被列入国家重大公共卫生服务专项,对覆盖地区的18~65岁农村女性实施宫颈癌与乳腺癌免费筛查。2012年起,城市癌症早诊早治项目针对疾病负担相对较高的肺癌、乳腺癌、结直肠癌、胃癌、食管癌和肝癌,面向城市地区居民开展高危人群风险评估、临床检查和随访等工作。上述肿瘤筛查与早诊早治项目在国家的大力支持下,已取得了显著的成效,惠及了千百万家庭。

1.肺癌筛查

从21世纪初至今,肺癌成为我国癌症相关死亡的首要病因。世界卫生组织最新数据表明,2020年我国肺癌的发病和死亡例数分别达81.6万例和71.5万例。肺癌患者预后较差,我国肺癌患者的5年生存率仅为16.1%。因此,在人群中开展肺癌筛查与早诊早治是提高肺癌患者生存率、降低死亡率的重要举措。为了能够尽快找到适合我国人群肺癌筛查的最优方案,研究者利用国际较公认的LDCT检查方法进行肺癌筛查研究,结果显示,LDCT筛查可提高肺癌早期病变的检出率,提高患者的生存质量。

根据《中国肺癌筛查与早诊早治指南(2021,北京)》,目前所推荐的肺癌筛查策略如下。

（1）高危人群及筛查间隔

年龄介于50~74岁且符合以下条件之一者为肺癌高危人群,筛查间隔为每年一次。

吸烟:吸烟包年数≥30,包括曾经吸烟包年数≥30,但戒烟不足15年。

被动吸烟:与吸烟者共同生活或同室工作≥20年。

患有慢性阻塞性肺疾病（Chronic Obstructive Pulmonary Disease,COPD）。

有职业暴露史（石棉、氡、铍、铬、镉、镍、硅、煤烟和煤烟尘）至少1年。

有一级亲属确诊肺癌。

注:吸烟包年数=每天吸烟的包数（每包20支）×吸烟年数;一级亲属指父母、子女及兄弟姐妹。

（2）筛查技术

推荐采用LDCT进行肺癌筛查。不建议采用胸部X线检查。

（3）筛查流程

肺癌筛查具体流程见图6-1-1。

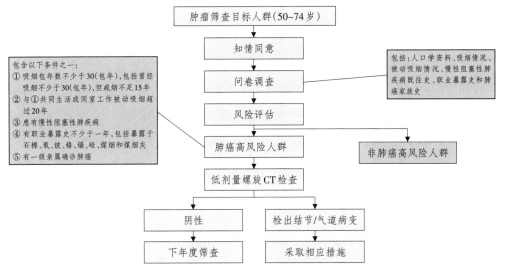

图6-1-1 肺癌筛查流程

多项随机对照试验研究表明,LDCT筛查肺癌的效果已得到证实。多数LDCT筛查研究是以年龄和吸烟量作为肺癌筛查目标人群的纳入标准。然而,随着研究的深入,研究人员发现肺癌风险预测模型可能有助于更为精准地筛选适合肺癌筛查的目标人群。解决如何界定肺癌高危人群和如何制定面向LDCT筛查出的肺结节的管理策略这两个问题,是未来提高肺癌筛查效果和减少潜在危害的重要内容。

2.乳腺癌筛查

乳腺癌是中国女性最为高发的恶性肿瘤,据世界卫生组织最新报告,2020年我国女性乳腺癌的发病和死亡分别达41.6万例和11.7万例。美国、日本和一些欧洲国家自20世纪末先后制定并推行了女性乳腺癌筛查指南,将乳腺癌5年生存率提高到89%。中国由于人口基数大,地区发展不均衡,女性身体条件及疾病特点(如乳腺密度相对较高,发病年龄相对较早)等原因,我国乳腺癌筛查仍处于探索阶段。

根据最新发布的《中国女性乳腺癌筛查指南(2021,北京)》,我国目前推荐的女性乳腺癌筛查策略如下。

针对不同风险人群,乳腺癌筛查起始年龄及间隔均有所不同。乳腺癌高风险人群是指符合下列A、B和C中任一条件的女性。

A 有遗传家族史,即具备以下任意一项者:①一级亲属有乳腺癌或卵巢癌史;②二级亲属50岁前,患乳腺癌2人及以上;③二级亲属50岁前,患卵巢癌2人及以上;④至少1位一级亲属携带已知BRCA1/2基因致病性遗传突变;或自身携带BRCA1/2基因致病性遗传突变。

B 具备以下任意一项者:①月经初潮年龄<12岁;②绝经年龄≥55岁;③有乳腺活检手术史或乳腺良性疾病手术史,或病理证实的乳腺(小叶或导管)不典型增生病史;④使用"雌孕激素联合"的激素替代治疗不少于半年;⑤45岁后乳腺X线检查提示乳腺实质(或乳房密度)类型为不均匀致密型或致密型。

C 具备以下任意两项者:①无哺乳史或哺乳时间<4个月;②无活产史(含从未生育、流产、死胎)或初次活产年龄≥30岁;③仅使用雌激素的激素替代治疗不少于半年;④流产(含自然流产和人工流产)≥2次。

注:一级亲属指母亲、女儿以及姐妹;二级亲属指姑、姨、祖母和外祖母。

表6-1-1 不同风险人群的筛查方法

人群风险	筛查年龄(岁)	筛查间隔	证据等级
一般风险	45岁起	每1～2年1次乳腺X线筛查;对于致密性乳腺,建议乳腺X线联合乳腺超声筛查	中
高风险	40岁起	每年1次乳腺X线联合乳腺超声筛查	中

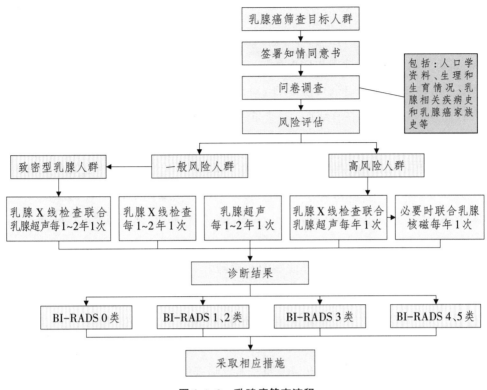

图 6-1-2 乳腺癌筛查流程

3.宫颈癌筛查

宫颈癌是严重危害我国女性生命健康的癌症。全球每年约有60万例宫颈癌新发病例,其中80%以上的病例发生在发展中国家。据世界卫生组织报告,2020年我国宫颈癌新发病例11.0万例,死亡5.9万例。宫颈癌的病因明确,主要与高危型人乳头瘤病毒(human papilloma virus,HPV)持续性感染有关。众多研究表明,通过早期筛查和及时有效治疗,宫颈癌是可以被预防和治愈的。

20世纪50年代,宫颈癌筛查主要采用巴氏涂片法即宫颈脱落细胞涂片检查。20世纪90年代以来,从液基细胞学检查到HPV检测,再到cobas HPV分型检测和care HPV检测,以及近些年出现的E6/E7mRNA、p16INK4a和DNA甲基化等检测技术,宫颈癌筛查技术取得了飞速的发展。

中国目前尚未制定基于循证证据的、符合国情和中国女性特点的宫颈癌筛查指南,筛查体系亦处于探索阶段。根据2014年世界卫生组织编撰的第二版《子宫颈癌综合防治基本实践指南》和2018年中华预防医学会出版的《中国子宫颈癌综合防控指南》,推荐筛查策略如下。

（1）筛查方法

宫颈癌筛查的推荐方法有3种，包括醋酸染色肉眼观察法（visual inspection with acetic acid，VIA）、细胞学检查和HPV检测。在有HPV检测条件的地区，首选HPV检测；在具备VIA检查条件的地区，可使用VIA对HPV阳性者进行分流。若不具备HPV检测条件，可选用VIA检查。在有细胞学检查条件的地区，选用细胞学检查或者HPV检测。

（2）筛查年龄

我国宫颈癌筛查推荐起始年龄为25~30岁，65岁及以上女性若既往10年内每3年1次、连续3次细胞学检查均无异常，或者每5年1次、连续2次HPV检测阴性，无宫颈上皮不典型增生（cervical intraepithelial neoplasia，CIN）病史，则不需要继续筛查。

（3）特殊人群的筛查

已完成HPV疫苗接种的女性应该同非接种者一样定期接受宫颈癌筛查；有妊娠意愿的女性应在孕前检查询问其近一年内是否接受过宫颈癌筛查，如没有，建议立即或在第一次产检时接受宫颈癌筛查；存在高危因素的妇女，如HIV感染、免疫抑制、宫内己烯雌酚暴露，既往因CIN2、CIN3、原位腺癌（adenocarcinoma in situ，AIS）及诊断为宫颈浸润癌并接受过治疗的妇女应缩短宫颈癌筛查的间隔。宫颈癌筛查阳性或异常者需接受阴道镜检查或组织病理学诊断，以确定是否存在宫颈癌前病变或宫颈浸润癌。癌前病变的治疗方法选择取决于病变的范围、程度和位置、医务工作者的能力和治疗费用等。

4.上消化道癌筛查

上消化道癌（Upper Gastrointestinal Cancer）是我国常见的一类恶性肿瘤，主要包括食管癌和胃癌。世界卫生组织最新数据统计显示，2020年世界范围内胃癌和食管癌新发病例分别为108.9万例和60.4万例，而中国新发病例分别为47.9万例和32.4万例，占全球新发病例的43.9%和53.7%。由于上消化道癌早期症状隐匿，我国大部分患者在确诊时已发展为中晚期，总体5年生存率不到10%，而筛查发现的早期病变经过及时治疗，5年生存率可达90%以上。

（1）食管癌筛查

根据《中国早期食管癌及癌前病变筛查专家共识意见（2019年，新乡）》，推荐食管癌筛查策略如下。

1）筛查对象

年龄在45~74岁且符合下列任一条者：①出生或长期居住于食管癌高发区；②一

级亲属有食管癌疾病史;③本人患有食管癌前疾病或癌前病变;④本人有头颈部肿瘤病史;⑤合并其他食管癌高危因素,包括热烫饮食,饮酒(酒精量≥15g/d),吸烟,进食过快,室内空气污染,牙齿缺失等。

2)筛查模式

根据实际情况,群体筛查与机会性筛查相结合。

3)筛查技术

首选白光内镜联合卢戈液染色内镜或窄带成像指示性活检。

4)筛查流程

食管癌筛查的目标人群,分为极高发地区人群(年龄标化发病率>50/10万)和其他相对低发地区人群。极高发区人群推荐每5年接受1次内镜普查;其他地区人群进行风险初筛分层,对初筛为食管癌高危的个体每5年接受1次内镜筛查。发现的高级别上皮内瘤变和食管癌者根据相应指南予以治疗;低级别上皮内瘤变者,若病灶直径≥1cm或合并多重食管癌危险因素者每1年接受内镜复查,其余患者每3年1次内镜复查。

(2)胃癌筛查

日本与韩国均有开展全国性的胃癌筛查,也有相应指南。我国由于人口众多,卫生资源分布不均等原因,无法开展全国性的胃癌筛查,不过目前开展了很多国家级/地方性的筛查项目。

根据《中国早期胃癌筛查流程专家共识意见(草案2017年,上海)》,我国目前推荐的胃癌筛查策略如下。

1)筛查人群

年龄≥40岁,且符合以下任一条件者:①胃癌高发地区人群;②幽门螺杆菌感染者;③既往患有慢性萎缩性胃炎、胃溃疡、胃息肉、手术后残胃、肥厚性胃炎、恶性贫血等胃癌前疾病;④胃癌患者一级亲属;⑤存在胃癌其他风险因素(如摄入高盐、腌制饮食、吸烟、重度饮酒等)。

2)筛查技术

胃癌的筛查方法包括血清学检测〔胃蛋白酶原(Pepsinogen,PG)Ⅰ/Ⅱ、胃泌素-17(Gastrin-17,G-17)、幽门螺杆菌(Helicobacter pylori,Hp)抗体的联合检测等〕、钡餐造影、电子内镜、磁控胶囊内镜(Magnetically controlled Capsule Endoscopy,MCE)等。目前以电子内镜检查作为胃癌筛查的首选方法。

3)筛查流程

按照新型胃癌筛查评分系统(包含5个变量:年龄、性别、Hp抗体、PG和G-17,总分0~23分),对胃癌发生风险进行分级。将胃癌筛查目标人群分为3个等级:胃癌高危人群(17~23分);胃癌中危人群(12~16分);胃癌低危人群(0~11分)。高危人群强烈建议每年一次胃镜精查,中危人群推荐胃镜精查并每2年一次胃镜检查,低危人群可定期随访,每3年一次胃镜检查。具体筛查流程见图6-1-3。

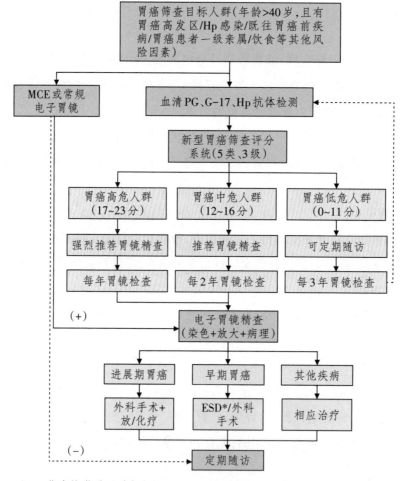

*ESD指内镜黏膜下剥离术(endoscopic submucosal dissection)

图6-1-3 早期胃癌筛查的推荐流程

5.结直肠癌筛查

近年来随着我国人群生活方式及饮食结构的西方化,结直肠癌发病率总体呈现上升趋势。据国际癌症研究署最新报告,2020年我国结直肠癌新发病例约55.6万,死亡病例约28.6万,新发和死亡病例分别占全世界的28.8%和30.6%,疾病负担沉重。目前我国结直肠癌5年生存率远低于美国及日本和韩国等国家,85%以上的结直肠癌患者发现时已属晚期,即使采取手术、放化疗、靶向治疗等综合治疗手段,患者的5年生存率仍明显低于40%;与之对应,早期结直肠癌经治疗后5年生存率可超过95%,甚至可以完全治愈。

欧美等发达国家开展结直肠癌筛查较早,目前已建立起较为完善的国家结直肠癌筛查体系。我国结直肠癌筛查始于20世纪70年代,目前在部分省市或地区有区域性结直肠癌筛查项目开展,从2012年开始,在国家重大公共卫生专项的支持下,城市癌症早诊早治项目在全国部分城市地区开展大范围的结直肠癌筛查。

根据《中国结直肠癌筛查及早诊早治指南(2020,北京)》,推荐结直肠癌的筛查策略如下。

(1)筛查对象

筛查对象分为一般风险人群、散发性结直肠癌高危人群和遗传性结直肠癌高危人群,具体如下。

一般风险人群指不具有以下风险因素者:①一级亲属具有结直肠癌病史(包括非遗传性结直肠癌家族史和遗传性结直肠癌家族史);②本人具有结直肠癌病史;③本人具有肠道腺瘤病史;④本人患有8~10年长期不愈的炎症性肠病。散发性结直肠癌高危人群的定义应综合个体年龄、性别、体质指数等基本信息,结直肠癌家族史、肠息肉等疾病史以及吸烟、饮酒等多种危险因素来进行综合判定。为提高风险预测效能,可结合粪便潜血试验和其他实验室检查结果,并结合适用人群实际情况,考虑纳入风险等级较高的其他因素,以最终确定结直肠癌高危人群的判定标准。遗传性结直肠癌高危人群指患有遗传性结直肠癌者。遗传性结直肠癌主要分为两类:第一类为非息肉病性结直肠癌,包括林奇综合征(Lynch Syndrome)和家族性结直肠癌X型林奇样综合征;第二类是息肉病性结直肠癌综合征,包括家族性腺瘤性息肉病(Familial Adenomatous Polyposis,FAP)、MU-TYH基因相关息肉病(MUTYH-associated Polyposis)、遗传性色素沉着消化道息肉病综合征(Peutz-Jeghers Syndrome,PJS)、幼年性息肉综合征(Juvenile Polyposis Syndrome,JPS)和锯齿状息肉病综合征(Serrated Polyposis Syndrome,SPS)等。

(2)筛查起止年龄

推荐一般人群40岁起接受结直肠癌风险评估,评估为中低风险的人群在50~75岁接受筛查;评估为高风险的人群在40~75岁接受筛查。如果1个及以上一级亲属罹患结直肠癌,推荐接受筛查的起始年龄为40岁或比一级亲属中最年轻患者的发病年龄提前10岁。

而对于遗传性结直肠癌高危人群,具体如下:①MLH1/MSH2突变引起的林奇综合征的高危人群接受结肠镜筛查的起始年龄为20~25岁或比家族中最年轻患者发病年龄提前2~5年;②MSH6/PMS2突变引起的林奇综合征的高危人群接受结肠镜筛查的起始年龄为30~35岁或比家族中最年轻患者发病年龄提前2~5年;③家族性结直肠癌X型林奇样综合征的高危人群接受结肠镜筛查的起始年龄比家族中最年轻患者发病年龄前5~10年;④典型FAP家系中的高危人群从10~11岁开始接受结肠镜筛查,每1~2年做1次结肠镜,并且持续终生;⑤轻型FAP家系的高危人群应从18~20岁开始,每2年做1次结肠镜,并且持续终生;⑥MUTYH基因相关息肉病的高危人群接受结肠镜筛查的起始年龄为40岁或比一级亲属被诊断结直肠癌时的年龄提前10岁;⑦遗传性色素沉着消化道息肉病综合征(Peutz-Jeghers 综合征)的高危人群从18~20岁开始接受结肠镜筛查;⑧幼年性息肉综合征的高危人群从15岁开始接受结肠镜筛查;⑨锯齿状息肉病综合征的高危人群接受结肠镜筛查的起始年龄为40岁或比一级亲属结直肠癌的发病年龄提前10岁。

(3)筛查技术及筛查间隔

推荐每5~10年进行一次高质量结肠镜检查;每年进行一次粪便免疫化学检测(Fecal Immunochemical Test,FIT);每3~5年进行一次乙状结肠镜检查;每5年进行一次结肠CT成像检查;每3年进行一次多靶点粪便FIT-DNA检测。

6.鼻咽癌筛查

鼻咽癌是指发生于鼻咽腔顶壁与侧壁的恶性肿瘤。全世界约80%的鼻咽癌病例发生在我国,而在我国鼻咽癌好发于南方,尤以广东多见。研究表明,在鼻咽癌高发区人群中进行筛查,可以显著提高筛查人群鼻咽癌患者的早诊率,使患者得到及时治疗,改善预后,降低病死率。

目前尚无国际公认的鼻咽癌筛查与早诊早治方案。根据《中国癌症筛查及早诊早治技术方案》,鼻咽癌筛查策略具体如下。

(1)筛查地区及目标人群

筛查地区鼻咽癌标化死亡率≥3/10万,年龄30~59岁。

(2)筛查手段

鼻咽癌筛查方法有很多,比如病史询问、间接鼻咽镜检查、颈部淋巴结触诊、血清

EB病毒(Epstein-Barr virus,EBV)多种抗体检测、唾液中EB病毒IgA抗体检测、血浆或血清中EB病毒DNA检测、鼻咽纤维镜检查、活体组织检查等。各地可根据当地的卫生资源选择适宜的筛查方法。

(3)筛查流程及间隔

EB病毒VCA/IgA阴性人群(<1:5),每5年复查一次。

EB病毒VCA/IgA≥1:5人群,每2年复查一次。

EB病毒VCA/IgA≥1:80,或者DNA酶特异性抗体(EDAb)≥69%或VCA/IgA(≥1:5)、EA/IgA(≥1:5)、EA/IgG(≥0.3)、EDAb(≥30%)4项中任何双项阳性,或VCA/IgA、EA/IgA、EA/IgG、EDAB4项中单项持续高滴度或滴度持续升高。

符合上述任何一项为鼻咽癌高危人群,需进行鼻咽纤维镜检查,必要时活检。若病理检查无异常则每年复查1次。若病理检查为中或重度异型增生/化生者为癌前病变,则需每半年复查1次。

7.前列腺癌筛查

据世界卫生组织最新报告,全球男性恶性肿瘤中前列腺癌发病率列第2位,死亡率列第6位。中国并不是前列腺癌高发地区,但是近年来随着医学诊断水平的提高和人群参加机会性筛查的机会增多,前列腺癌的发病率有大幅上升的趋势。据估计,2020年中国男性前列腺癌发病率在所有癌症中列第6位,死亡率列第7位。

美国、欧洲一些西方发达国家均有制定前列腺癌筛查的相关指南。中国前列腺癌筛查工作起步较晚,仍处于探索阶段。如何实现前列腺癌的早发现和早诊断,同时防止过度诊断和过度治疗,这是目前中国前列腺癌筛查面临的主要问题。根据2017年发布的《前列腺癌筛查专家共识》,前列腺癌筛查策略如下。

(1)高危人群

年龄>50岁的男性。

年龄>45岁且有前列腺癌家族史的男性。

年龄>40岁且基线PSA>1μg/L的男性。

(2)筛查方法

推荐定期进行血清PSA检测。不推荐将PCA3(Prostate Cancer Antigen 3)检测、P2PSA检测、4K score检测、前列腺健康指数、MRI等检查等作为前列腺癌筛查的常规手段。

(3)筛查间隔

建议血清PSA检测每2年进行1次,根据年龄和身体状况决定PSA检测的终止时间。

（4）注意事项

需要对参加者详细阐明前列腺癌筛查的风险和获益之后才能开展PSA检测。

8.肝癌筛查

肝癌是中国高发的癌症之一，肝癌发病机制复杂，主要由乙型肝炎病毒(hepatitis B virus,HBV)感染、丙型肝炎病毒(hepatitis C virus,HCV)感染、酒精肝硬化、黄曲霉素摄入等因素诱发。2020年中国新增肝癌患者30.3万例，死亡28.8万例。日本与韩国均有针对肝癌的筛查策略，中国也有一些国家级或地区级的肝癌筛查项目，但还没有关于肝癌筛查的指南或专家共识。有研究者建议在一定年龄范围的肝癌高危群体及患有早期病变的人群中使用腹部超声检查和甲胎蛋白(alpha fetoprotein,AFP)检测进行肝癌筛查。

四、人工智能在肿瘤筛查领域的应用

肿瘤筛查是一个系统的工作，不仅仅为通过技术手段对筛查参与者进行检查。一般来说，一个肿瘤筛查项目包括以下4个部分：①目标人群的确定；②针对目标人群的临床检查；③筛查人群的管理；④筛查效果的评价。

人工智能在肿瘤筛查领域的应用目前主要为肿瘤的辅助诊断。恶性肿瘤发病隐匿，早期病变体积较小，较难判断良恶性，给临床诊断造成困难。随着研究的深入，人工智能已在医学影像识别、细胞学、病理学等方面取得重要进展，逐渐从研究转入应用，应用前景十分广阔。目前，人工智能技术用于肿瘤筛查最热门的领域是肺结节的影像诊断。用图像分割算法对肺部扫描序列进行处理，生成肺部区域图，然后根据肺部区域图生成肺部图像，进而生成结节区域图像，训练基于卷积神经网络的肺结节分割器对图像进行肺结节分割，得到疑似肺结节区域。使用3D卷积神经网络模型对肺结节进行分类，得到肺结节的位置和置信度。乳腺钼靶检查是常见的乳腺癌早期筛查方法。利用人工智能技术可有效地检测出钼靶影像中的异常密度区域，提高诊断的准确率，同时可以明显减少影像医师的工作量。我国消化道肿瘤的发病率占全部恶性肿瘤的43.5%，消化内镜检查是早期发现肿瘤的必要手段。应用人工智能技术的消化内镜使检查简化，医师只需要对消化道采集内镜标准图像或者录制一段视频影像，人工智能系统就能对这些资料进行快速判定，并在内镜操作过程中对医师进行实时提醒，根据抓取病变的图像，对疾病做出快速、准确判断，明显提高消化内镜医师的诊断水平。随着人工智能技术的进一步发展和基础数据资源可及性的提高，人工智能技术也将逐渐应用于肿瘤筛查目标人群的识别、筛查人群的管理和筛查效果的评价等方面。

（陈万青　任建松）

第二节　肿瘤筛查目标人群的识别

癌症等慢性非传染性疾病已经成为世界各国主要的重大公共卫生问题。目前,我国居民的第一位死亡原因也是癌症。国家癌症中心2015年发布的数据显示,我国新发恶性肿瘤病例约为393万例,死亡病例约为234万。近年来,癌症发病和死亡率均呈逐年上升趋势,如乳腺癌、甲状腺癌、结直肠癌。每年恶性肿瘤诊治直接费用超过2000亿,给个人、家庭和社会造成极大的经济负担,同时严重影响社会发展。国际癌症研究署的数据显示,女性乳腺癌已经超过肺癌,成为最常见的癌症,约有230万例新病例(11.7%),其次是肺癌(11.4%)。肺癌依然是导致癌症死亡的最主要原因,约有180万人死亡(18%),其次是结肠直肠癌(9.4%)。预计到2040年,随着与全球化经济增长相关的风险因素增加,工业化进程加快,癌症负担可能会进一步加剧。恶性肿瘤防控已经成为世界以及我国战略发展规划的一部分,而肿瘤筛查又是这项工作的重中之重。

肿瘤筛查是指通过某种检查方法从无症状或体征健康的人群中发现可疑恶性肿瘤患者。肿瘤筛查是早期发现恶性肿瘤并进行早期诊疗的重要手段。肿瘤筛查目标人群主要指可能患有恶性肿瘤的高危人群,也指暴露于高强度的可疑致癌因素的人群,其发生肿瘤的概率显著高于一般人群。肿瘤早期的成功发现可显著提高早期诊断率并改善治疗效果。筛查的目标人群根据肿瘤类型而定,不同类型的筛查目标人群不同。

随着人工智能技术的发展,已有很多研究结果表明利用此技术可以有效辅助癌症的防治工作。2019年Campanella的研究显示利用人工智能技术构建的模型对于皮肤癌、前列腺癌及乳腺癌的AUC值已经达到0.98。在未来肿瘤筛查中,人工智能技术会是最重要的技术手段之一。针对肿瘤筛查目标人群的识别方法也在随着AI技术的更新而不断更新,目前针对肺癌的主流基于人工智能技术的识别方法包括Bach、PLCO、Expanded Spitz等,针对乳腺癌的方法包括Gail、Claus、BRCAPRO等。这些识别方法大多基于大规模人群数据,采用Logistic回归模型或者Cox回归模型可以计算危险因素与患病之间的关系。

Logistic 回归模型主要适用于横断面研究和前瞻性队列研究,主要用于识别与疾病相关的危险因素,并据此预测疾病的发生概率。其函数如下:

$$P = \frac{1}{1 + e^{-(\alpha + \beta_1 X_1 + \beta_2 X_2 + \ldots + \beta_i X_i)}}$$

其中,X_i 表示模型中第 i 个变量的具体值,β_i 表示第 i 个变量的回归系数。

Cox 回归模型也是一种被广泛应用的研究疾病与危险因素关系的方法,要求各变量之间满足比例风险假定,因变量为分类变量和时间变量。其函数如下:

$$P = 1 - S_0(t) \exp\left(\sum_{i=1}^{p} \beta_i X_i - \sum_{i=1}^{p} \beta_i \overline{X_i} \right)$$

其中,X_i 表示模型中第 i 个变量的具体值,β_i 表示第 i 个变量的回归系数,$\overline{X_i}$ 表示第 i 个变量的平均值,$S_0(t)$ 表示 t 时间人群的生存率。

接下来将主要针对不同的肿瘤类型介绍筛查目标人群的识别方法,包括传统的识别方法和基于人工智能技术的识别方法。

一、肺癌筛查目标人群识别

前文已对肺癌的危险因素和传统的筛查目标人群识别进行了介绍,接下来主要介绍基于人工智能技术的筛查目标人群识别方法。主要的识别方法有 Bach 模型、PLCO 模型和 UK Biobank 等。

Bach 模型来自于一项美国的队列研究,样本量为 18172,研究对象为年龄在 45~69 岁之间,吸烟量大于 20 包年或者戒烟 15 年以内的人群。该模型主要采用了 Cox 比例风险回归函数,纳入的危险因素包括每天吸烟量、吸烟时长、戒烟时长、年龄、性别和石棉暴露。该模型在内部数据集和的 AUC 值为 0.72。

PLCO 模型来自于一项美国的筛查试验,样本量为 70926,研究对象为年龄在 55~74 岁之间的人群。该模型采用了 Logistic 模型,纳入的危险因素主要包括年龄、教育程度、是否有肺癌家族史、过去 3 年是否做过胸部 X 线、吸烟包年数和戒烟时长等。该模型在内部测试集和外部验证集中的 AUC 值分别为 0.86 和 0.84。

UK Biobank 模型来自于一项英国的队列研究,样本量为 443535,研究对象为年龄在 30~80 岁之间的人群。该模型采用了 Flexible parametric 回归函数,纳入的危险因素主要包括性别、吸烟状况、尼古丁成瘾、医疗记录和肺癌家族史等。该模型在内部数据集中的 AUC 值为 0.85。

二、乳腺癌筛查目标人群识别

基于人工智能技术的乳腺癌筛查目标人群识别方法主要有Gail模型、BOADICEA模型和Tyrer-Cuzick等。

Gail模型于1989年提出,数据来自于一项病例对照试验。主要纳入的危险因素包括初产年龄、初潮年龄、既往乳腺癌活检次数、一级亲属患乳腺癌的家族史、年龄、种族和个人乳腺癌疾病史。预测乳腺癌的灵敏度为94%。BOADICEA模型于2004年提出,主要纳入的危险因素包括个人因素、家族史、环境因素、雌激素受体、孕激素受体和人类表皮生长因子受体2等,采用的方法包括贝叶斯函数。Tyrer模型于2004年提出,纳入的危险因素包括体质指数、绝经年龄、激素替代治疗情况、乳腺癌家族史、BRCA1和BRCA2基因的突变情况和乳腺良性疾病史等,采用的方法为贝叶斯函数。

三、结直肠癌筛查目标人群识别

结肠直肠癌是胃肠道中常见的恶性肿瘤之一,在我国是消化系统发病率第2位、死亡率第4位的恶性肿瘤。近年来随着生活方式、饮食结构的改变,以及人口老龄化的加剧,结直肠癌发病率总体呈现上升趋势。

基于人工智能技术的结直肠癌筛查目标人群识别方法主要有Havard模型、THIN模型和Proposed模型等。Havard模型来自于一项美国的队列研究,样本量为93800。该模型采用了Logistic回归函数,在女性和男性外部数据集中获得的AUC值分别为0.67和0.71。THIN模型来自于一项英国的巢式病例对照研究,样本量为5516,采用的方法为Logistic回归函数,在训练集和验证集中获得的AUC值分别为0.80和0.73。Proposed模型来自于一项美国的队列研究,样本量为37482,研究对象为40~59岁之间的人群,纳入的危险因素包括年龄、体质指数、性别、种族和吸烟史,模型采用的方法为Logistic回归函数。

四、食管癌筛查目标人群识别

食管癌又称食道癌,是指食管上皮来源的恶性肿瘤。2018年,我国食管癌新发病例和死亡病例分别占全球总数的53.73%和55.73%。食管癌是我国农村地区主要公共卫生问题,包括的主要危险因素包括:老龄化,长期食用腌制、油炸、红肉类和受到真菌污染的食品,以及喜烫饮、烫食,水果、蔬菜摄入不足和微量元素缺乏,吸烟与饮酒,肥胖,食管癌家族史等。

基于人工智能技术的食管癌筛查目标人群识别方法主要有 Dong 模型和 Kunzmann 模型。Dong 模型来自于一项病例对照研究,对照组 2177 人,病例组 5799 人。该模型采用加权遗传评分方法,纳入的风险因素包括年龄、性别、吸烟状态、体质指数等,获得的食管腺癌的 AUC 为 0.754。Kunzmann 模型基于 UK biobank 前瞻性队列,共纳入 355034 名研究对象。纳入的风险因素包括年龄、性别、吸烟状态、体质指数和食管癌相关疾病史等,获得的 AUC 为 0.80。

五、胃癌筛查目标人群识别

胃癌是指起源于胃黏膜细胞的恶性肿瘤,多发生于胃窦部,胃大弯、胃小弯及前后壁均可受累。常见症状为上腹疼痛,在早期常无症状。2018 年,我国胃癌新发病例分别占全球胃癌发病和死亡的 44.13% 和 49.85%。胃癌主要危险因素包括:老龄化,幽门螺杆菌感染,高盐饮食、烟熏煎烤炸食品,红肉及加工肉类摄入过多以及不良的饮食习惯,水果、蔬菜摄入不足,吸烟与饮酒,胃癌家族史,患有胃食管反流病、慢性萎缩性胃炎,糖尿病、免疫因素等。

Cai 等人于 2019 年在 Gut 发表文章,纳入年龄、性别、PG I / II 比值、胃泌素-17、幽门螺杆菌抗体浓度、腌制食品和油炸食品摄入量,利用 Logistic 回归函数预测患胃癌的风险程度,该研究共纳入 14929 名受试者,对中危、高危人群进行胃镜检查时,70.8% 的胃癌病例和 70.3% 的早期胃癌病例被检出,模型获得 AUC 值为 0.76。

六、肝癌筛查目标人群识别

肝癌是一种发生在肝脏的恶性肿瘤。我国以原发性肝癌为主,其起源于肝脏的上皮或间叶组织,危害极大。原发性肝癌早期常无症状,晚期出现肝区疼痛、乏力、发热等症状。常见并发症有肝肾衰竭、上消化道出血等。肝癌主要危险因素包括:乙型肝炎病毒和丙型肝炎病毒慢性感染,食用被黄曲霉毒素污染的花生,玉米等食物;饮酒与吸烟,肥胖与代谢综合征,患有肝硬化,恶性肿瘤家族史等。

根据国际推荐和我国经验,肝癌筛查目标人群主要参考条件为 45~74 岁男性,50~74 岁女性,且符合以下任一条者:①乙型肝炎病毒表面抗原阳性;②丙型肝炎病毒感染史;③肝硬化病史;④一级或二级亲属有肝癌史。

对于肝癌筛查目标人群,建议每 6 个月筛查 1 次,联合应用血清甲胎蛋白和肝脏 B

超检查。

Feng等人于2019年在Annals of Oncology发表文章,纳入年龄、性别、吸烟年龄、饮酒、饮茶、糖尿病和空腹血糖水平、TC、丙氨酸转氨酶和HBsAg因素。利用Cox回归函数预测患肝癌的风险程度,用于筛查目标人群识别,该模型在验证数据集中显示出良好的校准和辨别力,C-index为0.85。该研究共纳入112440名年龄在20~80之间的受试者。

七、其他癌种筛查目标人群识别

宫颈癌是原发于宫颈部位的恶性肿瘤,是女性生殖道最常见的妇科恶性肿瘤。早期症状不明显,发展可有阴道出血、经期延长、阴道排液等症状。2018年,我国占同期全球宫颈癌发病和死亡的18.68%和15.33%。宫颈癌主要危险因素包括:高危型人乳头状瘤病毒持续性感染,人乳头瘤病毒主要通过性生活传播;艾滋病病毒、疱疹病毒、沙眼衣原体和淋病奈瑟菌等病原微生物协同感染;过早开始性生活,多个性伴侣;吸烟;具有宫颈癌家族史等。根据国际推荐和我国经验,宫颈癌筛查目标人群主要参考条件为:高危型人乳头瘤病毒感染;具有艾滋病病毒感染史或者性传播疾病史;过早开始性生活、多个性伴侣;吸烟;既往因宫颈癌及癌前病变接受过治疗者。

鼻咽癌是指发生于鼻咽腔顶部和侧壁的恶性肿瘤。在我国,以华南地区发病率最高,特别是广西、广东、福建、湖南、海南为鼻咽癌高发区,北方地区少。由于发病部位隐蔽,结合其早期症状不明显,因此难以早期发现,生存率较低。常见临床症状有耳闷堵感、鼻塞、涕中带血、复视、听力下降及头痛等。2018年,我国鼻咽癌占同时期全球鼻咽癌发病和死亡的46.92%和43.04%。鼻咽癌主要危险因素包括:EB病毒感染,具有鼻咽癌家族史,喜食腌制食品,我国华南地区较为高发,具有吸烟等不良生活习惯等。根据国际推荐和我国经验,鼻咽癌筛查目标人群主要参考条件为:鼻咽癌高发地区人员,年龄30~59岁,头颈部检查有可疑病变者,具有鼻咽癌家族史者,人类疱疹病毒检测阳性者。

前列腺癌是指发生在前列腺的上皮性恶性肿瘤。病理类型包括腺癌、鳞状细胞癌、导管腺癌等,其中腺癌占95%以上。早期常无症状,随着肿瘤的发展,引起的临床症状包括:排尿异常、勃起功能障碍、盆腔不适等。80%的患者为65岁以上的男性。主要危险因素包括:老龄化和遗传因素;有前列腺癌家族史的患者,其确诊时平均年龄较小,一般比无家族史患者小6~7岁。根据国际推荐和我国经验,前列腺癌筛查目标人群主要参考条件为:年龄>50岁;年龄>45岁且有前列腺癌家族史;年龄>40岁且基线前列腺特异性抗原＞1μg/L。

膀胱癌指发生在膀胱黏膜上的恶性肿瘤。据世界卫生组织统计,2018年我国膀胱癌的发病率居恶性肿瘤的第16位,男性是女性患者的3~4倍,多发于50岁以上。常见症状包括尿频、血尿、排尿困难、尿急、膀胱刺激征、上尿路阻塞等。主要危险因素包括:老龄化,吸烟,芳香胺类物质的职业暴露,饮用含砷的水,膀胱感染史,膀胱癌家族史等。根据国际证据推荐和我国现行经验得出,膀胱癌筛查目标人群主要参考条件为:年龄＞50岁;长期从事皮革、染料、有机化学原料、金属机械制造等行业的职工及与一苯胺、联苯胺、4-氨基联苯等致癌物长期接触者;膀胱癌家族史者。

子宫内膜癌是发生于子宫内膜的一组上皮性恶性肿瘤,好发于围绝经期和绝经后女性。每年发病率在10/10万~20/10万之间,是女性生殖道三大恶性肿瘤之一。患者主要表现为阴道异常出血和月经紊乱,有些患者还会表现出阴道异常排液,排出恶臭脓血样液体。主要危险因素包括:老龄化;初潮早、绝经晚、未生育;肥胖、糖尿病或糖耐量异常;雌激素替代治疗、绝经后雌孕激素治疗、使用他莫昔芬;患有生殖内分泌失调性疾病;子宫内膜癌家族史等遗传因素等。根据国际证据推荐和我国现行经验得出,子宫内膜癌筛查目标人群主要参考条件为:肥胖、糖尿病或糖耐量异常者;雌激素水平增高者或他莫昔芬等药物使用者;林奇综合征等相关遗传疾病;BRCA1和BRCA2胚系突变基因携带者;一级亲属有子宫内膜癌病史者。

(陈万青　秦朝)

第三节　智能辅助诊断系统与肿瘤筛查

近五年,国内外有诸多学者、科研机构和企业通过深入研究和创新利用机器视觉及深度学习等人工智能相关技术,旨在医疗领域研发出创新性的计算机辅助诊断和治疗决策系统,来提高临床工作效率,进而为精准的个体化诊疗提供智能计算技术支撑。然而医疗场景复杂多变,医疗数据分散且确权不明,大量的精确标注数据获取困难,无监督学习〔根据类别未知(没有被标记)的训练样本解决模式识别中的各种问题〕和弱监督学习(介于有监督和无监督之间的一种学习方式)等人工智能技术尚未成熟,目前临床中高频使用的智能辅助诊疗系统比较少,但是,我们相信这仅仅是智能医疗的开始,随着技术的不断突破,医工的深度融合,创新医疗服务的广泛落地,计算机辅助诊疗系统必将在今后的体检筛查、疾病精确诊断和治疗决策过程中起到释放优质医疗资源和实现价值医疗的作用。

癌症筛查是智能辅助诊断系统非常适合切入的领域。首先,癌症筛查目的明确,场景确定,适合建立体系化的辅助诊断系统;其次,癌症筛查依赖常见的检查设备,例如,计算机X线断层扫描(Computed Tomography,CT)、超声成像(Ultrasound,US)、乳房X线显像(Mammography,MG)和内窥镜(Endoscopy)等,这些设备产生的医疗图像和视频是非常适合现有人工智能技术学习的数据;另外,恶性肿瘤有高致死率和发病率持续增加的特点,早筛早诊早治是肿瘤防控的最优策略,而我国恶性肿瘤的早筛早诊工作量极大,计算机辅助诊断系统能够充分发挥其高效率、高质量且不受时空限制的特性。

恶性肿瘤种类多,常以器官或组织命名,不同恶性肿瘤发病率不同,发病率较高的恶性肿瘤包括肺癌、胃癌、结直肠癌、肝癌、乳腺癌、食管癌、甲状腺癌、胰腺癌及宫颈癌等。常见癌症筛查所采用的检查手段不同,但是,总体可以归为几大类:食管癌、胃癌及结直肠癌以消化内窥镜筛查为主;早期肺癌以LDCT筛查为主;肝癌、胰腺癌及甲状腺癌以超声筛查为主;乳腺癌以超声和钼靶筛查为主;宫颈癌以液基薄层细胞学检测(Thinprep Cytologic Test,TCT)为主。接下来,将以常见癌症筛查所采用的检查手段为分类,总结每一类检查手段在智能辅助诊断方面的发展现状。

一、消化内窥镜

(一)背景

胃肠道(Gastrointestinal,GI)疾病是人类最常见的疾病之一,根据病变程度,大致可分为良性消化道疾病、癌前病变、早期消化道癌和晚期消化道癌。良性胃肠道疾病如溃疡、胃炎和出血在短期内不会恶变。如果不及时诊断和治疗,消化道癌前病变可能发展为早期消化道癌,进而进展为晚期消化道癌,结直肠癌、胃癌和食道癌是3种主要的胃肠道恶性肿瘤。目前胃肠道疾病的筛查诊断主要依靠内镜。胃肠道内窥镜包括胃镜、结肠镜和无线胶囊内窥镜(WCE)。近年来,深度学习在计算机视觉领域取得了成功,在某些情况下,它的目标识别精度甚至可以超过人类,同时在内窥镜智能诊断方面也得到了应用,达到了令人满意的效果,下面介绍其核心技术。

（二）技术方法

1.卷积神经网络（Convolutional Neural Network，CNN）

CNN的工作原理可以通过两个步骤来说明。首先，对给定的标记数据集进行训练，提取多尺度特征。然后，根据提取的特征进行分类。

卷积层是CNN的重要组成部分，卷积层中的神经元对输入图像的每一个小片段都很敏感。CNN激活函数的选择是非常重要的。目前，一个整流线性单元（ReLU）是首选的激活函数。池化层可以通过计算某一位置相邻矩形区域的整体统计特征来代替卷积层在该区域的输出，从而降低计算代价。例如，最常用的一种池化层maxpooling层计算相邻矩形区域的最大值。CNN的最后一层是全连接层，这一层的每个神经元都与下一层的每个神经元相连。将之前各层的输出作为输入发送到全连接层，计算每个类的概率分数，为输入图像赋值。得分最高的类就是输入图像的最终分类结果。简而言之，全连接层是通过结合图像最显著的特征来推断图像的类别。

2.有监督的深度学习框架

（1）分类框架

目前在消化内窥镜图像分类中最常用的深度模型有VGGNet、GoogleNet、ResNet等，研究者更倾向于使用更深的模型和更小的核，这样可以有更少的参数量，例如GoogleNet和ResNet。Szegedy等人提出了GoogLeNet（又称Inception），引入了Inception块，已经被证明可以在较低的计算代价下取得非常好的性能。ResNet由ResNet块组成，实验结果表明，这些残差网络易于优化，且能从深度的增加中获得精度。换句话说，更深层次的网络也可以被有效地训练。

（2）检测框架

利用深度学习方法进行检测是目前消化内窥镜图像分析中常见的一项任务。目前在消化内窥镜图像检测领域，基于CNN主要有3种检测方法：SSD、Fast R-CNN、Faster R-CNN，此外还有一些基于以上方法进行改进的方法。

（3）分割框架

消化内窥镜图像的分割一般是指语义分割。FCN、DeepLab和SegNet都是语义图像分割（也称为像素级分类）架构，采用端到端的方式进行训练。

FCN由于全部由卷积层构成，因此称为全卷积网络。与传统的基于CNNs的分割方法相比，FCN具有两个明显的优势：①FCN的输入图像可以任意大小，更加灵活，②采用像素块，避免了重复存储和卷积计算的问题，更加有效。

DeepLab的主要贡献如下。①速度：接受atrous卷积算法。②精度：获得最先进的结果。③简单性：系统由扩散卷积神经网络（DCNNs）和条件随机场（CRFs）组成。④有序的空间金字塔池（ASPP）是在DeepLab_V2和以后的版本中引入的。

SegNet与U-Net具有相同的特性，U-Net具有一对编码器和相应的解码器网络。SegNet的突出之处在于将最大池索引传输到解码器，提高了分割的分辨率。两者都是有效的语义图像分割架构。

（4）无监督深度学习框架

生成对抗网络（GAN）是一种无监督的网络架构，GAN是由两个同时训练和竞争的模型组成：其中的生成模型G用于捕捉数据分布，而判别模型D估计样本来自训练数据而不是G的概率。

（5）其他网络框架

除了用于GI图像分析的DL网络之外，还有许多其他有效的网络，如递归神经网络（RNNs）、图神经网络（GNNs）、主成分分析网络（principle component analysis network，PCANet）和典型相关分析网络（canonical correlation analysis network，CCANet），目前尚未用于GI图像分析。在未来的GI图像分析中，RNNs、GNNs、PCANet和CCANet都具有广阔的应用前景。

（6）迁移学习

从头训练一个深度网络需要大量的标记数据，而网络的训练和优化过程通常是非常耗时的。采集大量的消化内窥镜图像并由专家对相应的标签进行标注也是一项困难且容易出错的任务。因此，基于深度学习方法的消化内窥镜图像分析任务大多采用迁移学习方法，以减少对深度网络的训练数据需求。

（7）应用现状

深度学习方法在消化内窥镜图像分析任务中的应用包括图像检测、分类、分割、识别、定位和其他一些应用任务，主要应用前3种。目前，涉及的疾病主要有息肉、出血、恶性病变，也有侵入胃炎和钩虫的检测。

1）息肉

Y. Shi使用Faster R-CNN结合CNN模型（Inception ResNet）在图像和视频中检测结肠息肉。研究的新颖之处在于所提出的post learning可以有效地减少假阳性样本的数量，检测精度达到91.4%。

上述研究工作只能检测图像中是否含有息肉，如果检测到的息肉能进一步按照它们发展成肿瘤的速度进行分类,那么这一过程将对医生和患者都更加有利。R. Zhang等对基于深度学习方法的结肠息肉的自动检测和详细分类进行了探索,研究了不同的迁移学习深度神经网络,自动将结肠镜图像分为肥大性息肉、腺瘤性息肉和正常图像。该方法的精密度为87.3%,与病理医师86.4%的精密度相近。同时,深度学习法的敏感度和准确率分别为87.6%和85.9%,远高于内科医生的77.0%和74.3%。

2)出血

X. Jia等提出了一种将人工提取的特征与CNN层提取的特征相结合的方法,将其送入CNN的全连接层进行分类,虽然训练集数据受限,准确率还是达到了94.79%。

3)胃肠恶性病变

Li等开发了一种新的基于卷积神经网络的系统来分析窄带成像放大内镜(M-NBI)观察到的胃黏膜病变。CNN系统诊断早期胃癌的灵敏度、特异度和准确率分别为91.18%、90.64%和90.91%。CNN和专家两者在诊断的特异度和准确率上无明显差异,但CNN的诊断灵敏度明显高于专家。此外,和非专家相比,CNN在诊断灵敏度、特异度和准确率方面全面胜出。

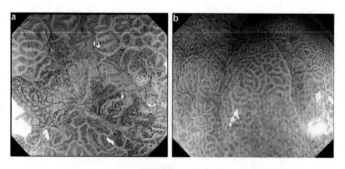

图6-3-1　胃黏膜病变的典型M-NBI图像

注:a图像被诊断为早期胃癌;b片诊断为非癌性病变

4)多种肠胃疾病

胃肠道的病变多种多样,仅分析一种胃肠道是不够的。由于无线胶囊内窥镜(WCE)经过整个胃肠道,WCE所收集的图像往往非常大,并可能包含各种病变。

V. S. Sadasivan等提出了一种异常检测的自动化技术WCE图像遵循深度学习方法。WCE图像被分割成小块并输入到卷积神经网络。一个经过训练的深度神经网络可以区分斑块是坏的还是好的。将异常斑块标记在WCE图像输出中如图6-3-2所示。我们得到了ROC曲线下的面积(AUC)值约为98.65%,可公开获得的检测数据包含9种异常。

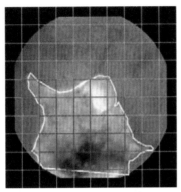

图6-3-2　基于patch的方法,标记为恶性的斑块被标记为红色,标记为良性的斑块被标记为绿色,白色的轮廓线显示了恶性的区域

5)其他胃肠道疾病

除对以上这些胃肠道疾病的研究报道较为普遍外,还有一些胃肠道疾病的研究工作较少,如胃溃疡、钩虫感染、幽门螺杆菌感染、巴雷特食管等。

(8)总结与展望

消化内窥镜图像分析是深度学习方法的一个新的应用领域。直到最近几年,它才得到了广泛的应用,有一小部分学者对此进行了研究。虽然已经取得了一些成果,但有关深度学习在这一领域的应用的研究还比较少,这项技术的潜力还远远没有得到充分的开发。如基于3D卷积的检测,实时监测系统,早癌诊断准确率的提升,基于无监督学习、深度学习诊断患者的诊疗策略,结合RNN和GNN等网络都有着潜在的强大开发空间。

二、LDCT

(一)背景

目前肺癌的发病率在世界范围内居恶性肿瘤发病率首位,在我国这一现象尤为严重,超过75%的患者在确诊时已处于晚期。因此,肺癌的筛查及早诊早治对降低肺癌的死亡率至关重要。

胸部DR是最早应用于肺癌普筛的影像学方法,但其灵敏度低,尤其是20mm以下的结节无法看到,造成了大量的漏诊。目前LDCT由于其成像清晰,辐射较低已成为肺癌早筛的首选方法,其辐射剂量约是普通CT的1/5。如图6-3-3所示,3mm的结节可以在LDCT中清晰的显示。中国医学科学院肿瘤医院防癌体检科统计,2014~2017年5366例无症状受检者中,LDCT筛查结果阳性者389例,阴性者4977例。阳性者中,经病理证实的肺癌为26例,Ⅰ期肺癌检出率达92.3%(24/26)。因此LDCT肺癌筛查对我国肺癌的早筛早治有至关重要的意义。然而,放射科医师需要耗费大量的时间和精力阅片,并结合临床信息来诊断肺结节的良恶性。随着人工智能技术的发展,

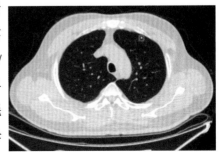

图6-3-3　LDCT

研究人员在基于人工智能技术的计算机辅助诊断(computer aided diagnosis,CAD)领域做了大量的研究,并取得了突破的进展,利用人工智能技术可以自动的在LDCT图像上识别出肺结节的位置,并计算出直径、密度等信息,同时给出结节的良恶性程度,这一技术的应用可显著提高放射科医师的工作效率以及肺结节诊断结果的准确率。

(二)技术方法

CAD肺癌早筛系统通常包括以下几个部分。

1.数据的预处理

首先CT图像的值跨域很大,为了增强结节的特征,需要提前截取肺窗。其次,CT图像是断层扫描的成像,其在轴位方向的空间间距和其他两个方向的空间间距并不一致,因此需要在空间距离上做归一化处理。

2.肺组织区域分割

肺组织区域分割不仅可以提升系统效率还可以排除肺组织区域之外的假阳性结节。

3.结节检测

结节的精准定位对于后面的诊断至关重要,只有找到结节的准确位置,后面的分析才有意义。

4.分割及诊断

通过结节的分割可以获取结节的体积、密度、长径以及短径等信息,从而达到辅助诊断的目的。

基于深度学习的CAD系统可以有效解决肺癌早期诊断的核心问题:特征提取、肺结节检测、假阳性率的降低。深度学习中的卷积神经网络模型通常被用来处理与图像相关的问题,也是肺结节检测和诊断的首选模型。最早运用肺结节检出的CAD系统文献出现于2005年,CNN在2012年底的ImageNet比赛中大获全胜,以CNN为代表的深度学习此后在数据分析方面呈爆发式发展趋势,并在肺结节医学影像中广泛运用。卷积层是核心层,用于提取较高等级的图像特征,而全连接层可以用于图像特征分类。应用于肺结节检测和分类的CNN主要包括二维(two dimensional,2D)CNN和三维(three dimensional,3D)CNN,以及多视图、多流、多尺度的CNN等。

最早应用于肺结节的深度网络模型是2D CNN,2D CNN不受肺部CT图像层厚的约束,相比较下处理数据速度快,需要的资源少。Setio等提出了一种基于2D多视图CNN的CAD系统进行肺结节分类。该CNN包含多个2D卷积流,采用肺部影像数据库中的LIDC-IDRI进行训练,为了获得更全面的特征,选取肺结节的9个不同视图层的

2D块作为输入层,再融合不同输出层特征,得到最终分类输出。这种方法相比于之前的传统算法大大地降低了肺结节的假阳性率,而且准确率至少提升了15%~20%。2019年,Xie等提出了一种新的2D CNN,该CNN是利用两个建议区域网络和一个反卷积层改进的Faster R-CNN进行候选结节的检测,采用了经典的CNN模型视觉几何群网络16来进行特征的提取。该模型强调保留错误分类的样例,利用样例对网络再有针对性地重新训练,以提高结节检测的灵敏性,提高特异性。

3D CNN比2D CNN更大,占用更多内存资源,但是可以利用更多的空间信息,极大地提高了识别准确率。此外,一些学者将不同的技巧带入3D CNN。Jin等引入了残单元,通过使用残差加深网络的深度,更利于学习特征,进而有效降低假阳性率。然而引入残差的同时也会增加偏度,这需要增加更细的维度分类,这样会消耗大量的内存和计算资源,因此,资源又极大地限制了网络深度;另外,由于数据的多样性不足,在临床应用中可能存在局限性。Tang等引入了难例挖掘来训练一个3D Faster R-CNN,筛选出的难分样本再训练一个3D深度卷积神经网络,最后综合两个结果提高肺结节检测的准确率。Qin等进一步采用在线的难分样本挖掘和多任务学习技术,提出了一种基于DenseNet的肺结节分类模型,加快了训练速度,提高了特异性。Zhu等设计了两个3D深度卷积神经网络,其中一个采用3D双通道联合类U-Net编码、解码结构的3D R-CNN用于肺结节检测,而另一个具有结节尺寸、原始像素和深度特征的梯度增强机用于分类,该算法在LIDC-IDRI数据库上进行评估,准确率为90.44%。

人工智能技术虽然在肺结节检出上技术已经较成熟,但随着技术的更新依然还有很大的提升空间。这些模型都是建立在有大量精确标注数据基础上的,由于医学图像的特殊性,医学图像的标注是一个昂贵和费时的过程。这个过程需要有经验的临床专家阅读检查报告,并结合其他检查结果,有时还需要咨询其他专家。因此获取大量的精确标注数据几乎难以实现。针对以上问题,Wang等人提出了一种半监督学习方法,充分利用了无标注数据和少量的标注数据,显著提高了肺结节的检出率,同时降低了假阳率,为后续的研究提供一个新的方向。

肺结节的准确检出为使用AI技术对结节的良恶性分类提供了技术支撑,研究人员在使用AI技术检出肺结节的基础上对肺结节的良恶性分类做了大量的研究,并取得了一定的研究成果。Kuruvilla等人提出了一个基于肺结节纹理特征的良恶性分类器。该方法首先提取出结节的均值、标准差、中心距等一系列纹理特征,然后再使用神经网络作为分类器对结节的良恶性进行分类,准确率达到了93.3%。

(三)应用现状

虽然基于人工智能的CAD系统在研究方面已经取得了突破性进展,但在实际应用中却遇到了各种各样的问题,受限于结节检出的假阳性过高,CAD使用便捷性不好等因素,CAD系统虽然已在国内多家医院落地,但是实际使用率并不算高。图6-3-4为CAD使用场景示意图,操作人员将需要AI诊断的CT影像推送到AI服务器,影像科医生可以在多终端查看AI分析结果,如图6-3-5所示。

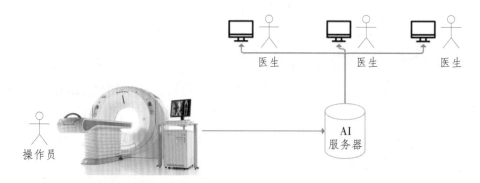

图6-3-4 CAD使用场景示意图

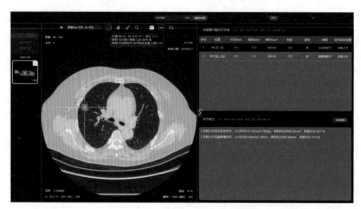

图6-3-5 CAD系统应用案例

(四)总结与展望

基于深度学习的CT肺结节检出,对减轻影像科医师的工作强度、减少肺结节漏诊等方面有明显的临床意义。但是,影响结节检出的因素很多,如对非扫描参数相关因素(结节大小、位置、性质、形状、边界等)对AI检出效能的影响要有足够的认识,对扫描参数相关因素(包括扫描层厚、重建间隔、重建算法、螺距、曝光剂量等)需要做好质量控制。未来,结合注意力机制的Transformer在改进结节检出准确率、降低假阳性率,尤其是降低显存使用等方面有巨大的发挥空间。

三、超声

(一)背景

目前,我国医疗资源分配不均,各地区医疗水平存在较大差距,加之部分超声医师的技术水平不高及经验不足,容易导致超声诊断的误诊或漏诊。将人工智能与超声图像诊断相结合,提高超声诊断的准确率,具有重大的社会效益。人工智能应用于超声诊断,可以实现超声检查的客观化、规范化。

(二)技术方法

人工智能是算法通过不断学习、更新运算来真切的模拟人类反应的科学,其关键是深度学习,包括传统的人工神经网络,能够从图像等原始资料中识别感兴趣区域(region of interest,ROIs),不断学习并进行自我调整,发现潜在数据和复杂关系,最终生成决策输出。

1.深度学习结构

医学领域常用的最常用的深度学习结构可分为3大类:①监督深度网络或深度辨别式模型;②无监督深度网络或深度产生式模型;③混合深度网络。当前医学超声图像分析应用中最基本的模型或结构是CNN、循环神经网络(RNN)、限制玻尔兹曼机(RBM)、深度置信网络(DBM)、自编码器(AE)、稀疏自编码器(SAE),以及这些深度学习结构的变种。

当前,监督深度学习模型广泛应用于医学图像分析中解剖结构的分类、分割与检测,在这些任务中,CNN与RNN是两个最常用的结构。

随着流行度以及实践性增加,许多经典的以及基于CNN的深度学习结构被开发并应用于(医学)图像分析中。如AlexNet、LeNet、faster R-CNN、GoogLeNet、ResNet以及VGGNet。

循环神经网络一般作为一种监督深度学习网络应用于医学超声图像分析的各种任务中,由于结构特性,RNN在建模序列数据(如医学超声视频序列)时具有先天的优势。

2.分类、检测、分割

当前深度学习技术在医学超声图像分析中的应用主要涉及3大任务:各种病灶(如乳腺、甲状腺、肝脏、胰腺占位)的分类、检测与分割。

图像分类通过识别某些解剖或病理特征来实现,这些特征能够区分解剖结构或组织。早在2012年,Jamieson等进行了一项有关深度学习用于乳腺肿瘤或肿块病变分类任务的初步研究。

在超声图像分析中,超声图像或视频的感兴趣目标(如肿瘤、病变与结节)检测是极其重要的。肿瘤或病变的检测可以为物体分割和良恶性肿瘤的分类提供有力的支持。解剖对象定位也被视为分割任务或基于图像进行临床干预与治疗的前提条件。

解剖结构与病变的分割是肿瘤分析中与体积和形状有关的临床参数量化分析的前提条件,病变(如乳腺、甲状腺结节)的检测与分类以及生成ROI,也在CADx进行后续分析中起着至关重要的作用,分割示例如图6-3-6。

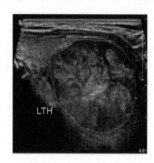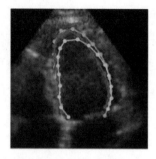

图6-3-6　分割示例〔甲状腺结节(左)左心室(右)〕

(三)应用现状

人工智能在超声早癌筛查方面的研究主要集中在甲状腺癌、乳腺癌、肝癌及胰腺癌等。

1.甲状腺癌智能筛查

Li等受物体检测网络Faster R-CNN的启发,开发了一种适合超声图像中甲状腺乳头状癌检测的检测器。为了提高检测的准确率,在CNN中添加了空间约束层,使得检测器可以提取出肿瘤区域所在周围区域的特征。此外,通过连接CNN的浅层和深层,检测器可以检测到更模糊或更小的癌症区域。其结果表现良好,TPR达到0.935。

Liu等提出一种新的基于深度学习的CAD系统,用于超声图像中结节的自动检测和分类。该CAD系统由检测和分类两个阶段组成,设计了一个多尺度的基于区域的检测网络来学习金字塔特征,用于检测不同尺度下的结节,提出了一个三分支CNN来学习基于多视图分类的特征,以相应处理3个特定组(即基础组、上下文组和边缘组)。通过评估,该模型在数据集上的诊断准确率为97.5%,此外,与经验丰富的放射科医师相比,准确率提高了8%。

2.乳腺癌智能筛查

Almajalid等提出了一种新的基于深度学习架构U-Net的乳腺超声图像分割框架,直接从输入的图像和相应的图像分割中学习,通过对比度增强和斑点减少在内的预处理技术来提高图像质量,然后使用双重交叉验证对U-Net模型进行训练和检验,最终得到了切割系数(dice coefficient)0.825和相似度系数(similarity rate)0.698的良好性能,其分割图6-3-7如下。

Vakanski等提出了将视觉显著性集成到深度学习模型的乳腺肿瘤分割超声图像,该方法将注意力块引入到U-Net架构中,并学习具有高显著性水平的空间区域优先级的特征表示,该模型的测试结果表现良好,其准确率为97.9%,ROC曲线下的面积(AUC)值约为0.955。其乳腺超声图像及分割结果如图6-3-8。

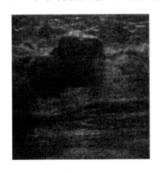

图6-3-7　超声图像(左)分割图像(右)

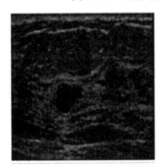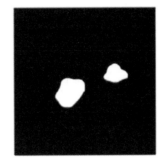

图6-3-8　乳腺超声图像(左)分割结果(右)

3.肝癌智能筛查

Brehar等在研究各种深度学习结构的基础上,提出了一种轻量级多分辨率CNN结构,利用CNN从超声图像中生成可能重要的特征,然后利用这些特征训练SVM分类器。该模型获得的准确率、灵敏度和AUC均大于90%,特异度达到88%以上,对避免误诊有重要意义。

其输入图像及结果输出如图6-3-9所示,其中右边为预测置信图,肝细胞癌似然性用红色标记,高置信度用绿色标记。

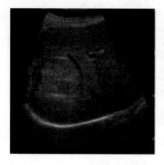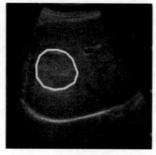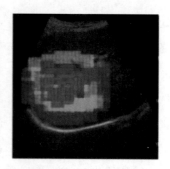

图6-3-9 输入图像(左),肝细胞癌区域(中),预测置信图(右)

4.胰腺癌智能筛查

胰腺癌是恶性程度极高的消化道肿瘤,起病隐匿,缺乏具有灵敏度和特异度的肿瘤标志物,早期诊断困难,预后不佳,5年生存率≤6%。

胰腺癌的检测目前依赖于成像方法和活检诊断的结合,在不同的诊断方式中,内镜超声(EUS)引导下的活检和胰管刷状细胞学检查是诊断的标准。Yusuke等使用单镜头multibox检测器的深度学习系统诊断胰腺导管腺癌,得到了灵敏度为80%、特异度为80%、准确率为80%的良好结果。

(四)总结与展望

AI模型可减少超声医生的工作负荷,避免不必要的有创检查。随着AI的发展和医疗数据的积累,AI与超声筛查的深度结合,革新了医学影像的表达方式。基于超声数据的特性,结合深度连续性信息的深度学习模型有待进一步挖掘,获取更加精准的判别模型。

四、钼靶

(一)背景

中国国家癌症中心统计,乳腺癌在所有女性可能罹患的恶性肿瘤中高居榜首,占比达到16.51%。在全球范围内,无论是发达国家还是发展中国家,乳腺癌在女性的恶性肿瘤发病率均排名第1。

乳腺X线钼靶检查对早期发现乳腺癌有重要的作用。该检查成熟、简便、廉价、可靠。众多医学指南指出:大多数临床前期阶段的乳腺癌能通过高标准的乳腺X线筛查出来,并降低患者的死亡率,减少不必要的伤残,避免创伤性的治疗。

乳腺X线钼靶由于阅片难度高,培养周期漫长,导致专业从事乳腺X线钼靶阅片的医生极度稀缺。另外,不同级别医生之间阅片水平具有差异性,难以保证阅片结果的一致性。

近期,国内多家企业和学者研究研发另一种解决思路——智能阅片,以便能解决这些难题。

机器学习(Machine Learning,ML)中的最具有前景的深度学习(Deep Learning,DL)算法,是AI+医学影像即CAD系统的关键技术。以深度学习为基础的CAD能够有效提升钼靶诊断的准确性和时效性,减轻医生工作强度,避免误诊晚诊对患者造成不良临床结局。

(二)技术方法

AI能够提取出图像的高阶信息,能将乳腺X线钼靶的图像信息解释从纯定性转换为可量化且轻松再现任务;AI可以将乳腺X线钼靶中人类无法检测到的图像信息进行量化,并补充临床决策。

自20世纪80年代以来,研究人员一直在开发乳腺X线钼靶CAD的学习技术,以区分恶性和良性乳腺病变。这些AI方法涉及肿瘤的自动特征化,最初由放射科医生或计算机标记。计算机描述可疑区域或病变,并/或估计其发病概率,然后由医生进行患者管理。采用AI与于乳腺图像数据相结合,可以量化肿瘤大小、形状、形态、纹理等特征。

乳腺X线钼靶CAD的应用还包括通过预测精确医学乳腺癌的影像表型来评估分子亚型、预后和治疗反应。了解肿瘤的宏观表现与其肿瘤微环境之间的关系是乳腺癌研究的一个重要方向。这些关系可以尝试从临床乳腺X线钼靶图像和风险、预后或治疗反应的生物学指标中探索。

深度学习方法能保证疾病和成像方式的鲁棒性、有效对抗噪音的干扰、提高准确性,最终导致早期干预、诊断以及临床治疗的显著改善。

(三)应用现状

自2008年开始,美国医保人群中约74%的钼靶影像患者采用传统乳腺钼靶CAD系统。Lehman等报道指出使用传统CAD前后对乳腺癌检出的敏感度和特异度均无显著性差异,这表明乳腺癌高危人群并未从传统乳腺钼靶CAD中获益。

近期,基于CNN的乳腺钼靶CAD,检测到疑似病灶(包含肿块灶和钙化灶)的位置并分析病人患有恶性肿瘤的风险及恶性概率,且在致密型乳腺中检出乳腺癌的准确度有所提升。Al-Masni等研发的乳腺钼靶CAD对胸肌附近及腺体高密度区域的肿块检出有独特优势,其通过卷积层提取病灶特征,全连接层预测病灶良恶性,该系统判断乳腺肿块位置和良恶性的准确度分别为99.7%和97%。

乳腺钼靶诊断系统主要包含3个功能块。第一是实现了疑似病灶的定位;第二是给出了乳房肿块的良恶性判定;第三是能够自动生成影像报告。这些功能的目标是实现和医生的相互配合,减少误诊率和漏诊率,并且随着模型的不断优化可以逐步地降低医生的劳动强度。该系统第一层是钼靶影像的前处理部分;中间层是AI学习模型;最后一层是以医生的反馈为基础对前两部分进行的动态更新,如图6-3-10。

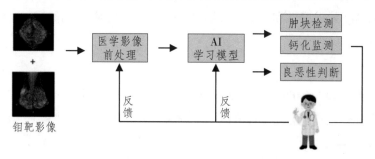

图6-3-10 乳腺钼靶诊断系统

由于乳腺结构和腺体密度影响CAD对乳腺病变的检出,且我国女性与欧美女性不同,以小乳房、致密型乳腺为主,因此有必要建立适合我国女性的标准乳腺钼靶数据库,以便研发适合中国女性的乳腺钼靶CAD。

当乳腺钼靶标记数据缺乏时,将迁移学习与分类模型相结合能够取得较好的效果。Chougrad等发现采用ImageNet预训练的权重等,迁移到以CNN为基础的乳腺肿块分类模型中,其准确率明显高于随机初始化赋值的CNN模型。

除乳腺肿块的分类,在钼靶乳腺动脉钙化检测中也可以采用深度学习。

(四)总结与展望

在图像识别和分类中,DL特别是CNN蕴藏巨大潜力。DL的泛化学习能力可能会加速乳腺钼靶CAD的发展,有望提升影像医生诊断疾病的准确性及时效性,有望自动生成结构化影像报告,不断克服模型的过拟合问题,建立高质量标注的国人数据库,丰富深度学习理论,攻克深度学习建模难题,破解深度学习黑箱之谜。相信在不久的将来,AI必将改变现有乳腺钼靶影像诊断模式,迈向精准影像诊断时代。

在中国,由于绝大部分乳腺X线钼靶检查医院及设备都集中在大中城市,导致近8亿城乡居民获得的乳腺X线检查要逊于大中城市。

未来,随着乳腺钼靶智能诊断越来越成熟,乳腺癌的普适性早筛的成本将会降低。改变乳腺癌的早期筛查的方式,从高危人群逐步扩展到所有适龄女性,能极大提高早期发现乳腺癌的可能,降低社会总体医疗开支。通过将专家级的诊疗能力工具化,通过AI赋能基层医疗,有助于缓解当前基层医疗机构阅片医生短缺的困境,提高基层医疗机构乳腺疾病早筛的水平。

五、液基薄层细胞学检测

(一)背景

宫颈癌是妇女中第四大流行疾病,准确及时的癌症检测可以挽救生命,通过巴氏涂片和液基薄层细胞检测宫颈癌细胞是临床最重要的病理诊断。宫颈癌普查需求量大,但病理医生缺口大,年资的差异以及诊疗过程中医师主观判断的影响较大。为了缓解这一问题,基于AI诊断的方法得到了广泛应用,但是由于病理图像的限制和细胞形态的变化,提高准确率、灵敏度仍是一大挑战。

(二)技术方法

病理AI通过人工智能技术模拟病理医生读片过程,辅助医生诊断,大幅提升病理医生效率。病理AI主要工作原理如下:首先通过分析仪扫描染色后的细胞制片,并对图像中的特定病种癌症细胞形态学特征进行标注,汇总形成特定病种癌症细胞形态学特征数据库;在此基础上建立深度学习模型,进行训练生成灵敏度、特异度较优的病理AI识别算法;当系统上传新的细胞数字切片时,病理AI识别算法快速判断数字切片是否具有特定病种癌症的形态学特征,并将相关结果反馈给病理医生进行复核。因此对于病理AI识别系统而言,依托独有数据库形成的人工智能深度学习算法是核心所在,特定病种癌症细胞形态学特征数据库样本量越大,所标注的特征越具有医学指征性,算法的灵敏度及特异度指标越优秀。

深度学习应用到的检测算法主要包括:Faster-RCNN、SDD等。分割算法主要包括:Mask R-CNN、DeepLabV3等。数据增广方法主要为:翻转、放大缩小、偏移、噪声,网络一般应用生成对抗网络(GAN)。

(三)应用现状

Chen利用残差网络和生成对抗网络(RCGAN)对宫颈癌单细胞图像进行数据增强。早癌检测是检查和治疗宫颈癌的关键,然而主要的挑战在于数据获取,本文提出了残差生成对抗网络(RCGAN),对宫颈单细胞图像进行了增强,同时利用分类模型进行了验证,扩大了数据集,并改善了分类的效果。

与传统的手工特征分类方法不同,Du提出了一种基于多语义标记和形态信息分析的区域检测分类方法。基于专家注释的数据集提供了6类,包括正常上皮细胞、异常上皮细胞、淋巴细胞、中性粒细胞、黏附细胞和垃圾细胞。数据预处理流程:首先进行数据增强,包括旋转、翻转、缩放、缩放、对比度等;然后结合合成少数细胞对宫颈细胞数据进行微调过采样技术。处理1280×1024像素以JPEG格式存储的680 LBC宫颈剥脱细胞标本,包括正常上皮细胞20297个,异常上皮细胞5919个,淋巴细胞6148个,中性粒细胞3179个,黏附细胞645个,垃圾细胞969个。利用数据预处理来弥补分类中的不平衡性。利用ImageNet数据集预训练获得的权重参数实现了基于Faster R-CNN在LBC数据集上训练。结果表明,该方法的平均精度(mAP)为66.98%,精度为91.61%。通过以ResNet-101为骨干,学习宫颈剥脱细胞的深度和表面特征,在一定程度上有助于病理医师对宫颈癌的早期诊断。

Kurnianingsih提出了一种利用掩膜区域卷积神经网络(Mask R-CNN)实现宫颈细胞整体分割的方法,并使用更小的可视化几何群网络(VGGlike Net)对其进行分类。利用ResNet10充分利用空间信息和先验知识作为Mask R-CNN的主干。在分割阶段,当将Mask R-CNN应用于整个细胞时,在精度(precision)(0.92±0.06)、召回率(recall)(0.91±0.05)和Zijdhenbos相似性指数(ZSI)(0.91±0.04)方面均优于之前的分割方法。在分类阶段,VGG-like应用于整个分割细胞,二分类(正常细胞、异常细胞)问题上灵敏度超过96%,七分类(表面鳞状上皮细胞、中间鳞状上皮细胞、柱状上皮细胞、轻度鳞状无角化发育不良细胞、中度鳞状无角化发育不良细胞、重度鳞状无角化发育不良细胞、原位鳞状细胞癌)问题上灵敏度、特异度、准确率均超过95%。

细胞核异常的检测是细胞病理自动筛选系统的关键技术,它直接决定着系统的性能。虽然结合了目标检测和语义分割的Mask R-CNN在一般的目标检测任务中取得了很好的性能,但是在异常细胞检测中的性能仍然不尽人意。为了解决这个问题,Ma设计了一种新的基于Mask R-CNN的异常细胞检测深度神经网络,名为Mask abnormal cell detection R-CNN (MACD R-CNN)。首先,在掩膜的分类分支R-CNN中,它从不同大小的RoIs中生成相同大小的特征图(feature map)作为输入。这部分特征图的核会有不同程度的变形,于是设计了一个固定建议框模块(proposal module)来生成固定大小的核特征图,使新的核信息能够用于分类。然后利用注意机制将原始感兴趣区域特征与固定感兴趣区域特征进行融合。最后,增加卷积层的深度,进一步提高细胞分类的准确性。实验表明,MACD R-CNN能有效提高异常细胞的检测性能。

宫颈癌普查需求量大,病理医生严重不足,目前国内研究基于AI的宫颈液基细胞筛查系统(图6-3-11)灵敏度可达90%,特异度85%以上,辅助医生提高筛查效率,降低漏检率,快速定位病灶提高筛查效率。图6-3-12为基于AI算法的宫颈液基细胞筛

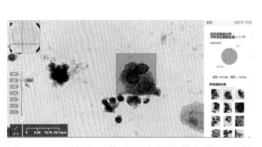

图 6-3-11 基于 AI 算法的宫颈液基细胞病理筛查系统

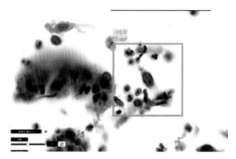

图 6-3-12 基于 AI 算法的宫颈液基细胞病理筛查结果示意

查结果示意图。通过 AI 辅助宫颈癌筛查模型判读速度是人工判读的 10 倍,且比人工表现更加稳定。

(四)总结

现有 TCT 技术是很好的制片技术,然而诊断需病理医生人工阅片,目前人工阅片的灵敏度在 60% 左右,可能会有漏诊。而基于 AI 算法的技术不但能大大提高灵敏度,降低漏检率,还大大提高了效率,解决了病理医生不足的痛点。此外,DNA 技术由于是对玻片进行全视野扫描,并对扫描到的所有细胞核的 125 个参数进行全面分析,计算出每个细胞核的 DNA 含量,其灵敏度超过 99%,避免了漏诊的可能性,且诊断报告为定量数据,标准比较统一,具有临床指导意义,在此基础上结合 AI 技术,将使宫颈癌的筛查变得更高效、准确。

(陈万青 王智)

第四节 肿瘤筛查人群的管理

2019 年,中华医学会呼吸病学分会肺癌学组、中国医师协会呼吸医师分会肺癌工作委员会、中国肺癌防治联盟等专业机构携手呼吸科、胸外科和影像学科等相关领域知名专家参考了国内外最新研究成果和各学科相关指南,共同制定《肺癌筛查与管理中国专家共识》(以下简称《共识》)。《共识》不仅对当前肺癌筛查技术进行详尽地总结,也系统阐述了肺癌筛查全流程管理。同时,本《共识》提出涵盖可预防、可预测、个体化、病人参与性和精准医疗的"5P"疾病诊治模式,旨在做到精准筛查、科学防治和全程管理,更大程度地延长人类寿命,提高生命质量。

在"5P"疾病诊治新模式下,调动人群参与性成为筛查人群管理的基石。实际工作中,部分人群因为不舒适的筛查体验或筛查后无需进一步临床处理而放松警惕,不积极配合周期性随访与复查,依从性较差;也有部分人群因筛查结果未能明确诊断,引起过度焦虑或短期内频繁复查。

发达国家癌症筛查已形成筛查与早诊早治规范化路径,对于癌症高风险个体,提供持续性的癌症筛查、随访以及生命全周期的健康管理服务。而组织性筛查是具有中国特色的癌症早诊早治项目,是国家和政府关注民生利益的重要体现。但我国组织性筛查仍以一次性筛查服务为主,尚缺乏随访、随诊和健康管理的全链条服务,从而影响筛查效果。

为解决这一实际问题,人工智能技术在肿瘤筛查人群管理中的引入显得十分重要。该技术能帮助筛查项目建立智能化、结构化的管理平台;与筛查人群建立便捷的联系,树立有效的健康管理目标,实现健康监测;并采用组织性随访机制及系统化健康教育,督促筛查人群改变不良的行为方式和生活习惯,降低危险因素暴露水平及其对健康的影响。同时,人工智能在癌症筛查中的应用可辅助优化风险预测,制定更为精准的筛查策略,积极调动人群参与性,科学地管理筛查人群,全时空辅助高风险人群随访及癌症患者诊疗等。

一、筛查管理

利用互联网和通讯平台资源对组织性癌症筛查进行流程化管理,从人群招募、问卷调查、风险评估、预约筛查、生物样本收集、筛查结果实时推送,到人群随访,通过智能化的筛查流程和健康管理,提高癌症早期诊断率,降低死亡率;建立医疗机构联盟、云管理平台、远程会诊和质控培训,解决癌症筛查过程中各地区医疗资源分布不均衡、医疗技术水平有差异的问题;通过收集筛查及早诊早治数据构建医疗大数据平台,为探索适宜我国人群的筛查标准、研发智能诊断新技术,从而为提高筛查精确度、减少过度诊断奠定基础。以下列举我国在癌症筛查实践中应用智能化管理的实例。

(一)筛查项目管理平台

健康医疗大数据在国家层面具有基础战略资源的重要价值。国家癌症中心按照《促进和规范健康大数据应用发展的指导意见》结合有关制度的要求,搭建了癌症防控平台,有利于癌症筛查数据的结构化管理,以及规范操作流程。

我国当前的癌症筛查以中央人民政府财政支持和以人群为基础的组织性筛查模式为主。在过去的十多年间,我国陆续开展了农村高发区、淮河流域、城市地区的癌症筛查和早诊早治工作,以及农村妇女"两癌"筛查(宫颈癌和乳腺癌),覆盖了全国共计31个省、直辖市、自治区,累计完成高发癌症筛查1.3亿例,取得了显著成效。目前项目覆盖地区的癌症早诊率超过80%,治疗率已达到90%,筛查人群的癌症死亡率降低46%,早期病例诊疗费用比中晚期病例节约近70%。国家癌症中心在前期工作基础上,开展"国家癌症防控平台"建设,以形成覆盖我国癌症防控全周期、全链条的信息化管理系统,建造集智能化、规范化于一体的防控管理体系。该平台集合健康宣教、肿瘤登记、癌症筛查、项目管理、肿瘤大数据分析、肿瘤资源库及常见高发癌症风险评估功能为一体,实现了规范化管理项目、标准化采集数据、可视化展示成果以及共享化利用数据的目标。

国家癌症防控平台的构建将完成项目参与社区、疾控中心、医院的互联互通,为筛查高危人群提供全周期、一体化、一站式服务。各地招募社区于线下对符合纳入标准的人员进行招募和问卷调查,招募机构的管理人员将问卷和相关生物学检测结果录入系统评估模块,系统将根据录入信息自动评估出肿瘤高危人群,并通过系统平台和短信的形式分别反馈给招募机构和调查对象。由当地的筛查机构同时在系统的"预约管理"中放号给社区,社区工作人员在合适的时间段,为受试者预约号源及相应的筛查项目。筛查人群根据预约信息到达医院,由筛查机构工作人员帮助完成系统签到,录入生物样本、储存相关信息,并进行临床筛查。最后由筛查医院提交检查报告,社区可以在系统"筛查管理"中查看、打印和发放报告。通过数据可视化模块,在筛查项目推进的同时,各筛查地区还可实时查看筛查工作进展和完成数量,系统也将实时生成数量考核及质量评价,保障我国公共卫生专项按质按量完成。

(二)广东肺癌筛查平台

在政府、学会等多方合作与支持下,广东省医疗机构开展了肺癌筛查民生项目,成立广东省肺癌筛查联盟,将医疗、科研与民生有机结合,构建并完善肺癌筛查体系。借助互联网云平台技术,相关医疗机构为居民提供了高质量、低成本、方便快捷的肺癌筛查服务;在开展科学研究的同时,为我国癌症筛查策略的优化提供真实世界依据。项目合理开放、整合医疗等多维资源,支持肺癌早诊早治技术的研发,不仅提高肺癌早诊率和治疗率,更加促进医疗科技的发展。

广东省居民可以通过登录筛查管理平台APP或关注通讯软件公众号,完成登记报名。符合项目免费筛查条件或具有肺癌筛查意愿和需求的对象,可根据自身情况选择联盟中的医疗机构,完成有关调查问卷,并根据预约的时间到达医院进行临床筛查。部分居民还可获得筛查项目优惠。完成筛查的人群可在手机端自助查询检查结果,并可选择平台上注册医生请求进一步咨询或会诊。筛查管理平台整合汇总联盟机构收集的影像学数据,辅助开展远程会诊及科研工作;医疗团队综合分析从平台数据库中获取的流行病学问卷资料、检查结果及后续随访信息,进而精准判别肺癌高风险人群,优化癌症筛查及随访策略。在合法及友好协商的基础上,技术研发团队充分利用平台资源,通过紧密合作,开展如液体活检、人工智能等前沿早筛技术研发工作。

智能化管理平台的开发,提高了覆盖地区的癌症早诊率和治愈率,并逐年提高筛查机构的可及性和覆盖面;通过构建区域医疗联盟,促进优质医疗资源下沉到基层,打破医疗信息和资源的壁垒,提高了癌症诊断的准确性。管理平台也实现了数据管理的结构化、标准化,为人工智能技术的施展奠定了基石,在改善人民健康水平的同时,推动科技进步。癌症筛查作为民生工程,也将提高全社会对癌症筛查的关注,推动了全国各地筛查活动的有序开展。

二、随访管理

一套完整的筛查与诊疗流程,离不开随访。高风险人群根据不同癌种的筛查方案定期随诊,将有助于预防癌症、及时捕捉和治疗癌前病变及癌症。而针对癌症治疗后人群,规律性的随访和医学检查,能够帮助识别健康状况的改变,监测肿瘤状态,及时发现有无复发或转移,预防或早期发现其他类型的肿瘤,以及评价躯体和心理影响。而高质量的随访工作可有效降低患者的再入院率,故随访质量重要性不言而喻。而人工智能的引入,能向医生智能推送随访任务,提出符合患者的个性化随访方案,让患者在最佳窗口期接受专业团队或智能语音机器人随访,通过APP互动等方式,增加医患之间的联系,让医生及时并充分地了解离院患者疾病的最新进展,提高随访率和随访效果。

(一)通过项目管理平台进行随诊管理

我国癌症早诊早治项目中,针对既往需随访的高危人群,国家癌症中心项目管理平台将通话工作智能推送给各省技术负责单位。社区或医院工作人员根据系统提示和筛查任务,收集参与对象随访信息。随访形式分为主动与被动随访。通过电话、家访、医疗机构病案信息调取查阅等方式,对所有筛查人群中发现的阳性病例(包括后续随访发现的癌症病例)进行主动随访,获得每个参与对象的准确诊断结果与生存结局信息。对于已死亡对象,仍需获得其具体死亡信息,如死亡时间、死因等。社区服务中心工作人员将收集的随访信息录入筛查项目管理平台。被动随访是将项目参与人群信息与所在地肿瘤登记和死因监测数据系统进行匹配,补充参与对象的癌症发病和死亡情况。我国癌症早诊早治项目参与人群基数大,通过以上多种形式的随访,可实现对筛查人群健康状况的动态监测与管理。

(二)通过构建肿瘤患者画像及知识库进行患者离院后的随访管理

在过去,医院多数时候只参与患者的治疗阶段。患者离院后,常处于自我管理的情况,而医生几乎和患者断开联系,也无法获得患者长期的医疗数据。鉴于此,上海市医疗机构通过构建肿瘤专科大数据,并引入人工智能技术,根据患者上传的既往病历资料,在对资料进行光学文字识别及结构化、标签化处理后,构建肿瘤患者画像数据库,并关联相关病种知识图谱。利用互联网+的思维和技术,例如乳腺外科开展乳腺健康全程管理,将乳腺癌作为慢性病进行防控,把传统的防癌宣教、筛查与随访等多个环节融合在智能随访平台上。患者可通过社交软件或平台公众号主动联系专家,帮助解读随访检查报告,免去来回奔波医院的辛苦。医院也可通过人工智能分析患者病情,实现院内分级诊疗,优化就医流程,引导常规随访的患者到便民门诊,快速满足患者的常规医疗需求。

(三)通过跨平台通讯软件开展随访

消化道早癌筛查后,长期有效的随访和追踪干预具有显著的临床价值,但对人力资源要求较高。山东省医疗机构创新性地将内镜图文报告系统与移动通讯软件自助服务结合在一起。在筛查人群完成内镜检查后,通讯软件智能化推送电子内镜报告、检查后注意事项及诊疗建议给筛查对象。同时,定期向消化道息肉、萎缩性胃炎、癌前病变等患者发送个体化随访建议,逐步建立起长期有效的消化道癌随访体系和队列。此外,医院正在测试利用人工智能技术关联消化道癌知识图谱,自动解读内镜报告,及时给予患者有效的诊疗建议,实现消化道早癌筛查和随访的自动化、智能化、信息化。

(四)其他专科智能随访的启示

拥有强大人工智能科技人才的医疗创业公司参与随访系统的开发,为医疗机构提供云随访服务。智能随访系统通过整合知识图谱、语音识别、语义理解、光学文字识别、数据整合、智能搜索等前沿技术,形成专为病程管理服务的支撑平台。在此基础上,智能随访系统还整合了健康宣教、满意度调查、用药提醒、复诊管理等功能,通过与实际场景的不断磨合,逐渐承担起医疗机构的随访任务。2018年,这样的智能随访系统在浙江省的医疗机构正式上线。该系统采用通讯软件公众号、语音外呼和短信等多种方式,为出院患者送上专业、体贴的关怀,也及时更新护理知识,提醒用药并安排复诊等。智能系统根据不同个体的情况自动触发管理任务,记录异常状况,成为医护人员病程管理的得力助手。据统计,一年内,全院智能系统平均每天服务患者一千余人次,在随访过程中共识别出超过10万次的风险和异常,累计减少了7~8位全职医务人员一整年的工作量。

实践证实,人工智能通过大数据处理、深度学习、语音信息识别和分析等技术,通过移动设备、通讯软件等途径,很好地辅助医护人员完成了满意度调查、医疗随访、复诊提醒、慢性病管理等工作。现今肿瘤发病率不断升高,且肿瘤病程持续时间长,导致肿瘤专科医务人员工作负荷不断增加。当前肿瘤筛查人群的随访工作面临着工作量已经饱和的困境,医护人员无力有效开展癌症筛查及诊后随访;而患者本身对随访环节也未能足够重视,依从性较薄弱。信息化和智能化随访系统的辅助,能够有针对性地缓解医务人员工作负荷,使得医生有更多的时间服务患者,进而提高患者对筛查惠民项目的满意度和信任度。同时,人工智能开发团队联合医务工作者对智能随访软件的持续迭代优化,也将会打磨出更好用户体验的新一代随访管理助手。

三、健康管理

癌症筛查及诊疗相关机构现已支持公众号、APP、小程序等各类移动应用端的接入,方便个体用户进行癌症防治自我教育,也可以针对不同人群科学定制个性化的健康资讯,提高自我管理意识和水平。除了针对个体的健康教育,在健康医疗大数据、云计算支撑下的健康评估,从生理、心理、行为等指标,为用户提供专业精准的线上风险评估服务。智能风险评估体系及健康大数据中心为用户定制线上健康管理方案,并结合线下医疗资源,提供预约线下的筛查与早诊早治服务。

人们对自身日常健康管理的过程中产生了健康医疗大数据。智能可穿戴设备和家庭智能健康监测等设备的研发和应用,实现动态监测个人健康数据。人工智能利用收集的大样本资料,进行大数据分析和深度学习,可以对个人健康行为实现精准把握,准确预测危险行为及疾病风险,管理个人健康,如:利用电子通信软件和人工智能技术监测慢性病患者日常行为与生活习惯,实时收集健康数据,及时评估健康状态,及早发现异常并预警,并智能给出用药指南,提醒服药等。目前,人工智能已经能够辅助预测癌症等重大疾病风险,这些预测能够从一级预防的层面上有效防控癌症的发病,提高个人及群体健康水平。同时,人工智能为患者提供高品质、个性化、持续性的医疗护理和健康指导;这对提高患者医疗依从性、提升慢病管理效率、节约医疗成本具有重要的社会意义。

(一)癌症风险评估

利用大数据的预测技术揭示人口学特征、生物学行为、人体免疫系统等因素与癌症之间的相关关系。将大数据和人工智能技术融合,解决了循证医学无法证明但又客观存在的人体医学现象。人工智能模拟技术可帮助筛选致癌风险因素,潜在的筛查人群可通过风险评估工具主动和被动接受癌症风险评估,实时模拟自己的风险等级。

国家癌症中心基于癌症筛查项目数据和肿瘤大数据平台积累的海量数据资源,进行深度的数据分析和学习,按照不同的高发癌种,训练并模拟适宜我国居民的癌症风险评估模型。同时接入便民移动应用端,全民可以通过手机APP、小程序,或通过国家癌症防控平台公众版网页,进行线上自我风险评估。评估结果若显示为常见癌症风险因素高暴露人群,平台将推送癌症筛查及早诊早治相关资讯,推介有关筛查机构,通过一定的激励措施鼓励高暴露人群转到线下接受医疗机构的癌症筛查。同时也为用户提供实时的、个性化的健康管理和干预建议,以期提高防癌意识,改变自身不健康的行为及生活方式,将高危人群健康管理逐渐从单纯线下的医患沟通,逐步向线上、线下相结合的新型慢性病管理模式推进。

社会企业和人工智能医疗公司也从个体生化指标的不同角度参与到癌症风险预测系统的开发当中。预测系统利用大数据价值提取、机器学习及模拟技术,对健康和亚健康人群的血液和尿液等指标进行分析和动态预测,使用多种单一癌症风险预测算式,实时评估个人患多种癌症的风险,精准筛选高风险致癌因素并提供干预建议,以逆转癌症风险,降低癌症发病率。其中一些预测系统获得国家发明专利,并获得国际肿瘤相关研究机构的认可。全国多家医院和体检中心已签约癌症风险预测服务。

医院或体检中心按照正常体检程序抽取受检者的血液和尿液等样本进行化验,化验结果自动存入数据库。医技人员采用安全的链接方式将受检者的化验数据通过互联网传至预测系统云平台。平台技术人员对数据进行标准化处理,去除不同医疗机构之间检验试剂和仪器的影响;然后对标准化的数据进行分析处理,使用不同的癌症风险预测算式对受检者的数据进行风险评估。风险标准分值在1~100之间,人工智能模拟平台将每一个受检者预测的标准分值与癌症患者已有的预测分值进行分析对比,实时评估癌症风险水平,最终形成大数据风险预测报告,回传给医疗机构及受检者。此系统在癌症筛查的基础上,量化评估筛查人群的风险值,定位哪些异常指标是主要的致癌因素,及时发出风险预警,从而指导精准干预。统计数据显示,癌症风险预测系统完成预测的40多万人中,高风险人群占11%。而高风险人群经相关专科检查确诊癌症的患者达两千余人,占高风险人群的5%。跟踪干预高风险人群3万余人,1~3个月后随访复查,癌症风险分值下降,为进一步预防癌症的侵害打下了良好的基础。

癌症风险预测的优势在于精准定位筛查人群,并提供一种健康管理干预手段,让筛查人群直观地感知到自身癌症风险,丰富癌症相关核心知识,提高癌症预防意识,将防癌关口前移。当然,人工智能技术在疾病预测中也面临着技术挑战。未来,如何充分利用结构化大数据建立更为精准的风险预测模型,提高其泛化能力将十分重要;另一方面,因医学直接关系着人类生命健康这一特点,对于智能模型的可解释性提出了更高的要求。目前人工智能风险预测模型的构建多由大数据驱动,较难回溯到医学领域开展病因机制的探讨和阐释。如何有机地融合医学和人工智能领域专业知识方法,搭建可解释性强的预测模型还需深入研究。

(二)中老年人群健康管理

中老年人群是癌症筛查项目的重点目标人群之一。2000年以来,全球人口正快速步入老龄化阶段。预计到2050年,全世界65岁及以上的人口比例将从10%增加到20%。全球老年人口将达到20亿。其中,中国老年人口数量将达到4.8亿,占全球老年人口近四分之一。而中老年人群中,慢性疾病如心脑血管病、呼吸系统疾病、癌症的发病和患病率都随着年龄的增加而快速增加,慢性病疾病负担将不断加重。在多个高发癌种(如肺癌、肝癌、上消化道癌、结直肠癌、乳腺癌)筛查中,年龄都是评估癌症筛查目标人群的重要标准之一。中老年人群的健康管理直接关系着该群体的健康水平。人工智能在改善大部分人群的健康状况、实现人口健康管理的同时,更需要一些国内外的互联网智能项目为中老年人群提供上门医疗与护理服务。

1.家庭护理智能平台

2013年以来,美国出现非医疗类的家庭护理提供商,它打破了传统的护理服务模式,帮助有护理需求的家庭寻找、雇佣和获取经济上可以负担的上门护理服务。提供的非医疗性服务涵盖了锻炼、购物、家务、陪伴和个人护理。其服务理念是打造值得信赖的养老和居家护理模式,帮助服务对象避免不必要的住院,为服务的家庭提供优质的体验,成为卫生系统的得力拓展点。便捷的在线和移动体验,如在线访问护理人员的高清视频资料、服务评价、责任险，以及简单的时间预约和付款方式，大大减少了寻找本地护理服务的时间、成本和风险。该平台吸引了超过1500名经验丰富的护理人员，平台根据用户的需求来进行调配。此外它还和医院合作，帮助人们掌握其家庭成员在护理人员照顾下的健康状况，并承诺提供和医院医疗数据具有相同质量等级的家庭护理相关数据。自诞生以来，该服务已经为数千个家庭提供了超过100万小时的护理服务。

但是，对于颠覆传统行业模式的新兴技术公司来说，分散的市场和严格的监管环境对于行业的发展要求更多。后期美国相关行业税务制度和薪酬制度的调整，使该公司及行业内其他服务提供商的核心竞争优势不再凸显，家庭护理业务随即终止。人工智能科技的发展拥有广阔的市场，但目前尚未完全成形，还不能快速接受、适应并扩大一家科技公司作为解决家庭护理需求的替代方案。科技公司在发展的同时须充分且实际地评估行业相关政策环境。

2.互联网+医养结合新模式

在中国，由社会企业搭建连接医生、护士和居民的智慧信息平台，政府通过购买服务的形式，开展了互联网+医养结合的新模式。当前互联网医疗护理服务屡见不鲜，专业居家护理服务平台多数借助移动互联网技术，为有护理需求的个人或家庭提供上门医疗服务。具备医疗行为资质的护士在平台注册认证并通过审核后，即可在专门的应用平台上开通输液、打针、换药、导尿等医疗服务权限。某些平台的认证护士已逾万名，下载注册用户破千万。有居家护理需求的用户通过移动设备APP、通讯软件公众号、客服电话等途径便捷下单，实现线上支付与快捷预约，随时预约附近的医生、护士提供上门医疗、居家养老、分诊陪诊、中医理疗等健康服务。平台为用户及医护人员提供全程免费保险。居家医疗服务结束后，平台专家对上门服务订单进行专业评估，确保质量和安全。2017年，我国一些地区在卫生行政等部门的共同指导下建成互联网+居家养老护理站，并取得了医疗机构执业许可证；通过连接网络的智能硬件及多种检查检验设备，为辖区内的居民，提供慢性病管理、康复护理、健康管理等多种服务项目，满足多类型人群的需求。新模式智慧平台同时还与既有互联网医疗平台合作，共同打造健康生态闭环。

然而移动医疗愈加流行的同时，也面临着医保报销、平台资质审核、医护资源分配等问题。目前多数APP医疗护理平台以消费者自费为主，未来智慧平台医疗花费是否能够纳入医保还需进一步探索。卫生监督等行政部门仍需掌握更多智能平台相关信息,严格把关平台资质,让消费者享受有保障的医疗服务。互联网+医养结合新模式的实践依然任重道远。

四、筛查阳性患者的管理

癌症筛查阳性患者的管理未来将结合人工智能技术,把精准医疗服务扩展至"筛查-确诊-临床处置-随访-健康教育"等就医全流程管理服务链。在就医服务、病情判断、方案管理、随访管理等每个就医节点,为患者提供个性化、精准化的医疗服务。

(一)多学科远程会诊

基层医疗机构筛查出的阳性患者,可以联合上级医疗机构开展远程多学科会诊,共同商讨制定治疗方案,为各地区的筛查人群提供有保障的规范化诊疗。多学科会诊减少单一学科的局限性,汇聚各学科专家,共同为患者制定个体化诊疗方案,实现精准诊治,提高治疗效果。而患者可以避免重复就医,节省转科和住院时间,争取最佳治疗时机,节省财力物力。

而通过互联网、移动通信、大数据、云计算、人工智能等先进的信息通信技术,建立以电子病历为核心的医疗信息化平台,促使移动医疗跨越时间和空间的局限,实现对医疗过程管理的高度信息化和智能化。同时,也有助于打通各地区间上下级医院的资源壁垒,建立院间战略合作伙伴关系,上下联动,带动整个区域医疗水平提升,充分发挥核心医疗机构和专家的引领作用,建立癌症诊治快速通道。

人工智能将改善我国医疗资源不足和分配不均衡的问题,对于偏远地区提高医疗水平和肿瘤规范化诊治有着极其重要的价值。推动人工智能向基层和欠发达地区下沉,助力基层医疗机构提升筛查诊断效率,让偏远地区患者同样享受优质的医疗资源,惠及更多家庭。

(二)智慧门诊

近年,肿瘤专科接诊患者量持续增加,患者存在挂不上号、等待时间长的问题,肿瘤医生的门诊普遍超负荷,这些现象已成为肿瘤诊疗的痛点。为方便患者就诊,提高就诊体验和满意度,人工智能正在通过对医院诊疗流程的管理,引领全数字化转型,优化医疗资源配置,实现效益最大化。人工智能技术通过医疗信息化平台上收集的患者信息进行建模,训练出一套精准算法,判定哪些患者急需医疗救治,把优势资源优先分配给他们,优化医疗服务的先后顺序。通过智慧门诊的建立,缓解肿瘤患者日渐增多而优质专家资源稀缺的对立问题。同时,越来越多的医疗机构通过改造信息系统,对接通讯软件等常用APP,让就医人群及其亲属可以通过医院官方公众号、小程序等在线获得挂号、缴费、查询检查结果等基础医疗服务,极大缩短患者及家属在院滞留时间,缓解其反复奔波、消耗时间与精力的问题。

上海市肿瘤专科医疗机构充分利用人工智能技术推进智慧门诊。患者在线上传既往病史资料及检查报告,人工智能通过分析患者病情资料后,可在第一时间让病情复杂、疑难、危重症的患者立刻挂上专家号;而对于病情属于常规随访,或检查报告尚不全的患者,则优先引导至普通门诊,快速满足其就医、开检查化验单和药品的需求。智慧门诊在帮助患者节约时间、精力与金钱的同时,可减少优质医疗资源的浪费。过去,专家门诊一号难求,甚至出现患者在凌晨就到医院排队,等在挂号窗口抢号,其中不乏拖着行李箱的外地患者,让患者及家属身心俱疲。如今,通过人工智能技术和医疗资源的整合利用,切实改善患者"看病难"的现实问题,同时也维持了良好的医疗秩序。据统计,精准智慧医疗服务开展以来,专家门诊效率提高了3.5倍,专家号等待时间平均节约7.4天。另外,医院通过身份识别与安防系统,绑定患者个人信息,通过分析就医行为记录和院内流动轨迹等大数据,最大限度地保障患者便捷、智慧就诊;基于患者的病情资料以及患者通过精准医疗服务上传的外院医疗数据,结合知识图谱,对患者及其家属进行预测性分析,评估患者肿瘤复发概率以及家属患癌风险,进而有针对性地推进地区肿瘤预防和筛查工作。

五、肿瘤资源库

样本资源库,又称生物银行(Biobank),是指遵循标准化流程,收集、储存、处理和应用健康和疾病生物体的体液、细胞、组织和器官等样本,以及与这些生物样本相关的临床、病理、治疗、随访、知情同意等资料及其质量控制、信息管理与应用系统,是融合生物样本实体、生物信息以及样本表型数据和样本研究信息的综合资源库。样本资源库支持了许多现代研究,如基因组学和精准医疗,已成为当前医学研究的重要资源。世界卫生组织以及欧美均投入巨额资金建设大型的生物样本库,我国现也加入样本资源库建设行列,加大了该方面的投入。全球范围内生物样本库的数量大幅度增加。

对多种类海量数据进行关联分析的需求决定了样本资源库的类型,包括基于人群的样本库,疾病定位的样本库、肿瘤组织资源库等(图6-4-1)。样本资源库的类型基于生物标志物的研究类型。而疾病自然史的不同阶段定义了可被利用的生物标志物类型。癌症筛查人群的生物样本、调查数据、影像学资料都是我国癌症防治研究中最宝贵的基础资源,也是未来可能攻克癌症的"密码"所在。联合各地区各学科专家团队与互联网及信息技术团队,建成一体化、标准化的肿瘤资源库,对筛查人群的调查数据、生物样本、影像学资料进行规范化、系统化地管理,对我国癌症筛查收集的海量数据实现结构化整合,为后期智能系统的深度学习打下坚实的大数据基础。以证据为基础进行智能学习,从肿瘤筛查大数据中抽丝剥茧,提取关键信息,从而获得"认知计算"的能力,为今后我国癌症防控策略的制定提供重要的理论参数,进而显著提升我国整体癌症防控的基础、科研和创新水平,也为癌症防控工作提供强大的推动力。

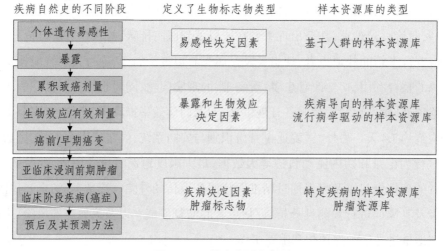

图6-4-1　样本资源库类型

（陈万青　曹巍）

第五节　癌症筛查效果的评价

　　癌症筛查实施的不同阶段可以从近期收益、早中期疾病中间结局改善,以及长远期人群癌症死亡率降低等方面来评价筛查效果。一项筛查项目开展之初就应计划在人群基础上进行逐级深入的研究:局部范围精细化设计的现场干预研究,扩大区域的社区干预研究,推广应用后的验证研究。值得一提的是,癌症筛查作为政府主导的公共卫生服务措施,除了观察生物学效果指标外,还应同期开展安全性、卫生经济学和项目可持续性评价。

近几年,人工智能越发显示出其在医学领域的应用潜力。伴随着人工智能的快速发展,受试者接受癌症筛查后,对筛查效果的评价也可利用人工智能来实现。以大数据为基础,通过构建学习规则,允许人工智能从数据中学习,从而推论出新的指令和算法。通过人工智能可以建立一套拥有多种人体数据库的多维度、多种类的筛查后效果评价系统,从而优化医疗资源配置,提高受试者的参与度、保证数据质量和提高操作效率。筛查项目评价内容及指标主要包括两部分:收益和生物学效果指标以及卫生经济学评价。

一、收益和生物学效果评价

(一)定义及相关指标

收益指经过筛查后能使多少原来未发现的癌前病变或者癌症患者得到诊断和治疗。常用的指标有:①阳性预测值,阳性预测值的高低反映的是筛查阳性人群中,真正患癌或癌前病变比例的高低;②阳性率,即筛查阳性所占筛查目标人群数的比例;③早诊/早治率,即在通过筛查所发现的全部病例中,早期病例所占的比例。

生物学效果评价是根据筛查能改善疾病的中间或终末结局状态(发病、死亡或预后)的观察终点来设定的,常用的指标有以下几种。

(1)归因死亡率

是评价筛查人群长远期获益的终点结局指标,可通过比较参加筛查人群与未筛查人群之间的死亡率差异来说明筛查效果。

(2)治愈率、复发率、病死率、生存率和生存时间

这些是用来评价筛查人群早期或中期获益的中间指标。如果经筛查的病例较未筛查的病例的复发率或死亡率更低,生存率或者生存时间更长,则说明筛查可能有效,常通过1年、3年、5年生存率来评价癌症筛查效果。

(二)人工智能的应用

1.获取诊疗信息

传统的癌症筛查中,受试者筛查后结局信息可以通过两种方式获得:主动随访和被动随访。

(1)主动随访

主动随访中,受试者需要按照筛查方案进行定期检查,在拿到自己的健康状况和身体数据情况后,只能再次预约当地医生进行临床评估,判断预后或进行下一阶段的

治疗。在这个过程中，各地区医疗水平不同，医生的背景和资历不同，因此在读取检查结果时精确度和准确度不同，诊断的异质性比较高。比如对同一张CT上的结节，不同专家分析总结的特点要素各有不同，由此而产生的诊断会出现偏差。

智能诊疗是人工智能在医疗领域最重要、最核心的应用场景。人工智能技术应用于疾病诊疗中，可以帮助医生进行病理、体检报告等的统计，借助大数据和深度挖掘等技术，对医疗数据进行分析和挖掘，自动识别受试者的临床变量和指标。计算机通过储备相关的专业知识，"学习"医生的思考和诊断逻辑路径，给出相对可靠的疾病诊断。

人工智能技术大大提高了疾病分析的深度和速度。受试者可以随时上传自己的健康信息、影像检查信息（如LDCT）、血液检查信息及其他生物样本信息。对于筛查对象来说，人工智能将帮助其更快速地完成健康检查，并且能够获得更加可靠的诊断结果，如该受试者是否已治愈、是否复发以及疾病所处的状态。同时，受试者不需要频繁地往返医院就能获得自己的预后情况。同时，人工智能技术的应用将减少临床医生的阅片时间，提高效率，减少误诊。

对于国家来说，可以实现云平台支持，系统性地降低筛查成本。机器学习获得的知识经验可以无损地传播复制，理想状态下，不管受试者在何地，只要应用同一套系统，都应得到同样的专家级的诊断。因此，无需再对基层医院的影像科医师进行大规模的培训，降低投入成本。同时，这也有助于提升基层医疗服务水平、助推分级诊疗。

（2）被动随访

被动随访通常是通过电子病历获得受试者的结局信息。电子病历是在传统病历基础上，记录医生与患者交互过程及患者疾病发展治疗状况的患者电子化档案，包含大量的健康信息和疾病信息。电子病历中信息的储存方式包括结构化和非结构化数据。但是通过电子病历提取受试者信息这个过程耗时耗力，并且通常只能选择单一的结局指标作为终点事件。人工智能可将筛查对象分散在医院信息系统（HIS）、电子病历（EMR）、实验室信息系统（LIS）、医学影像存储与传输系统（PACS）等各个院内系统中的病历记录进行融合处理，以时间轴集成视图方式展现每位患者的门诊、住院病历信息。人工智能主要是利用机器学习和自然语言处理（NLP）技术自动抓取病历中与癌症筛查相关的诊疗信息，包括发病信息、手术信息、治疗药物、干预措施、死亡信息等，从而快速进行医疗数据检索。人工智能病历系统具有速度快、准确率高的特点，并能迅速将所需的数据进行结构化处理，做出实际的判断，而不依赖于单一指标。

Yim等用NLP创建了一种自动的和可缩放的方式来提取肿瘤相关信息,同时建立了一个注释肿瘤信息的语料库,利用机器学习算法来提取肿瘤信息,从而进一步诊断疾病。国内也有相关研究将NLP应用于提取病人的关键信息以获得某些临床结局指标。陈梁等基于中文NLP系统,对肝细胞肝癌患者的病人资料进行分析,从手术记录、影像学报告、病理报告中提取相关信息从而对肝细胞肝癌患者进行分期。结果显示通过NLP得到的信息准确度较高(0.80),召回率和F-score均在80%以上;通过NLP注释的信息和金标准之间一致性超过90%,表明中文NLP在提取肿瘤信息方面具有潜在的临床研究效用。

现阶段,虽然人工智能还未应用于获取受试者参加癌症筛查后的结局信息,但是基于相同原理,在进行癌症筛查评价时,可以在多重数据库中提取与结局指标相关的语料库,从不同维度、不同层面评价癌症筛查效果。同时可基于已设定好的程序和公式,根据受试者的诊疗信息计算阳性预测值、阳性率和早诊早治率等相关指标,评价筛查效果,保证结果的高准确率,有效改善筛查评价工作流程。

2.生存率预测模型

(1)传统方法

癌症预防的长期效果往往需数年甚至数十年的时间来验证。因此,目前大多数开展的癌症筛查项目中,一般都选取癌症防治的中期指标进行绩效评价,如通过"降期效应"观察癌症分期的变化,通常规律是早期患者增多,继而晚期患者减少,最后死亡率下降。我国早诊早治项目技术方案也据此提出筛查检出率、早诊率和治疗率(俗称"三率")为技术方案的工作目标,用于癌症早诊早治各项目点的工作考核。如果要获得癌症预防的长期效果,需要对筛查对象进行长期、动态的跟踪随访从而获得筛查对象的长期结局信息,如5年或者10年生存率。在实际工作中,这个过程耗费时间长,精力损耗大,花费高,可控性差。

运用统计方法建立疾病预后预测模型从而预测筛查对象长期生存率(如5年),可以避免长期的随访,从而节省人力和物力。在患者预后评估、治疗模式选择、手术患者筛选、术后辅助治疗方案确定、高危复发患者识别、随访频率制订及医疗资源合理使用等方面,该预测模型均具有重要意义。常用的参数回归方法包括指数回归模型、Weibull回归模型、Poisson回归模型等,半参数回归方法包括Cox比例风险回归模型,非参数方法如Kaplan-Meier。

（2）机器学习

机器学习能以其强大的算法学习研究对象的异质性，生成具有相似预后特征的同质组，映射到相似的生存模式上，达到准确无误的预测。这种基于人工智能的算法在处理含有缺失值、不平衡的数据集时灵活度较好，同时可以整合多维因素进行预测，模型的适用性和准确性更高。

常用的方法包括决策树、人工神经网络、支持向量机算法（SVM）、朴素贝叶斯（naïve Bayesian）、随机森林算法和聚类算法等。用机器学习进行预测主要包括：选择数据、数据建模、验证模型、测试模型、使用模型和调优模型。首先将原始数据分为3组：训练数据、验收数据和测试数据；训练数据用于构建相关模型；验证数据用于检验已经构建模型的稳定性和有效性；测试数据用于检查被验证的模型的预测性能，比如预测能力和区分能力。使用完全训练好的模型在新的数据上进行预测；根据结果使用更多数据、不同特征或参数提升模型的性能表现。

3. 应用案例

（1）肺癌

目前，基于人工智能预测癌症患者的预后和生存情况已被广泛应用于各个癌种。研究显示，人工智能可以准确预测肺癌患者接受治疗后的生存率。基于英国肺癌数据库，Sesen等利用贝叶斯网络结合肺癌临床数据建立模型预测肺癌患者的生存率，结果显示其ROC曲线下面积仅为0.750，而加入CAMML（causal minimum message length）混合因果结构发现算法学习后，其ROC曲线下面积明显提高（0.810）。Lynch等利用美国国立癌症研究所监测、流行病学和结果（SEER）数据库，在考虑了年龄、性别、肿瘤大小、病理类型、病理组织学分级、临床肿瘤分期、临床淋巴结分期等危险因素后，使用线性回归、决策树、梯度增强机（gradient boosting machine，GBM）、SVM和自定义集成等大量监督学习技术，对肺癌患者的生存进行分类，并比较不同方法的预测能力。结果显示，自定义集成预测能力最好。在对每个单独模型进行分析时，预测能力最强的模型为GBM。研究表明上述技术来评估肺癌患者的生存时间具有合理性。

（2）乳腺癌和宫颈癌

乳腺癌和宫颈癌是世界范围内女性最常见的恶性肿瘤。随着人工智能技术在医学影像学和组织病理学的应用，可利用数字图像数据获得乳腺癌和宫颈癌相关的潜在生物学和生理学参数，使得人工智能辅助临床医师进行乳腺癌和宫颈癌患者预后预测成为可能。Sadeghi-Nain等采用定量超声技术（Quantitative Ultrasound，QUS）结合后向散射系统(Back Scattering Coefficient)构建了人工智能模型对QUS光谱参数图纹理特征的早期及平均值变化进行分析。作者利用该变化规律,结合光谱生物标志物,进一步建立了预测乳腺癌患者化疗效果的模型。研究显示其敏感度和特异度均为80%。Tadayyon等通过基于AI超声射频及多参数集QUS技术的计算机辅助系统,对乳腺癌患者化疗前后进行分析,发现7项QUS参数可对难治性乳腺癌患者预后进行预测。单一参数预测难治性乳腺癌患者预后的准确率为82%,而多项参数联合预测的准确率则为91%。Ganggayah等比较了传统的预测方法(逻辑回归)和基于机器学习的4种预测方法(决策树、随机森林、极限助推和SVM)对预测乳腺癌患者生存率的准确率。研究发现,机器学习的预测方法要优于传统的预测方法,其中,随机森林模型预测的准确率最高(82.7%)。Obrzut等比较了概率神经网络(PNN)、多层感知器网络(Multilayer Perceptron Network,MLP)、基因表达式编程分类器(Gene Expression Programming Classifier,GEP)、SVM、RBF神经网络(Radial Basis Function Neural Network)和聚类分析6种计算机智能方法在预测宫颈癌患者的5年生存率方面的表现,经对比,PNN方法的预测准确率最高。

(3)肝癌

机器学习在构建预测肝癌危险因素、发生及复发风险、生存预测等方面也有许多研究。Santos等利用基于群组的过采样算法和K均值聚类算法构建肝癌数据库,然后利用这个数据库的数据训练逻辑回归模型和ANN模型,预测肝细胞肝癌患者的生存率。Ho等利用台湾的肝癌数据库中80%的数据作为训练数据,其余的20%作为验证数据,使用人工神经网络、逻辑回归(Logistic Regression,LR)及决策树(Decision Tree,DT)3种算法构建模型从而预测肝细胞肝癌患者接受肝切除后1年、3年和5年无病生存率。结果显示ANN模型在预测1年、3年和5年生存率方面准确度最高(ROC曲线下面积分别为0.977、0.989和0.963),提示机器学习可用于预测肝癌患者的生存情况。Chiu等利用608例肝癌患者,比较了ANN和逻辑回归(LR)筛选出死亡危险因素的不同并分别建立了1年、3年和5年的生存预测模型。结果显示,ANN比LR筛选出更多的危险因素。相应地,ANN在生存预测上要明显优于LR(ANN 1年、3年和5年生存率的ROC曲线下面积分别为:0.991、0.985和0.995;LR为:0.890、0.791和0.801)。Shi等比较了逻辑回归模型和ANN模型在对22926例接受过肝切除手术的肝细胞肝癌患者预测的效果。结果显示,ANN模型在97.28%的病例中准确率更高,在41.18%的病例中Hosmer-Lemeshow(H-L)值更高,在84.67%的病例中ROC曲线下面积更大。

随着人工智能的不断发展,新的优秀算法会不断出现,利用大数据和病人信息构建筛查后研究对象的预后及生存预测模型准确度会越来越高。同时,基于巨量基因测序数据,结合优良的机器学习算法,未来预测模型将被更广泛地用于临床,尤其是人工智能在提取数据特征和高维数据的处理方面更加流行。

4.监测生活质量

目前癌症筛查中大都选择易测量、准确率高的指标作为结局变量,比如生存率、死亡率等。随着现代医学生物-心理-社会模式的转变,健康相关生活质量越来越受到重视,不仅要延长癌症病人的生存时间,并且要提高其生活质量。因此,有必要对筛查后受试者的生活质量进行监测和评价,评价内容通常包括主观和客观两方面。

主观方面主要是通过问卷量表的形式实现的,比如QOL评分,评分内容包括病人的食欲、精神、睡眠、疲乏、疼痛、家庭理解与配合、同事的理解和配合、自身对癌症的认识、对治疗的态度、日常生活、治疗的副作用和面部表情等。传统的测量方法需要受试者到医院进行相关问卷填写,然后由临床医师进行评分。但是这种方式获得的数据真实性弱,无法多维度统计和分析,同时受试者体验感差、互动性弱。可以利用人工智能的方式建立手机APP,让受试者自助填写,并由后台进行分析和整合数据,减少筛查对象往返医院次数。同时,可以通过设置让人工智能设备与受试者之间进行语音互动,提高老年受试者的参与率。

客观方面,可利用人工智能对受试者进行生活质量监测,即一种主动的自我健康监控。在互联网时代,通过带有医疗监控功能的可穿戴设备,实时监控和记录筛查对象接受癌症筛查后或接受相关治疗后每日生命体征,完善个人健康档案和临床诊疗等健康信息,还可以及时反馈医院信息如筛查后病理报告和后续处理措施等,加强筛查对象的依从性。根据人工智能制造的设备可以监测一些基本身体特征,如饮食、身体健康指数、运动情况、力量监测和睡眠等。不仅能对身体素质进行简单评估,还可以提供个性的健康管理方案,及时识别疾病发生风险并进行提醒。目前人工智能在健康管理方面的应用主要在风险识别、虚拟护士、精神健康、在线问诊、健康干预以及基于精准医疗的健康管理。但是目前可穿戴设备仅仅停留在数据提取、采集和趋势分析上,数据之间的关联性未能实现为受试者提供健康服务并促进其改进不良行为习惯,从而改善健康。这种情况下,健康管理仅仅起到了反馈和预测身体健康情况的作用,而没有起到提供健康解决方案的作用。在受试者接受癌症筛查后,应用人工智能对海量健康数据进行读取分析,对医疗病历数据进行学习,从而根据受试者的癌症风险等级和其他健康数据向其提供健康解决方案,监测受试者生活质量并随时给出健康提醒和建议,将有利于对癌症筛查进行多层级、多角度的效果评价。

二、卫生经济学评价

1.定义及相关指标

癌症的早诊早治是国家重点关注的民生问题,开展国家重大公共卫生服务专项时,需要进行充分的卫生经济学评估,详细计算癌症预防的相关费用及健康收益。成本的准确测量是影响卫生经济学评价结果至关重要的因素,也是敏感性分析中影响方案选择最直接的因素之一。总的来说,预防成本越低,早期患者治疗成本较晚期患者降低越多,筛查早诊方案的经济学效果越好。筛查花费的成本越低,所获健康收益越高,癌症筛查及早诊早治的成本-效果价值也就越大。

与筛查相关的成本主要包括直接医疗成本和直接非医疗成本。直接医疗成本包括受试者在参加筛查、诊断和治疗全过程产生的医疗费用,包括社区卫生服务中心、医院、药店等机构。目前传统的癌症筛查评价中,该部分内容可以通过3种方式获得:①从医院收费系统批量导出,该方法无法得到院外以往筛查诊治活动的数据;②面对面访谈,该方法虽然可获取其以往相关筛查诊治行为和支出的信息,但是存在回忆偏倚;③结合专家咨询获取的全病程筛查诊治活动信息,采用微观成本法,进行更精准的成本核算;该方法实施难度较大,更适合“小而精”的工作模式。与筛查相关的直接非医疗成本主要包括以上活动对应的医疗支出以外的花费,如交通、住宿、额外营养支出等。传统的癌症筛查中,该类成本信息可在个体参加筛查诊治过程中,通过面对面调查或随访电话询问获取。该方法也存在回忆偏倚,对短期时间跨度(如:近一年)的信息获取会更准确,调查时细化数据容易缺失且离散程度大,现场质控与后期数据核查需耗费大量人力物力。此外,在癌症筛查评价中也应考虑间接成本,即患者和家庭由于疾病、伤残或死亡造成的劳动时间及生产率损失,比如个体/患者本人投入的时间及其家属亲友的陪护时间等间接投入。

2.人工智能的应用

相对于传统方法,人工智能在费用记录和管理方面有明显的优势。目前,人工智能在医疗费用方面的应用主要集中于医保付费方面。四川大学华西医院研发了一套基于临床实际的医疗费用合理控制系统,运用大数据和人工智能等手段和方法,实现了系统的自动反馈、自我进化。既满足临床和患者需求,又合理控制了医疗费用。

人工智能在筛查后卫生经济方面的评价可以借鉴此应用。受试者可以通过一段话、一张图片或者一段视频等方式上传自己的花费清单，不论是医疗花费还是交通花费。利用深度学习、NLP、知识图谱、类脑信息处理等关键技术，对各类花费数据进行深度挖掘和学习后，形成智能化的判断能力。通过对数据样本结构特征的深度学习，探寻数据内部隐含关系，建立和模拟人脑的深度学习神经网络来读取和分析数据，形成基于中枢神经网络等多种神经网络及算法的训练库，强化人工智能对大规模数据的自动采集分类和海量数据的智能分析处理，从而筛选出筛查相关费用、核算成本，为筛查后卫生经济学评价提供创新方法和有效手段。

随着互联网和大数据技术的高速发展，智能可穿戴设备也可应用于癌症筛查费用核算和监测。利用智能可穿戴设备的全程监测、语音交互和数据汇集等独有特性，能够对上传数据的真实性进行核查，确保其准确性。智能可穿戴设备可以对筛查对象从接受筛查、随访到后期终点事件的发生进行全方位、全时段监控的同时，能够实时上传受试者数据、分析受试者数据中的隐含关联，减少无关费用对最终卫生经济评价的影响，强化对癌症筛查费用的管理。

癌症筛查也需要从长远角度来评价其卫生经济学意义。利用各种模型，模拟各种筛查方案组和不筛查组的筛查、治疗和转归过程，预测基线队列数十年间累积的死亡数、生命年、质量调整生命年、成本和效益，进行成本效果、成本效用和成本效益分析。现有的方法很复杂，大都不定长度并忽略长期依赖。Markov模型和动态贝叶斯网络是比较常用的方法。基于Markov假设的时间模型仅限于模拟时间不规则，没有记忆，因此，它们可能完全忘记以前的重大疾病。贝叶斯网络能考虑不规则时间的影响，但是预测能力有待考证。在实际应用中，个性化预测医学需要对患者疾病过程进行建模，该过程本身具有长期的时间依赖性。在语音识别、视觉和计算语言学等领域，人工智能在构建端到端系统方面具有很大的潜力。比如，利用人工智能技术读取医疗档案，录入先前的疾病史，对患者健康状态轨迹建模，推测目前的疾病状态，并预测未来的医疗结果。

此外，癌症筛查方案的卫生经济学结果还受其他多种因素的影响。一般而言，目标人群发病率、筛查参与率、筛查技术的灵敏度/特异度、早期治疗疗效越高，筛查与早诊早治方案的经济学效果越好。在建立经济学相关评价模型时，也应综合考虑前述多种影响因素，利用人工智能将这些信息内置到评价模型中，从而进行全面的综合的卫生经济学评价。

三、总结

人工智能依靠高效、系统、便捷、智能的特点逐步取代过去的人工,极大提高了癌症筛查项目工作的效率与效果,今后在肿瘤筛查全过程全周期的应用中,还有长足的发展空间。未来,数据与资源将是决定人工智能在医疗领域中发展成败的关键。人工智能在肿瘤筛查的应用,仍需要政策上的大力支持,如加强医疗信息化基础建设,着力扩建癌症筛查大数据库和肿瘤资源库;同时为医疗人工智能科研与管理机构储备人才,并从法律和伦理的层面充分保护数据安全和知识产权。

(陈万青　王飞)

参考文献

[1] Sung H,Ferlay J,Siegel RL,et al. Global cancer statistics 2020:GLOBOCAN estimates of incidence and mortality worldwide for 36 cancers in 185 countries[J]. CA Cancer J Clin,2021,0:1-41.

[2] Zeng H,Chen W,Zheng R,et al. Changing cancer survival in China during 2003-15:a pooled analysis of 17 population-based cancer registries[J]. The Lancet. Global health. 2018;6(5):e555-e567.

[3] Siegel RL,Miller KD,Jemal A. Cancer statistics,2018[J].CA Cancer J Clin 2018,68(1):7-30.

[4] National Lung Screening Trial Research Team. Reduced lung-cancer mortality with low-does computed tomographic screening[J].N Engl J Med,2011,365(5):395-409.

[5] Vaccarella S,Franceschi S,Engholm G,et al. 50 years of screening in the Nordic countries:quantifying the effects on cervical cancer incidence [J]. Br J Cancer,2014,111(5):965-969.

[6] Zeng H,Zheng R,Guo Y,et al. Cancer survival in China,2003-2005:a population-based study[J]. Int J Cancer,2015,136(8):1921-1930.

[7] 赫捷,李霓,陈万青,等. 中国肺癌筛查与早诊早治指南(2021,北京)[J]. 中国肿瘤,2021,30(2):81-111.

[8] 赫捷,陈万青,李霓,等. 中国女性乳腺癌筛查与早诊早治指南(2021,北京)[J]. 中国肿瘤,2021,30(3):161-191.

[9] Depuydt CE,Beert J,Bosmans E,et al. Human Papillomavirus (HPV) virion induced cancer and subfertility,two sides of the same coin[J]. Facts Views Vis Obgyn,2016,8(4):211-222.

[10] World Health Organization. Comprehensive Cervical Cancer Control:A Guide to Essential Practice. 2nd ed[M]. World Health Organization,2014.

[11] Wang QL,Xie SH,Li WT,Lagergren J. Smoking cessation and risk of esophageal cancer by histological type:systematic review and meta-analysis[J]. J Natl Cancer Inst,2017,109(12):10.1093/jnci/djx115.

[12] 国家消化系统疾病临床医学研究中心,中华医学会消化内镜学分会,中华医学会健康管理学分会,等.中国早期胃癌筛查流程专家共识意见(草案)(2017年,上海)[J].胃肠病学,2018,23(2):92-97.

[13] 国家消化内镜专业质控中心,国家消化系统疾病临床医学研究中心(上海),国家消化道早癌防治中心联盟,等.中国早期食管癌及癌前病变筛查专家共识意见(2019年,新乡)[J].中华健康管理学杂志,2019,13(6):465-473.

[14] Allemani C,Matsuda T,Di Carlo V,et al. Global surveillance of trends in cancer survival 2000-14 (CONCORD-3):analysis of individual records for 37 513 025 patients diagnosed with one of 18 cancers from 322 population-based registries in 71 countries[J]. Lancet, 2018, 391 (10125):1023-1075.

[15] 陈万青,李霓,兰平,等.中国结直肠癌筛查与早诊早治指南(2020,北京)[J].中国肿瘤,2021,30(1):1-28.

[16] Carroll PR,Parsons JK,Andriole G,et al. NCCN guidelines insights:prostate cancer early detection,version 2.2016[J]. J Natl Compr Canc Netw,2016,14(5):509-519.

[17] Qaseem A,Barry MJ,Denberg TD,et al. Clinical Guidelines Committee of the American College of Physicians. Screening for prostate cancer:a guidance statement from the Clinical Guidelines Committee of the American College of Physicians[J]. Ann Intern Med,2013,158(10):761-769.

[18] 中国抗癌协会泌尿男生殖系统肿瘤专业委员会前列腺癌学组.前列腺癌筛查专家共识[J].中华外科杂志,2017,55(5):340-342.

[19] Chen W,Zheng R,Baade PD,et al. Cancer statistics in China, 2015[J]. CA Cancer J Clin,2016,66(2):115-132.

[20] Rabbani M,Kanevsky J,Kafi K,et al. Role of artificial intelligence in the care of patients with non-small cell lung cancer [J]. Eur J Clin Invest,2018,48(4).

[21] Zheng R S,Sun K X,Zhang S W,et al. Report of cancer epidemiology in China, 2015[J]. Zhonghua zhong liu za zhi [Chinese journal of oncology],2019,41(1):19-28.

[22] Campanella, G.,Hanna, M.G.,Geneslaw, L. et al. Clinical-grade computational pathology using weakly supervised deep learning on whole slide images[J]. Nat Med,2019,25(8):1301–1309.

[23] 赫捷,陈万青,李霓.癌症预防与筛查指南[M].北京:人民卫生出版社,2020.

[24] Bach PB,Kattan MW,Thornquist MD,et al. Variations in lung cancer risk among smokers[J]. J Natl Cancer Inst,2003,95(6):470-478.

[25] Tammemagi CM,Pinsky PF,Caporaso NE,et al. Lung cancer risk prediction:Prostate, lung, colorectal and ovarian cancer screening trial models and validation[J]. J Natl Cancer Inst, 2011,103(13):1058-1068.

[26] Muller DC,Johansson M,Brennan P. Lung Cancer Risk Prediction Model Incorporating Lung Function:Development and Validation in the UK Biobank Prospective Cohort Study [J]. J Clin Oncol,2017,35(8):861-869.

[27] Gail M H,Brinton L A,Byar D P,et al. Projecting individualized probabilities of devel-

oping breast cancer for white females who are being examined annually[J]. JNCI:Journal of the National Cancer Institute,1989,81(24):1879-1886.

[28] Antoniou, A.,Pharoah, P.,Smith, P. et al. The BOADICEA model of genetic susceptibility to breast and ovarian cancer[J]. Br J Cancer,2004, 91:1580-1590.

[29] Tyrer J, Duffy S W, Cuzick J. A breast cancer prediction model incorporating familial and personal risk factors[J]. Statistics in medicine,2004,23(7):1111-1130.

[30] Colditz GA, Atwood KA, Emmons K, et al. Harvard report on cancer prevention volume 4:Harvard cancer risk index. Risk index working group,harvard center for cancer prevention [J]. Cancer Causes Control:CCC,2000,11(6):477-488.

[31] Boursi B, Mamtani R, Hwang WT, et al. A Risk Prediction Model for Sporadic CRC Based on Routine Lab Results[J]. Dig Dis Sci,2016,61(7):2076-2086.

[32] Murchie B,Tandon K,Hakim S,et al. A new scoring system to predict the risk for high-risk adenoma and comparison of existing risk calculators [J]. J Clin Gastroenterol,2017,51(4):345-351.

[33] Dong J, Buas MF, Gharahkhani P, et al. Determining risk of Barrett's esophagus and esophageal adenocarcinoma based on epidemiologic factors and genetic variants [J]. Gastroenterology,2018,154(5):1273-1281.

[34] Kunzmann AT,Thrift AP,Cardwell CR,et al. Model for identifying individuals at risk for esophageal adenocarcinoma[J]. Clin Gastroenterol Hepatol,2018.

[35] Cai Q,Zhu C,Yuan Y Gastrointestinal Early Cancer Prevention & Treatment Alliance of China (GECA),et al. Development and validation a prediction rule for estimating gastric cancer risk in the Chinese high-risk population:a nationwide multicentre study [J]. Gut, 2019,68:1576-1587.

[36] Feng X, Li N,Wang G,et al. Development of a liver cancer risk prediction model for the general population in china:A potential tool for screening[J]. Annals of Oncology,2019,30:ix46-ix47.

[37] Du W, Rao N, Liu D, et al. Review on the applications of deep learning in the analysis of gastrointestinal endoscopy images[J]. IEEE Access,2019,7:142053-142069.

[38] Szegedy C,Liu W,Jia Y, et al. Going Deeper with Convolutions[C]//Proceedings of the IEEE Conference on Computer Vision and Pattern Recognition. 2015:1-9.

[39] He K , Zhang X , Ren S , et al. Deep Residual Learning for Image Recognition[C]// IEEE Conference on Computer Vision & Pattern Recognition. IEEE Computer Society,2016.

[40] Evan Shelhamer,Jonathan Long,Trevor Darrell. Fully convolutional networks for semantic segmentation[M]. IEEE Computer Society,2017.

[41] Chen L C , Papandreou G , Kokkinos I , et al. Deeplab:semantic image segmentation with deep convolutional nets, atrous convolution, and fully connected CRFs[J]. IEEE Transactions on Pattern Analysis and Machine Intelligence,2018,40(4):834-848.

[42] Badrinarayanan V,Kendall A,Cipolla R . SegNet:A deep convolutional encoder-decoder architecture for image segmentation[J]. IEEE Transactions on Pattern Analysis & Machine Intelligence,2017:1-1.

[43] Ronneberger O , Fischer P , Brox T. U-Net:Convolutional networks for niomedical image segmentation[J]. 2015.

[44] Goodfellow I,Pouget-Abadie J,Mirza M,et al. Generative adversarial nets[C]//Advances in neural information processing systems. 2014:2672-2680.

[45] Chan T H , Jia K , Gao S , et al. PCANet:A simple deep learning baseline for image classification[J]. IEEE Transactions on Image Processing,2015,24(12):5017-5032.

[46] Yang X,Liu W,Tao D,et al. Canonical correlation analysis networks for two-view image recognition[J]. Information ences An International Journal,2017,385:338-352.

[47] Shin Y,Qadir H A,Aabakken L,et al. Automatic colon polyp detection using region based deep cnn and post learning approaches[J]. IEEE Access,2018,6:40950-40962.

[48] Zhang R , Zheng Y , Mak T W C , et al. Automatic detection and classification of colorectal polyps by transferring low-level CNN features from nonmedical domain[J]. IEEE Journal of Biomedical & Health Informatics,2017,21(1):41.

[49] Tajbakhsh N ,Gurudu S R ,Liang J . Automatic Polyp Detection in Colonoscopy Videos Using an Ensemble of Convolutional Neural Networks[C]// IEEE International Symposium on Biomedical Imaging. IEEE,2015.

[50] Jia X , Meng Q H . Gastrointestinal Bleeding Detection in Wireless Capsule Endoscopy Images using Handcrafted and CNN Features[C]// Engineering in Medicine & Biology Society. IEEE,2017.

[51] Li L , Chen Y , Shen Z , et al. Convolutional neural network for the diagnosis of early gastric cancer based on magnifying narrow band imaging[J]. Gastric Cancer,2019,23(2):126-132.

[52] Sadasivan V S,Seelamantula C S. High Accuracy Patch-level Classification of Wireless Capsule Endoscopy Images Using a Convolutional Neural Network[C]//2019 IEEE 16th International Symposium on Biomedical Imaging (ISBI 2019). IEEE,2019:96-99.

[53] Bray F ,Ferlay J ,Soerjomataram I ,et al. Global cancer statistics 2018:GLOBOCAN estimates of incidence and mortality worldwide for 36 cancers in 185 countries[J]. CA:A Cancer Journal for Clinicians,2018,68(6).

[54] 金玉晶,唐威,黄遥,等. 基于低剂量CT肺癌筛查的肺癌相关危险因素分析[J]. 中华肿瘤杂志,2020,42(03):222-227.

[55] Greenspan H,van Ginneken B,Summers RM. Guest Editorial Deep Learning in Medical Imaging:Overview and Future Promise of an Exciting New Technique[J]. IEEE Trans Med Imaging,2016,35(5):1153-1159.

[56] Han G,Liu X,Zheng G ,et al. Automatic recognition of 3D GGO CT imaging signs through the fusion of hybrid resampling and layer-wise fine-tuning CNNs[J]. Medical & Biological Engineering & Computing,2018,56(12):2201-2212.

[57] Jin H ,Li Z ,Tong R ,et al. A deep 3D residual CNN for false-positive reduction in pulmonary nodule detection[J]. Medical Physics,2018,45(5):2097-2107.

第七章

人工智能技术在
肿瘤影像学中的应用

开展肿瘤筛查是在人群中实现肿瘤早诊早治的有效手段,可有效提高人群肿瘤生存率,降低死亡率。肿瘤筛查是一个系统的工作,主要包括目标人群的确定、针对目标人群的临床检查、筛查人群的管理和筛查效果的评价等方面。随着人工智能技术的快速发展以及基础数据资源的积累,人工智能在医学领域的应用越来越广泛与深入,人工智能技术在肿瘤筛查中的应用逐步成为现实。目前人工智能技术主要应用于影像学检查,而未来则可在肿瘤筛查的各个方面拥有广阔的应用前景。

第一节　影像组学与深度学习在肿瘤影像学中的应用

一、影像组学与深度学习在肿瘤影像学中的应用价值

2020年我国新发癌症病例457万例(占全球的23.7%),死亡人数300万人,均位列全球第一,严重影响我国人民的寿命和健康水平。肿瘤作为一种能自我维持并具有适应性的病变,在发生、发展与迁移过程中不断发生亚克隆转变,并与其微环境动态相互作用,产生遗传层面和生物学行为层面的变化。正因如此,肿瘤在生物学及形态学上具有很高的异质性,即不同癌种之间、相同癌种不同患者之间、同一肿瘤内部之间都存在很大的差异。因此肿瘤患者的临床表现、实验室指标及影像学表现往往不典型,给肿瘤的诊治带来了巨大的挑战。

医学影像学在过去30年间发展迅速,已逐步成为肿瘤定性定量评估、临床决策制定以及手术方案指导过程中不可或缺的信息来源。传统医学影像学对肿瘤的评估主要依赖于定性语义特征,如肿瘤的形状、边缘、坏死、钙化、强化模式以及与瘤周组织的关系等。双源双能CT、PET-CT、PET-MRI和多模态成像融合等影像新技术的广泛应用,促使了肿瘤影像学逐步由定性评估向定量评估转化,在肿瘤形态学信息的基础上为临床进一步提供了丰富的组织成分、代谢和免疫微环境信息。然而,受到人脑计算能力以及传统统计学方法的制约,面对传统影像提供的海量图片和影像新技术提供的复杂定量信息,我们始终缺乏深入地理解,难以将这些信息有效用于提高肿瘤患者的临床获益。于是学者们将目光投向了计算能力远超人脑的计算机,以及学习能力和理解能力日益提升甚至超过人类的人工智能,基于医学影像大数据的人工智能技术成为了产、学、研、医共同关注的焦点。

机器学习是最早与医学影像学相结合的人工智能技术。2012年,荷兰学者Lambin首次提出了影像组学(Radiomics)概念,即从医学图像中高通量地提取大量的影像特征用于肿瘤异质性分析,从此开启了医学影像学全面定量化分析的新时代。然而,影像组学从肿瘤影像中提取的海量一阶、二阶和高阶定量影像学特征,是传统统计学

模型难以有效分析的。于是决策树、支持向量机、随机森林等能够拟合数据间复杂非线性关系的机器学习算法，被应用到影像组学研究中。"影像特征高通量提取+机器学习建模"的影像组学研究模式被广泛用于医学影像大数据的挖掘处理，形成了一套系统的影像组学分析模式，即：感兴趣区勾画、影像组学特征提取、特征筛选、机器学习预测模型构建与验证。这套医学影像定量分析模式突破了传统医学影像学仅限于观察解剖形态学的局限，其原理是：从CT、MRI、PET-CT、超声等图像中高通量地提取定量特征用于建立机器学习预测模型，并将结果用于指导临床决策。得益于显著优于传统临床预测模型和形态学诊断的性能，影像组学在肿瘤精准诊疗中大放异彩，在肿瘤的诊断、预后判断、疗效预测等方面发挥了重要作用，为癌症患者提供了精准筛查、早诊早治、最佳治疗方案选择和术中辅助导航等前所未有的临床益处。影像组学因此在肿瘤精准诊疗领域扮演起十分重要角色，成为人工智能医学影像这一医工交叉学科的基石。

与此同时，人工智能技术中的深度学习技术也开始在肿瘤影像学领域崭露头角。深度神经网络的前身多层感知机（Multi-Layer Perceptron，MLP）由Werbos在1981年提出，当时深度学习技术的发展受到了算力的限制，直到近十年芯片技术与并行计算技术的成熟，相关研究才呈现出爆发式增长。应用于影像学的深度神经技术绝大多数为卷积神经网络及其变体，它通过"卷积核"有效地将大数据量的图片降维，但同时又保留了物体轮廓等必要的图片特征，能高效准确的完成肿瘤图像分类诊断、放疗靶区勾画等任务。相比影像组学，深度神经网络能通过更深更复杂的网络设计拟合复杂的非线性关系，在肿瘤影像数据充足的情况下，深度神经网络往往具备更高的肿瘤诊断预测准确性。除此之外，其优势还在于深度神经网络能通过"卷积"等方式自动完成肿瘤图像中影像特征的提取，从而避免了耗时耗力的ROI勾画和人工操作软件提取影像特征的环节，减轻了建模过程对肿瘤影像专家的依赖，总体上极大减少了人工干预且提高了模型的可重复性。

然而性能上的超越并不意味着深度学习能取代影像组学。首先，深度学习对数据集的规模有很高的要求，在小样本学习任务中，深度学习的性能往往不及影像组学。现实情况是，单一医疗中心所具有的肿瘤影像数据往往不足以支持大型深度学习模型的训练，而医疗数据又具有极高的隐私性，如何整合、利用多中心来源的医疗数据成为将深度学习应用于肿瘤影像学所面临的最大困难。其次，深度神经网络是一种"端到端"的模型，即只需提供图片给深度学习模型就能得到预测结果，这其中模型的预测过程和预测依据是未知且难以解释的。这种"黑箱"的性质限制了深度学习技术在临床中的应用。因而,有学者另辟蹊径,尝试将能自动提取特征的深度神经网络与在小样本上表现更佳的影像组学进行融合,例如用卷积神经网络提取深度学习特征,传递给传统影像组学分类器(预测器)进行建模等,被命名为深度影像组学(Deep learning-based radiomics,DLR)。此方法不仅在小样本的肿瘤影像数据集上表现出全面优于影像组学或深度学习方法的准确性,且能更好地融合分析多模态图像。下面将对影像组学和深度学习技术在不同系统肿瘤的诊断、预后预测、疗效预测与监测等方面的应用进行介绍。

二、影像组学和深度学习在肿瘤影像中的应用概况

1.头颈部肿瘤

头颈部恶性肿瘤发病隐匿,超过60%的患者在确诊时已为局部进展期,并且多伴发远处转移,患者的远期生存率相对较低。头颈部肿瘤因其解剖结构复杂、病灶与正常组织对比不明显,在临床上存在诊断分期不准确、治疗方案缺乏个性化等问题。甲状腺癌近年来发病率不断上升,超声作为甲状腺结节良恶性鉴别诊断的重要手段,其准确性很大程度上依赖于检查人员的经验,导致甲状腺结节过度诊断和过度治疗的问题日益严重,给患者和国家医保带来了沉重的负担。于是,Zhang等学者率先将影像组学引入了甲状腺结节超声图像的定量分析中,经过ROI勾画、影像组学特征提取、特征筛选、9种机器学习诊断模型的建立和验证比较后,发现采用随机森林算法的影像组学模型能比经验丰富的超声科医生对甲状腺结节的良恶性做出更精准鉴别诊断。除了惊人的诊断准确性外,最重要的意义是将开发的甲状腺结节智能诊断模型整合到云服务器中,将实验室中的人工智能模型带入了公众的视野。此外还有诸多学者尝试采用深度学习的方式直接对甲状腺结节超声图像进行分析,并且在结节良恶性诊断中达到了优于影像专家的准确性。其中Wildman-Tobriner等学者创造性地将深度学习用于甲状腺结节超声诊断风险分层系统(ACR TIRADS)的优化,构建的AI-TIRADS甲状腺结节超声图像评分系统不仅改善ACR TIRADS的诊断效能,还通过这种方式迅速地实现了临床转化,避免了深度学习诊疗软件进入临床所必需的烦琐审批,是今后人工智能技术在肿瘤影像学中应用研究值得借鉴的思路。

头颈肿瘤人乳头状病毒(human papilloma virus,HPV)感染状态对患者的疗效有着重要影响,以及HPV感染阳性的患者预后要优于阴性的患者,但临床始终缺乏有效

的术前诊断手段。有学者对口咽癌患者的CT增强图像进行了影像组学分析,发现影像组学特征可用来预测HPV的状态,实现了肿瘤细胞、分子等微观表型的非侵入性评估。类似的还有诸多基于肿瘤影像,将影像组学和深度学习应用于头颈部肿瘤的远处转移、复发和生存期预测的研究。

然而,单一的肿瘤影像学并不能全面的描述肿瘤的特征,融合多模的影像学图像,或融合临床资料、肿瘤生物标记物和影像组学特征,构建多模态融合模型才能更全面的评估肿瘤患者的状况和预后。这一思路已经得到部分研究的证实,综合临床数据、TNM分期和影像组学特征的多参数MRI诺模图(Nomogram)模型,能比单独TNM分期模型或单独临床资料模型更准确的预测鼻咽癌患者的无进展生存期。而结合了EBV-DNA信息的MRI影像组学多模态模型则更精确预测鼻咽癌远处转移。可见影像特征能有效补充传统临床资料模型在肿瘤异质性方面的不足。

影像组学和深度学习模型对头颈部肿瘤多种形式的治疗方案效果同样具有一定的预测价值。学者们分别对鼻咽癌、头颈部鳞状细胞癌等头颈部肿瘤患者接受诱导化疗、根治性放疗、根治性放化疗等多种治疗方案的疗效进行了预测,均发现影像组学和深度学习模型能准确预测患者的治疗反应,从而协助临床医师制定及改良诊疗计划。

2.中枢神经系统肿瘤

中枢神经系统肿瘤常常会发生基因突变,而且肿瘤分子和微环境具有明显的异质性,这使其诊断和治疗方法都非常复杂,比如脑胶质瘤,是发生于中枢神经系统的、由神经外胚层衍化而来的肿瘤性疾病,是最常见的原发性脑肿瘤,约占颅脑肿瘤的50%~60%,WHO将脑胶质瘤分为Ⅰ-Ⅳ级,Ⅰ、Ⅱ级为低级别胶质瘤,Ⅲ、Ⅳ级为高级别胶质瘤,其中弥漫性胶质瘤为高级别胶质瘤,该肿瘤的几种主要细胞通道周围常有60多种基因突变,只有了解这些细胞通道及其基因突变情况,才能在实际的临床应用中改进现有的诊断方法和对肿瘤进行精准的靶向治疗。目前,将肿瘤成像特征与肿瘤遗传、基因突变和表达模式关联起来是人工智能在神经影像诊断的新兴领域及热门话题,这将有助于解决新药发现、临床研究、临床试验和中枢神经系统疾病的生存预后评估等重要临床问题。

目前已有多项研究发现影像组学模型在胶质母细胞瘤、原发性中枢神经系统淋巴瘤和脑转移瘤的鉴别诊断中有着优于传统基因组学和放射科医师评估的诊断性能,这表明影像组学特征在无创且有效的肿瘤鉴别诊断中有着巨大的潜力。在中枢神经系统肿瘤诊断分级分型方面,近年来的多项研究表明,基于机器学习和特征选择技术结合影像组学方法可以对胶质瘤、脑膜瘤、垂体腺瘤等进行精确分级分型,特别是对胶质瘤的诊断分型,有研究以 MRI 最优纹理特征建立了支持向量机(Support vecor machine,SVM)分类器,对胶质瘤进行分类与分级,证明纹理特征对于非侵入性分级胶质瘤的分类与分级比直方图参数更有效。在中枢神经系统肿瘤的分子特征预测方面,与组织学分类相比,基因可能是一些与治疗和预后相关分子标记改变的重要预测因子,新兴的影像组学技术不仅可以提供非侵入性的诊断和评估病灶的方法,而且可以提取病灶周围的特征以及获得病灶内的遗传异质性特征。近年来,许多基于影像组学的机器学习方法以及深度学习方法被用于预测胶质瘤的 IDH 基因型,均能够取得良好的预测结果。有研究表明随机森林是基于影像组学预测扩散胶质瘤内异柠檬酸脱氢酶(IDH)的最佳学习方法。在中枢神经系统肿瘤的预后预测方面,由于脑肿瘤异质性强,精准预测其预后在临床上是一大难题。目前有研究提出一种三维卷积神经网络的多通道架构,从多模态、多通道术前 MRI 中提取隐性和高级预测特征,使其能够预测生存时间,研究者进一步将深度学习特征与人口统计学以及肿瘤相关特征一起输入 SVM 分类器,建立的深度学习影像组学模型预测高级别胶质瘤患者总生存期准确率达90.66%。越来越多的研究表明,影像组学可以作为一种低成本的新兴手段,用于鉴别不同中枢神经系统肿瘤的诊断、分级分型、分子特征、预测和预后评估,协助临床医生实时调整治疗决策。

3.呼吸系统肿瘤

针对呼吸系统肿瘤的影像组学研究开展较早且成果丰富,主要集中在肺部微小结节筛查、肺癌诊断、基因表型预测及疗效预测等方面。肺癌的高发病率及肺部CT检查的广泛开展,为以大数据为基础的影像组学及人工智能研究提供了良好的基础和开端。近年来低剂量CT被广泛应用于肺癌的筛查中,为肺癌的早诊早治创造了有利条件。为了提高肺癌筛查的准确性和减少因筛查广泛开展带来的巨大工作量,学者们尝试了多种卷积神经网络算法,显著提高了 3~30mm 肺结节的自动检出及风险分层的准确性,减少了不必要的结节随访。时至今日,肺结节人工智能筛查软件已可检出超过70%的肺癌,极大降低了肺癌高危人群的死亡率。

肺癌的精准诊断和分期决定了其后续的治疗方案,肿瘤的良恶性鉴别、病理基因分型对患者的治疗和预后具有重要提示作用。临床上根据CT增强图像评估肺癌TNM分期,而影像组学和深度学习不仅可以提高肺癌临床TNM分期的准确性,亦能预测肺癌的组织学亚型和EGFR等基因标志物的表达情况。

肺癌的治疗方法繁多,如何在治疗前甄别对患者最有利的治疗方案成为肺癌诊治的重要挑战。传统肺癌的疗效评估主要关注的是治疗后肿瘤大小的变化,忽略了肿瘤异质性的变化。结合影像组学对肿瘤异质性及微环境的评估,更能提高疗效预测能力。其中PD-1/L1免疫检查点抑制剂这种疗效与患者体内相关受体表达量高度相关的疗法,尤其需要准确的甄别适宜的患者,而临床尚且缺少公认有效的手段。He等研究人员发现影像组学特征能有效预测肺癌患者接受免疫治疗的反应,而深度学习也被证实能有效判断肺癌患者是否能从免疫治疗中获益。除疗效预测外,医生和患者同样渴望了解接受特定治疗后能给患者带来多长的生存获益。通过CT平扫和PET-CT图像的影像组学特征是肺癌患者生存的独立预测因子,能用于个体化预测患者的无进展生存期。基于肿瘤图像的深度学习模型不仅也可以预测肺癌患者的生存期等预后结果,而且模型的性能可随着每一次扫描迭代增强。

4.消化系统肿瘤

消化系统器官众多,且发生的肿瘤多为常见的恶性肿瘤。消化道疾病的诊断高度依赖内窥镜成像和放射成像,目前已成为人工智能应用的热门领域。由于消化道早期癌多局限于黏膜层或浸润深度不超过黏膜下层,大部分仅表现为腺体结构或黏膜微血管的紊乱,缺乏进展期肿瘤的占位征象和特征表现,经验不足的内镜医师及放射医师,非常容易漏诊。而人工智能,尤其是深度学习,凭借其强大的深度挖掘图像数据和自动提取图像信息的能力,极大地弥补了诊断医师肉眼分辨力和主观经验缺乏的局限性,多维度地拓宽了人类对消化道肿瘤性疾病的认知。

现阶段结直肠癌患者出现临床症状就诊时大多已为结直肠癌中晚期,其预后往往较差,而结直肠癌最初通常以息肉的良性形式出现,随时间推移才逐步进展成恶性肿瘤,因此,结直肠癌的早期发现、早期诊治是提高五年生存率和改善治疗疗效和预后的重要环节。目前,结直肠的诊断方式包括以直肠指检为主的体格检查、针对癌胚抗原检测为主的实验室检查、以CT、MRI为主的影像学检查,诊断金标准为肠镜检查以及病理活检。CT由于扫描速度快、禁忌证少,在结直肠癌检查中运用较多,而MRI在对肿瘤位置、浸润深度、淋巴结转移、血管侵犯及周围器官侵犯等方面的评估中具有明显优势。但是,基于放射科医师主观判断的CT或MRI图像的临床诊断效率均较低并且诊断准确性欠佳。多项研究表明,深度学习在解决结直肠肿瘤的诊断效能、疗效预测和预后预测等方面提供了新的思路和手段。研究报道,基于CT图像的人工智能的 ResNet-3D 算法构建一个 SVM 分类器,用于预测结直肠癌的腹膜种植转移,并将该模型的评估效能与放射科医师根据增强 CT 图像评估的准确性进行比较,ResNet-3D + SVM 分类器在结直肠癌腹膜种植转移的预测方面显示出了巨大的潜能,甚至优于放射科医师基于常规增强 CT 做出的诊断。对于直肠癌患者,外科手术切除为其最重要的治疗方法,但对于局部晚期直肠癌来说,单纯的手术治疗往往不能完全清除,且易导致复发。因此,新辅助放化疗(NCRT)联合手术治疗被推荐为局部晚期直肠癌的常规治疗手段,然而 NCRT 对部分患者无疗效反应,且可能会增加其不良反应及错过手术干预时机。因此,如何筛选出对 NCRT 有疗效反应的患者十分重要,且通过长期随访发现,在 NCRT 治疗后达到病理完全缓解(pCR)的患者,并不需要再进行手术干预。但是在实际临床工作中,往往是通过术后病理结果才得知患者是否达到了 pCR,因此,即使已经获得 pCR 的患者,仍然接受了手术干预。由此看来,开发具有早期预测潜力的非侵入性方法至关重要。有研究开发了用多参数 MRI 影像组学对进行 NCRT 后的局部晚期直肠癌患者 pCR 情况的有效预测模型,从而避免已经达到 pCR 的患者再进一步手术治疗。

早期食管癌和早期胃癌往往被患者忽视,由于筛查机制不完善,大多数患者在发现时已错失最佳手术时机,并发展成预后不良的晚期肿瘤。食管癌的早期诊断对于改善预后以及调整和制定个体化治疗方案非常重要。目前,内镜检查是 Barrett 食管(BE)的常规监测方法,因 Barrett 食管有发展成食管腺癌的风险,当发现 BE 进展成早期肿瘤,则可直接通过内镜下手术而治愈,但由于进展成早期肿瘤的 BE 较少见(<1%),一般的内镜医生可能对早期 BE 肿瘤内镜下表现的认知有限,并有可能因经验缺乏的主观原因而造成漏诊。目前已经有研究者开发了一种适合于临床实时使用的深度学习计算机辅助检测系统,以提高对 Barrett 食管(BE)患者早期肿瘤的内镜检测,且该系统检测肿瘤具有较高的准确性。淋巴结转移是影响晚期胃癌患者的预后和生存质量的关键因素,因此在术前了解淋巴结的转移情况,可以辅助临床医生进行手术方案的制定和患者预后情况的评估。影像学检查是临床上常用的术前无创性诊断胃癌淋巴结转移的方法。淋巴结结构的形态变化已被认为是确定淋巴结转移的有效标准,放射科医生通过 CT、MRI 图像上肿大的淋巴结来判断有无转移。但是,这些形态上的变化并不完全对应于病理结果。例如,小的淋巴结可能已经是转移灶,而肿大的淋巴结可能仅由炎症引起。有研究将深度学习应用于胃癌淋巴结转移的预测研究中,该研究基于胃癌患者的平扫和增强 CT 图像,提取胃癌病灶的预定义影像组学特征

和深度学习特征,并通过特征筛选,构建了预测胃癌淋巴结转移个数的智能模型,有利于为胃癌患者提供个性化手术方案及评估患者预后情况。

手术是肝癌患者的主要治疗手段,但术后复发、转移一直是影响患者生存期的主要因素,因此,对肝癌术后复发风险进行有效预测是目前亟待解决的临床问题。研究者分析肝细胞癌患者术前动脉期和门脉期CT图像,构建预测肝细胞癌早期复发的模型,能较准确地预测肝细胞癌早期复发;研究者另外又筛选术前与肝癌复发相关影响因素,结合影像组学特征建立综合预测模型,结果获得了更高的预测准确性。另外,也有研究通过PET图像建立影像组学评分系统,将肝癌患者分为低风险组和高风险组,发现两组间的无进展生存期和总体生存期差异有统计学意义。同时,结直肠癌最主要的转移器官是肝脏,35%~55%的结直肠癌患者会发生肝脏转移,严重影响患者的预后。目前相关研究多基于肝脏图像提取影像组学特征,而较少基于结直肠癌原发灶。通过分析结直肠癌原发病灶的CT图像,发现肝转移组患者的模型风险评分明显高于无肝转移组,再与CEA水平等生物标志物联合建模,检测结直肠癌肝转移准确性的AUC可达0.926,该研究提示了原发灶的异质性与肿瘤的发生、发展、复发和转移密切相关。

5.泌尿生殖系统肿瘤

泌尿系统肿瘤的发病率逐年增高,膀胱癌作为泌尿系统最常见的恶性肿瘤,如何对其进行诊断、分级分期、疗效评估和预后判断的全方位管理备受关注。膀胱微乳头尿路上皮癌是尿路上皮癌的一种罕见亚型,患者就诊时往往处于临床晚期,预后较差。而该亚型在CT检查中与普通尿路上皮癌较难鉴别,基于CT图像的纹理分析可区分膀胱微乳头尿路上皮癌和普通尿路上皮癌,帮助临床医生对膀胱癌的组织亚型进一步细分。术前无创且准确地确定膀胱癌分级对膀胱癌的临床决策、治疗选择和预后产生影响。扩散加权成像(diffusion-weighted imaging,DWI)和表观弥散系数(ADC)图像的纹理特征可以反映低级别和高级别膀胱癌之间的差异,有利于基于图像的膀胱癌术前分级。膀胱镜检查为膀胱癌的诊断和分期提供依据,但该检查仍存在一定局限性,如多灶病变和不典型病变,有时难以区分病变区域和正常组织。基于MRI图像的纹理特征能够更好地区分膀胱癌与膀胱壁组织,为膀胱癌的术前无创分期提供有效方法。在膀胱癌明确诊断并确定肿瘤亚型后,早期评估治疗反应可以为临床医生提供治疗决策参考,提高复发风险高的患者的生存率,同时减少获益小的患者的药物毒副作用。基于膀胱癌治疗前和治疗后的CT图像,利用影像组学和深度学习方法,可将患者对新辅助化疗是否完全反应进行区分。非肌层浸润性膀胱癌存在较高复发率,因此准确预测疾病复发对个体化治疗方案和随访至关重要。结合非肌层浸润性膀胱癌患者的临床数据和病理切片的深度学习模型可对患者1年和5年的无复发生存率进行预测。结合基因组特征进行分析研究在膀胱癌的相关的研究中较少。通过结合影像组学特征、转录组学特征和临床参数的列线图表现出对膀胱尿路上皮癌患者的无进展间隔期的良好预测能力,并提供了对膀胱尿路上皮癌分子机制的新见解。

肾癌的发病率随着影像学检查如B超、CT、MRI等的广泛应用和人们健康意识的不断提高而显著上升。早期诊疗可提高肾癌生存率,因此,利用影像组学和深度学习方法挖掘影像图像中的肿瘤异质性信息,可无创性地进行肾脏病变的良、恶性鉴别。此外,基于MRI图像的影像组学方法可以在一定程度上预测肾脏恶性肿瘤的病理分级及有效识别早期癌症结构细微变化和功能反应。

MRI广泛应用于前列腺癌的检测。基于多参数MRI、T2WI和DWI的双参数及T2WI图像的神经网络可用于前列腺癌的检测,提高前列腺癌的检测率可减少不必要的有创检查。Gleason评分是前列腺癌患者重要的预后指标,基于影像组学和深度学习方法可对Gleason评分进行准确预测,具有和病理科医师相当的诊断能力。在前列腺的诊疗过程中,为减少对前列腺周围组织的损伤,准确划分前列腺的边界至关重要。神经网络在图像自动分割中展现了良好的性能,可对MRI、CT、经直肠超声等图像进行前列腺边界分割。应用影像组学方法对前列腺癌的复发进行预测,筛选出更适合进行辅助化疗的患者,有利于对患者进行个性化治疗。

经过局部放疗和全身化疗的宫颈癌患者,肿瘤的远处转移和复发可以得到有效控制。而在制定宫颈癌患者的治疗计划和随访策略时,确定肿瘤远处转移和复发的预测因素就显得尤为重要。淋巴结转移是宫颈癌的重要预后因素,同时也是宫颈癌术后放疗的适应证。通过影像组学模型可在术前评估宫颈癌淋巴结的转移情况,且能够对宫颈癌患者治疗后的复发风险进行预测,辅助临床医生进行治疗决策的制定并判断患者预后,提高患者生存率。未来,人工智能或许可进一步应用通过三维重建宫颈局部横截面图像,获取用于精确的手术计划和放化疗评估的宫颈癌病灶及瘤周的相关信息以及放射性药物的靶向分子成像等等。

6.乳腺癌

人工智能的应用,特别是深度学习,提升了乳腺癌病灶的检出效率,提高了诊断的速度,同时也提高放射科医生在乳腺癌筛查中的表现。近几年深度学习模型在乳腺X线图像检出乳腺病灶表现出极大潜力。基于超声图像和MRI图像的卷积神经网络在乳腺癌诊断方面表现出与超声科、放射科医生相当的诊断水平。

在乳腺癌诊断与鉴别诊断方面,影像组学及深度学习技术在鉴别乳腺良恶性病变中均展现出良好的性能。除了对乳腺病灶进行分析,有研究基于乳腺X线图像对病灶内的微钙化进行分析,运用深度学习方法分别在微钙化、肿块、微钙化和肿块相结合3种情况下区分病变类型,乳腺良恶性病灶的辨别力可通过结合微钙化和肿块进行提高。除了区分乳腺病灶的良恶性,神经网络可在超声图像上根据乳腺影像报告和数据系统(breast imaging reporting and data system,BI-RADS)对乳腺肿瘤的诊断进行分类,并表现出了与医生相当的判断性能。此外,影像组学及深度学习技术可以对乳腺病灶进行进一步组织学分类。

根据受体不同,乳腺癌可以分为不同的亚型。乳腺癌的分子分型与肿瘤增殖浸润、复发转移密切相关,为临床治疗决策的选择提供依据,对患者预测有重要价值,是个体化治疗尤其是内分泌治疗和靶向治疗的重要依据。临床上应用免疫组织化学、分子探针等方法确定分子分型不仅有创且耗时较长。目前已有较多研究试图通过影像组学和深度学习方法区分乳腺癌的分子分型。此外,将影像组学和基因组学的特征结合可进一步揭示肿瘤的生物学行为,提高诊断效能,改善患者预后。

前哨淋巴结活检是临床上评估乳腺癌患者腋窝淋巴结转移情况的重要方法,然而前哨淋巴结活检仍是一种有创的侵入式检查手段,可引起淋巴水肿等术后并发症。术前准确评估乳腺癌患者腋窝淋巴结转移可以避免不必要的有创检测,减少相关并发症发生的可能。许多研究分别基于X线、CT、MRI、超声、FDG-PET/CT等检查图像对乳腺癌患者腋窝淋巴结转移状态进行了预测。除了对乳腺癌患者的腋窝淋巴结是否有转移进行预测,有研究进一步预测淋巴结转移负荷、数量,即除了对淋巴结是否转移进行预测,还进一步预测淋巴结转移个数,有助于乳腺癌患者淋巴结精准分期并协助临床医生进行治疗决策。此外,有研究比较深度学习及影像组学在超声图像中预测腋窝淋巴结转移方面的表现,并研究肿瘤内及瘤周区域在腋窝淋巴结预测中的价值,结果表明神经网络在预测腋窝淋巴结转移方面表现出更好的性能,且结合瘤内和瘤周区域可以达到更高性能。

新辅助化疗是乳腺癌综合治疗的常用方法之一,提高保乳率、保腋窝率,并可评估药物疗效,指导患者后续治疗。多项研究采用影像组学及深度学习方法预测乳腺癌患者新辅助化疗疗效。治疗前无创的预测新辅助化疗疗效,有助于促进个体化治疗,辅助临床医生进行最佳治疗方式的选择,有效避免乳腺癌患者治疗后无应答甚至进展,从而改善患者预后,对临床治疗具有指导意义。

早期对乳腺癌患者的预后进行个体化预测,有利于患者的治疗决策。影像组学及深度学习技术在乳腺癌预后预测中均展现出良好的性能。此外,结合MRI图像特征和Oncotype DX和PAM 50多基因检测,发现增强纹理参数值越低,肿瘤异质性越强,乳腺癌复发风险越高。

综上,人工智能在乳腺癌影像学领域的应用越来越广泛,可辅助乳腺癌诊疗全过程,在乳腺癌病灶检测、诊断与鉴别诊断、分子分型、淋巴结转移、化疗疗效评估、预后等多方面均展现出不容忽视的作用及重要的潜在价值。但目前人工智能在乳腺癌的研究大部分集中于MRI图像,其他成像方法(如钼靶、超声等)的相关研究正在积极开展中。同时,结合多模态及联合影像技术也有待进一步研究。此外,在影像技术与组学技术融合方面仍有待进一步探索,如结合转录组学、蛋白质组学、代谢组学等。

(张水兴　金哲　游荆晶　陈露燕)

第二节　人工智能在单模态检查方式的应用

一、概述

进入21世纪后,各种形式的数字成像在医学和医疗保健领域的作用日益强大,利用AI现代数据科学衍生的深度学习和一系列工具结合产生的健康数据科学的融合趋于广泛。肿瘤诊治作为研究者关注的热点,包括早期筛查、早期诊断、个体化治疗及预后预测等。影像学检查贯穿于肿瘤的诊断、治疗后的随访复查等,根据不同的肿瘤特点,推荐的适用检查方式不一样。常规影像学对肿瘤的评估主要基于肉眼的视觉评估,但单纯的视觉评估可提供的有效信息有限,需要借助先进的计算机分析。影像组学作为在医学图像上计算定量图像特征的方法,可捕获肿瘤内部异质性,反映肿瘤基因及分子表型。AI是高阶版自动化的图像处理及分析方法,通过深度学习从样本图像中自动学习特征,并且在特定任务的应用中获得相应的答案,显示出与人的性能相匹配甚至超过人的性能。影像组学的特定特征分类与AI的自动化特征识别,均不同程度地提高了肿瘤诊断、疗效及预后的精准判断等。本节内容回顾了影像组学及

AI在肿瘤单模态医学成像中的应用现状,并阐述了X线、计算机断层扫描(computed tomography,CT)、磁共振成像(magnetic resonance imaging MRI)、正电子发射断层扫描(positron emission tomography,PET)、超声、内镜为主要检查手段的多种肿瘤类型的研究进展,探讨影像组学及AI在肿瘤诊治过程中的应用价值。

二、计算机断层扫描(CT)

计算机体层扫描是通过X线对人体某部位一定厚度的层面进行扫描,根据不同组织的X线吸收系数不同获得相应器官的信息。该信息通过X线–可见光转换、光电信号转换、模拟/数字转换为数字,以数字矩阵形式储存在计算机中,并通过数字/模拟转换器将数字转化为黑到白不等灰度的小方块,即像素(pixel),按照矩阵排列,获得CT图像。CT检查的突出优点是密度分辨力高,易于检出病灶。并且具有成像方便、快捷、禁忌证少等明显优势,其快速成像减少了运动伪影的影响并能获取高分辨率的解剖图像。CT检查的应用范围基本覆盖全身各个系统,在呼吸系统、心血管系统、消化系统、泌尿系统、头颈部等,其诊断价值优越性尤为突出。CT检查在临床癌症管理的所有阶段,包括预测、筛查、引导实施活检、制定治疗计划、治疗指导和治疗反应评估中均发挥重要作用。CT图像是由大量的数据特征重建而成的,内含大量的定量数据。而传统的影像学对病变的描述主要是基于形态学及半定量的分析,但并未挖掘其内部大量的定量影像数据特征。近年来,随着计算机对大数据的处理能力日益提升,影像组学应运而生,通过提取病变内部的海量特征,使用机器学习或深度学习等方法筛选出关键的影像组学特征,并构建相应的预测模型。有学者将肺癌的影像组学特征聚类分析,发现影像组学特征具有肿瘤特异性及与临床相关,可用于预测肺癌的分期、组织学分型及预后,提示影像组学模型可作为一种无创的定量监测肿瘤表型的方法。因此,影像组学及人工智能的分析能精准定量分析肿瘤的内部异质性,反映肿瘤基因及分子的表型,从而推进精准诊断及个体化的诊疗方案。以下内容阐述CT的影像组学及人工智能在常见肿瘤的精准诊断、疗效评估、预后预测中的应用价值。

(一)AI辅助CT在肿瘤的检测和良恶性诊断中的作用

肺癌是最为常见的恶性肿瘤,其5年总体生存率为10%~15%。肺癌的高发病率及CT检查的常规应用,为以大数据为基础的影像组学及人工智能提供了研究的基础。肺癌的早期诊断依赖于早期有效的筛查。因此,美国国家综合癌症网络(National Comprehensive Cancer Network,NCCN)肺结节筛查指南建议肺癌高危人群每年行低剂量胸部CT检查。研究者结合深度学习方法,提高计算机辅助检测和诊断(CAD)对3~30mm肺结节的自动检出及风险分层,从而减轻放射科医师的工作量。基于肺图像数据库联盟(Lung Image Database Consortium,LIDC)中的胸部CT图像,学者们使用多种神经卷积网络的深度学习算法,在有限的直接监督下最大化分类结节的特征,提高CAD系统的肺结节检出率及降低假阳性率,减少不必要的结节随访。在肺结节良、恶性的预测中,机器学习及深度学习算法提高了肺结节分类的精确性。同时,结合肺结节本身的组学特征与随访过程中特征的变化,能显著提高不确定结节的良恶性判断。目前,肺结节AI筛查软件对结节的检出、定位及定性上可检出70%的肺癌。同时,筛查软件可协助影像科医生识别最容易漏诊的3~6mm肺结节,降低漏诊率。此外,影像组学特征亦能预测肺癌的组织学亚型,可有效的识别鳞状细胞癌及腺癌及其病理分化程度。

(二)CT影像组学评估肿瘤对周围组织浸润程度

临床上常根据CT增强图像评估肿瘤的TNM分期,而影像组学特征分析可提高临床TNM分期的准确性。然而CT图像的软组织分辨率有限,难以准确描述肿瘤对周围结构的侵犯或微观组织的浸润,肿瘤的影像组学特征可进一步协助CT评估肿瘤周围组织的受累,实现精准T分期。基于150位喉癌的CT图像,提取相关的影像组学特征,并构建了精准预测喉癌术前T分期模型,训练集AUC值为0.862,可良好地区分出T_3、T_4分期患者,使得部分T_3期患者可行保喉的手术治疗,提高其生存质量。除了宏观的肿瘤侵犯,病理层面肿瘤的微血管浸润是肿瘤重要的预后因素。研究者发现二维CT影像组学方法用在区分胃癌的淋巴结转移、淋巴血管浸润和病理T_4期及其他T分期方面达到良好的效能(AUC分别为0.712、0.677、0.840),该结果优于三维CT影像组学模型。同时CT影像组学模型可预测肺癌、肝癌、结肠癌等多个肿瘤的微血管浸润。

(三)CT影像组学对肿瘤淋巴结转移的精准诊断

术前CT图像诊断肿瘤淋巴结转移为阴性,但术后病理诊断存在淋巴结转移,CT的阳性淋巴结诊断的灵敏度和阳性预测值均低于50%。而淋巴结转移与否与患者的治疗方式及预后密切相关,因此使用影像组学分析提高对淋巴结转移的诊断精确度尤为重要。影像组学可通过分析原发灶、淋巴结及二者联合的方式区分淋巴结是否转移。与传统影像学根据淋巴结大小诊断淋巴结转移相比,原发灶影像组学模型的预测效能优于前者,组学模型与淋巴结大小的综合模型区分食管鳞状细胞癌淋巴结转移的AUC值为0.758。基于淋巴结本身提取的定量CT纹理特征亦可良好地区分转移性及非转移性淋巴结。同时,结合原发灶及淋巴结的纹理特征构建的影像组学模型预测胃癌淋巴结转移达到良好的效果,训练集及验证集的 AUC 值分别为 0.932 及 0.855。此外,多位学者基于临床诊断为 N_0 期肺癌患者的原发灶影像组学特征构建了隐匿性淋巴结转移模型,准确率高达 90% 以上,实现了术前个体化预测隐匿性的淋巴结转移状态。除了预测肿瘤淋巴结是否存在转移,Dong 等基于 6 个中心的数据,通过深度学习的方法预测局部晚期胃癌的淋巴结转移数目,其训练集的 C 指数(C-index)为 0.821,外部验证集的 C 指数为 0.797 及国际验证集的 C 指数为 0.822。该结果表明该深度学习影像组学模型的泛化能力强,有望成为国际化的预测模型。

(四)CT 预测肿瘤的远处转移风险

远处转移(Metastasis)是肿瘤的晚期表现,其治疗方式则常常为姑息治疗。治疗前评估肿瘤的远处转移风险对治疗决策起关键的作用。治疗前的 CT 图像构建影像组学模型评估肺癌的远处转移风险,该模型结合性别、T 分期及 N 分期的临床信息组成融合模型,该融合模型预测远处转移风险的 AUC 值为 0.891。影像组学特征比肿瘤体积对肺癌的远处转移提供更显著的预测效果。研究者通过结合有效影像组学特征与肿瘤分期、大小及体积等临床数据修正了 HPV 相关口咽癌远处转移的风险模型,使得转移低风险的局部晚期口咽癌患者行局部放疗。此外,有学者使用深度学习构建了一个可融合多模态检查、预测多种类别的头颈部肿瘤的转移风险评估模型,使该模型适用于多种临床场景。以上多个研究提示,CT 影像组学模型及临床特征的结合,对肿瘤的远处转移的预测达到了良好的效能。

(五)CT 肿瘤的影像组学特征与病毒感染相关性研究

人乳头状病毒(HPV)的感染与口咽癌发病及预后密切相关,HPV 感染阳性患者预后优于阴性患者。其病毒感染情况主要依赖血液学病毒 DNA 的检查,然而无法判断肿瘤本体的病毒载量。因此,研究者尝试通过提取肿瘤影像组学特征预测肿瘤的 HPV 的感染。研究者发现 HPV 阳性及阴性口咽鳞状细胞癌患者的 CT 影像组学特征存在显著的差异,可以基于影像组学模型预测肿瘤的 HPV 感染状态,平均 AUC 值达 0.80。另有研究提示在头颈部鳞状细胞癌 HPV 阳性的 CT 密度分布较为均匀,局部肿瘤控制(local tumor control)较 HPV 阴性患者高。与肿瘤相关的高风险 HPV 包括 16、18、31、33 及 51 等亚型,其中 HPV16 与口咽鳞状细胞癌密切相关。因此,研究者根据 628 位口咽癌患者的治疗前 CT 图像,构建预测 HPV16 感染状态的影像组学模型,该模型在无伪影的 CT 图像上验证的效果更优(AUC=0.800)。随后,有的学者利用头颈部鳞状细胞癌 CT 影像档案(TCIA)和肿瘤基因组图谱(TCGA),探讨影像组学特征与肿瘤分子分布及微环境之间的关系,采用机器学习的方法建立模型,通过影像组学特征在不同的肿瘤亚型、分子及微环境聚类,可识别肿瘤HPV状态及CD8+T细胞的浸润情况。

(六)CT影像组学预测肿瘤基因的突变状态

基因标志物是肿瘤靶向治疗的重要参考依据,常规的活检组织学及基因检测难以反映全瘤的表达情况。影像组学分析则可以无创地评估全瘤的相关基因的表达。与传统的肺癌形态学相比,影像组学特征模型具有更佳的预测EGFR突变的效能,二者结合后的AUC值为0.798。研究者构建了EGFR等基因标志物相关的预测模型,进一步无创评估了肿瘤的内部异质性及相关基因标志物的表达状态,为患者的靶向治疗及疗效随访提供更多的证据。尽管如此,对于肿瘤相关基因的预测模型,更多是基于PET-CT检查,且预测效果良好。

(七)CT影像组学在肿瘤治疗效果评估中的应用价值

肿瘤的治疗方式多种多样,而治疗前疗效评估模型对个体化精准治疗具有指导作用。实体瘤的反应评价标准(Response Evaluation Criteria in Solid Tumors,RECIST)是评估实体肿瘤治疗疗效的评价标准。RESIST标准包括完全缓解(complete response,CR)、部分缓解(partial response,PR)、稳定(stable disease,SD)及进展(progressive disease,PD),CR+PR为治疗有效(有反应);SD+PD为治疗无效(无反应)。然而RECIST标准主要关注的是治疗后肿瘤大小的变化,未考虑肿瘤异质性的变化,而后者可能更能反映肿瘤生物学和治疗过程中的演变。因此,结合影像组学对肿瘤异质性及微环境的评估,更能提高疗效预测能力。

(八)CT影像组学对肿瘤新辅助放/化疗的疗效评估价值

新辅助放/化疗是在手术或局部放疗前所做的全身化疗,该治疗方式旨在使肿瘤缩小及杀灭潜在的转移癌细胞,有利于后续的根治性手术切除及放疗。然而新辅助放/化疗也存在一定的风险,如肿瘤进展、副作用大等,使得患者失去局部根治性治疗的机会。因此,治疗前预测新辅助放/化疗的疗效有助于判断患者是否对该治疗具有良好的疗效,避免部分患者失去了根治性局部治疗的机会。多位学者通过分析治疗前CT原发灶的纹理特征构建模型,用于预测新辅助放/化疗后肿瘤能否降级及病理缓解,如胃癌、食管癌、直肠癌等。除了肿瘤本身的特征外,瘤周的影像学特征也是评估治疗反应的重要因素。研究者探讨了Ⅲ期非小细胞肺癌(non-small cell lung cancer,NSCLC)肿瘤内部及瘤周的影像组学特征,构建了评估手术前新辅助化疗的病理缓解模型,AUC值为0.90,且该模型特征与患者的总体生存及无进展生存期(progression free survival,

PFS)相关。有趣的是,部分学者发现相对于原发灶的影像组学特征,淋巴结均质性的组学特征对局部晚期肿瘤新辅助放化疗病理缓解具有更高的预测效能。总的来说,原发灶、瘤周及转移淋巴结CT影像组学对肿瘤的新辅助治疗具有重要的预测意义。

(九)CT影像组学赋能肿瘤靶向治疗及免疫治疗疗效评估

靶向治疗是肿瘤患者的重要治疗手段,然而靶向治疗费用高昂,且取决于肿瘤内部靶点基因的表达情况,临床医师需要评估患者靶向治疗的获益程度。肿瘤内的空间异质性和肿瘤亚克隆会随时间演变以及对治疗产生反应,而单个肿瘤活检中潜在的取样偏差限制了识别和检测生物标记物的能力,导致靶向治疗耐药。影像组学可反映在免疫治疗中肿瘤内部及微环境的细微改变,进而早期评估疗效。学者通过分析HER2扩增结直肠癌肝转移灶(lmCRC)的CT图像构建模型,用于预测单个转移灶对接受双重HER2靶向治疗的反应。此外,在预测转移性黑色素瘤的免疫治疗疗效方面,基于双能CT图像的影像组学模型(AUC=0.75)优于传统CT图像的影像组学模型(AUC=0.50)。肿瘤突变负荷(tumor mutational burden,TMB)是评估免疫治疗疗效的生物标志物。研究者探讨了晚期NSCLC肿瘤突变负荷与影像组学标志物的关系,并且预测免疫治疗的反应及总体生存期。对于罕见晚期恶性肿瘤的靶向治疗,研究者使用治疗前的增强CT图像分析纹理特征,筛选出10个最相关的影像组学特征构建XGBoost的分类器区分抗PD-1的疗效,准确性为94.7%。然而,部分患者免疫治疗后肿瘤却加速生长(超进展),超进展给患者带来治疗失败及经济负担。因此,需要临床相关生物标志物提前识别超进展的患者。有学者通过纳入程序化细胞死亡蛋白-1(PD1)/程序化死亡配体-1(PD-L1)治疗的晚期NSCLC患者分析肿瘤及瘤周的影像组学特征,发现5~10mm瘤周纹理特征及2个定量血管迂曲特征是预测肿瘤免疫治疗超进展的预测因子,该模型的训练集AUC为0.85,独立验证集AUC为0.96。通过分析抗PD-L1免疫治疗前与2周期或3周期疗程后的肿瘤CT组学特征的变化,可以预测该免疫治疗的早期治疗效果及总体生存期,组学特征动态变化大的患者治疗反应更好。因此,肿瘤的影像组学特征在治疗前及治疗过程中发生的变化均能预测靶向治疗疗效,可协助临床医生早期判断治疗方案的可行性。

(十)CT在肿瘤手术治疗预后预测中的价值

Aerts等证明了肺癌及头颈肿瘤的组学特征具有独立的预后预测能力,提示常规CT图像中蕴含着预后及生物学信息。随后,研究者从结肠癌患者门静脉期CT图像中提取手工预定义的影像组学特征,采用LASSO回归模型进行数据降维、特征选择和有效特征构建,利用多变量logistic回归分析建立预测模型,绘制Kaplan-Meier生存曲线,用于预测结肠癌术后局部复发及远处转移的风险。对于早期可手术切除的肺癌患者,基于治疗前的CT或者双能CT图像可构建多模态的影像组学模型,均能有效预测个体化的无病生存期。但提取手工预定义特征,人为因素会造成一定的数据损失。因此,有学者使用深度学习自动量化影像组学信息,通过5个机构的7个独立数据集进行综合分析,可预测NSCLC术后的2年总生存率(AUC=0.71)并区分低和高死亡风险组。对于早期可切除的肿瘤,术后疾病进展时间长短是临床上决定是否给予辅助放化疗的关键因素。因此,研究者通过分析早期NSCLC的结节内部及外部的影像组学特征,建立了定量影像组学风险评分(QuRiS),该评分与无病生存期(DFS)密切相关,且可以将患者分类为高、中、低危疾病进展的风险;且该研究将QuRiS与相应的全切片组织扫描(WSIs)和mRNA测序数据的关联,发现该评分与相应WSIs上肿瘤浸润性淋巴细胞(Tumor-infiltrating lymphocytes,TILs)和癌细胞核的空间排列有关、牵涉到趋化作用的生物途径及其他免疫特异性生物途径有关联;该结果展示了评分具有潜在肿瘤生物途径及细胞分布层面的表型信息。影像组学有效特征与组织学层面的关联,有助于实现影像组学特征的可解释化。

(十一)CT在肿瘤根治性放化疗治疗的预后预测的价值

对于根治性放化疗的患者,基于治疗前CT图像特征的模型可预测其总体生存时间,而结合临床信息及血液学指标,可进一步提高该模型的预测性能。基于下咽癌患者的治疗前CT图像特征,研究者构建了预测放化疗后PFS的影像组学模型,训练集的AUC值达0.804,可协助临床医生调整局部复发、转移高风险人群的治疗方案。除了治疗前的CT,治疗中的随访CT图像亦具有良好的预测效能。而且,综合治疗后1个月、3个月及6个月的系列CT图像,通过深度学习的模型可以显著预测肺癌的生存率和癌症特异性结果(进展、远处转移和局部区域复发),且模型的性能随着每一次随访扫描迭代增强。基于图像的深度学习模型可整合多次的随访图像,并动态预测患者的预后。由此看出,相对于传统的TNM分期,影像组学特征对肿瘤异质性的描述做了更多的补充,其预测效能亦显著增高。

(十二)CT影像组学在肿瘤免疫治疗的预后预测价值

CT影像组学模型可预测接受PD-1/PD-L1治疗的转移性尿路上皮癌患者的预后生存,可区分疾病进展的高低风险患者,且高风险患者的无进展生存期及总生存期显著缩短。此外,肿瘤的突变负荷是免疫治疗的重要标志物。有学者使用深度学习的方法探讨了晚期NSCLC的CT影像组学标志物与肿瘤的突变负荷影像组学标志物的关系,并构建了肿瘤的突变负荷影像组学标志物(TMBRB),成功区分了高TMB及低TMB的患者,且高低风险患者的无进展生存期及总生存期存在显著的差异。研究者通过可视化TMBRB的类别激活图,发现肿瘤微环境对预测TMB很重要。尽管如此,目前CT对肿瘤免疫治疗的研究有限,仍有待进一步的研究。

CT影像纹理分析以非侵入性的方式定量描述肿瘤内部异质性,将肉眼无法识别的特征可视化,提供更多肿瘤信息,并应用于肿瘤筛查诊断、疗效评估及预后预测等方面,使得患者的治疗更加个体化,助力精准医疗。CT影像组学随着人工智能的发展,其以深度学习技术为代表的研发、推广及应用可不断优化原先建立的模型,实现自动化的分析。CT检查贯穿肿瘤患者的诊治过程,通过多次纳入患者临床影像学的最新信息,优化的模型可进一步准确地评估患者的预后,为临床提供更有效的信息,协助临床精准诊治。

三、磁共振成像

磁共振成像(MRI)基于成像原理和多参数、多序列、多方位成像的特点而具有高的组织分辨力,且无X线辐射,目前已广泛应用于人体各部位的疾病检查和诊断,在中枢神经系统中的诊断价值尤为突出。常用的磁共振成像模态为T1加权图像(T1WI)、T2加权图像(T2WI)、对比增强T1加权图像(CET1-W)。多参数的MRI采用不同参数的成像技术,多个方面描述病灶的信息,有利于肿瘤的诊断。其中,动态增强磁共振成像(dynamic contrast enhancement MRI,DCE-MRI)不仅可以提供肿瘤的形态学信息,也能体现与组织血流相关的微观信息;弥散加权成像(diffusion weighted imaging,DWI)可提供与弥散特性有关的定性和定量信息,为MR诊治增添了新的维度。笔者基于MRI的影像组学及人工智能在常见肿瘤中的应用,探讨MRI在肿瘤精准诊断、疗效评估、预后预测中的应用价值。

(一)MR影像组学及深度学习在肿瘤良恶性诊断中的应用

肿瘤的良恶性鉴别是决定治疗方式和判断预后的关键因素。在乳腺MR影像中,与正常乳腺组织相比,乳腺病变部位的纹理不均匀且较粗糙。有研究应用乳腺MR图像的纹理分析对乳腺肿瘤进行良恶性诊断,其诊断准确度达到0.80。另有研究发现乳腺MR的DWI中,角二阶矩、对比度和熵组合的逻辑回归模型对乳腺良恶性诊断效能的AUC可达到0.802。由于乳腺腺体非弥漫性增强在乳腺MR中较常见,临床医师诊断存在一定的困难。2018年,Gallego-Ortiz等提出一种改进的深度嵌入方法,用于计算机辅助诊断非肿块型乳腺MR病变的基于图像的病灶特征,该方法的优点在于最大化计算辅助诊断系统病灶分类器的诊断准确性,区分良恶性病变。该团队同时测评了其诊断性能,并与传统分类器在原始特征空间中的诊断性能进行了比较,结果显示ROC曲线下AUC增加到0.81±0.10,比传统分类器的AUC增加21%。此外,融合T2WI、DWI、背景信号抑制扩散加权成像(diffusion weighted imaging with background suppression,DWIBS)和表观弥散系数(apparent diffusion coefficient,ADC)图像提取组学特征,对于乳腺的良、恶性病变有较好的区分。Zhang等对207例经病理确诊的乳腺肿瘤进行良恶性诊断,研究提取T2WI、T1WI、ADC、DKI和定量DCE-MRI图像组学特征,支持向量机(support vector machine,SVM)构建的不同组学模型,结果表明融合T2WI、DKI和定量DCE-MRI图像的模型AUC为0.921,准确率为0.833,该融合模型效能高于其他模型。在临床上,胶质母细胞瘤与原发性中枢神经系统淋巴瘤有时难以明确区分,有学者分析了143例患者术前MR影像组学特征,基于逻辑回归分类器对胶质母细胞瘤与原发性中枢神经系统淋巴瘤进行鉴别,结果发现AUC、灵敏度和特异性分别为0.979、0.938和0.944。

(二)MR影像组学及深度学习在肿瘤术前分级的应用

传统的MRI检查对结直肠癌的精准分期诊断存在一定的局限,特别是区分T_2及T_3期。直肠肿瘤病灶区的准确勾画是直肠癌诊治的重要依据,为实现结直肠癌病灶的精确自动分割,中国科学院苏州生物医学工程技术研究所医学影像室高欣团队对结直肠癌患者的MRI图像上T2加权序列应用一种基于全卷积神经网络(fully convolutional networks,FCN)的图像自动分割法,该方法使用VGG-16(visual geometry group)网络进行特征提取。实验表明,构建的模型对结直肠癌分割的敏感性为87.85%、特异性为96.75%,该分割方法有助于结直肠肿瘤的精准分期。另外,准确的术前分期有利于指导治疗方案,术前分期为T_{1-2}期的直肠癌患者,可直接选择全直肠系膜切除术,而分期为T_{3-4}期的患者,先行新辅助放化疗降期后再行手术治疗可以有效减少不良预后的风险,但放化疗有如骨髓抑制、胃肠道反应及药物性肝功能损伤等不良反应。基于以上关键问题,有研究基于高分辨率T2WI图像的放射组学建立了多个预测模型并进行比较,对于鉴别T_{1-2}期及T_{3-4}期上,MLP分类器的判别能力最好,AUC值达到0.809;另外,在T2WI图像上的脂肪抑制或非脂肪抑制序列上提取特征,诊断敏感度为88%,而特异度达到61%。还有研究取直肠癌患者ADC图像的纹理特征,发现与pN_{1-2}期直肠癌相比,pN_0期的ADC_{mean}和ADC_{max}显明显更高,但其熵值更小。WHO将脑胶质瘤划分为Ⅰ-

Ⅳ级,Ⅰ级和Ⅱ级为低级别,Ⅲ级和Ⅳ级为高级别,以Ⅳ级胶质母细胞瘤为最恶性的脑胶质瘤。Qin等采用影像组学方法对脑胶质瘤进行手术前分级,从中提取114个影像组学特征,经筛选后发现T1增强序列灰度共生矩阵(gray level co-occurence matrix,GL-CM)的熵和ADC图GLCM的均匀性在鉴别高级别和低级别肿瘤中具有良好效能,最终提取了8个显著相关性特征值,AUC为0.943。Gleason评分是评估前列腺癌复发的相关预测因子,但在观察者评估时具有很强的主观性,限制了其对个别患者诊断的正确性。有研究人员开发了一种深度学习系统,根据Gleason分级标准对前列腺样本进行分级,该系统与参考标准获得了较高的一致性,在临床决策阈值上获得较高得分,实现了类似于病理学家的Gleason分级,可以帮助病理学家筛选活检,提供分级的二次意见。

(三)MR影像组学及深度学习评估肿瘤对周围组织侵犯程度

在对肿瘤周围器官侵犯等方面的评估中,MR均具有明显优势,其中高分辨率MR对软组织分辨率较高,可清楚地反映肠壁各层结构、肠腔内外病灶的侵犯浸润和转移状况,对结直肠癌定位、定性及术前TNM分期的准确率均较其他方法有显著提高。但放射科医师通过MR图像主观判断的临床诊断效率较低并准确性较低,因此有一系列关于影像组学及深度学习的研究应用于结直肠癌对周围组织侵犯方面的研究。有研究分析了317名直肠癌患者的临床资料,建立的基于临床数据、影像特征及影像组学的Nomo-gram,在术前预测直肠癌壁外血管侵犯(extramural vascular invasion,EMVI)状态上表现出良好的性能:训练集和测试集中AUC值分别为0.839和0.835,灵敏度分别为0.633和0.714,特异度分别为0.901和0.885。这表明影像组学可以用作临床个体化EMVI预测的关键工具。肝癌微血管浸润(Microvascular invasion,MVI)是肝细胞癌的重要预后因素,然而,它只能通过术后组织学检查获得,因此迫切需要准确的术前检查来预测MVI的存在,以促进个体化精准治疗方案。Zhang等开发基于MR图像的深度学习模型,以用于预测术前切除的肝癌患者的MVI,结果表明运用融合模型得到较好的预测效果。

(四)MR影像组学及深度学习预测肿瘤淋巴结转移状态

传统MR是基于大小和形态学特征来评估转移性淋巴结的状态,其准确性较差,而准确评估恶性肿瘤患者的淋巴结状态对治疗方案、预测局部复发和预后生存具有重要作用。前哨淋巴结是原发性肿瘤引流区内一种特异的淋巴结,是原发性肿瘤的淋巴结转移必须经过的首批淋巴结,它的存在说明肿瘤的淋巴结转移可以按预测的顺序转移,即先转移到前哨淋巴结,以后才通过此淋巴结转移到远处淋巴结,前哨淋巴结转移状况是影响乳腺癌患者预后的关键因素,能帮助临床医师判断和决定手术清扫范围、是否进行辅助化疗,以及评估生存预后。目前确定前哨淋巴结状态最可靠的方法通过腋窝淋巴结清扫的病理诊断。但腋窝淋巴结清扫可能导致治疗过度,导致不必要的术后并发症。所以,亟需寻找一种术前无创、准确预测乳腺癌前哨淋巴结状态的技术。Dong等通过T2WI压脂序列和DWI的多模态组学特征可以显示对前哨淋巴结转移的预测能力,试验集AUC为0.863,验证集为0.805,为临床应用奠定了基础。颈部淋巴结转移被认为是甲状腺癌局部复发、远处转移和生存率降低的危险因素。鉴于传统影像学方法对颈部淋巴结术前诊断的局限性,有研究团队从甲状腺乳头状癌患者的磁共振图像提取肿瘤异质性特征,进而预测甲状腺癌颈部淋巴结转移的风险,分别构建T2WI、DWI、多期T1WI增强各序列以及三者联合序列组学模型,最终发现联合模型诊断效能最高,联合组学模型提取7个显著特征,按照选定特征的加权系数计算模型中每个患者的放射组学分数(Rad评分),多因素回归分析发现Rad评分是预测甲状腺乳头状癌颈部淋巴结转移的独立危险因素。由此得出结论,磁共振组学模型可以作为一种无创的生物学标志用以识别术前颈部淋巴结转移高风险的甲状腺乳头状癌患者,为合理的个性化治疗提供依据。有研究基于快速区域卷积神经网络(Faster R-CNN)架构进行直肠癌淋巴结转移的鉴别研究,结果显示,此法对高分辨率MR淋巴结转移具有较高的诊断效率和精度,能在一定程度上缓解放射科医生的工作压力,减少因诊断水平不同而产生的判断误差。

(五)MRI影像组学可预测肿瘤分子分型及基因分型

胶质瘤的分子分型是WHO分级的重要参考依据,有助于为患者制定个体化治疗方案及预测预后。由于外科活检鉴别胶质瘤分子分型具有侵袭性,因而探索并评价非侵袭性鉴别方法具有重要意义。很多研究已证实MRI在该方面的优越性,包括应用MRI波谱技术识别出肿瘤的IDH(isocitrate dehydrogenase)突变状态,应用MRI弹性成像技术表征肿瘤硬度与肿瘤分级和IDH1基因突变之间的关系等。然而,利用单个MRI成像参数评价分子分型不稳定,也不全面。因此,有研究结合多模态MRI成像参数(T2,FLAIR, and T1-weighted precontrast and postcontrast acquisitions)对IDH1突变状态、1p/19q共缺失和O6-甲基鸟嘌呤-DNA甲基转移酶(MGMT,O6-methylguanine-DNA methyltransferase)启动子甲基化状态进行分类,模型准确率为(83%~94%)。随着人工智能领域的快速发展和成像后处理技术的不断成熟,多模态计算机辅助评估无疑将进一步揭示胶质瘤分子特征的成像表型,例如使用灌注成像(rCBV,Ktrans)、弥散张量成像及化学交换饱和转移成像等各种技术,将发现增加的价值和效益。

乳腺癌不同的分子分型之间表现出肿瘤的高度异质性，从而导致肿瘤对治疗反应及预后差别很大。根据乳腺癌生物学标志物雌激素受体（ER,estrogen receptor）、孕激素受体（PR,progesterone receptor）、Ki-67、人类表皮生长因子受体-2（HER-2,human epidermal growth factor receptor-2）的表达状态,乳腺癌主要分为4种分子亚型:①Luminal A型,该型是乳腺癌最常见类型,对内分泌治疗敏感且预后好,但对化疗的敏感性较其他亚型差;②Luminal B型,该型乳腺癌因其激素受体呈阳性,在接受内分泌治疗后无病生存率较高;③HER-2过表达型,该型肿瘤分化程度较低,恶性程度较高,复发转移较早,预后较差;④基底细胞型/三阴性型,该型乳腺癌患者预后较差。因此,不同的分子分型对治疗方案的选择及患者预后有重要价值,临床应用免疫组织化学、分子探针等方法确定分子分型不仅有创且耗时较长,目前已有较多研究联合影像组学和基因组学的特征揭示肿瘤的生物学行为,提高诊断效能。例如,从DCE-MRI和DWI或ADC图像中提取影像组学特征构建影像组学标签,通过多因素回归分析或机器学习方法构建模型达到预测不同乳腺癌分子分型的目的,这些模型最后都能有令人满意的预测效能。影像组学方法实现了无创、便捷地诊断乳腺癌的分子分型,精确地反映肿瘤的生物学行为,有利于为病人选择和研究更具针对性的个性化、系统性的治疗方案。

微卫星不稳定性（Microsatellite Instabilit,MSI）是结直肠癌一个重要的生物标志物,具有重要的诊断、预后和预测意义。MSI高状态与早期结直肠癌更好的预后相关,MSI患者仅能从基于5-氟尿嘧啶的辅助化疗中获益,而微卫星稳定性（MSS）患者对基于5-氟尿嘧啶的新辅助化疗无反应。NCCN指南推荐对所有结直肠癌患者均使用聚合酶链反应法或免疫组织化学法进行MSI错配修复检测。然而,由于肿瘤具有空间和时间的异质性以及侵入性取样的风险和潜在的并发症,开发一种无创和可重复的方法来反映微卫星状态是非常重要的。目前,NCCN和ESMO指南都推荐MRI作为临床实践中结直肠癌的首选影像学检查方法。不同的MRI序列蕴含着不同的信号强度和定量参数,可以反映结直肠癌的异质性。因此,有研究开始探讨基于MRI影像组学与直肠癌MSI状态的相关性。从T2WI和ADC图像中提取整个肿瘤区域的影像组学特征,采用随机森林模型进行特征选择,然后使用多因素逻辑回归方法构建影像组学模型,结果显示影像组学模型与MSI状态显著相关,而结合T2WI和ADC特征的联合模型比单一特征模型的预测性能更高,AUC为0.908（0.845~0.971）。

(六)MR在肿瘤手术治疗预后预测中的价值

早期恶性肿瘤主要的治疗方式采用手术切除以达到临床治愈,术后复发是造成手术治疗失败的主要原因,而在高复发的病人中增加辅助治疗是很有必要的。研究者表明MRI影像组学模型能够有效地预测肝细胞癌患者的5年生存率,辅助临床筛选出高风险患者以便及时接受辅助治疗。还有研究基于MRI影像组学模型,术前无创的评估了乳腺癌患者的无病生存时间(disease-free survival,DFS)以及腋窝淋巴结转移状态(Axillary lymph node metastasis,ALNM)。结果发现,MRI影像组学模型能够有效地将乳腺癌患者分为不同ALNM和DFS风险组,并且融合了常见的临床参数构建综合模型,辅助临床决策。此外,研究者通过深度学习算法基于MRI图像构建宫颈癌的淋巴结远处转移风险预测模型。该研究对比了基于临床参数、不同序列的MRI图像以及瘤周特征所构建的模型。结果发现融合了T1增强序列、瘤周以及磁共振淋巴结状态的模型效能最佳,AUC达0.933。因此,术前基于MRI图像构建的影像组学或深度学习模型都能有效提高术后患者的预后情况。

(七)MR在肿瘤放化疗治疗预后预测中的价值

治疗前对患者进行预后预测有助于临床调整治疗方案,为预后较差的患者增加辅助治疗方案。研究者人基于MR影像组学预测晚期鼻咽癌(Ⅲ-Ⅳb期)患者无进展生存期(PFS)。为了筛选出与患者PFS最相关的组学特征,该研究采用了LASSO回归方法。构建了影像组学预测模型,并且利用热图探讨影像标签与临床资料之间的关联性。研究发现,相比于传统TNM分期及临床数据,基于多参数MR影像组学模型更加精准地预测晚期鼻咽癌患者无进展生存期的效能。治疗前精准分析预测鼻咽癌的远处转移风险对于治疗方案的制定也是非常重要的。他们对176例治疗前鼻咽癌患者进行分析,分别构建影像组学及Nomogram图预测模型,发现基于MR影像组学及临床指标所构建的模型能有效地将鼻咽癌患者划分为高低远处转移风险组。并且该研究团队对晚期鼻咽癌患者远处转移风险模型进一步优化,对比影像组学和深度学习分析方法,并探索了不同MRI序列、2D和3D对于模型构建的差异性。结果发现对比影像组学预测模型,深度学习方法结合临床指标建立的2D模型效能最佳。并且低远处转移风险组中,同步放化疗效优于诱导加同步放化疗。此外,有研究也基于MRI图像构建了深度学习影像组学模型预测局部晚期直肠癌患者的远处转移风险概率。通过对比基于单独的深度影像组学特征、MRI不同序列、临床参数以及综合模型对于远处转移的预测效能。结果发现,综合模型的效能最佳,在验证集中AUC达0.775,并且模型效能之间通过NRI测试和IDI测试有明显的差异性。

(八)MR在靶向治疗或免疫治疗预后预测中的价值

晚期病人大多以标准治疗方案为系统治疗,但是由于个体差异较大导致预后各不相同。因此,为了更加有效的治疗,治疗前有效的预后预测是非常必要的。研究者通过基于接受免疫治疗的晚期肝癌患者的MRI图像对比以及融合了深度学习和影像组学方法,预测了PD-L1的表达水平。结果发现融合深度学习和影像组学特征的模型更能有效地在术前预测肝癌患者的PD-L1的表达。

MRI具有无辐射、多参数及软组织分辨率高的优势,在多个不同肿瘤的影像组学及人工智能运用中具有重要的地位。基于MRI或功能MRI构建的多模态模型,使用有效的特征信息描述肿瘤的内部异质性,精准地评估肿瘤的分子分型、病理类型、疗效评估及预后预测,并达到良好的效能。该MRI人工智能模型的应用应涉及肿瘤诊断、治疗及预后的整个诊治过程,助力医生实时调整更科学、更个体化的治疗方案,尽可能地提高患者的生存时间及生活质量。并且,通过多个医疗机构的数据或公开数据集构建更加稳健的模型,提高模型的泛化能力,并向多个医疗机构推广,进一步为患者的诊治提供无创、低廉、高效的技术手段。

四、正电子发射扫描

正电子发射扫描是一种核医学的检查方法。在静脉注射少量的放射性核素或放射性示踪剂后,通过PET扫描仪检测器官或组织中放射性核素放射的光子后形成的伽马射线,分析该伽马射线的信息用于创建相应目标图像,从而显示其代谢性活动。该PET图像可以定量评估器官或组织代谢,从而获得其生理学功能及生化特征的信息,早期识别疾病的发生。然而,PET图像的组织结构分辨率较低,常与其他的影像学检查融合,如计算机断层扫描(CT)或磁共振成像(MRI)、PET-CT或PET/MR。

临床实践中,PET/CT已经集成于同一个扫描仪中,最常用的放射性核素为^{18}F-氟脱氧葡萄糖(^{18}F-FDG),可评估器官或组织中葡萄糖代谢。恶性肿瘤中由于肿瘤细胞异常增殖,常具有高代谢的特点,需要增加葡萄糖的摄取及糖酵解来维持细胞的能量供应。因此,^{18}F-FDG在肿瘤组织中浓聚,从而在PET图像中显示为明亮的区域。这种浓聚点在PET中有多个定量的参数量化,包括标准摄取值(Standard Uptake Value,SUV),肿瘤代谢体积(metabolic tumor volume,MTV),从而衍生出最大标准摄取值(SUV_{max})、最小标准摄取值(SUV_{max})、平均标准摄取值(SUV_{max})、标准摄取值峰值(SUV_{peak})

及总病变糖酵解量(total lesion glycolysis,TLG)等。PET图像的信息可定量反应肿瘤的代谢改变及其缺氧状态等信息,有助于协助肿瘤诊断、疗效评估及预后预测。PET/CT或PET/MR同时获得了器官组织的生理学(功能)及解剖学(结构)信息,量化肿瘤组织病理学相关的细胞进程,了解个体肿瘤的表征,有助于评估肿瘤局部侵袭及转移的能力,并预测治疗反应。PET图像分析对肿瘤治疗的反应具有重要价值,已广泛地应用在不同肿瘤的早期诊断、疗效评估及预后预测中。而影像组学及人工智能等图像分析可进一步挖掘肿瘤PET图像中的纹理体征,为传统的PET参数定量分析提供了更多的图像特征,并关联其代谢性参数及建立特定的模型,使得特征具有可解释性,模型具有临床意义。PET-CT在非小细胞肺癌、淋巴肿瘤等方面具有重要的诊断及预测价值,以下内容主要介绍PET-CT在肺癌中的应用研究。

(一)PET图像分析在肿瘤精准诊断中的应用

孤立性肺结节(solitary pulmonary nodule,SPN)的发现日益剧增,PET-CT在鉴别SPN的良恶性中具有重要的地位。然而PET/CT在恶性肺结节诊断中存在高假阳性率,对临床决策提出了严峻的挑战。因此,提高PET/CT在SPN的精准诊断具有重要的价值及临床意义。研究者通过157个恶性肺病变及111个良性肺病变患者的PET-CT,构建PET/CT的影像组学模型预测肺病变的良恶性分类,其AUC在训练集中达0.92及验证集中为0.89;且当结合PET/CT影像组学特征模型与放射科医师基于初始CT检查的人工诊断结果后,该混合模型的列线图在训练集和验证集中取得良好的预测效能(AUC:0.98,0.92),同时降低了肺癌假阳性率(训练集:5.4%;验证集:9.1%),并可在肺癌筛查中鉴别真正患者及非患者(约登指数:训练集85.8%;验证集75.5%)。此外,^{18}F-FDG PET-CT的影像组学特征串联机器学习方法通过训练537个孤立性肺部病变,建立可精准地鉴别病变为原发性肺癌或转移性肺癌(AUC=0.975),并区分肺癌的组织学类型(鳞状细胞癌 vs.腺癌,AUC=0.897)的模型,并在验证集(232个患者)取得良好的预测效能,提示于PET/CT的影像组学模型可辅助孤立性肺部病变分类的临床决策。

无创性量化非小细胞肺癌(NSCLC)的表皮生长因子受体(Epidermal growth factor receptor,EGFR)、ALK及KRAS等基因突变的状态有助于选择特定的靶向治疗方式,从而使得患者得到最大临床获益。而影像组学及人工智能基于PET-CT的图像分析可无创地评估肿瘤相关基因突变的风险,为临床诊治提供重要依据。研究者回顾性分析了583个肺腺癌患者的PET-CT图像,通过建立影像组学模型并结合临床风险因子(吸烟、胸膜侵犯、支气管空气征),其预测腺癌EGFR突变状态(EGFR+/-)的AUC值达0.84,显著高于独立的PET-CT影像组学模型及临床模型。此外,有学者基于348个NSCLC患者的¹⁸F-FDG PET图像探讨影像组学特征与肿瘤基因突变间的关联及其预测基因突变的能力,其中8个影像组学特征、常规的MTV及SUV$_{max}$特征与EGFR的突变状态显著相关,可预测EGFR的突变状态(EGFR+/-)。该结果进一步表明EGFR突变可能驱动PET图像中不同肿瘤代谢表型,阐明了基因型-表型相互作用。PET图像有可能成为潜在的、无创的生物标志物并用于预测肿瘤基因突变。

(二)PET图像在肿瘤治疗反应评估中的价值

肿瘤的治疗方式多样,包括手术、化疗、放疗、靶向治疗及免疫治疗等。治疗后患者随访使用影像学检查来评估治疗反应及监测肿瘤复发或转移。而实体RECIST作为评估治疗反应提供了一种客观、标准的方法,它基于对肿瘤大小的单维度评价。RECIST标准包括完全缓解(CR)、部分缓解(PR)、疾病稳定(SD)和疾病进展(PD)等,CR与PR为治疗有反应;SD及PD为治疗无反应。在临床实践中,治疗反应的影像学评估主要依赖于肿瘤的大小,并辅以对其他肿瘤特征的定性评估,如肿瘤的均匀性和形状。而PET图像的影像组学及人工智能分析等可在治疗过程的早期确定治疗反应相关的定量标志物,可加强在病程早期调整治疗方案,以改善患者预后。

(三)PET图像的代谢参数可预测同步放化疗疗效

治疗前PET图像中的定量参数对肿瘤的治疗反应具有重要的意义。早在2010年,就有研究者进行了一项23个患者的前瞻性研究,探讨基于PET的定量特征与接受联合放化疗后手术切除的NSCLC患者的病理反应之间的关系,提出SUV$_{max}$的早期变化是预测病理完全反应的极佳指标。而对于NSCLC根治性同步放化疗疗效评估也至关重要。学者发现患者治疗前PET图像肿瘤摄取显示的异常的定量粗糙度(coarseness)、对比度(contrast)和繁忙度(busyness)的纹理特征对放化疗无反应和预后较差显著相关。利用这些参数测量肿瘤代谢异质性可以提供指标,用于NSCLC放化疗临床试验患者的分层。与局部晚期NSCLC放化疗无反应者对比,有反应者治疗前PET图像中的SUV直方图中的变异系数(coefficient of variation, COV)、对比度(contrast)和MTV显著增加。且基线PET与治疗后28±3天的PET图像对比,发现其早期肿瘤特征变化较基线PET图像的参数对预测治疗反应性具有更高的灵敏度(73.2%~92.1%)及特异性(80%~83.6%)。对比度(contrast)的变化和SUV变异系数(COV)是预测NSCLC的同步放化疗疗效的重要预测因子。

PET图像对肿瘤的靶向治疗疗效预测具有重要的作用。PET图像中总病变糖酵解

(TLG)的定量代谢参数可预测EGFR突变型NSCLC患者对吉非替尼(Gefitinib)的耐药性及无进展生存期。然而对于使用厄洛替尼(Erlotinib)的晚期EGFR突变NSCLC患者,以治疗12周后的CT RECIST评估治疗疗效作为终点,对比治疗前基线及治疗6周后PET图像参数及图像纹理特征的改变,其中,对厄洛替尼靶向治疗有反应的患者6周后PET图像异质性减低,相关特征包括一阶标准差(first-order standard deviation),熵值(entropy),统一性(uniformity)。而6周后的高阶对比度(high order contrast)和一阶熵(first-order entropy)的百分比变化与生存期独立相关。一阶熵的百分比变化也与治疗反应独立相关。从基线检查到放化疗期间,连续PET成像的SUV_{max}变化可预测12周时的治疗反应。

PET图像为肿瘤治疗预后及调整治疗决策提供关键支持。为评估局部晚期NSCLC同步放化疗后的预后,研究者在对比治疗前后的PET图像发现,其肿瘤图像特征中对比度的变化是预测总生存期及无进展生存期的独立预测因子。此外,对比NSCLC的原发肿瘤及转移淋巴结在治疗前PET-CT和治疗中PET-CT的图像特征,基线的肿瘤体积、转移淋巴结间的基线最大距离以及在两个时间点测量的原发肿瘤和转移淋巴结间最大距离的变化,是预测Ⅲ期NSCLC接受同步放化疗无进展生存期的独立预后标志物。而对于肿瘤的靶向治疗,PET图像中总病变糖酵解(TLG)的定量代谢参数是EGFR突变型NSCLC患者使用吉非替尼的无进展生存期的独立预测因子,并与总生存期显著相关。NSCLC的靶向治疗及免疫治疗提高了晚期NSCLC患者亚群的临床生存率。其中以EGFR作为靶向的酪氨酸激酶抑制剂(TKIs)是靶向治疗的代表,而以T细胞上的程序性死亡-1(PD-1)受体或肿瘤细胞表达的程序性死亡配体-1(PD-L1)为靶向的免疫检查点抑制剂(ICIs)。存在EGFR突变的NSCLC患者对TKI治疗的目标反应率高达80%,但该患者接受ICIs治疗的目标反应率低。而PET-CT可预测EGFR的突变状态,从而进一步识别进行TKIs治疗的患者。研究者通过基于PET-CT的深度学习模型提高预测EGFR突变精度,建立EGFR相关的深度学习评分(EGFR-DLS)模型。该模型在接受EGFR-TKIs治疗的患者中,其EGFR-DLS与无进展生存期呈显著正相关;然而在接受ICIs治疗的患者中,EGFR-DLS与更持久的临床获益、减少肿瘤超进展和更长的无进展生存期呈显著负相关关系。因此,EGFR-DLS可无创地、精确地定量评估NSLC的EGFR突变状态,有望识别对TKIs或ICIs治疗敏感的患者。以上研究提示,基线及治疗中的PET/CT图像的代谢性特征及纹理特征变化有利于预测患者的同步放化疗、靶向治疗及免疫治疗等多种治疗方式的预后,并根据预测结果优先选择最佳的治疗方案。

PET图像提供的代谢性参数及图像纹理特征参数均有效地评估肿瘤内部病理学特征及个体肿瘤表征,而代谢性的参数、图像纹理特征与病理形态学、免疫组化及基因组学中均有千丝万缕的关联,可进一步解释图像纹理特征的内涵信息,使得图像影像组学模型更具临床意义。而且,肿瘤治疗中的PET图像也进一步被利用,可量化肿瘤治疗后的代谢性变化,通过信息的逐步递增,从而更有效地监测治疗反应及预测预后。随着人工智能的发展,PET图像的人工智能分析仍具有很大的研究潜力。

五、X线

X线成像技术在医疗领域中具有举足轻重的地位,它利用轫致辐射原理产生X射线,并通过不同组织对特定能量X射线吸收系数不同而产生射线密度和能谱分布的图像。X线是一种波长很短、穿透能力很强的电磁波。医学上使用的X线检查,原理是利用X线的穿透作用,当X线管球发出的X线穿透人体时,由于不同组织如骨、水分(血液等)、软组织(肌肉)等吸收而不同程度减弱,从而在荧屏或X线片上形成明暗或黑白对比不同的影像。X线检查范围广泛,辐射剂量低,是临床早发现、早诊断和鉴别诊断某些疾病最有效的手段之一。计算机辅助诊断(CAD)随着图像处理的发展应用应运而生,此外,由于AI技术的发展,特别是深度学习的应用,相关研究人员正试图将其应用于医学影像图像分析来实现智能诊断,从而协助提高诊断率、降低误诊率、减少漏诊、降低患者看病成本、协助改善工作流程。目前,AI辅助X线识别对骨科疾病及在乳腺肿瘤中的应用研究具有很高的潜在价值。

(一)AI辅助X线识别骨肿瘤精确诊断

原发性骨肿瘤占人类肿瘤的0.2%,每年发病率约为每百万人口20例,这些肿瘤通常会造成骨骼结构破坏,导致患者长期功能障碍和生活质量下降。恶性骨肿瘤的早期发现与诊断对预防远处转移以及提高患者保肢率、生存率和生活质量至关重要。医疗领域采用机器学习等AI正在迅速普及,借助AI影像组学模型,可以帮助医生自动快速筛查良、恶性骨肿瘤。何方舟等首次基于膝关节X线图像特征构建深度卷积神经网络(Deep Convolutional Neural Networks,DCNN)学习模型,进行了10轮测试后发现其在区分良性与恶性骨肿瘤方面的总体准确性为(71.2±1.6)%,强阳性预测值达到了(91.9±8.5)%。此外,利用深度学习开发的基于DNA甲基化模式的分类器,能够高精度地检测骨肉瘤样本中的BRCAness表型。同时,机器学习和基因表达方法为已经建立的用于评估骨肉瘤BRCAness的基因组方法增加了新的表观基因组和转录组学方面的内容,并且有望扩展到以基因组不稳定性为特征的癌症。值得注意的是,目前AI在骨肿瘤系统领域的研究较少,以后需要开展更多更深入的工作。

(二)乳腺X线AI检测系统辅助乳腺肿瘤精准诊断

乳腺癌严重威胁全球女性的身体健康,早诊断、早治疗可提高患者生存率并改善其生存质量。乳腺X线摄影,是目前乳腺癌病变特征筛查最简单且最有效的检查工具,对钙化区域乃至是微小钙化显示极好,灵敏度高达80%~100%,但是对致密型乳腺病变不敏感,总体漏诊率达五分之一,或存在误诊情况,因此有不少研究者借助机器学习提高其诊断准确率。

1.筛查诊断

应用乳腺X线进行研究,发现基于纹理分析的影像组学可区分浸润性癌和导管内癌。有趣的是,与全视野数字乳腺X线摄影数据集(FFDM)相比,数字乳腺断层摄影(DBT)增加了癌症检出率(Cancer detection rate,CDR),同时降低了召回率(recall rate,RR),并指出DBT可作为二维乳腺钼靶检查中不明显癌症筛查发现的补充方法。同样,基于CNN模型研究,纳入3715例受检者的14860张图像用于模型训练和测试,该模型能将X线摄影召回的假阳性病例从阳性及阴性病例中识别出来,其AUC约0.76~0.91。此外,通过对9611幅乳腺钼靶影像和电子健康档案构建预测模型发现,联合机器学习和深度学习的算法在早期检测乳腺癌方面可达到放射科医生同等水平(AUC为0.91),并有望减少乳腺癌的漏诊(图7-2-1)。

2.AI辅助分子分型

Ma等从数字乳腺X线图像中提取到39个定量特征预测乳腺癌亚型(三阴型vs.非三阴型;HER-2阳性型vs.非HER-2阳性型;Luminal型vs.非Luminal型),建立的机器学习预测模型发现部分影像学特征与乳腺癌亚型相关。

3.乳腺X线AI辅助乳腺癌风险预测评估

乳腺腺体密度作为乳腺癌发病的独立因素,与基于乳腺腺体的百分比密度模型相比,通过训练深度神经网络,可以考虑乳腺X线图像中的更多信息。因此,利用深度学习卷积神经网络(DCNN)模型能更准确地预测患乳腺癌的风险,对于更具侵袭性的癌症,其假阴性率更低。此外,通过DCNN模型提取钼靶中的深层特征,区分空芯针活组织检查时为导管原位癌但术后证实为浸润性癌,与病理证实的导管内癌在X线上的差异,从而达到了预测浸润性癌的目的,AUC为0.70,优于传统机器学习的AUC(0.68)。这将为后续治疗方案的制定提供参考依据,有效改善患者预后,同时避免医疗资源浪费。

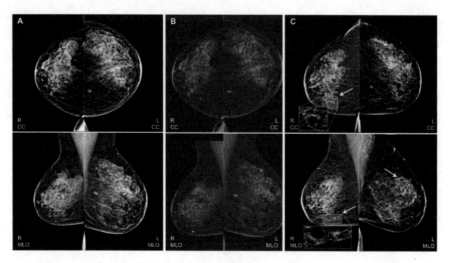

图7-2-1 一位64岁女性的图像显示恶性肿瘤的检查为假阴性结果

A 在常规的乳腺X线检查中,其右乳房下内象限的小微钙化没有报道。B 根据Fong和Vedaldi(19)的技术观察到的机器学习-深度学习模型分类;热图的颜色范围从蓝色(不怀疑癌症)到红色(高度怀疑癌症)。C 6个月后因乳头溢物进行短期随访检查,发现12点出现0.8cm病变(左乳腺图像箭头)。病变拟为BI-RADS3类,病理结果为浸润性导管癌。在诊断6个月后,其右(R)乳房的微钙化被发现为导管原位癌伴一个小的浸润性导管癌。CC=头尾位,MLO=内外侧斜位。

(三)AI辅助X线片识别的其他应用研究

目前,AI在骨肿瘤疾病外的其他应用中也逐渐增加,如在骨创伤、骨龄评估、骨关节炎、脊柱畸形评估等方面发挥了重要作用,可辅助临床医生更好地做出诊治决策。如Zhang等首次通过使用腰椎X线图像,利用DCNN模型对骨质减少和骨质疏松症进行分类。结果表明,深度学习方法在现实世界中的自动识别骨密度分类方面具有潜力。同样,将DCNN作为诊断工具,在256000张X线片中准确诊断出83%的骨折情况,这与资深骨科医生的准确率相当。AI通过提高准确性和降低变异性来改善放射科医生对疾病的判读。

目前医用数字X线机的发展日趋完善,人工智能与影像结合正在成为医疗检测和诊断领域的新趋势。传统X线片带来的一系列问题随着人们需求的不断增长而日益显现,摆位不当、医疗资源紧张、图像质量无标准化评估指标、影像科技术人员压力大是目前亟待解决的问题。而基于人工智能的数字X线机体位识别系统,利用自主研发的人工智能体位识别装置、体位轮廓投射控件和贴心的语音提示功能,可帮助受检者自助检查,缩短摄片时间,同时提高摄片精确度,减少误诊漏诊,还能避免院内感染,保护一线医务人员。深度学习技术在辅助诊断方面同样可以发挥重要作用。将大数据与人工智能的相关技术应用于放射科医生对医学图像的识别过程当中,不仅提高了医学影像数据识别的准确率,还大大减轻了放射科医生的工作负担,进一步实现了疾病的早发现、早治疗。

六、超声成像(Ultrasonography,USG)

现代超声诊断仪均使用回声原理,由仪器的探头向人体发射一束超声进入人体,并进行线形、扇形或其他形式的扫描,遇到不同声阻抗的两种组织的交界面,即有超声反射回来,由探头接收后,经过信号放大和信息处理,显示于屏幕上,形成一幅人体的断层图像,称为声像图或超声图,供临床诊断使用。超声图像反映组织器官动态、即时的信息,由于组织界面的深浅不同,回声波接收的时间不同,借此可测得该界面的深度,即可得到脏器的厚度。超声因无痛、无创、无电离辐射、简便、快捷、可实时成像、重复性好等优势已广泛应用于多个系统内脏器官及浅表结构的检查与诊断中。但由于现阶段我国医疗资源分配不均,各地区医疗水平存在较大差距,加之部分超声医师的技术水平有限及经验缺乏,很容易导致一些疾病超声诊断的误诊、漏诊,给患者及其家庭带来经济损失及精神创伤,也加重了社会负担。因此,将基于深度学习的人工智能算法与超声图像诊断相结合,研究超声人工智能设备,提高超声诊断的准确率,具有重大的社会效益。目前,AI超声诊断主要研究领域为甲状腺、乳腺、肝脏病变的检测等,并在提高诊断率,降低误诊率取得了进步。以下概述AI在超声影像组学中肿瘤诊治中的研究应用。

(一)AI辅助肿瘤筛选诊断及鉴别

随着机器学习技术的发展,通过提取和选择超声图像的特征,研究者可以对多种肿瘤进行分类识别及结果输出。CAD系统是一种利用分类器提取、分析影像学图像特征的数学模型。通过对比超声诊断、AI辅助系统,以及应用两者联合模型对甲状腺结节进行鉴别诊断,结果发现传统超声诊断联合AI辅助系统提高了甲状腺结节良恶性的诊断效率,具有良好的临床应用前景。大量研究报道了CAD系统在判断甲状腺结节良恶性上具有良好的性能,提高了初级影像科医生的诊断水平,减少了不必要的有创穿刺活检。

此外,超声可作为致密型乳腺筛查的重要补充方式,鉴于定量超声可探测组织结构,分析肿瘤特征,因此也有不少关于超声影像组学及深度学习的研究。由于三阴性乳腺癌在超声图像上常常呈现良性表现,易误诊为纤维腺瘤等良性病变,基于LASSO算法筛选出的超声纹理特征在乳腺纤维瘤和三阴性乳腺癌上存在统计学差异。相对于普通2D CNN和静止的图片,联合3D CNN与全自动乳腺容积扫描超声(ABVS)构建的模型具有较高的诊断灵敏度,这种基于视频的新型联合方法给未来的研究奠定了基础。不仅如此,基于CNN的机器学习的超声组学,在肝癌识别诊断、鉴别及AFP值正常的亚组分析同样表现出较高的诊断性能。此外,在生殖系统中,基于多参数超声影像组学模型和临床-影像组学联合模型对前列腺癌、卵巢癌分类诊断预测显示良好的效能,利用深度学习分析识别准确度、灵敏度及特异度最高可分别达98.78%、98.50%和98.90%,AUC为0.997,在广泛的高风险阈值范围内具有更高的效益,这种基于AI与新兴超声技术结合可促进肿瘤的诊断准确率。

以上研究结果显示,AI辅助超声影像组学预测肿瘤性质是可行的,且预测效能较高,而基于卷积神经网络和深度学习技术的超声影像组学成为术前诊断肿瘤良恶性最常用的有效工具,具有广泛的应用前景。

(二)AI辅助预测淋巴结转移

淋巴结状态是影响肿瘤患者预后的重要因素,而淋巴结清扫术会伴随许多术后并发症,所以术前对淋巴结的准确预测评估至关重要。近年,超声影像组学较准确地预测了甲状腺癌颈部淋巴结转移及乳腺癌腋窝淋巴结转移。其中,周世崇等构建模型预测甲状腺乳头状癌(papillary thyroid carcinoma,PTC)淋巴结转移的准确率达96.7%,灵敏度为100%,特异度为93.3%。另有研究基于灰阶超声及剪切波弹性成像(shear-wave elastography,SWE)影像组学图像特征,构建术前影像组学评分系统,预测PTC淋巴结转移,AUC值为0.84,具备一定的术前预测PTC淋巴结转移的能力。在针对预测术前腋窝淋巴结转移数目问题上,有研究团队发现在常规超声与剪切波弹性成像基础上,运用深度学习超声影像组学能够有效预测早期乳腺癌患者的腋窝淋巴结转移状态,预测N_0(无腋窝淋巴结转移)和$N_{+(\geqslant 1)}$(一个及以上淋巴结转移)的AUC达0.902,预测$N_{+(1\sim2)}$(1~2个淋巴结转移)和$N_{+(\geqslant 3)}$(3个及以上淋巴结转移)的效能达到0.905,该预测模型为早期乳腺癌患者确定合适的治疗方案。此外,超声的深度学习预测模型可有效预测术后将升级的纯乳腺导管原位癌(DCIS)。综上,AI辅助超声影像组学丰富了临床检查手段,实现了对淋巴结转移风险的准确分类,有助于制定早期诊断策略。

(三)超声影像组学用于肿瘤分子分型

肿瘤分子分型对治疗方案的选择及患者的预后有重大意义。目前,肿瘤的分子亚型识别多通过免疫组织化学方法(immunohistochemistry,IHC),然而由于肿瘤具有空间及时间异质性,活检采样具有局限性,不能全面地反映肿瘤组成成分。影像组学分析以非侵袭性的方式全面地提供肿瘤的解剖学信息,客观地描述定量乳腺癌超声特征与生物学特征之间的关系。将浸润性导管内癌超声图像中提取的特征分为4类,即形态学特征、强度特征、纹理特征和小波特征,分析得到描述边缘粗糙度的形态学特征、描述内部回声不均匀性及钙化程度的纹理特征和描述后方声型的强度特征与乳腺癌分子亚型相关。类似地,对204例浸润性乳腺癌患者的超声图像进行分析,结果显示超声描述形态、内部回声、钙化及后方声型的特征与乳腺癌激素受体表达显著相关。

（四）超声影像组学用于预测基因突变及分子诊断

BRAF(B-Raf proto-oncogene,serine/threonine kinase)基因突变可以作为甲状腺癌高度侵袭性的分子指标,其与甲状腺癌复发、不良预后密切相关。有研究使用基于超声影像组学方法评估PTC中BRAF突变,研究表明构建模型预测BRAF基因突变的AUC为0.651,灵敏度、特异度、准确度分别为66.8%、61.8%、64.3%。超声凭借其无创、实时、多切面成像的优势,在影像组学预测模型构建方面,也体现了其独特的优势和发展潜力。李潜等联合BRAFV600E基因突变检测可有效提高超声引导下细针穿刺活检(FNAB)诊断甲状腺乳头状癌的准确性,超声影像组学联合分子基因检测可以有效提高甲状腺肿瘤诊断的准确性,为甲状腺肿瘤外科手术治疗及微创介入治疗提供有价值的参考,为患者选择合适的治疗方式提供依据。此外,基于HCC超声灰阶图像的影像组学分析和Ki-67表达存在相关性(AUC=0.75),可以为临床合理诊疗和预后预测提供有用的信息。

对103例接受甲状腺切除术和免疫组织化学检查的甲状腺结节患者研究发现,采用影像组学方法构建模型可预测甲状腺癌的免疫组织化学结果及其侵袭性。影像组学对甲状腺结节的分子诊断提供了帮助,为精准诊疗提供客观依据。

（五）超声影像组学用于辅助治疗疗效评估

目前,应用于治疗反应评估及预测最常用的影像组学是基于MRI图像进行的,而基于超声影像组学进行治疗评估的研究尚少。对56例局部晚期乳腺癌患者的定量超声纹理特征构建模型,其对化疗反应的预测准确率为88%。此外,常规超声联合超声造影判断乳腺癌新辅助化疗(NAC)临床疗效的能力已被证实,Gu等收集了168名乳腺癌患者NAC治疗基线、第二及第四个疗程治疗后的超声图像,基于DL建立NAC后第二周期和第四周期两种不同时间疗程的预测模型,结果显示DLR-2的AUC为0.812,阴性预测值(Negative predictive value,NPV)为83.3%;DLR-4的AUC为0.937,特异性为90.5%,有效识别了不同时间点的超声图像预测乳腺癌患者对NAC的反应。基于此,提出的一种深度学习放射组学管道(deep learning radiomics pipeline,DLRP)从21例无反应患者中正确识别其中19例,表明患者可从早期NAC的治疗策略中获益。DLRP可为乳腺癌患者和医生提供一种有效且可行的工具,以在早期预测对NAC的反应并确定进一步的个性化治疗方案。以上说明超声影像组学对于肿瘤反应评估具有潜在价值。

(六)预后评估

影像组学可作为甲状腺癌患者风险分层工具,帮助制定个性化治疗方案和评估预后。对纳入768例接受甲状腺切除或近甲状腺全切术后发的患者,通过提取、筛选术前超声图像中与无病生存情况相关的影像组学特征,预测甲状腺癌患者的无病生存期,并评估这些特征对临床病理风险因素的增量价值。平均随访117.3个月,记录无病生存患者人数,计算影像组学特征评分(Rad-score),结果显示Rad-score与无病生存状况相关(风险比=3.087),与临床病理模型相比,影像组学模型能更好地预测无病生存(一致性指数:0.777 vs.0.721),表明影像组学特征具有评估甲状腺癌患者预后的潜在能力。

超声影像组学以非侵入性的方式定量地反映肿瘤内异质性,客观地解读超声图像,为肿瘤的诊断、分子分型、疗效评估和预后预测等方面提供丰富、可靠的信息,从而为患者制订"个性化"的治疗方案。CAD系统辅助超声诊断降低了恶性结节的漏诊率和减轻医生的工作强度。此外,超声AI有利于避免超声诊断存在的主观性弊端,一定程度上实现了超声诊断的量化及标准化,值得临床推广。在今后的研究中,可以将灰阶超声、多普勒超声、弹性超声、超声造影、三维超声等联合应用,进行更全面的多模态分析。除此之外,也可以和其他影像学方法如乳腺MRI、PET、CT、MG联合应用。

七、内镜(Endoscopes)

内镜是一个配有灯光的管子,通过人体的天然孔道或者经手术的小切口进入人体。内镜质地上分为软镜(flexible endoscopes)及硬镜(Rigid endoscopes)。软镜是指可随意弯曲的内镜,用于人体自然腔道中,包括胃镜、十二指肠镜、小肠镜、结直肠镜等。胃肠镜是消化系统疾病重要的检测及诊治工具,然而在胃肠镜检查中,由于内镜医生长时间工作,疲劳或者情绪因素下的注意力不集中,极易出现漏诊。内镜检查可获得大量的图像信息,而分析该图片信息过程较为烦琐及耗时,增加了临床工作的负担,且易出现漏诊。随着人工智能的兴起,计算机辅助诊断系统(CAD)经过自动学习大量的内镜图像数据后,可协助医生识别早期病变位置及进行初步的疾病诊断。本文主要介绍的内镜是基于胃肠镜及胶囊内镜的人工智能应用分析,主要包括计算机辅助检测(computer-aided detection,CADe)及计算机辅助诊断(computer-aided diagnosis,CADx)。

(一)AI内镜对食管病变的精准检测

Barrett's食管(BE)是食管腺癌(EAC)的癌前病变。在内镜检查中,早期发现BE是早癌筛查的重点工作。构建的BE诊断AI系统只需0.24s能完成BE病变分类和勾画,可快速实时地诊断BE。然而,BE病灶中会发生早期癌变,如何有效识别BE早期癌变是临床工作的难点。因此,研究者开发了一个检测BE早期癌变筛查系统,该系统是基于916张BE早期癌变图像和919张无早期癌变的BE图像训练,用458张图像(BE合并早期癌变225张,BE233张)进行外部验证,灵敏度、特异性和准确度分别为96.4%、94.2%和95.4%。研究还发现,先进的成像技术[如窄带成像(NBI)和近距离聚焦]拍摄的图像,其特异性明显高于白光成像(WLI)和标准聚焦成像图像。其中,窄带成像是一种图像增强的内窥镜检查形式,用于观察黏膜上皮的微观结构和毛细血管,更精确地观察病变组织学特征。这种先进的内镜成像技术可提高病灶的精准诊断。

(二)AI对早期胃癌的精准检测

早期胃癌常常发生在胃黏膜炎症中,内镜医生对早期胃癌的精准诊断较为困难,其假阴性率高,约为4.6%~25.8%。使用13584张高清的、经专家验证的胃癌教学图像开发了胃癌检测AI系统,在静态图像验证集的灵敏度为92.2%,动态视频中的灵敏度为94.1%。多位学者构建的胃部肿瘤性病变AI检测系统,经荟萃分析后AI系统的准确率为85.8%。然而上述荟萃分析纳入的大多数研究质量较低,由于在训练或验证组中存在高风险的选择偏倚及缺乏临床研究验证。研究者用"ENDOANGEL"的深度学习CNN系统进行一项多中心、随机、对照试验,ENDOANGEL组与对照组相比,盲点明显减少(平均值分别为5.38、9.82),检查时间更长(分别为5.40min、4.38min)。ENDOANGEL系统显示检测胃癌的每个病灶准确率为84.7%,灵敏度为100%,特异性为84.3%。因此,AI在早期胃癌的内镜诊断中具有重要的地位。

(三)AI对结直肠息肉的精准检测

结直肠息肉是消化系统中常见的疾病,可以通过内镜检查快速识别。然而肠镜检查中,约有1/5的腺瘤被漏诊。结直肠镜中息肉漏诊率高与肠道准备不充分、息肉位置、颜色及操作者等因素相关。研究者用16418张内镜图像作为训练集,7077张内镜图像作为验证集,构建一个自动检测结直肠息肉的 CNN-CAD 模型,敏感性为92%,阳性预测值为86%,每张图像仅用时20ms,可实时检测。为进一步提高 AI 模型的泛化能力,以多中心的56668张结直肠镜图像作为训练集,1405个连续结肠镜视频作为前瞻性验证,构建 AI 结直肠息肉检测系统,该 AI 系统的敏感性为90.5%,特异性为93.7%。多个回顾性及前瞻性的研究荟萃分析提示,AI 系统比标准结肠镜更能够提高结肠息肉检测率,可有效地增加结直肠癌的检出率。在真实世界中,CADe 可实时识别结肠镜图像及视频中的息肉,内镜医生在 CADe 的帮助下可提高息肉和腺瘤的检出率。CAD 可作为第二个观察者,辅助内镜医生息肉检测及诊断,提高息肉检测率及诊断率。

(四)AI 助力提高内镜对早期食管肿瘤的精准诊断

内镜可对食管癌前病变进一步分类及诊断。基于深度学习的 AI 辅助系统可实时精准鉴别 BE 及早期食管腺癌(Esophagus Adenocarcinoma,EAC),准确度为89.9%,有利于发现早期癌变。对于食管鳞状细胞癌(Esophagus Squamous cell carcinoma,ESCC),AI 辅助系统可协助准确评估 ESCC 的黏膜侵犯程度,其准确度、灵敏度和特异性分别为89%、71%和95%,而内镜专家的准确度、灵敏度和特异性分别84%、42%和97%。既往研究构建的 CAD 系统,用于实时诊断癌前病变和早期 ESCC,其深度学习模型识别病变图片的灵敏度为98%,特异性为95%;而识别内镜视频中每个病灶的灵敏度高达100%。总的来说,AI 模型对早期食管腺癌及浅表型食管鳞状细胞癌的诊断效能与内镜医生相比,前者具有更高的灵敏度。同时,AI 辅助内镜也不同程度地提高了内镜医生的诊断准确率。

(五)AI 辅助内镜对胃恶性病变的诊断价值

胃部病变在检测后需要鉴别肿瘤性病变及非肿瘤性病变。学者通过放大的 NBI内镜图像构建了 AI 辅助早期胃癌的诊断系统,该系统的准确率为98.7%,阳性预测值约96.8%。同时,胃部溃疡性病变常常需要鉴别良性及恶性,而初步准确待定诊断将决定是否需要进一步活检及活检部位。针对此情况,研究者进一步改善原来的 AI 诊断系统,提高旧系统的阳性预测值,新系统对胃恶性溃疡的阳性预测值达92.5%,对良性溃疡的阳性预测值为99.1%。在内镜检查中识别胃恶性肿瘤的累及深度对早期胃癌的诊断具有重要价值,CNN-CAD 内镜系统还能够预测病变的累及深度(黏膜层、黏膜下层),其 AUC 为0.94,准确率为89.16%,阳性预测值为89.66,CNN-CAD 的准确度及特异度均显著高于内镜医生。总的来说,AI 辅助系统能精确诊断胃恶性肿瘤。

(六)AI辅助诊断系统对结直肠息肉的诊断意义

结直肠息肉包括增生性息肉,肿瘤性息肉(腺瘤)。内镜医生对息肉的处理方式包括切除+病理评估、丢弃+无病理评估或不切除微小的远端结肠的增生息肉。因此,在内镜检查中实时识别息肉的性质具有重要的临床价值,可减少部分微小病灶的病理评估及切除,从而减轻患者的不适及经济负担。有学者早期开发并测试了一个带有深度神经网络的计算机辅助诊断系统(DNN-CAD),基于结直肠中1476张肿瘤性微小息肉和681张增生性微小息肉的窄带图像训练DNN模型,用于测试集(96个增生息肉和188个肿瘤性息肉;<5mm)中,同时,2名内镜专家及4名低年资内镜医生需要将测试集图像分类。在测试集中,DNN-CAD识别肿瘤性或增生性息肉的灵敏度为96.3%,特异性为78.1%,阳性预测值为89.6%,阴性预测值为91.5%;而4名低年资内镜医生的NPV为73.9%~84%。此外,DNN-CAD系统的用时为0.45±0.07s,比专家(1.54±1.30s)及非专家(1.77±1.37s)的用时显著缩短。此外,利用深度学习CNN模型分析标准结肠镜未修改的视频,以190个证实为结直肠腺瘤或增生性息肉的微小息肉窄带图像视频帧作为训练集,125个视频帧作为测试集,实时区分腺瘤性和增生性结直肠微小息肉。该AI模型的准确率为94%,识别腺瘤的敏感性为98%,特异性为83%,NPV为97%,PPV为90%。以上的AI辅助结直肠肿瘤癌前病变检测模型,有助于内镜医生实时、迅速、直观地精准判断,实现精准切除。

内镜检查是消化道疾病检测的重要方式,可有效检测消化道的癌前病变并做进一步的处理。AI辅助内镜可进一步提高内镜医生对病变的检测及诊断水平,实现对病变的精准诊断及治疗,减少不必要的切除及病理检查,同时减轻患者的经济负担。

(张水兴　莫笑开　杨志云　陈秋颖　刘淑仪　张璐)

第三节　人工智能在多组学的应用

一、导论

疾病是由复杂的生物学机制控制的,需要从不同的层次来全面解释潜在的关联。基因、RNAs、蛋白质、微生物、代谢物、通路、药物、细胞、病理、影像等数据从本质上来讲代表着不同层次,而相应的研究:基因组学、蛋白质组学、转录组学、微生物组学、代谢组学、病理组学和影像组学等多组学已经成为当今的研究热点。目前,大量的计算机和医学研究员正尝试使用计算机算法探索医学影像特征背后所包含的生物学意义,如影像与病理、影像与基因、影像与蛋白等潜在关联。而如何有效和高效地融合不同层次的生物医学数据对于理解复杂疾病,实现精准诊疗是必不可少的。除了需要充足的计算资源、合适的算法、模型和数据基础设施外,3个重要方面经常被忽视:①拥有多个独立的、足够大的、高质量的数据集;②对领域知识和本体的需求;③对提供生物实体之间相关关系的多个网络的需求。虽然我们总是可以从高维数据中获得结果,但这3个方面对于提供可靠的机器学习模型训练和验证、提供可解释的假设和结果、实现对人工智能的信任和对临床应用的信心都是至关重要的。我们总结了一些构建多组学异构网络的研究策略,覆盖多模态数据,并使用当前流行的计算方法进行预测。

单一模态的数据用于临床预测分析的能力是有限的,它只能从某一角度去反映肿瘤异质性。例如基因组学能准确识别出部分致病基因,从而影响肿瘤的产生;蛋白质是许多基本生命活动的直接载体,蛋白组学能识别出与某种生命活动密切相关的特定蛋白,有助于改变其生化和生物物理活性,从而产生多重作用;代谢组学能准确识别出活性药物代谢,有利于区分药物之间的相互作用。目前,许多特征已经被发现对疾病的风险、进展和严重程度有重要的影响,一个症状-疾病网络可以用来调查疾病的临床表现及其潜在分子相互作用之间的联系,因此,使用这些生物分子网络来预测疾病可以帮助探索病因、预测疾病发展以及预后。针对医学图像方面的研究,病理组织切片被用来预测多种癌症类型,如基于深度学习定量分析肝癌病理图像,并对患者的风险进行分层。同样,医学影像图像可被用于探索多种癌症的预后以及基因分子类型。

整合不同的数据类型来解决同一生物学问题极具挑战性,这可能比使用单个数据集具有更强的洞察力。多组学研究是一个统计框架,可将多种组学数据类型和各种统计测试集成到一个概率模型中,以识别功能相连的模块。它同时(而不是顺序地)优化所有测试,并使用两步优化过程有效地搜索较大的候选空间。Subramanian等人收集了采用综合方法分析多个组学数据的工具和方法,并总结了它们在解决疾病亚型、生物标志物预测等应用方面的能力,以及对数据的深入了解。Barsoum等人认为病理-基因组学已经走在精准医疗的前沿。Tatsuhiro等人也总结了癌症基因组学和病理学的研究。Zanfardino等人将影像组学纳入癌症疾病基因型-表型的综合多组学框架。Koh等人开发了iOmicsPASS工具预测交互子网络。Zhou等人描述了3种常见的应用场景,包括子网络识别、基于网络的富集分析和系统代谢组学。Chierici等人应用了综合网络融合管道,该管道在机器学习预测框架内利用相似网络融合将多个组学层结合起来。

在本节中,我们总结一些影像图像与不同数据的融合。我们首先需要对基因、miRNA、lncRNA、circRNA、代谢物、微生物、通路、酶、药物等的内部相似性计算,并构建亚网络。对组织切片和影像学图像进行分割,构建相关疾病组织的细胞空间图。然后,根据关联数据库,将多模式数据进行融合,形成异构网络或相关的生物组合。两个独立子网的节点之间可以通过当前的数据库建立联系。对于不同的数据,如遗传和病理数据,也可以通过现有数据库或实验证据进行结合。再次,可以用计算方法从生物体本身及其相关网络中提取多种类型数据的特征。最后,可通过智能算法来遍历大型异构网络或组合信息,并对它们进行分类,以预测任意两个子网中2个节点之间的未知关联。我们的研究旨在解决相关预测,如基因疾病、药物疾病相关性、诊断、预后和治疗反应。现有的研究大多使用2个或3个子网来关联预测,而以后研究框架可以预测许多子网中的两个节点之间的关联。通过使用更多的子网,这些子网之间的信息就更加丰富,连接方式也更加复杂。

二、多组学的不同组合

多组学数据的融合仍然是一个前沿领域,接下来我们展示一些多组学融合的具体示例以更加深入的理解。

(一)影像基因组学

基因组学是一门研究基因组结构、功能、进化、定位等,及其对有机体作用的交叉生物学,是一门对生物基因组进行集体表征、定量研究和对比研究的综合学科。影像图像和基因组数据已经被证明携带冗余和互补的信息来开发生物标志物。影像基因组学(Radiogenomics)是目前用于多组学的一个重要领域,它将影像组学和基因组学技术结合起来,将反映总体的肿瘤内部异质性的影像组学和反映微观及局部的肿瘤内部异质性的基因组学相结合。影像基因组学结合影像标记物与分子标记物,具有互补性,在疾病诊疗中发挥重要作用,特别是在肿瘤疗效与预后评估,新治疗靶点和肿瘤生物机制等方面有广泛的探索研究。我们展示一个影像学和基因组学组合可行的研究框架。首先,从医院获取需要研究疾病的患者数据,对某一器官或组织进行拍照和取样。我们可以从MRI扫描中获得动态对比增强MRI(DCE-MRI),并进行图像分割分析,获得MRI特征参数。其次,从冷冻的病变组织中提取基因和RNA。使用表达和序列分析工具得到与其他基因或RNA序列比对的结果,以及疾病组织中的表达量。通过这个框架,我们可以分析图像特征与基因之间的关系,以及图像区域与基因表达之间的关系。

采用影像基因组学,在同种肿瘤的不同生物学问题方面也可进行相关研究。在胶质瘤的研究中,之前许多研究是基于MRI影像组学模型预测胶质瘤的IDH基因分型,常用影像图像为磁共振图像,包括CE-T1w、T2 FLAIR以及功能序列。现有研究是基于影像图像和基因的融合用于预测多形性胶质母细胞瘤的总生存期,对于部分缺失MRI模态的病例,在条件对抗网络中使用全卷积网络,该方法将基因表达数据与影像特征(如形状、几何形状)和临床信息结合起来,提高了总生存期的预测。

而在肺癌的研究中,既往基因组研究显示,肺癌的驱动基因包含表皮生长因子受体(EGFR)、kirsten鼠类肉瘤病毒癌基因(KRAS)、间变性淋巴瘤激酶(ALK)、c-ros原癌基因1、转染重排(RET)基因等,EGFR突变是最先被发现的。在一项非小细胞肺癌研究中,研究者创建影像基因组学图将CT影像学表现和基因表达特征联系起来,结果发现10种高度相关表达的基因簇,并且该基因在基因谱中得到验证,同时也发现这些基因与肿瘤的预后密切相关。研究者表明EGFR的基因突变与不规则的肿瘤边界密切相关,而EGFR的野生型与肺气肿和异常气道密切相关,以肺气肿、气道异常、毛玻璃成分、肿瘤边界种类的4个参数建模,对EGFR基因突变状况的预测效果最好。在肺腺癌中,外显子19、12的缺乏是最普遍的EGFR基因突变,也是最能预测无进展生存期和肿瘤响应的生物标记,进一步研究发现胸部CT图像中的支气管充气征、肿瘤较小、胸膜凹陷征及肺无纤维化与EGFR外显子19缺失相关,毛刺和亚实性病灶与外显子21突变相关。在ALK重排及KRAS突变方面,胸腔积液与ALK重排相关,圆形病灶、非肿瘤所在肺叶结节及毛刺征则与KRAS突变相关。研究者报道,RET阳性的肺腺癌与EGFR突变的肺腺癌组患者具有相同的CT表现,病变多集中在中央区,而c-ROS原癌基因1的重排组的病变较多发生在肺部周围。上述结果对分子靶向治疗的选择具有重要意义。

乳腺癌具有高度异质性,通过全基因组的表达谱技术可以更好地解释肿瘤异质性,进行分子分型,与影像组学的影像特征标志物进行关联或结合分析,可以更精准地预测乳腺癌复发和转移的风险性,以及疗效评估。Mazurowski等从肿瘤影像图像中筛选48份病例,共提取了23个DCE-MRI影像学特征,证实luminal B亚型和动态增强特征之间具有一定的联系,luminal B亚型患者的病变强化率与背景实质强化率比值较高。Tyler等采用不同空间的比例因子对平均像素强度、标准差、熵、偏度、峰度等特征进行了提取,结果显示在非三阴乳腺癌患者中,峰度与预后具有显著的相关性,T2WI、T1WI增强峰度图的多参数模型可以更好地区分三阴乳腺癌。多基因检测技术〔例如癌型检测(Oncotype Dx)和预测分析微阵列〕已用于临床预测肿瘤的风险。Oncotype Dx是一种主要用来检测ER阳性早期乳腺癌的技术,目前有研究结果表明,这种方法可以较好地预测ER的种类和腋窝淋巴结的转移。在影像基因组学相互融合应用方面,有研究利用乳腺MRI的表型与microRNA(miRNA)、mRNAs和调控网络相关联,并开发了一个影像miRNAs图谱,将得到的16个量化肿瘤表型的影像特征与miRNAs结合起来,组成一个鉴别乳腺癌不同亚型的通路网络。结果发现与单独使用miRNAs或影像图像相比,融合影像与基因特征的模型对Luminal A的分类能力优于其他不同的乳腺癌亚型。乳腺癌影像基因组学发展迅速,但也面临着诸多挑战,主要是符合纳入标准的患者样本量较少,并且存在缺少统一规范的组学特征选择标准。然而,未来影像基因组学在乳腺癌的应用方面仍有很大的发展空间和巨大的临床应用前景。

肝细胞癌是一种高度异质性的恶性肿瘤,经肿瘤组织的测序分析,发现肝癌具有较强的瘤间和瘤内异质性,这是导致预后差异的主要原因,并对临床治疗造成极大的困难。而影像组学具有对肿瘤整体三维表征的潜能,在肝癌中的预后作用已经进行了大量的临床前探索,均表明了影像组学标签能更全面地反映肿瘤整体异质性。研究表明基因集富集分析(GSEA)纳入基因标签包含的保护基因主要富集在肝脏正常的生物学功能,而基因标记所含有的危险因子则以肿瘤坏死因子、活化NFKB和白介素等多种途径为靶点,提示该基因是肝癌预后的重要标志物。另外,有研究基于TCGA数据库中的肝癌基因组序列,对6个mRNA构建基因标记物对肝癌的无复发生存进行预测,包括NDST3、PLVAP、IL3RA2、PDE7B、RDH16、CFHR3,融合9个影像组学特征,可以有效地预测肝癌的预后,融合模型的预测效果优于单一的影像、基因和临床标签。

研究表明,在肾透明细胞癌中,除了VHL(Von Hippel-Lindau)肿瘤抑制基因的失活突变外,BAP1、PBRM1、SETD2和KDM5C等基因参与了肿瘤的发生、发展,并与肿瘤进展和不良预后关系密切。Ghosh等探讨了一种应用于肾脏透明上皮细胞癌的影像基因组技术。BAP1突变是一个恶性程度高,预后不佳的风险因素,在增强CT中提取的病灶三维特征与基因突变状态有相关,因此提出了一种基于BAP1突变状态的高度敏感和特异的预测模型。此外,Jamshidi 等从增强 CT 中提取影像特征,建立了肾癌的分子诊断替代物(SOMA),将各种与转录有关的分子特征与细胞和组织的病理形态学特征相关联,且其与临床和治疗反应相结合,以了解组织形态特征、转录模式及预后之间的关系。研究以训练集为基础,构建了用以预测疾病特异性存活的影像基因组风险评分(radiogenomic risk score,RRS)。最后,通过独立的资料验证影像 RRS 的预测功能及应用可行性。基于上述结果,Jamshidi 等采用 RRS 对转移性肾癌患者进行前瞻性试验,Ⅱ期临床试验数据证实了 RRS 可成功将这类患者的无进展生存期进行分层,以指导临床研究的设计和执行。这样的研究突出了影像表型的重要意义,它可以用于肿瘤的日常临床评价。

由于分子生物学技术的进步,尤其是新一代基因测序技术的发展,通过基因或蛋白质分子技术,从肿瘤的分子生物学机理探究肿瘤发生的原因,并发现肿瘤的致病基因突变位点,获取分子生物学标记物,是目前肿瘤标记物研究的主攻方向。其特点是生物分子层次的解释性强,但获取上述分子标记物的费用及技术门槛高,需借助手术或穿刺活检侵入性采样,仅一次单点采集,不能完全反映肿瘤的时空间异质性。基因分子生物学特征与各种影像技术相结合,是肿瘤诊断和治疗的一个重要方向。

(二)影像蛋白质组学

蛋白质组学是指利用多种技术对蛋白质组进行综合研究的一门新兴学科,其目标是总体上分析细胞内动态变化的蛋白质组分,表达与修饰状态,了解蛋白的相互作用与联系,揭示蛋白质功能与细胞生命活动的规律。影像蛋白质组学(Radioproteomics)结合了影像组学和蛋白质组学各自特点、各自相关的技术,在肿瘤研究中具有互补作用,研究彼此之间关系或其相互结合能共同推进肿瘤诊疗的突破。影像蛋白质组学研究的迅速发展为肿瘤标志物的研究提供了新的生机。

有学者采用了影像蛋白组学,在同种肿瘤的不同生物学问题也进行相关研究。在甲状腺癌的研究中,淋巴结转移是癌细胞具有侵袭作用的临床表现,其侵袭作用主要来源于自身的基因表达和蛋白功能。目前,PTC 手术前的淋巴结评价仍以超声为主。周世崇等根据 PTC 的超声图像,研发了一种用于预测 PTC 淋巴结转移的超声影像组学模型,并将其所提取的蛋白质与 TCGA 数据库中的现有数据进行比较,以发现高突变蛋白的存在。通过使用蛋白质组学软件筛选出 PTC 侵袭性蛋白质,最终筛选出11 种蛋白质。结果显示 11 种蛋白质与 47 个影像组学特征之间,4 种蛋白(N-cadherin、ZEB1、β-catenin 和 SDF1)与 19 个特征有较高相关性,5 种蛋白(N-cadherin、ZEB1、β-catenin、SDF1和VEGF)与23个特征有较强相关性,表明了这些蛋白所代表的基因很有可能为影像组学异质性的基础,而这些蛋白对肿瘤的生长形态和模式有很大的影响,外部性为可被人工智能所辨识的图像特征。然而,目前许多研究所获得的蛋白质病灶组织并非来自影像组学预测系统的训练集。未来研究可从大量样本的训练集中提取最优特征,从而构建起对淋巴结转移进行评价的影像组学模型,进而针对训练集对病灶组织进行蛋白质的提取筛选,从而获得更加令人信服的证据。

高级浆液性卵巢癌(high-grade serous ovarian cancer,HGSOC)是导致大多数与卵巢癌相关死亡最常见和致命的卵巢癌类型,探讨卵巢癌发生、发展及治疗的机理,是改善卵巢癌生存的一个重要环节。在肿瘤发生、生长、配体-受体的结合以及肿瘤的转移等方面,糖基化可发挥其关键的功能,然而糖蛋白的分析因其结构的复杂性和异质性而受限。近年来,随着糖蛋白组学技术的不断发展,研究人员逐渐对各种复杂的糖蛋白进行综合分析。Hu等收集83个HGSOC和23个非肿瘤组织进行了蛋白质组学和糖蛋白组学的综合分析,证明了糖基化与卵巢癌的联系;由于肿瘤和非肿瘤间的表达各异,以上研究筛选了一些具有肿瘤特异性的蛋白,如糖蛋白和聚糖。Beer等探讨HGSOC的影像学特征与蛋白质组学的关联,结果提示4种蛋白与CT的影像学特征相关,其中与CRIP2之间的相关性最强,3种蛋白质的丰度与影像纹理有关,代表肿瘤部位内和部位间异质性的特征,CKB蛋白与聚类差异性之间具有最强的负相关关系。

(三)影像病理组学

病理组学是指基于人工智能将病理图像转化为高保真度、高通量的可深度挖掘的数据,并用于定量病理诊断和预后,最后自动生成病理诊断报告。在数字病理技术、人工智能技术和互联网技术的支撑下,病理组学的研究正向着更自动、更精准的方向发展,有利于充分利用现有医疗资源、节省研究成本、推动医疗发展。病理形态学信息可以与解剖影像和功能影像信息相互关联,从而发现人眼不易察觉的细节信息和主观经验难以总结的规律,不断完善病理医师和数字病理诊断的知识体系,推动多组学交叉研究的发展。这样的交叉式组学能够发挥各方的优势,如病理组学作为疾病诊断的金标准、影像组学的无创性使它应用更加广泛。Alvarez-Jimenez等人提出了一种新的病理-影像组学关联方法,即通过数字化组织病理学识别病理特征,这反映了CT影像组学特征的组织组成基础,从而提高对非小细胞肺癌的两种主要亚型肺腺癌和鳞状上皮细胞癌人提出了一种新的病理-影像组学关联方法,即通过数字化组织病理学识别病理特征,这可能反映了CT影像组学特征的组织的基础,从而提高对非小细胞肺癌的两种主要亚型的识别能力。尽管在规模上存在差异,影像组学和病理学数据集在本质上是互补的,两者在大多数肿瘤学临床决策方案中都是不可或缺的组成部分。因此,两种信息尺度之间的潜在关系与提高对疾病的理解以及患者管理高度相关。

新辅助治疗后行全肠系膜切除术是目前针对局部晚期直肠癌患者的标准治疗方式,能够减少肿瘤转移、降低肿瘤局部复发风险。然而患者群体中新辅助治疗后的病理学响应存在差异,目前临床尚无法有效分级预测不同病理学响应的患者。在治疗前分级预测患者的病理学响应对于优化治疗方案、实现精准医疗和个性化医疗具有重大意义。中科院田捷教授团队共收集了981例接受新辅助治疗的局部晚期直肠癌患者数据,包含治疗前多参数磁共振影像、活检病理染色全景扫描图像和临床信息,分别从多参数磁共振影像中提取1000余个表征肿瘤宏观结构信息的量化影像组学特征和从染色全景扫描图像中提取700余个表征肿瘤微观病理信息的量化病理组学特征。利用人工智能方法结合肿瘤的宏观影像学信息和微观病理学信息,构建四级肿瘤退缩等级预测,用于区分四类不同病理学响应的患者,并在多中心的回顾性数据中进行验证。根据模型性能评估的结果,研究中基于影像病理组学模型产生的预测指标表现稳定,4个中心的准确率为79.66%~87.66%,AUC大于0.80。多中心回顾性数据验证结果显示预测准确率相比较单纯采用影像特征提升15%~40%,实现基于多尺度图像的高精度治疗前疗效分级预测。该研究从不同观测尺度完善了对肿瘤异质性的描述,能够在新辅助治疗前进行疗效的分级预测,从而辅助医生为患者提供个体化的治疗方案,提高局部晚期直肠癌患者新辅助治疗收益。

(四)影像转录组学

转录组学从RNA水平研究基因表达的情况,是研究细胞表型和功能的一个重要手段。以DNA为模板合成RNA的转录过程是基因表达的第一步,也是基因表达调控的关键环节。与基因组学不同的是,转录组学的定义中包含了时间和空间的限定。通常情况下,以同一种组织表达几乎相同的一套基因以区别于其他组织,如脑组织或心肌组织等分别只表达全部基因中的30%而显示出组织的特异性。但是同一细胞在不同的生长时期及生长环境下,其基因表达情况是不完全相同的。

理想情况下,不同的组学技术可以结合起来,用以辅助疾病诊断并全面了解人类的表型和疾病。目前,转录组学与影像组学的结合研究仍处在初步阶段。已有研究开启了转录组-神经影像关联的分析,利用全脑基因表达数据,将微观水平的基因表达与宏观水平的神经影像表型联系起来,为探讨与脑发育、衰老和疾病相关的宏观神经影像表型的分子基础提供了理论基础,进而为这些疾病的基因靶向治疗提供参考。然而,对转录组学数据的非标准化处理使得分析结果的可重复性较差,未来需要优化数据处理流程,构建更为精细的模型。另外,多组学数据的分析引入了新的信息和解读上的挑战,尤其需要新颖的分析和统计方法进行转录与影像数据的关联分析,这也是该领域研究的难点及热点。

三、小结

　　了解复杂癌症需要计算分析,这些计算分析整合了不同层次的数据,包括影像数据、组学资料、临床数据和标注。这种复杂的数据需要使用可扩展的数据挖掘、机器学习和统计方法进行分析。反过来,多方位的集成、分析以及模型的构建需要这些实体间的详细标注和关联(图7-3-1)。这种基于网络的集成分析有利于构建和验证具有可解释性的疾病模型,促进治疗策略的改进,提高患者预后。

　　开发用于癌症早筛、诊断、疗效预测以及预后预测的生物标志物是精准医疗的主要挑战之一。将已建立的临床参数与来自影像学图像、血液或尿液样本的其他非侵入性生物标志物相结合,将使我们能够更精准地预测临床结果,以便在治疗过程中实时监测治疗效果。

　　多组学的运用包括了多种亚型的不同组合,例如将磁共振成像的影像组学特征与功能磁共振波谱的峰面积特征相结合,将组织形态特征与蛋白MS特征相结合预测5年复发率(前列腺癌),或将MRI上的体积测量与蛋白表达特征结合(阿尔茨海默氏症诊断)。由此产生的多模态数据可以使用图论算法进一步分析和可视化,并识别表征图结构-函数关系的模式。将网络结构与形成它的基因和蛋白质属性联系起来,为预测功能、识别可靠的生物标志物和建模药物作用机制提供了强有力的方法。

　　尽管在管理、临床和研究数据库中收集了大量的异构数据,但由于在数据收集和存储中使用了不同的系统,对这些丰富的数据集进行集成和分类具有挑战性。这些不同系统的数据通常编码不一致,并且缺乏充分理解不同数据概念之间关系及所需的已定义的上下文。更多地使用编码标准和对这些异构数据集的本体应用,将有助于确保对数据进行最佳分类和集成,以实现高级分析。基于人工智能的方法可以用于NLP和本体学习,以构建和应用本体,更好地注释和连接跨机构的数据资产。本体学习是(半)自动创建本体,从自然语言文本语料库中提取领域术语和这些术语所代表的概念之间的关系,并用本体语言进行编码,便于检索。由于手动构建本体是极其

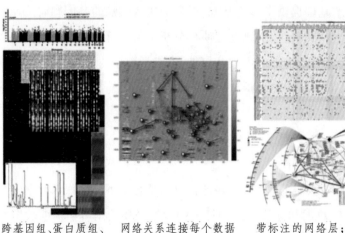

跨基因组、蛋白质组、代谢组的组学概况可以单独或联合分析、以发现实体表达差异

网络关系连接每个数据层中的相关实体,并识别出更好的生物标记

带标注的网络层;通过标注组织、疾病、网络特性可以进一步表征潜在的生物标志物

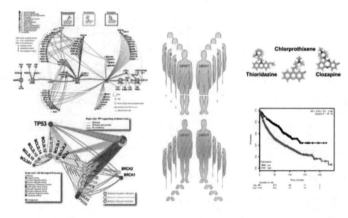

发现的跨数据层的关系确定联合生物标志物,药物作用机制,并创建可解释的疾病模型

联合生物标志物识别临床相关的患者亚组

针对患者亚组量身定制的治疗结果改善患者预后

图7-3-1 多组学的融合与分析

耗时费力的工作,因此非常需要使用最新应用于肿瘤学的基于人工智能的本体学习来自动化这个过程,以便允许我们在多个机构上注释和连接数据。

更多地了解患者的表型(疾病、治疗反应、不良反应、生存)是至关重要的,有助于对生物医学数据进行更相关的分析。人工智能通过使用能够模仿人类对话的医疗机器人,结合NLP、情感分析,并执行图像识别任务,分析与患者疾病、药物或治疗副作用相关的图片、手写笔记和条形码,从而收集患者的健康相关数据。基于人工智能的解决方案可以让患者更好地参与,并以系统的方式收集高质量的患者报告结果。这些患者报告的结果可以作为输出变量,用于从成像和/或其他数据类型进行预测,从而丰富了可以使用机器学习方法解决的临床问题库。

　　毫无疑问,在未来研究中,将串联多种算法整合多组学以提供疾病进展和治疗反应的动态演变过程,有效且高效的分析流程将确保结果的可泛化和可重复,多样化的网络将帮助连接多个数据层的测量实体之间的关系,并建立可解释的模型,反过来提供更好的假设生成、验证并转化为临床实践。进一步的研究是引入可穿戴设备,这将使"以病人为中心"的方法成为可能——随着时间的推移,每个病人的数据将不会与其他类似情况/症状的病人进行比较;而是他们自己的长期数据。

　　最后,可重复性、成本效率、采集时间、分辨率、结果的可信度和精度对于该项研究都是至关重要的。人工智能和机器学习将成为医疗领域的主流,但队列差异、仪器和协议变化、整体数据质量、完整性和相关注释也是很重要的。综合系统的目标不仅仅是分类;相反,最有用的应用将是帮助人类专家发现新知识,形成新问题,帮助人类解释和理解复杂的生物状态和过程。

(张水兴　张璐　陈秋颖　刘淑仪)

第四节　影像组学和深度学习的困难和挑战

　　医学影像是疾病筛查和诊断、治疗的最主要的信息来源。当前医疗大数据中90%的数据来自医学影像(X线、CT、MRI、PET-CT、US等)。随着影像技术的发展,基于现代影像技术的肿瘤精准医疗在肿瘤防治决策中越发重要。如何智能化分析挖掘影像大数据,同时研发新型影像技术以满足临床诊疗需求成为当前科学研究的关键。精准影像基于影像组学及深度学习等人工智能技术定量化评估肿瘤异质性,突破了基于形态学及定性诊断的传统医学影像模式,具有较好的普适性及临床应用场景,是通往精准医疗的重要梁桥。人工智能与医学影像的结合被认为是最具发展前景的领域。然而当前,人工智能在医学影像领域的应用还处于初级阶段或弱人工智能时代,面临着诸多来自技术和伦理的困难和挑战。

一、影像组学和深度学习的困难和挑战

1. 可重复性和质控评估

影像组学涉及多个复杂的子流程(例如数据筛选、图像采集、特征提取或建模),不同研究人员在影像组学工作流程上的差异会导致获得不同的结果,不利于该技术的可重复性。这使得构建一个经过验证且有用的影像组学标签变得困难。影像组学的技术困难主要体现在以下几方面。

(1)图像采集

图像采集所使用的机型、重建算法和参数设置方面有很大差异,缺乏统一共识或标准,尤其是多模态的磁共振扫描,即使同一台设备,对比剂类型及剂量、扫描层厚、脉冲序列、成像厚度和增益等也会对图像产生影响;因此,获取相同或相似影像数据库十分困难。

(2)图像分割

图像分割是影像组学工作流程中最重要的步骤之一,包括手动、半自动或自动分割。手动分割耗时,需要有经验的医师参与,且观察者之间的变异度高。自动分割更具重复性、速度更快,适用于大样本的影像数据集,但对分割算法提出了较高要求。半自动分割需要观察者与软件之间交互。虽然存在某些自动和半自动分割方法,但是不一定适合每种肿瘤,需要针对某个问题进行优化,并在应用时进行标准化调整。Zhang等探讨了感兴趣区勾画差异对影像组学分析的影响。当前影像组学研究中病灶大多依赖于医生的手动勾画,存在不确定性和差异性。研究显示不同的感兴趣区勾画对特征提取和筛选影响很大,沿着病灶平滑勾画最佳,向外扩展3个像素的差异可被接受。

(3)高通量特征提取

由于医学成像设备缺乏统一的图像获取和成像算法标准,同一病灶通过不同设备采集获得的图像存在差异,不利于基于灰度值的特征(如直方图特征、纹理特征等)的稳定性。同时,特征提取的前提是病灶感兴趣区的准确分割。对于边界不清的肿瘤,手动分割、计算机半自动分割和全自动分割的结果存在明显差异,降低了基于大小、形态和边界等特征的稳定性。此外,影像组学要求从提取的海量特征中筛选出非冗余的影像学生物标志物,为了提高影像组学预测性能,应当将冗余特征排除。

(4)特征选择与建模

目前影像组学研究大部分为小样本中高通量提取大量特征,计算时间长,而且大

部分特征是无用的。影像特征提取后,需要采用合适的特征选择方法获得性能最优的特征集,并输入至可靠的机器学习算法中建立最优分类或预测模型。Zhang等纳入了110例晚期鼻咽癌患者,从治疗前的MRI图像中提取970个影像组学特征(每例),构建了鼻咽癌复发及转移分类预测影像组学模型。与既往研究不同,该研究使用了6种机器学习特征选择方法(随机森林、距离相关系数、弹性网络逻辑回归、L1逻辑回归、确定独立筛选、L1支持向量机)及9种特征分类方法(L2逻辑回归、核型支持向量机、线性支持向量机、自适应增强、随机森林、神经网络、K近邻、线性判别分析、朴素贝叶斯),比较了54种不同机器学习组合方法的串联预测效果,并从中筛选最优预测模型,发现随机森林算法预测效能最佳,曲线下面积AUC为0.846 ± 0.007。

(5)多中心或前瞻验证

一般影像组学标志物是在回顾性队列研究中确定的。当影像组学标签确定后,应在其他回顾性或前瞻性独立队列中进行验证。目前影像组学,尤其在早期,大部分研究基于单中心、小样本,研究结果缺乏广泛验证,因此推广价值有限。多中心有助于影像组学流程标准化和统一。绝大部分影像组学为回顾性研究,前瞻性验证十分缺乏。影像组学要符合循证医学和精准医疗的发展需求并实现临床转化,必须经过多中心、大样本及前瞻随机对照试验的反复验证。

大量证据表明,目前影像组学预测模型的报告质量较差。需要对预测模型的各个方面进行全面而准确的评估,以最大程度地减少偏差并增强预测模型的实用性。例如使用针对个体预后或诊断的多变量预测模型的透明报告(Transparent Reporting of a multivariable prediction model for Individual Prognosis Or Diagnosis, TRIPOD)。在该报告中,针对诊断或预后预测模型的建立、验证或更新提出了诸多建议。影像组学创始人之一Philippe Lambin教授在影像组学研究中借鉴了TRIPOD评价方法,并建议通过影像组学质量评估(Radiomics quality score, RQS)对影像组学工作流程进行评估。RQS涵盖了16个条目,包括扫描协议的质量(+1分或+2分)、多次分割(1分)、对扫描机器进行仿真研究(1分)、多时间点成像(1分)、特征降维或多次测试校准(−3分至3分)、使用非影像组学特征(1分)、检测和讨论生物学相关性(1分)、截断值分析(1分)、区分度统计(+1分或+2分)、校准度统计(+1分或+2分)、在试验数据库中注册的前瞻性研究(7分)、验证(−5分至+5分)、与"金标准"比较(2分)、潜在的临床实用性(2分)、成本效益分析(1分),报告开放获取的科学数据(+1分至+4分),每个条目根据重要性给出了相应的分数,总共36分。根据QRS,编辑、审稿人和读者能够轻松地确定影像组学研究是否为最佳实践程序,或者研究人员是否已充分给出任何不遵守准则的理由。

标准化数据和数据库的建立是影像人工智能技术最核心和最关键的组成部分,包括PACS等图像标准化存储。如何获取多样性、高质量的影像大数据成了人工智能模型的一个主要瓶颈。影像大数据的管理需要智能化数据录入软件以及训练有素的专业人员,耗费时间,成本比较昂贵。目前不少医疗机构积累了"大数据",但是仅仅体现在量大,本质上是"脏数据",这些数据缺乏同质性和标准化的记录,很少在标签、注释、分隔及质量保证等方面进行规范化整理,这些低质量的数据不利于人工智能模型的训练和学习。与其他行业相比,医学影像高质量数据的获取相对困难,主要体现在:①高质量数据主要集中在三甲医疗机构或科研实力强的单位,然而目前仍以单中心研究为主,缺乏验证,不同机构之间的数据很少共享,缺乏有效的数据互通机制,多中心研究大多需要依托学科平台和依靠学科带头人的影响力,相对局限;②不同医疗机构的影像图像扫描协议不同,扫描图像质量良莠不齐,影像系统也参差不齐、存在偏差,造成互换水平低;③国内80%影像报告为非结构化数据,且报告质量受医师经验水平的影响,缺乏共识和标准,限制了人工智能在医学影像的进一步发展;④人工智能训练集较难包含体检、筛查、门诊、住院及实验室等不同场景的多维度、多角度数据,限制了人工智能模型在真实世界的普适性。大多数影像人工智能研究采集高质量数据建模,而在现实临床实践中,低质量影像数据并不少见,不同等级的数据势必会影响人工智能模型的准确性和普适性。Lin等首次在真实世界中对比高质量数据构建的人工智能模型与经验眼科医生诊断儿童白内障的水平,发现人工智能模型的准确性、敏感性及特异性均低于经验眼科医生,提示人工智能模型面对复杂的现实场景的能力有待提高。现阶段以深度学习算法为主的人工智能模型为数据驱动,需要大数据支撑,而金标准和标注的缺乏严重制约了实际可用的数据量。目前肿瘤人工智能筛查软件主要以肺结节为筛查对象,虽然检出率大大提高,但假阳性较高。

可重复性和质量控制涉及影像组学及影像人工智能的整个工作流程,包括数据采集、图像分割、特征提取及选择、建模和验证。每个过程的每个决定都可能影响模型的可重复性和研究质量。另外,相似研究所采用的纳入排除标准也不尽相同,也会影响研究的可重复性。不同标准的选择或影响数据量,也会造成其他研究者重复验证已发表研究的困难。因此,有必要对相似的影像组学和人工智能研究制定统一的纳入排除标准或参照已发表研究的纳入排除标准进行自己的研究,可一定程度解决可重复性问题。在医学影像领域的公开数据库越来越多,无法做到多中心研究的团队可以考虑在公开数据库验证所构建的模型,慎重基于单中心过度解读研究的结果。研究者使用RQS及TRIPOD对影像组学和影像人工智能进行流程规范和质量控制,将有助于提高影像组学和人工智能报告的透明度和完整性,它将帮助编辑和同行审稿人,以及普通读者理解、解释和批判性地评价研究的质量和报道结果的偏倚风险。

2.大数据与数据共享

影像组学及影像人工智能研究随着精准诊疗需求的提升,所需的数据也在递增。单个患者囊括的影像数据因为模态、扫描层数及分辨率的增加而几何倍数扩增,所以影像组学和人工智能需要存储和分析的影像数据也就变得庞大。然而,由于图像采集不规范、缺乏管理或患者失访等导致大部分数据不可用;再者,数据分散在不同医院或数据中心,图像收集非常耗时间;最后,大数据分析计算量的挑战和负担意味着计算服务器硬件成本的高投入和研究人员人力成本的高投入。因此规范扫描协议、智能及动态管理数据、建立数据共享平台对大样本、标准化的影像组学和人工智能分析至关重要。其中数据库建立是数据共享的基础,应遵循数据的临床思维特性,基于肿瘤治疗全过程、各阶段、全链条数据进行收集、加工和存储,直接体现最真实的临床应用需求;数据动态收集,随时收集临床中的最新数据,保持数据库病种和模态更新;适用影像组学和深度学习需求的数据精准标注,提供精准标注科学数据。多中心研究是保障影像组学和人工智能模型可重复性的重要途径,而多中心研究首先要求能够共享数据。目前数据共享还面临着诸多困难和挑战,不仅包括数据所有权和数据保护的限制,还包括互联网跨地域共享和传输大数据的传输效率和数据安全性的实际问题。一方面,数据共享方可签订数据保密协议,规范使用共享数据;另一方面,加强数据存储及传输系统的安全性,谨防数据泄露。

3.模型可解释性

虽然影像组学特征的定义和描述使其具有一定可解释性,然而影像组学特征与传统影像学征象以及蛋白、基因、代谢组信息之间的关联更多的是统计上的一种联系,尚缺乏信号通路及微观机制解释。不同特征提取及选择方法可能导致被筛选出的特征类别和数量不稳定,影响特征与预测结局之间的真实映射。目前影像组学特征与预测之间为相关关系而非因果关系,一定程度上混淆了二者之间的真实联系,不利于影像组学特征的可解释性。建模过程所使用的机器学习算法决策过程不得而知,大部分缺乏可解释性,其中基于线性逻辑回归结果的诺模图具备较好的解释性,因而广泛运用于影像组学研究和临床决策。

深度学习模型在训练过程中,从输入端(输入数据)到输出端会得到一个预测结果,即端到端(end-to-end learning),中间的神经网络自成一体("黑匣子")。

现阶段影像人工智能模型的可解释性较差,其"黑匣子"固有属性导致影像和临床医生无法理解模型的决策依据,也很难给模型提供先验知识的修正,这使得深度学习不太被接受,解密或打开深度学习的黑匣子让决策过程可解释、可视化将成为人工智能未来取得医生和监管部门认可和信任的关键。由于缺乏透明性,即便在多中心验证的情况下,也较难将研究成果推广至真实世界中不同的成像设备、扫描协议、患者群体和应用场景。因此,亟待提高影像人工智能的可解释性。深度学习模型的可视化或有助于解决这一难题,目前研究人员提出了借助绘图工具、借助深度学习可视化工具等来减少黑盒感知。

4. 数据安全问题

各家医疗机构的数据不愿意开放和共享一定程度上基于数据信息安全考虑,担心数据泄露、数据重复使用以及患者隐私泄露等问题,数据缺乏有效的保护和监管。目前对影像人工智能数据和算法的使用监管,尚未颁布相关法律进行引导和约束,数据的所有权和伦理问题尚不明确。目前越来越多医疗机构意识到数据安全的重要性,在科研合作中尝试签署合作协议,包括数据保密原则。未来可利用区块链构建共享数据库,共享数据库有利于实现数据规范、科学、智能化管理,也有利于实现数据溯源和高效利用。此外,解决数据安全的途径还应包括加强人工智能行业法律法规的制定,推出相应的信息保护法案,这需要科研机构、人工智能公司和医师共同探索和遵循。通过合理的数据分享机制,建立标准化、大样本的数据库为影像组学和人工智能模型训练提供高质量数据,并缩短与真实世界的差距,使得二者在医疗领域的应用具备更多可能性。

5. 局限性

第一,当前影像组学和影像人工智能在肿瘤领域的研究主要集中于单病种,虽然取得了一系列的研究成果,展示了一定的临床转化价值,但是在应对复杂的临床实践,以及多部位、多病种的能力还有待验证,这也是未来影像组学和人工智能的发展方向。影像组学基于硬编码特征,且不能实现自动化分析,与深度学习的融合能够在有限的训练数据集上,进一步提升影像组学分类或预测的准确性和可靠性。第二,如何跳出信息孤岛整合多中心有效数据,进一步提升影像组学和影像人工智能的准确性。目前影像组学大部分基于影像图像特征和临床数据的建模,与蛋白、基因、代谢、免疫等的融合还不够深入。基于深度学习的人工智能模型在影像领域的应用仅仅停留在图像识别、分类以及简单分析上,整合医疗全链条数据,如临床病史、实验室检查、治疗方案、治疗反应和预后等数据,综合判断,模拟医生诊疗思维,提高诊疗准确性并给出最佳决策方案是人工之智能未来重点研发的方向。起步于辅助诊断,逐步过渡到预测判断和辅助决策参考,从而贯穿整个影像诊断的全过程,这才是影像人工智能通往精准影像、精准医疗的必经之路。

二、结论

目前影像组学以及深度学习算法存在一定挑战和困难,包括:可重复性低、质量控制较差、数据共享困难、可解释性差,数据安全和隐私保护等问题阻碍医学影像组学和人工智能的应用。然而,影像组学在肿瘤异质性量化已经取得一定进展并显示出临床转化潜力,尽管我们仍然处于弱人工智能时代,迈入强人工智能时代还需要一定时间,但人工智能已经在推动医学成像设备智能化、数据采集规范化和标准化、数据分析自动化等方面取得了重要的进展。随着数据的积累和技术的进一步成熟,人工智能与医学影像的结合将产生良好的社会效益和经济效益,改变医疗资源紧缺的现状,在技术的驱动下提高升医生的诊疗水平,为患者提供同质化的医疗服务,切实解决看病难的问题。

（张水兴　张斌）

参考文献

[1] SUNG H, FERLAY J, SIEGEL R L, et al. Global Cancer Statistics 2020: GLOBOCAN Estimates of Incidence and Mortality Worldwide for 36 Cancers in 185 Countries [J]. CA: a cancer journal for clinicians, 2021, 71(3): 209-249.

[2] LAMBIN P, RIOS-VELAZQUEZ E, LEIJENAAR R, et al. Radiomics: extracting more information from medical images using advanced feature analysis [J]. European journal of cancer (Oxford, England : 1990), 2012, 48(4): 441-446.

[3] SOFFER S, BEN-COHEN A, SHIMON O, et al. Convolutional Neural Networks for Radiologic Images: A Radiologist's Guide [J]. Radiology, 2019, 290(3): 590-606.

[4] HOSNY A, PARMAR C, QUACKENBUSH J, et al. Artificial intelligence in radiology [J]. Nature reviews Cancer, 2018, 18(8): 500-510.

[5] BI W L, HOSNY A, SCHABATH M B, et al. Artificial intelligence in cancer imaging: Clinical challenges and applications [J]. CA: a cancer journal for clinicians, 2019, 69(2):127-157.

[6] ZHANG B, TIAN J, PEI S, et al. Machine Learning-Assisted System for Thyroid Nodule Diagnosis [J]. Thyroid: official journal of the American Thyroid Association, 2019, 29(6): 858-867.

[7] ZHANG B, TIAN J, DONG D, et al. Radiomics Features of Multiparametric MRI as Novel Prognostic Factors in Advanced Nasopharyngeal Carcinoma [J]. Clinical cancer research : an official journal of the American Association for Cancer Research, 2017, 23(15): 4259-4269.

[8] ZHANG L, DONG D, LI H, et al. Development and validation of a magnetic resonance imaging-based model for the prediction of distant metastasis before initial treatment of nasopharyngeal carcinoma: A retrospective cohort study [J]. EBioMedicine, 2019, 40: 327-335.

[9] LIANG M, TANG W, XU D M, et al. Low-Dose CT Screening for Lung Cancer: Computer-aided Detection of Missed Lung Cancers [J]. Radiology, 2016, 281(1): 279-288.

[10] YUAN Z, XU T, CAI J, et al. Development and Validation of an Image-based Deep Learning Algorithm for Detection of Synchronous Peritoneal Carcinomatosis in Colorectal Cancer [J]. Annals of surgery, 2022, 275(4): e645-e651.

[11] NIE K, SHI L, CHEN Q, et al. Rectal Cancer: Assessment of Neoadjuvant Chemoradiation Outcome based on Radiomics of Multiparametric MRI [J]. Clinical cancer research : an official journal of the American Association for Cancer Research, 2016, 22(21): 5256-5264.

[12] DE GROOF A J, STRUYVENBERG M R, VAN DER PUTTEN J, et al. Deep-Learning System Detects Neoplasia in Patients With Barrett's Esophagus With Higher Accuracy Than Endoscopists in a Multistep Training and Validation Study With Benchmarking [J]. Gastroenterology, 2020, 158(4): 915-929.

[13] HODGDON T, MCINNES M D, SCHIEDA N, et al. Can Quantitative CT Texture Analysis be Used to Differentiate Fat-poor Renal Angiomyolipoma from Renal Cell Carcinoma on Unenhanced CT Images? [J]. Radiology, 2015, 276(3): 787-796.

[14] XI I L, ZHAO Y, WANG R, et al. Deep Learning to Distinguish Benign from Malignant Renal Lesions Based on Routine MR Imaging [J]. Clinical cancer research : an official journal of the American Association for Cancer Research, 2020, 26(8): 1944-1952.

[15] NIR G, KARIMI D, GOLDENBERG S L, et al. Comparison of Artificial Intelligence Techniques to Evaluate Performance of a Classifier for Automatic Grading of Prostate Cancer From Digitized Histopathologic Images [J]. JAMA network open, 2019, 2(3): e190442.

[16] BULTEN W, PINCKAERS H, VAN BOVEN H, et al. Automated deep-learning system for Gleason grading of prostate cancer using biopsies: a diagnostic study [J]. The Lancet Oncology, 2020, 21(2): 233-241.

[17] WU N, PHANG J, PARK J, et al. Deep Neural Networks Improve Radiologists' Performance in Breast Cancer Screening [J]. IEEE transactions on medical imaging, 2020, 39(4): 1184-1194.

[18] AKSELROD-BALLIN A, CHOREV M, SHOSHAN Y, et al. Predicting Breast Cancer by Applying Deep Learning to Linked Health Records and Mammograms [J]. Radiology, 2019, 292

（2）: 331-342.

[19] MAZUROWSKI M A, ZHANG J, GRIMM L J, et al. Radiogenomic analysis of breast cancer: luminal B molecular subtype is associated with enhancement dynamics at MR imaging [J]. Radiology, 2014, 273(2): 365-372.

[20] AERTS H J, VELAZQUEZ E R, LEIJENAAR R T, et al. Decoding tumour phenotype by noninvasive imaging using a quantitative radiomics approach [J]. Nature communications, 2014, 5: 4006.

[21] YU Y, TAN Y, XIE C, et al. Development and Validation of a Preoperative Magnetic Resonance Imaging Radiomics-Based Signature to Predict Axillary Lymph Node Metastasis and Disease-Free Survival in Patients With Early-Stage Breast Cancer [J]. JAMA network open, 2020, 3(12): e2028086.

[22] ZHOU L Q, WU X L, HUANG S Y, et al. Lymph Node Metastasis Prediction from Primary Breast Cancer US Images Using Deep Learning [J]. Radiology, 2020, 294(1): 19-28.

[23] LIU Z, LI Z, QU J, et al. Radiomics of Multiparametric MRI for Pretreatment Prediction of Pathologic Complete Response to Neoadjuvant Chemotherapy in Breast Cancer: A Multicenter Study [J]. Clinical cancer research : an official journal of the American Association for Cancer Research, 2019, 25(12): 3538-3547.

[24] PARK H, LIM Y, KO E S, et al. Radiomics Signature on Magnetic Resonance Imaging: Association with Disease-Free Survival in Patients with Invasive Breast Cancer [J]. Clinical cancer research : an official journal of the American Association for Cancer Research, 2018, 24(19): 4705-4714.

[25] WANG F, ZHANG B, WU X, et al. Radiomic Nomogram Improves Preoperative T Category Accuracy in Locally Advanced Laryngeal Carcinoma [J]. Frontiers in oncology, 2019, 9: 1064.

[26] DONG D, FANG M J, TANG L, et al. Deep learning radiomic nomogram can predict the number of lymph node metastasis in locally advanced gastric cancer: an international multicenter study [J]. Annals of oncology : official journal of the European Society for Medical Oncology, 2020, 31(7): 912-920.

[27] RIZZO S, PETRELLA F, BUSCARINO V, et al. CT Radiogenomic Characterization of EGFR, K-RAS, and ALK Mutations in Non-Small Cell Lung Cancer [J]. European radiology, 2016, 26(1): 32-42.

[28] KHORRAMI M, JAIN P, BERA K, et al. Predicting pathologic response to neoadjuvant chemoradiation in resectable stage III non-small cell lung cancer patients using computed tomography radiomic features [J]. Lung cancer (Amsterdam, Netherlands), 2019, 135: 1-9.

[29] HE B, DONG D, SHE Y, et al. Predicting response to immunotherapy in advanced non-small-cell lung cancer using tumor mutational burden radiomic biomarker [J]. Journal for immunotherapy of cancer, 2020, 8(2).

[30] MO X, WU X, DONG D, et al. Prognostic value of the radiomics-based model in pro-

gression-free survival of hypopharyngeal cancer treated with chemoradiation [J]. European radiology, 2020, 30(2): 833-843.

[31] ZHANG Q, PENG Y, LIU W, et al. Radiomics Based on Multimodal MRI for the Differential Diagnosis of Benign and Malignant Breast Lesions [J]. Journal of magnetic resonance imaging : JMRI, 2020, 52(2): 596-607.

[32] QIN J B, LIU Z, ZHANG H, et al. Grading of Gliomas by Using Radiomic Features on Multiple Magnetic Resonance Imaging (MRI) Sequences [J]. Medical science monitor : international medical journal of experimental and clinical research, 2017, 23: 2168-2178.

[33] ZHANG Y, LV X, QIU J, et al. Deep Learning With 3D Convolutional Neural Network for Noninvasive Prediction of Microvascular Invasion in Hepatocellular Carcinoma [J]. Journal of magnetic resonance imaging : JMRI, 2021, 54(1): 134-143.

[34] DONG Y, FENG Q, YANG W, et al. Preoperative prediction of sentinel lymph node metastasis in breast cancer based on radiomics of T2-weighted fat-suppression and diffusion-weighted MRI [J]. European radiology, 2018, 28(2): 582-591.

[35] TIAN Y, KOMOLAFE T E, ZHENG J, et al. Assessing PD-L1 Expression Level via Preoperative MRI in HCC Based on Integrating Deep Learning and Radiomics Features [J]. Diagnostics (Basel, Switzerland), 2021, 11(10).

[36] ZHOU Y, MA X L, ZHANG T, et al. Use of radiomics based on (18)F-FDG PET/CT and machine learning methods to aid clinical decision-making in the classification of solitary pulmonary lesions: an innovative approach [J]. European journal of nuclear medicine and molecular imaging, 2021, 48(9): 2904-2913.

[37] YIP S S, KIM J, COROLLER T P, et al. Associations Between Somatic Mutations and Metabolic Imaging Phenotypes in Non-Small Cell Lung Cancer [J]. Journal of nuclear medicine : official publication, Society of Nuclear Medicine, 2017, 58(4): 569-576.

[38] DONG X, SUN X, SUN L, et al. Early Change in Metabolic Tumor Heterogeneity during Chemoradiotherapy and Its Prognostic Value for Patients with Locally Advanced Non-Small Cell Lung Cancer [J]. PloS one, 2016, 11(6): e0157836.

[39] COOK G J, O'BRIEN M E, SIDDIQUE M, et al. Non-Small Cell Lung Cancer Treated with Erlotinib: Heterogeneity of (18)F-FDG Uptake at PET-Association with Treatment Response and Prognosis [J]. Radiology, 2015, 276(3): 883-893.

[40] MU W, JIANG L, ZHANG J, et al. Non-invasive decision support for NSCLC treatment using PET/CT radiomics [J]. Nature communications, 2020, 11(1): 5228.

[41] MA W, ZHAO Y, JI Y, et al. Breast Cancer Molecular Subtype Prediction by Mammographic Radiomic Features [J]. Academic radiology, 2019, 26(2): 196-201.

[42] ZHANG B, YU K, NING Z, et al. Deep learning of lumbar spine X-ray for osteopenia and osteoporosis screening: A multicenter retrospective cohort study [J]. Bone, 2020, 140: 115561.

[43] JIN Z, ZHU Y, ZHANG S, et al. Ultrasound Computer-Aided Diagnosis (CAD) Based

on the Thyroid Imaging Reporting and Data System (TI-RADS) to Distinguish Benign from Malignant Thyroid Nodules and the Diagnostic Performance of Radiologists with Different Diagnostic Experience [J]. Medical science monitor : international medical journal of experimental and clinical research, 2020, 26: e918452.

[44] ARAMENDíA-VIDAURRETA V, CABEZA R, VILLANUEVA A, et al. Ultrasound Image Discrimination between Benign and Malignant Adnexal Masses Based on a Neural Network Approach [J]. Ultrasound in medicine & biology, 2016, 42(3): 742-752.

[45] ZHENG X, YAO Z, HUANG Y, et al. Deep learning radiomics can predict axillary lymph node status in early-stage breast cancer [J]. Nature communications, 2020, 11(1): 1236.

[46] GU J, TONG T, HE C, et al. Deep learning radiomics of ultrasonography can predict response to neoadjuvant chemotherapy in breast cancer at an early stage of treatment: a prospective study [J]. European radiology, 2022, 32(3): 2099-2109.

[47] HASHIMOTO R, REQUA J, DAO T, et al. Artificial intelligence using convolutional neural networks for real-time detection of early esophageal neoplasia in Barrett's esophagus (with video) [J]. Gastrointestinal endoscopy, 2020, 91(6): 1264-1271.e1.

[48] WU L, HE X, LIU M, et al. Evaluation of the effects of an artificial intelligence system on endoscopy quality and preliminary testing of its performance in detecting early gastric cancer: a randomized controlled trial [J]. Endoscopy, 2021, 53(12): 1199-1207.

[49] GUO L, XIAO X, WU C, et al. Real-time automated diagnosis of precancerous lesions and early esophageal squamous cell carcinoma using a deep learning model (with videos) [J]. Gastrointestinal endoscopy, 2020, 91(1): 41-51.

[50] ZHU Y, WANG Q C, XU M D, et al. Application of convolutional neural network in the diagnosis of the invasion depth of gastric cancer based on conventional endoscopy [J]. Gastrointestinal endoscopy, 2019, 89(4): 806-815.e1.

[51] BYRNE M F, CHAPADOS N, SOUDAN F, et al. Real-time differentiation of adenomatous and hyperplastic diminutive colorectal polyps during analysis of unaltered videos of standard colonoscopy using a deep learning model [J]. Gut, 2019, 68(1): 94-100.

[52] HOLZINGER A, HAIBE-KAINS B, JURISICA I. Why imaging data alone is not enough: AI-based integration of imaging, omics, and clinical data [J]. European journal of nuclear medicine and molecular imaging, 2019, 46(13): 2722-2730.

[53] CALIN G A, CROCE C M. MicroRNA signatures in human cancers [J]. Nature reviews Cancer, 2006, 6(11): 857-866.

[54] WANG W, LOU W, DING B, et al. A novel mRNA-miRNA-lncRNA competing endogenous RNA triple sub-network associated with prognosis of pancreatic cancer [J]. Aging, 2019, 11 (9): 2610-2627.

[55] DE LAS RIVAS J, ALONSO-LóPEZ D, ARROYO M M. Human Interactomics: Comparative Analysis of Different Protein Interaction Resources and Construction of a Cancer Protein-Drug

Bipartite Network [J]. Advances in protein chemistry and structural biology, 2018, 111: 263-282.

[56] 金哲,张璐,张斌,莫笑开,黄文慧,方进,汪飞,张水兴.头颈部肿瘤影像组学研究进展[J].中华放射学杂志,2020(02):167-168-169-170-171.

[57] 何方舟,牛凯,唐顺,张熠丹,谢璐,王冀川,夏楚藜,赵志庆,贺志强,郭卫.基于X线图像的膝关节周围原发性骨肿瘤辅助诊断的机器学习模型研究[J].现代生物医学进展,2021,21(15):2842-2847.

[58] 周世崇,童宇洋,黄云霞,刘桐桐,周瑾,余锦华,郭翌,汪源源,李佳伟,常才,陈敏.甲状腺乳头状癌淋巴结转移的超声影像组学特征与侵袭性蛋白质的相关性[J].肿瘤影像学,2018,27(02):65-69.

[59] 邢飞,陆健,张涛,缪小芬,张学琴,姜吉锋.肝硬化背景下MRI肝脏影像报告和数据系统LR-2、LR-3、LR-4类结节的变化与预后[J].中华放射学杂志,2018,52(04):272-276.

[60] 朱红波.影像基因组学预测肝细胞癌根治术后病人预后的应用研究[D].南方医科大学,2020.

[61] 周世崇,童宇洋,黄云霞,刘桐桐,周瑾,余锦华,郭翌,汪源源,李佳伟,常才,陈敏.甲状腺乳头状癌淋巴结转移的超声影像组学特征与侵袭性蛋白质的相关性[J].肿瘤影像学,2018,27(02):65-69.

[62] 萧毅,刘士远.医学影像人工智能进入深水区后的思考[J].中华放射学杂志,2019(01):2-5.

[63] 刘士远,萧毅.基于深度学习的人工智能对医学影像学的挑战和机遇[J].中华放射学杂志,2017,51(12):899-901.

[64] 许强,张其锐,卢光明.新一代医学影像人工智能临床转化现状与挑战[J].中华放射学杂志,2019(11):913-914-915.

[65] 韩冬,李其花,蔡巍,夏雨薇,宁佳,黄峰.人工智能在医学影像中的研究与应用[J].大数据,2019,5(01):39-67.

第八章

人工智能技术在
病理学中的应用

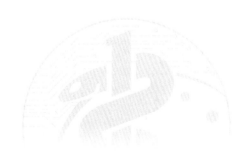

本章导读

BEN ZHANG DAO DU

计算机算力与存储能力的快速发展为传统病理图像的数字化提供了技术支撑。数字病理可以将病理图像转化为高保真度、高通量的可挖掘的数据集，包括纹理、形态、边缘梯度等定量特征，这些特征可以用于肿瘤的精准诊断、风险分层和疗效预测，有望提高病理诊断的精确性、可靠性和可重复性。同时，数字化病理图像可以保存病理切片的即时状态，方便管理与分析，逐渐成为传统病理与数字病理之间的桥梁。本章将就肿瘤病理智能化的发展趋势、全切片数字化图像技术、肿瘤病理智能化的分析方法和人工智能在肿瘤病理学中的应用与研究案例等四部分逐一进行介绍。

第一节　肿瘤病理智能化的发展趋势

随着生活水平的提高和医疗体系的完善,传统的病理工作模式已经无法满足人们的医疗需求。根据中华医学会病理学分会的调查显示,2016~2018年中国31个省、直辖市及自治区3831家医院病理科共有病理医务工作者31815人,其中病理医师为16972人(53.3%),病理技师为13200人(41.5%),专职教研人员为1643人(5.2%),院均病理医师、医技人员、专职教研人员分别仅有4.4人、3.5人、0.4人,但是人均工作量却常年高居不下,细胞学、常规大体标本、活检标本、冰冻标本、免疫组织化学、分子检测、会诊(含远程)和特殊染色的人均工作量分别高达686例/年、664例/年、370例/年、86例/年、631例/年、98例/年、44例/年、70例/年,由此可见,中国病理目前存在人力资源绝对不足的问题。除此之外,我国还存在病理资源分布不均等问题。

近年来,人工智能为人们的新生活方式带来了很多便利,在此基础上数字病理的发展为上述问题提供了新的解决思路,病理玻片的高分辨率数字成像和基于深度学习卷积神经网络的图像分割、目标检测以及图像分类等先进技术融入病理,让病理诊断实现数字化、网络化、智能化成为可能。有了这些技术的支撑,病理科可以将所有常规切片全部转化成数字切片,并整合进入日常工作流,实现数字切片首诊。随着病理图像大数据积累,可训练模型来智能检测数字切片中的病变区域并定量评估各项指标,帮助病理医生做出快速、准确、重复性高的病理诊断,将人工智能和数字化精准病理判读融入临床工作中。

在精准医疗大背景下,肿瘤病理智能化已成为必然趋势,我国肿瘤病理人工智能相关研究、产品及应用也逐年增多,本节将从七个方面讲述肿瘤病理智能化的现状和未来。

一、肿瘤病理智能化的必要性

病理学对疾病诊断和分类的重要性不可低估,精准医疗所必需的组织病理诊断和分类、精准的生物标记物评估、复杂的二代测序结果的分析解读等日益增加的临床需求给本来就十分稀缺的病理医生在工作量和专业知识更新上都带来了空前的压力,精准病理诊断已成为影响精准医疗发展的主要瓶颈之一。

在精准医疗大背景下,对肿瘤病理诊断有了更高要求:定性诊断变为更精细的定量评分;单基因检测变为更复杂得多基因检测分析;单维度的分析诊断变为多维度的分析诊断;静态的一次性诊断变为全过程长期的动态诊断和分析;有创手术获取的充足检材变为微创获取的微量检材。这些变化带来的繁杂程度,给传统的病理诊断带来了巨大的挑战,有的已达到了病理医生能力的极限或已触及了复杂定量这类病理医生能力的短板。寻找新的技术和工具势在必行,以计算机技术为基础的人工智能正为我们带来新的希望。

从宏观角度来看,肿瘤智能化是未来病理的必然趋势,更进一步的发展成果代表着病理人工智能更广阔的发展空间。肿瘤病理智能化至少可以解决三方面的临床问题:病理从业人员不足、病理专科化不足、病理运行框架的优化,同时随着技术方法的日益进步和前期实践的证据,智能化必然是未来病理发展的方向。

目前,病理诊断正朝着基于临床治疗的专科病理方向发展,分子病理、数字病理更是未来的发展方向。病理不再是一个个体的经验性活动,其规范化甚至比对组织形态的认识还要重要。我们以前认为病理医生需要更多的形态感悟,实际上,病理诊断是可以规范、重复、量化和标准化的,这是它能发展为智能化的基础。

二、数字化是智能化的前提

从多年的实践经验总结来看,肿瘤病理智能化大致分为了三个发展阶段。

第一阶段为技术变革、远程病理阶段。主要是通过计算机网络开展病理远程会诊和冰冻切片远程诊断工作,传统切片的数字化,使肿瘤病理智能化有了可能性。

第二阶段为"应用普及、全数字病理科"阶段。即病理科全面数字化及数字病理应用普及,病理科将所有常规切片制作成数字切片,并在日常工作流中使用,实现数字切片首诊,形成区域性病理云平台。这为肿瘤病理智能化打下了良好的基础。

第三阶段为真正的病理智能化阶段。随着病理图像大数据积累、人工智能方法的不断发展,计算机能够自动检测数字切片中的病变区域并定量评估各项指标,帮助病理医生做出快速、准确、重复性高的病理诊断,走向人工智能阶段,实现数字化精准病理融入病理临床工作。

肿瘤病理智能化需要踏实地走过这三段历程,近几年的实践证明很多医院还处在第一个阶段。目前经过各方的努力及推动,第三阶段有超前于第二阶段发展的趋势,很多人工智能的初级产品已经问世,但迟迟不能落地,其主要原因是病理AI产品的应用需要合理的工作场景,病理科需要数字化的基础,数字化是大规模和真正智能化的前提。

Mukhopadhyay S等在2018年发表了一篇基于1992个病例、3390张病理切片/数字图像的研究,结果表明基于全视野数字病理切片(whole slide images,WSI)的病理学人工智能诊断与传统显微镜中医生诊断表现相当,与金标准相比,二者诊断差异比率仅为0.4%,差异主要与取材部位相关。这至少有两个方面的意义,一是数字化的组织病理图像与传统的组织病理诊断有等效性;二是说明用人工智能在分析和认识数字化的组织病理图像方面也是可行的。人工智能为精准病理诊断拓宽了思路,打破了技术和病理医生能力的瓶颈,在更多可能的领域甚至会超越病理医生现有的能力和认知,肿瘤病理智能化是可行的,并且有临床实践意义。

但截至目前,病理科仍无法像影像科一样在临床实践中实现早期数字化,全数字化病理科的建立受到阻碍,后续工作发展也相对比较迟缓,智能病理的落地就很难实现。有不少病理科医生表示现在确实有很多好的软件,然而为了一个分析再重新去扫片子,有点耗时耗力。有经验的病理科医生通常依靠经验只花几十秒的时间就基本解决问题了,智能病理就没了用武之地。没有动力,没有场景,没有数字化的基础,病理智能化目标就难以实现。所以第三阶段若没有第二阶段的基础,很难跨越式发展,所以积极推动第二阶段的实现是当务之急。

三、人工智能显微镜是智能化的过渡阶段

人工智能显微镜能很好地结合病理医生传统工作场景及人工智能,是目前病理医生传统工作场景到完全实现智慧病理中间的一个良好过渡手段。在全数字病理科实现前,我们可以通过"智能增强现实显微镜"或在我们现有的显微镜摄影系统上加上实用的人工智能模块来初步实现人工智能辅助诊断。这一方法目前已能实现对常见免疫组织化学指标的辅助定量判读,如乳腺癌的雌激素受体(estrogen receptor,ER)、孕激素受体(progesterone receptor,PR)、人类表皮生长因子受体2(human epidermal growthfactor receptor 2,HER2)、Ki67、雄激素受体(androgen receptor,AR)等,此外肿瘤浸润淋巴细胞(tumor infiltrating lymphocyte,TIL)、PD-L1、核分裂象计数、乳腺癌和前列腺癌的组织学分级等也有应用,是现阶段人工智能便捷的切入病理诊断的有效办法。

国际上谷歌报告在普通的光学显微镜上加装AI+AR组件,用机器学习的方法实时分析显微镜视野下的图像,并实时输出模型的结果,但国内尚未见推广使用。国内

腾讯AI Lab也发布了一款智能显微镜,医生可以从显微镜中实时看到AI反馈,但需要专门的设备,费用昂贵,目前推广还不理想。

四、全片数字化图像业态及管理系统的建设

肿瘤病理智能化的前提是实现数字病理,而数字病理的核心内容是将传统的保存于玻片上的病理图像信息进行电子数据化和网络化,病理图像的数据化,使计算机辅助诊断成为可能。

从数字病理的用途而言,目前可将其分为四类:教学,诊断,研究和档案保存。国外数字病理文献发表主要集中在2011至2012年,国内数字病理的概念也几乎同时提出和兴起。但受当时技术发展的限制,主要是扫描速度慢、图像质量差、网络传输慢、数据存储贵等,数字病理应用只局限于病理教学与培训,少数的疑难病例会诊,而并未进入日常病理诊断中,而对于研究和档案保存方面几乎无法发挥作用。

限制数字病理进入日常病理诊断工作流中的关键技术瓶颈有以下四点。

第一,WSI的扫描速度和图像质量。2011年卫生部病理远程会诊与质控平台选择了由麦克奥迪(厦门)医疗诊断系统生产的数字切片扫描仪,由于是早期机型,受技术所限,放大400倍扫描一张15mm×15mm的病理组织区域需要40分钟以上,无法满足临床使用要求,只能用于教学及疑难病例远程会诊。2011年美国专家预测数字病理在病理科常规运用的前提是其扫描速度需要达到在400倍下扫描一张15mm×15mm的病理组织区域耗时在30秒以内(以一个中型病理中心推算,一年150万张玻璃切片)。到2017年,德国徕卡Aperio系列数字切片扫描仪、日本滨松NanoZoomer系列数字切片扫描仪、匈牙利3DHistech数字切片扫描仪等多家国际知名公司的扫描仪采用更为先进的扫描技术,最多可以一次装载入60~1000张玻璃切片进行扫描,扫描图像压缩后大小在1G左右,图像质量完全满足诊断要求。而除了国外的知名品牌,我国的优秀扫描仪品牌如北京优纳、宁波江丰、厦门麦克奥迪和苏州帝麦克斯等,提供的各种扫描仪也可以满足不同医院病理科或病理实验室的日常扫描需求。

第二,网络传输速度。2011年我国国内网络的主流带宽是1~8M,美国是16M,2011年美国专家预计的数字病理常规运用需要达到带宽100M。2015年国家提出的网络提速和互联网+计划,我国的网络主流带宽已经达到了100M,大大提升了网络传输的速度,并且随着互联网的快速发展,随着5G时代的到来,网络传输速度还会进一步加快。

第三,图像存储空间和费用。因为病理扫描图片文件磁盘占用空间大,存储成本高,2011年美国专家估算数字病理如果实现常规运用,在一个中型病理中心一年至少需要40T的存储空间,这在2011-2012年间是非常昂贵的。而现在云存储技术的成熟和应用大大降低了数据存储的成本,使超大存储成为可能。现在国内的多家电信运营商及知名的互联网公司都在大力推进云存储和大数据研究,他们将能为数字病理的发展提供相应的技术支持。

第四,数字化体外诊断(in Vitro Diagnostics,IVD)设备的性能。数字病理IVD设备就是病理医生用来进行数字切片阅片的设备。对IVD设备而言,首先是显示器的图像质量和分辨率,早期电脑屏幕上显示的图像效果无法达到显微镜下观察的效果,因此病理医生更愿意使用显微镜进行病理诊断。且数字切片只能在电脑显示上浏览,用鼠标操作,操作速度和体验远不如显微镜,所以病理医生不愿意在诊断中使用,而现在高清大屏幕以及触摸屏的普及可以大大提高病理医生的使用体验。

最近几年,上述数字病理技术瓶颈均获得了显著进步,使数字病理推广至日常临床病理诊断工作流在技术上变得可行。2017年4月12日,飞利浦IntelliSite病理解决方案(Philips IntelliSite Pathology Solution,PIPS)获得了美国FDA批准,允许其在市场上销售,这是第一个获批的全切片数字化成像(WSI)系统,这标志着数字病理诊断模式已经获得美国政府的正式认可。

病理人工智能的初步加入和不断完善、创新是智能病理发展的保障。例如,我们希望人工智能诊断系统除了能智能化识别病理数字化切片外,还能直接帮助病理医生,如输入诊断疾病名字后系统可以自动跳出诊断要点和典型病理图片,但是目前还未见到这种智能诊断系统的出现。另外,智能化病理管理系统也是目前人工智能可以发展的方向,在国家药品监督管理局查询国产医疗器械产品(注册)可以发现,目前我国获批的病理管理系统功能仅局限于远程诊断平台日常管理功能和数字病理图像的阅览、存储、处理(对图像进行缩放、查看整图、保存大图及抓图)的管理功能。在目前已有的管理功能上,如何自动合并病人的信息,并做出智能化的分析,而不是拘泥于传统的病理诊断思维是此类系统应该考虑的问题。智能化系统应减去人工复杂的、重复性的劳动,追求巧干,智能诊断系统的建设和不断完善是我们目前需要做的工作。

当下还可从六大方面着手助力肿瘤病理的智能化:①样本的良好保存;②取材制片的标准化;③染色和非染色方法创新;④智能和云端技术的不断改进;⑤诊断方案和理论的不断进步;⑥医生和病人体验的不断提升。

五、人工智能辅助病理精准诊断

在精准病理诊断背景下,人工智能可以从组织精准获取、辅助诊断、组织学分级和定量评分、肿瘤生物标记物的精准评估、预测分子特征、精准解读生物信息、信息整合、预测生存和预后等多方面辅助病理医生。

1. AI辅助病变组织的精准获取

病理诊断首先需要从手术标本精准地获取病变组织,了解病变组织的分布情况,还需要了解手术的边缘是否有病变残留,新辅助治疗后的手术标本还需要分析肿瘤在治疗后的反应情况,这些都是非常费时费力的工作。由于肉眼观察的局限性,常常我们只有相对盲目地选取大量的组织块,从中"大海捞针"般发现并分析病变组织。AI技术辅以各种新的光学手段为我们发现了一条"事半功倍"的新路,有关的研究已经有不少好的结果,通过荧光成像、高光谱成像、近红外多光谱成像、高光谱结合可见光成像、太赫兹成像和高频超声成像等新技术已超越了传统可见光肉眼观察的认知。而AI辅助拼图形成的虚拟大切片,也可能完全替代传统上需要昂贵的专用设备和繁杂的操作流程才能完成的大组织切片。

2. AI辅助组织病理精准诊断

依赖形态学的组织病理诊断目前仍是病理学诊断的主要手段,通过对载玻片上的组织切片的显微镜下观察分析来进行的诊断常被作为诊断的"金标准"。显微图像的数字化为AI辅助组织病理诊断和分类奠定了基础。AI辅助组织病理诊断已有大量的研究成果,目前认为其已能达到病理医生诊断的同样水平,在某些方面甚至超越了病理医生的日常工作能力,尤其AI具有良好的可重复性,在速度和效率上也有优势,在细胞学筛查上更显示了"不知疲倦"和不遗漏病变的优势。在淋巴结癌转移评估上也显示了更精准的前景,在乳腺癌新辅助化疗疗效预测上也有好的结果。

AI辅助组织病理精准诊断,不仅在肿瘤病理诊断领域,在非肿瘤的病理诊断上也将发挥重要作用。Nirschl等开发了一种卷积神经网络模型,从HE染色的心内膜活检组织中检测心力衰竭,其结果优于两位参与研究的病理医生的成绩。而2019年发表在 *J Pathol Inform* 的基于深度学习模型在十二指肠活检切片上区分乳糜泻、非特异性十二指肠炎和正常组织也获得了很好的结果。

3. AI辅助组织学分级和定量评分

组织学分级是肿瘤治疗和预后的重要独立指标,有十分重要的临床价值,在前列腺癌、乳腺癌和胶质瘤等肿瘤的诊断中都是必须报告的项目,但在病理医生的日常诊断中,其重复性并不理想,主观性较强,尽管我们已经采用了诊断指南和图示卡片等一系列方法来加以改进,但其差异仍明显存在,重复性仍待提高。利用AI来辅助进行肿瘤的组织学分级是实用和可行的,能明显提高肿瘤的精准病理诊断水平。组织学诊断的一些定量评分,比如核分裂计数,肿瘤细胞的核级评分和TILs等在临床上都很有价值,也是AI辅助诊断的一个"用武之地",同样实用和可行。

4. AI辅助肿瘤生物标记物的精准评估

肿瘤生物标记物的量化评估是精准病理诊断的一个主要内容。病理医生对肿瘤生物标记物的定性判读具有较大的优势,但对精准的量化则主观性较强,差异较大,重复性不好;对多重标记等更繁杂的定量标记更加困难,依赖计算机图像分析的辅助人工智能在这方面则更显优势。Ki67增殖指数等的量化评分在临床上有很重要的价值,AI在这些方面有明显的优势,2021年线上发布的国际乳腺癌Ki67工作组关于Ki67评估的共识就明确指出了人工智能辅助自动化评分可能是解决Ki67评估痛点的可行方案,并介绍了一些开放和商业化的工作平台。

5. AI辅助基于HE图像预测分子特征和精准的生物信息解读

近年不断有研究报道尝试用深度学习来预测病变组织的基因改变和分子表达情况。首先是2018年发表在 *Nature Medicine* 的利用深度学习对非小细胞肺癌组织病理图像进行分类和突变预测的工作;同年发表在 *BioRxiv* 的通过深度学习来预测前列腺癌HE图像上SPOP突变状态的工作;2019年发表在 *Nature Medicine* 的深度学习模型可以直接从胃癌和结肠癌的HE组织图像预测微卫星不稳定性的工作。更重要的是随着高通量测序的日益普遍应用,生物信息学面临着如何将这海量的数据转化为有价值的诊断信息的问题,AI技术以其高效和精准的数据处理能力,在生物信息学、基因组学、蛋白质组学和代谢组学等领域具有很好的应用价值。

6. AI辅助信息整合实现深层次的精准诊断

有一些重要的诊断信息并非来源于某项单一的检测信息的分析,而是从多个检测信息的整合中挖掘分析获得。AI可以辅助我们方便地获取所有诊断信息,还有可能辅助我们综合分析,吸纳每一种检测的优势和长处,获得更深层次的精准诊断。病理学诊断并不仅限于组织形态的认识,通过整合病人的临床信息、影像信息、检验(化学病理学)结果、治疗经过及反应,甚至包括病人的社会经历、家族遗传信息等做出诊断是病理诊断的完整内涵,病理医生不仅要重视自己生产的数据,更要重视所有医疗数据的整合利用,AI在这方面是我们的好帮手。

7. AI辅助基于HE图像精准预测病人的生存和预后

除了利用AI辅助病理学常规诊断外,深度学习还可以超越我们日常的组织病理诊断,扩展对疾病的认识。Kul Karmi等人2019年发表的工作显示深度学习根据早期黑色素瘤的标准HE图像预测病人的预后取得了较好的结果;2018年发表在PNAS上的文章则用卷积神经网络为基础的脑胶质瘤模型与COX比例风险模型相结合预测病人的预后取得较好的效果,其预测能力与神经病理学家的组织学分级相当,表现出较好的预后预测能力。

六、肿瘤病理智能化的现状及水平

近年来,我国肿瘤病理人工智能相关研究、产品及应用逐年增多,下面将分别进行阐述。

1.肿瘤病理智能化相关研究

以"病理学""人工智能"作为关键词,检索Pubmed数据库、IEEE数据库、CNKI数据库、万方数据库,得到2000—2020年期间历年收录的我国在病理人工智能领域研究相关文献181篇(只计入论著,不包括综述、会议、新闻、毕业论文类文章),从2017年开始,每年相关文章发表篇数均超过了10篇,具体结果见图8-1-1。因2020年只统计到9月18日,且可能有部分已发表的文献尚未录入主题词,故2020年文献量较2019年偏少。但从统计结果总体趋势上看,近五年来关于我国病理人工智能领域研究的文献量逐年上升,2019、2020年增速加大,说明这两年病理人工智能已成为本领域的研究热点。

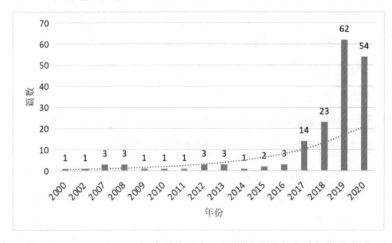

图8-1-1　2000—2020年我国病理人工智能领域研究文献年代分布图

从疾病分类来看,目前我国对病理人工智能的研究主要集中在乳腺癌、子宫内膜癌及宫颈癌、皮肤癌、肺癌、肝癌及胃癌。目前相关研究最关注的热点是疾病的人工智能诊断功能,以乳腺癌为例,病理人工智能诊断相关文献就占到总研究数量的一半。从工程学内容分类来看,目前我国对病理人工智能的研究主要集中在计算机视觉算法在病理图像中应用,包括基于传统图像处理算法和基于深度学习的图像处理算法,此外有部分研究涉及传统机器学习方法、基于文本的自然语言处理技术、综合文本数据及图像数据的多模态算法。从病理学技术分类来看,目前我国对病理人工智能的研究主要为电镜技术、辅助取材及染色。

2.肿瘤病理人工智能相关产品及应用

肿瘤病理人工智能相关产品主要包含数字切片扫描仪和软件系统。

(1)数字切片扫描仪

目前在国内市场的主要进口品牌有德国徕卡 Aperio、日本滨松光子、匈牙利 3Dhistech 和瑞士罗氏,而国产品牌主要有北京优纳、宁波江丰、厦门麦克奥迪和苏州帝麦克斯等。目前全数字切片扫描仪的扫描方式主要分为面扫描和线扫描两种,从使用后的效果分析,目前线扫描与面扫描只是扫描方式的区别,扫描图像的效果并无明显差别(表8-1-1)。根据一次可以装载病理切片的数量,数字切片扫描仪可以分为低通量和高通量两种,不同规模的医院可以根据自身需要进行配置(表8-1-2)。此外,数字切片扫描仪的初次扫描倍数有200×和400×两种,为了保证日常工作的顺利进行,扫描速度应该达到200×扫描倍数下,每张切片2分钟以内,并且有好的稳定性如组织识别准确、可连续工作等。此外,数字扫描仪今后还需要有可扩展性,如荧光扫描等。

表8-1-1　各WSI厂商及其扫描模式

	线扫描	面扫描
国外品牌	徕卡 Aperio、滨松光子	3Dhistech、罗氏
国内品牌	江丰	优纳、麦克奥迪、帝麦克斯

表8-1-2　低通量和高通量数字切片扫描仪的比较

	低通量扫描仪	高通量扫描仪
一次切片装载量	＜25张	＞50张
切片扫描速度	可以相对较慢	要求更快
切片装载装置	简单	复杂
自动化程度	低	高
组织识别准确性	要求较低	要求高

	低通量扫描仪	高通量扫描仪
扫描稳定性	要求较低	要求较高
切片条码管理	非必须	必须
与病理信息系统互通	非必须	必须
适用用途	远程会诊	全数字病理科

（2）软件系统

为了病理智能化工作流程正常运行，需要的软件系统包括扫描控制软件、WSI管理软件、WSI阅片软件（兼容主要格式）、医生工作站软件、远程访问客户端软件（包括移动设备使用软件）、远程会诊软件平台、病理科网络公共平台、图像分析和计算机辅助诊断软件和物联网病理科全流程监控等。

通过查询国家药品监督管理局国产医疗器械（注册）可以看到，目前正式获批的病理人工智能软件系统共有22个，均为第二类医疗器械注册产品，目前还无法实现真正意义上的肿瘤病理智能化。

3.国内外人工智能发展差异

全球范围内，人工智能在医疗领域的应用尚处于早期发展阶段，聚焦于医学图像辅助诊断、医学大数据采集与挖掘、生物标志物与基因检测等技术研究，开始应用于疾病监测与健康管理、疾病诊疗与预测，美国及中国科技创新力引领全球，中国在产品及产业化阶段有所滞后，后续与美国差距或将拉大。

（1）全球医疗人工智能领域基础研究活跃

中美两国引领全球，领先机构为国际知名工科院校，中国科学院基于规模优势跻身全球第三位。在热点研究方向中，重大疾病的诊断预测尚处模型构建阶段，医学影像和医学大数据两个方向相对成熟，美国聚焦于模型构建，将IT实现委托给印度；中国在医学图像方向实现了模型构建和IT实现两方面的并进，但在医学大数据方向的模型构建相对薄弱。

（2）全球医疗人工智能领域技术开发活跃

中美两国引领全球，是主要的技术发源地和目标市场，领先机构为飞利浦公司、西门子公司和通用电气公司三大国际医疗器械行业巨头。技术开发主要集中于医学图像辅助诊断技术、医疗大数据采集与挖掘技术、生物标志物与基因检测技术、疾病监测与健康管理信息技术、药械等疾病治疗技术5个方向。美国技术开发覆盖5个方向，中国在"生物标志物与基因检测技术"方向未见技术开发成果。

（3）全球医疗人工智能领域临床转化日益活跃，主要应用于疾病监测与健康管理、疾病诊疗与预测

中美两国在科技创新方面共同引领全球。美国较多应用于疾病监测与健康管理及疾病诊疗，中国则较多应用于医学影像辅助诊断及疾病预测。

七、肿瘤病理智能化的展望

人工智能在医疗领域的应用有助于满足人民日益增长的卫生与健康需求，存在巨大市场空间，受到多个国家政府和地区机构的重视，我国在病理人工智能方面的投入不断增加，并取得了不错的成果。人与AI的紧密结合和优势互补，会让精准病理诊断迈上一个新的台阶。医学是最年轻的科学，是实践铸就的科学，积极大胆的探索，严谨的科学态度，长期和大数据研究和前瞻性验证一定会让我们有一个AI辅助、人类主宰的更加准确、可靠、重复性好和高效率的精准病理诊断。

从国家层面来说，政府也非常重视病理人工智能分析软件的规范化管理，已开始相关规范化评估文件的准备工作，相关保险、契约及政策的发展是肿瘤病理智能化良好运行的保障。中国病理人工智能仍有可以继续发展的空间，比如目前在病理学技术方面，如何利用人工智能对其进行技术精度提高，有巨大研究潜力。如何将病理人工智能技术落地应用在临床实践中，真正提高病理学家的工作质量和效率，为患者提供最佳的治疗方案也是未来应该注意发展的方向。

肿瘤病理智能化的未来愿景应该是追求智慧病理、幸福病理；专科化和质量的提高；报告速度和效率的不断提高；自我纠错防错能力；自动整合预分析功能；分级诊断结构的均衡和公平发展。

病理应该是"智慧的病理"和"幸福的病理"，我们可以想象未来的病理由于云端化和智能化，一个病理医生早上起来可能不用急着开车经过拥堵的城市到医院工作，而是在家打开计算机，查看前一晚经过智能化处理的数据及初步报告，做进一步审核确认就可以完成诊断。经云端发出后，智能工具帮助检查错误、整合报告、提出临床规范意见，格式化的报告就产生了。相信我们一边坐在海边晒着太阳，一边为病人服务的日子一定会到来。

为了实现"智慧病理""幸福病理"，病理发展应该高度专科化，注重质量的提高，分层解决问题，避免让病理医生什么问题都需要去了解，同时避免让经验丰富的医生和权威专家解决基础性问题，这样才能有效提高医生的获得感和实现感。另外，智慧

病理系统一定要纳入自我纠错和防错的能力,要有和临床诊断自动比对的程序。病理需要的不仅仅是病理的图像,同时还需要病理临床资料的整合,这都是未来智能病理新系统发展过程中需要考虑的。

现在很多技术之所以不能很好地发挥作用,是我们忽略了它需要最后落地的工作场景,而这个工作场景需要病理医生来参与。最终落地的病理场景技术问题可能是由工程师擅长的数学进入,但最后一定要以医学为出口,通过病理医生变为医疗行为,是一个医工协同的未来。未来的病理应该不只是对自己生产的数据加以解释应用,还应该是对整个疾病领域产生数据的解释和整合。这是病理医生的职责,也应该是未来病理的景象。或许未来病理诊断系统将会是一个更完整、更系统化的整合系统,而不是今天传统病理的思路和框架。

实际上,今天我们仍然是传统病理的思维,推行的仍然是生物医学模式,完全没有走到一个真正现代化的医学模式上来。笔者强调,要解决这些问题,不是病理行业自身就能做到的,而是需要跟企业、跟跨行业的合作伙伴结合起来,如此才可能是解决问题的正确路径。

(步宏)

第二节　全切片数字化图像技术

WSI技术是数字病理学建立的基础,也是机器学习、AI、计算机视觉和数据科学等新技术与病理学结合的基础。随着近年来,扫描速度的大幅提升、存储容量增加、文件压缩比提高、网络传输速度加快以及强大的数据管理系统和应用程序的开发,使将大量甚至全部病理切片制作成WSI成为可能,技术的进步为WSI和数字病理学铺平了道路。

一、WSI发展之路

光学显微镜极大地改变了我们对组织和细胞的理解。数字病理学的基本目标是以同样的方式进一步促进我们对生物学和病理学的理解。从历史的角度来看,数字病理学的根源在于光学、自动化机器人和计算机。这3方面不断的技术创新,使我们能够扫描大量的组织病理玻璃切片并生成高分辨率的WSI。在此,我们将介绍WSI技术的发展,以及目前用于数字病理学中的数据管理、查询和查看WSI的方法和软件系统是如何在20世纪90年代计算机科学的空间数据集研究时代兴起的。

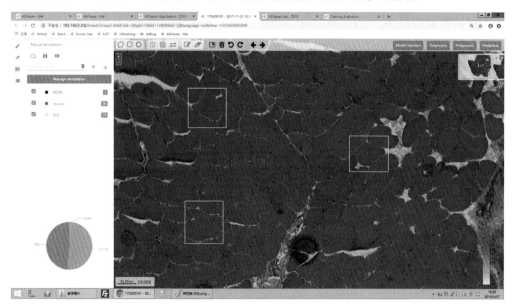

图8-2-1 全切片数字化图像(WSI)技术

WSI技术的核心功能是模拟传统的光学显微镜。WSI使人们能够使用计算机查看、平移、放大和缩小数字病理图像,就像用显微镜查看组织病理玻璃切片一样。而在早期的远程病理学系统则是通过静态图像或实时遥控显微镜进行远程访问。除了基本功能外,WSI还提供组织和管理数字病理图像集合的功能,以便通过客户电脑-服务器设备等,同时让用户远程访问和查看,从而实现基于互联网的远程会诊功能。

在20世纪90年代,WSI的主要挑战是图像交互式查看实现困难,因为计算机的内存、磁盘存储空间和I/O带宽都相对有限,无法将整张组织切片的图像装入计算机的内存中。网络带宽也很低,因此读取整个切片的数字病理图像并将其传输到远程客户端是不可行的。为了克服这些限制,捕获的图像被拼接在一起,生成几个G的WSI文件,所以第一个WSI扫描仪出现时,扫描一张完整的组织病理玻璃切片耗时数小时,在当时也是很慢的。因此,有必要使用带有一个或多个磁盘的分布式内存计算集群,这些磁盘附加到每个集群节点,以提供请求-响应能力,以①根据客户端请求和减少服务器上的数据;②将减少的数据发送给客户端,以获得可接受的响应时间。这种方法需要一些方法和工具,以便在整个系统中仔细放置图像数据,以及编排I/O、数据过滤和减少操作,以最小化数据检索时间和延迟。第一个能够实现交互式观察功能的WSI系统利用高性能计算,在1997年和1998年的美国医学信息协会(AMIA)会议上公开演示。该WSI系统的开发源于一个计算机科学研究项目,该项目旨在管理、可视化和分析来自传感器的大型数据集。该项目的重点是用密集计算处理超大数据集,以开发可扩展软件平台上分析图像的技术和工具。在此之前,超级计算社区主要关注优化,以提高适合分布式计算机内存数据的计算速度。

第一台WSI扫描仪于1997年获得AMIA最佳应用论文奖。到20世纪90年代末,人们越来越认识到,卫星等仪器仪表上的传感器开始捕获的数据量迅速超过了计算机存储能力几个数量级。数据量甚至比具有分布式内存的高性能计算机上的总内存还要大。WSI扫描仪中的数据集在正常和癌症相关组织学的多个放大倍数下都非常丰富和复杂,在不同的器官部位差异很大。由于正常和病变组织细胞形态的高度可变性,数字病理学的计算要求与分析高分辨率卫星数据一样高,甚至更多。为此,实现了在分布式内存计算机上运行的WSI软件系统集群和拥有许多磁盘和处理器的超级计算机,其计算框架的性质类似于Hadoop或Apache Spark,可以处理大量数据。

早期的软件原型是在不同多维坐标系之间执行映射操作的广义模型,并对映射数据执行约简操作,这是普及的MapReduce模型的前身。数据密集型计算框架的开发涉及设计能力:①处理来自多个坐标系的信息;②处理在不同空间分辨率级别捕获的数据,以及③执行涉及多个空间数据集的计算。在设计和实施框架时,还需要考虑到一些数据集将具有卫星图像和数字病理图像中常见的非均匀分辨率。因此,早期的模型能够支持广泛的方法来插值、缩放、向下缩放、弯曲和渲染体积和其他类型的广义约简或聚合函数。

尽管WSI的第一个设备是在1997年到2003年之间开发和报道的,但在现代整个切片成像系统中,计算需求和核心功能的基本概念仍然是相同的。用户必须能够通过平移和缩放来遍历WSI,覆盖手工和计算机生成的注释。然而,由于当时硬件的相对落后,仍然需要额外的优化来实现这组核心任务的高性能,当时WSI被认为是一个相对前沿的计算工作,完成这些基本任务来支持导航系统的组织学图像被认为是非常困难的。

一个被普遍认可和采用的高性能计算机系统架构是每个处理器管理自己的硬盘驱动器。这就简化了计算机系统的实现和操作系统的要求。但是,它需要精细地存储和管理数据以及精确地编排I/O和计算。为了减少磁盘存储需求和I/O检索成本，WSI被分割成小块，存储在WSI系统的压缩文件中。这些图像补丁被跨处理器集群或超级计算机去集群化，以实现计算和I/O负载平衡，以实现交互级别的性能。这种方法使利用相对低成本的磁盘和聚合来自多个存储单元的I/O带宽成为可能。

WSI软件将把一个数据请求划分为块，以所需的缩放级别查看WSI区域，重叠磁盘检索，然后组装图像发送给客户端，以减少I/O消耗。实现了r-树索引，以快速查找满足给定请求的图像补丁。为了减少网络传输消耗，WSI系统实现了客户端缓存来请求不在客户端缓存中的图像区域。对WSI的两个版本进行了测试并实现，其中最初的开发假设系统将部署在同质分布式存储系统上，节点通过交换机紧密耦合，而后期版本是构建在名为DataCutter的软件组件架构上。在DataCutter实现中，索引查找、数据检索、数据压缩、数据解压缩、数据子采样和数据组装等操作将作为单独的组件实现，并通过流组件框架。这种实现基于对新兴网格计算范式的认识，在这种范式中，即使是中等大小的计算环境也可以由存储和计算设备的异构集合组成。此外，基于组件的实现将允许通过添加组件和/或修改单个组件来实现新的计算能力，而不必维护单个代码库。在某些方面，这种实现类似于在云计算和分布式计算环境中非常流行的微服务体系结构。

所有的查看器都是为了让用户能够自由地探索WSI的任何部分，通过平移和缩放来再现使用传统光学显微镜检查组织病理玻璃切片的体验。这些软件应用程序还提供了允许查看、组织和注释大型WSI集合的接口。由于图像分析开始在数字病理学中发挥更大的作用，大多数现代软件也支持图像计算分析。包含数据分析的软件通常允许用户在并行的显示器中显示图像分析的结果或叠加为WSI上的附加层，例如各种组织结构的分割和分类。

二、数字病理与WSI技术前沿

在过去的20年里，数字病理学的世界蓬勃发展，通过高分辨率的WSI，使人们对组织病理学的微观世界有了前所未有的了解。因此，我们必须感谢拥有稳定的基于web的WSI软件，它允许我们通过宽带互联网随时查看WSI。除此之外，数字病理学正积极探索通过图像分析工具来改善病理组织分析工作流程，这些工具和工作流程将极大推动外科病理学和精确医学的发展。随着高通量商业切片扫描仪在临床实验室中越来越普遍，WSI将从许多方面从根本上改变病理学实践。

机器学习和AI在数字病理学中的应用将是一项开创性的工作,即拥有主动学习算法,作为病理学家的临床决策支持工具,不断收集、聚合、整合和分析来自电子医疗记录的各种类型的病理学数据,以完善患者分层,改善治疗选择、临床结果和生存率。由于当今世界无处不在的先进技术形式,不难想象不久的将来,来自无限的、多维的和复杂的微观组织的病理学数据将带来革命性的发现,可以彻底改变我们对癌症如何产生、发展和转移的认识,以便我们更好地治疗病人。与此同时,我们期待着病理信息学在精准医学中发挥越来越大的作用,因为这类数据开始被用于识别微妙和复杂的模式,以发现生物标志物、肿瘤微环境中各种类型细胞的空间关系,以及定量组织病理特征、临床预后和治疗反应之间的相关性。

视觉图像在人类生活的各个方面的交流和学习中始终扮演着重要的角色。尽管我们很容易迷失在计算病理学、深度学习、计算机视觉和疾病数据信息学的兴奋中,我们必须永远向所有开发WSI的先驱表示敬意,这些系统从20世纪90年代和21世纪初的初期努力演变而来,为我们提供远程访问高分辨率图像的途径,为繁荣数字病理生态系统铺平了道路,并在未来的医疗保健和个性化精准医疗中发挥作用。

三、WSI技术用于病理图像分析

在过去的5年里,数字病理学的概念和前景已经发生了革命性的变化,随着计算机辅助技术的进步,新的强大功能和价格合适的扫描仪,基于云的存储技术已经出现在市场上。WSI的广泛使用影响了病理学的发展,产生了许多不同的应用,包括在教育、研究和临床领域。病理学家已经开始意识到数字化图像而非静态图像的重要性,并开始从显微镜下观察玻璃切片过渡到计算机显示器上的WSI。此外,可以使用带有许多不同工具和注释功能的浏览软件对WSI进行无缝导航和注释。

WSI可分为明场、荧光和多光谱。有些扫描仪可以适应多种模式,例如,同时支持明场扫描和荧光扫描。明场扫描模拟标准的光学显微镜,是最常见。荧光扫描类似于荧光显微镜,用于对荧光标记的载玻片进行数字化处理。荧光扫描仪总是以面扫描的形式捕捉图像。多光谱成像捕获光的光谱信息,它有明场和荧光设置。玻璃切片z轴扫描的方法有很多,其聚焦的方法各不相同,从聚焦每个单独的图片或聚焦选定的图片到使用一系列焦点。

WSI为用户提供了一个扩展工具集的机会,包括数字注释,快速导航/放大,以及计算机辅助查看和分析。通常,预期的用途决定了用户访问整个WSI图像的首选方法。例如,当WSI用于教育目的时,教师通常需要访问专用的图像查看器,以便能够对图像进行注释,以便学生能够快速识别并导航到WSI中感兴趣的区域。类似地,使用WSI来支持临床诊断通常需要查看与患者临床病史相关的图像,或与从同一患者获得的其他WSI图像相结合。一些图像查看软件支持高级的查看工具,使用户可以在一帧中同时查看多个图像或覆盖来自串行部分的不同污渍。许多WSI系统包括可以在用户计算机上本地安装的图像查看软件。其他供应商将此功能作为部署在网络服务器上的更大的软件套件的一部分提供,使用户能够在他们的web浏览器中查看WSI。对于希望将图像分析算法应用于WSI的用户,供应商提供的一些浏览器附带了可以在H&E图像中检测细胞、计算阳性染色、执行区域分割或执行核分割的算法。浏览器通常支持注释图像、保存感兴趣的区域、拍摄选定区域的快照以及将图像导出为其他格式的功能。

数字病理学是一种变革性的技术,有可能彻底改变组织病理学诊断的方式。在所有WSI的使用案例中,用数字显微镜系统代替传统的光学显微镜进行常规诊断是影响最为深远的,它从根本上改变了病理学家进行日常诊断的方式。与传统显微镜诊断相比,使用WSI初级诊断的好处可以大致分为四类:效率和工作流程的改善、服务质量的提高、医疗资源优化和患者安全的改善。

在过去的30年里,WSI已经从一个小众技术发展成为一个"主流"诊断工具,有潜力改善病理学家的工作环境,并为我们的患者和临床医生提供服务。随着WSI在初级诊断中的应用推广,以及WSI解释的专业经验积累,我们正在打开下一代组织病理学诊断的大门——在增强智能应用和计算机辅助诊断的支持下,熟练的数字病理学家可以优化病理学家最终报告的质量和效率。病例的自动分类、感兴趣区域的选择、免疫组化的解释以及预后和诊断特征的量化将使病理学家将更多的时间投入到诊断和解释方面,将AI指标结合在一起,提高他们对组织学的个人解释和对整个临床病理情况的专业理解,为患者提供诊断和预后的最佳信息。

(包骥 邓杨 刘洪红 步宏)

第三节 肿瘤病理智能化的方法学基础

一、WSI图像基础处理

随着研究的不断深入,针对比例图像的分割、分类、检测等自动化任务的需求也逐渐增加。由于病理图像的成像与各种因素有着密不可分的关系,包括机器物理差异,成像时的环境等都会影响成像质量,从而对图像造成颜色、结构等层面上的差异。这类差异对人类而言可能差别不是非常显著,但是对于机器算法而言这一系列差异会对后续任务带来很大影响,通过进行图像标准化能够有效降低这一系列差异为后续任务带来的影响。因此在进行以上任务之前,对病理图像进行标准化预处理便成了一个重要步骤。

对于病理图像的标准化,通常有以下2种方法:灰度直方图规定化和颜色标准化。

(一)灰度直方图

灰度直方图规定化,顾名思义就是将所有图像都转化成模板图像的灰度分布。首先需要了解什么是灰度直方图,灰度直方图主要目的是对图像中灰度级分布进行统计。根据图像中每个像素所属灰度级,按照灰度值的大小以及其出现的频率可以构建出该图像的灰度直方图,通过灰度直方图我们能够很直观的展示出图像中各个灰度级所占的多少。接下来介绍直方图的规定化,也叫做直方图匹配,在这里需要将具有不同分布的WSI图像变换到具有某一特定模板图像的分布上去。规定化过程如下:

①将原始图像的灰度直方图进行均衡化,得到一个变换函数$s = T(r)$,其中s是均衡化后的像素,r是原始像素。

②对规定的直方图进行均衡化,得到一个变换函数$v = G(z)$,其中v是均衡化后的像素,z是规定化的像素。

③上面都是对同一图像的均衡化,其结果是相等的,即$s = v$,且$z = G^{-1}(v) = G^{-1}(T(r))$

④将均衡化作为中间结果,得到原始像素r和z规定化后像素之间的映射关系。

（二）颜色标准化

另一种方法称为颜色标准化方法,该方法作为WSI中主流做法,受到越来越多的关注和研究。

这里介绍一种最简单的RGB图像规定化方法,该方法与上述灰度图像规定化方法类似,对于RGB图像,可以将其个颜色通道分离,然后对各个颜色通道进行直方图规定化处理(类似灰度图像,灰度图像为单通道图像),处理完成后将三个颜色通道合并,即可得到一个规定化后的图像。

灰度直方图规定化在操作上简单有效,但是在转化的过程中可能会丢失很多结构和颜色信息,因此目前多用颜色标准化方法来处理WSI图像。随着各类算法不断发展,单纯的直方图规定化算法已经不再能够满足人们需求,研究者希望能够在完全保证细胞结构的同时,还能够完成对WSI图像的颜色标准化,因此各类基于字典学习、机器学习的图像处理算法也层出不穷,大大推进了WSI图像标准化的发展。

二、图像分割

经过图像的预处理后,人们常常需要对图像进行进一步处理,图像分割就是其中最重要的步骤之一,图像分割的主要目标是将图像划分为若干与真实世界物体具有强相关的区域。图像分割作为图像处理中最困难的任务之一,其精细程度直接影响到对后续的计算分析。图像常见的分割算法根据其所利用的图像特征可以分为三类:一是基于图像全局特征进行的分割方法,二是基于图像边缘信息的分割方法,三是基于图像区域的分割。本节主要对图像分割的基础知识进行概述,同时对WSI图像中常用的典型分割方法进行分析。

（一）基础知识

1.阈值处理

得益于阈值方法计算简单快速的特点,基于阈值处理的图像分割算法仍具有突出的地位,该方法通过研究图像灰度值的特性将图像直接划分为不同区域。如下图的灰度直方图对应于图像$f(x,y)$,该图像背景和图像内容差距明显。根据其直方图特点可以发现存在一个明显的界限T使得能够直接完成对这两类像素的分离,将T称为改图像中对象和背景的阈值T,同时将$f(x,y)>T$的任何点(x,y)称为对象点,否则称其为背景点,根据以上描述,可以将分割后的图像通过下式描述:

$$g(x,y)=\begin{cases}1, & f(x,y)>T\\0, & f(x,y)\leqslant T\end{cases}$$

当 T 是一个适用于整个图像的常数时,称其为全局阈值 T。对于如何寻找全局阈值 T,衍生出了一系列求解算法,从而实现了这一类图像的快速分割。

2.图像点线边缘特征

在实际生活中,由于图像内容丰富多样,想要实现各类物品的分割仅仅依靠图像阈值是极其难以完成的,因此需要从其他角度考虑分析图像的特征。在一幅图像中,对一些灰度发生急剧变化的区域显得尤为关注,在这些区域上图像具有最多的信息,同时这些区域也能够有效地辅助完成图像的分割,因此这里对这些结构进行简要分析以便后续研究。

首先介绍图像的一阶导数和二阶导数,以便后续概述。图像可以看作是 $f(x,y)\in N^2\to N$ 的映射,其中 N 为正整数。对于图像来说 $f(x,y)$ 并不是一个连续函数,因此可以按如下方法考虑一个一维非连续函数 $f(x)$ 在点 x 处的一阶导数的近似:将函数 $f(x+\Delta x)$ 展开为关于 x 的泰勒级数,令 $\Delta x=1$,且只保留该级数的线性项,结果如下

$$\frac{\partial f}{\partial x}=f^{'}(x)=f(x+1)-f(x)$$

同理可以求得其二阶导数的表达式

$$\begin{aligned}\frac{\partial^2 f}{\partial x^2}=\frac{\partial^{'}f(x)}{\partial x}&=f^{'}(x+1)-f^{'}(x)\\&=f(x+2)-f(x+1)-f(x+1)+f(x)\\&=f(x+2)-2f(x+1)+f(x)\end{aligned}$$

对于二维图像来说,也可以得到以上求解方式。

(二)常见图像分割算法

结合上述方法,对图像基本特征有了一个大致的认识,通过结合以上图像特征,构建了以下一些经典的图像分割算法。

1. OTSU

大津法(OTSU),是以大津展之(Nobuyuki Otsu)的名字命名的一种图像二值化阈值分割的算法,该方法又称为最大类间方差法,他能够根据图像灰度特征。将图像分成背景和前景两个部分,通过计算背景和前景这两部分类间方差,自动优化出图像的最佳分割阈值,从而实现图像分割。

OTSU 的算法原理如下。

给定一个二维灰度图像,其大小为$m \times n$,令$N = m \times n$,规定图像分割阈值大小为$T（0 \leqslant T \leqslant 255）$,图像像素灰度值大小为$i$,该灰度值出现的概率为$P_i$。图像中小于阈值$T$的像素个数记为$N_{less}$,大于阈值$T$的像素个数记为$N_{large}$。

那么可以得到小于该阈值的灰度值出现的概率为$P_{less} = \dfrac{N_{less}}{N}$,同理大于该阈值的灰度值出现概率为$P_{large} = \dfrac{N_{large}}{N}$。接下来求得小于该阈值的类的灰度均值为$Avg_{less} = \sum\limits_{i=0}^{T} P_i \times i$,大于该阈值的类的灰度均值为$Avg_{large} = \sum\limits_{i=T+1}^{255} P_i \times i$,整个图像的灰度均值为$Avg_{total} = \sum\limits_{i=0}^{255} P_i \times i$。根据以上定义,可以简单地求得两类之间的类间方差为:

$$Var = P_{min} \times \left(Avg_{total} - Avg_{less} \right)^2 + P_{max} \times \left(Avg_{total} - Avg_{large} \right)^2$$

之后通过遍历阈值 T,求得能够使得 Var 最大的 T,即可认为当前 T 为最佳分割阈值。

OTSU 这一方法能够简单快速的完成图像全局阈值分割,适用于大部分阈值分割场景;但是该算法对图像噪声敏感,只能针对单一目标分割,当目标大小和背景比例失衡时效果欠佳等缺点。针对以上问题,还有各种衍射出的改进的 OTSU 算法。

2.分水岭

分水岭算法是一种基于拓扑理论的数学形态学的分割方法,其基本思想是把图抽象成测地学上的分水岭和集水盆地,通过分水岭能够将每个集水盆地进行有效划分,对于图像来说,也可以采用类似的方法来进行分割。首先根据原始图像的梯度图进行划分,图像区域边缘具有较高梯度属于分水岭线,相对的低梯度区域则划分为集水盆地。在分水岭分割中,同一集水盆地的所有像素都与该盆地的最小灰度区域有一条像素的简单路径相连,沿着该路径的灰度是单调减的,这样的集水盆地能够较为清晰地表示分割后的图像区域。

分水岭算法通过对梯度图像进行分析,首先假设从梯度图像最底端开始填充,梯度图中每个极小值点表示一个集水盆地,从这些极小值入手。设想每个极小值点处开了一个洞,将该地形浸没在水中,结果是水先从集水盆地开始填充,随着填充的继续,当两个集水盆地将要交汇的时候所能到达的最高处,就是分水岭的所在处。通过采用这种分水岭算法即可完成图像分割,具体算法流程如下:

①构建梯度图像的直方图。

②假设填充过程已执行到第k位,且每个小于等于灰度值k的像素都已被分配给唯一的集水盆地或者分水岭。

③考虑亮度值为$k+1$的像素,为这些待定元素构建一个先进先出队列,即先进入队列的像素会被优先处理。

④构建目前确定的集水盆地的侧地学影响区域,对于盆地l_i,其测地学影响区域指的是与盆地l_i连续的灰度为$k+1$的未标注的图像像素的所在地,他们与l_i的距离远小于与l_j的距离。

⑤按顺序对队列中的像素进行处理:对于受到集水盆地l影响的像素都标注为l,处于分水岭上的像素标记为分水岭;对于没有分配标记的像素,如果处在新的未分配标注的集水盆地或者分水岭,则用新的标注给他们进行标注,形成新的区域。

三、图像数据压缩

随着图片分辨率的不断增加或谱段数的增加,使得人们需要额外空间来保存图片。通常用来表示病理图片具有很高的分辨率,从而适得其数据量很大,给图像处理带来了很大的挑战。针对此问题,常见的方法是使用图像压缩。

常见的图像压缩方法可分为两大类:无损压缩和有损压缩。无损压缩能够保证经过压缩后的数据能够完整的被重建,但压缩程度弱于有损压缩。相对的,有损压缩能够更有效地进行图像压缩同时也能够尽可能的保证图像视觉特征,但是由于在压缩过程中数据有损失,使得它不能无损的重建为原始图像。

通常图像压缩采用以下流程:

第一步采用变换压缩、预测压缩等方法对图像数据进行冗余消除,第二步对消除冗余后的数据使用定长或变长码对数据进行编码。使用变长码能够有效地对出现频率的数据使用短码字进行编码,从而提升压缩效率;使用定长码能够固定码字长度,简化处理过程,且方便传输。图像解压过程就是上述过程的反过程,需要注意的是不能将冗余数据丢弃,否则无法做到无损的重建。

在病理图片处理中,常用的压缩方法有 JPEG 和 LZW 等压缩方法,这里着重介绍以上两种方法。

(一)JPEG图像压缩方法

由于人们对图像压缩的需求日益增长,联合图像专家组(JPEG,Joint Photographic

Experts Group)针对这一情况,开发并制定了计算机图像压缩的一套算法及其对应标准。JPEG压缩是一种有损压缩算法,其算法充分利用了人眼对彩色图像中的高频信息不敏感的特点,大大节省了要处理的数据量。

通常来说,一个JPEG压缩过程包含一个正离散傅里叶变换(DCT变换),一个量化器和一个熵编码器;解压缩则需要一个熵解码器,通过去量化器之后进行逆DCT变换。

在图像压缩阶段,将$[0,2^b-1]$之间的图像值平移到$[-2^b,2^{b-1}-1]$。然后将图像分割成8×8的小块,对每个小块使用二维DCT变换到频率域,具体公式如下:

$$F(u,v)=\frac{2c(u)c(v)}{N}\sum_{m=0}^{N-1}\sum_{n=0}^{N-1}f(m,n)\cos\left(\frac{2m+1}{2N}u\pi\right)\cos\left(\frac{2n+1}{2N}v\pi\right)c(k)=$$

$$\begin{cases}\frac{1}{\sqrt{2}} & k=0\\1 & k\neq0\end{cases}$$

经过变换后的8×8小块中,64个DCT系数中有大量数据为0或者接近0,这一特性奠定了图像压缩的基础。下一步为了减少对与图像无贡献或者贡献很少的系数的存储和传输,使用下式对64个系数进行量化,其中Q称为量化系数表,该表由具体算法指定,可以从JPEG官方网站手册进行查阅获得。

$$F_Q(u,v)=round\left(\frac{F(u,v)}{Q(u,v)}\right)$$

经过量化后,得到一个新的二维8×8矩阵,其中左上角的值被称为直流分量DC,其余63个值称为交流分量AC。其中DC不参与ZigZag扫描,而是与前一矩阵的DC系数进行差分编码,而AC分量则采用ZigZag扫描排列后进行游程长度编码。

经过编码后,为了进一步压缩,JPEG使用了Huffman编码,最后完成了JPEG图像压缩的整个过程。

(二)LZW图像压缩方法

LZW压缩算法是由Lempel-Ziv-Welch这3人共同开发的一种压缩编码算法,与上文使用的Huffman编码这一类旨在消除编码冗余的技术上,LZW编码是一种针对空间冗余的无误差压缩方法。

LZW编码在开始阶段首先构建一个包含被编码信息的字典。这里以一个8bit单色图像为例,字典中的前256个字被分配给灰度值0,1,…,255。分配完毕后,编码器开始对图像进行编码。开始编码后按指定顺序读取图像,对于未知的像素序列则插入字典中下一个未使用的位置。例如如果图像前两个连续像素为白色(255,255),那么可以标记该序列为"255-255",该序列未出现在字典中,同时字典中前256个位置(0-255)已被分配,该序列就会被分配在第257号位(字典编码为256),以后在图像中再遇到连续两个的白色像素序列"255-255",就可以用编码256直接代替,从而实现压缩。根据这一特性,不难发现,字典的大小会直接影响到图像压缩性能。

例LZW编码

考虑为以下4×4二维图像进行编码

表8-3-1

14	14	177	177
14	14	177	177
14	14	177	177
14	14	177	177

首先构建一个512字的完成初始化的字典

表8-3-2

字典位置(码字)	内容
0	
1	
…	…
255	255
256	空
…	…
511	空

位置0-255在一开始就被初始化,256-511位置暂时为空。

图像按照从左到右,从上到下的顺序对每个像素进行编码,对于每个待处理的像素,将上一次处理的编码后的像素(若无则空)和当前像素一并放入字典,若字典存在值则直接输出编码后的位置,否则将其编码后输出。

表8-3-3

当前识别序列	正被处理的像素	编码后输出	字典位置(码字)	字典词条
	14			
14	14	14	256	14-14
14	177	14	257	14-177
177	177	177	258	177-177
177	14	177	259	177-14

续表

当前识别序列	正被处理的像素	编码后输出	字典位置(码字)	字典词条
14	14			
14-14	177	256	260	14-14-177
177	177			
177-177	14	258	261	177-177-14
14	14			
14-14	177			
14-14-177	177	260	262	14-14-177-177
177	14			
177-14	14	259	263	177-14-14
14	177			
14-177	177	257	264	14-177-177
177		177		

经过编码后,将原始 $4 \times 4 = 16$ 像素的图像减少为 9 像素,大大减少了重复像素的个数,从而实现了压缩。

表 8-3-4

14	14	177	177
14	14	177	177
14	14	177	177
14	14	177	177
(a)编码前图像			

表 8-3-5

256	257	258	259
	260		261
		262	
263		264	
(b)编码后图像			

四、总结

病理图像标准化、分割与压缩是图像处理的基础。随着 WSI 逐步进入病理诊断工作流程,使用图像分析的机会将会增加。卷积神经网络(Convolutional Neural Network,CNN)是复杂图像分析的强大工具,使其成为数字病理学应用的理想选择。WSI 上 CNN 开发的工作流程有几个挑战,在模型开发的每个阶段都需要病理医生的标注。以 CNN 为基础的 AI 工具越来越多用于 WSI 中的特征选择、肿瘤诊断、肿瘤分级和开发基于图像的预后分析。随着 WSI 在初级诊断和其他临床应用中的全面采用,基于 AI 的工具开发的进展将进一步加快,除了 CNN 以外,图神经网络,超分辨技术,联邦学习、可信人工智能等技术也都将融入数字病理诊断技术并带来飞跃式的发展。

(张意 陆泽欣 包骥 邓杨 步宏)

第四节　肿瘤智能病理学的研究进展

人工智能与肿瘤病理学的结合为肿瘤的病理诊断提供了新思路和新方法。数字病理是一种利用数字化图像技术对细胞和组织进行分析的方法。病理的数字化是实现数字病理和智能病理必不可少的关键环节。与传统病理相比，数字病理可以提高肿瘤病理数据的利用价值和病理工作人员的效率，智能病理可以进一步提高病理诊断的一致性与客观性，方便病理科工作人员的高效协作。智能肿瘤病理学研究的主要方法包括图像处理、机器学习和深度学习，这些方法可以通过病理图像从肿瘤组织的细胞形态和组织结构中提取特征进行研究。智能肿瘤病理学是一门新兴的前沿交叉学科，面临着诸多挑战，但该无疑医工交叉是未来医学发展的必然方向。

一、数字病理是肿瘤病理人工智能的基础

多年来，病理医生依然是借助于显微镜镜下观察病理切片上的病理改变确认疾病类型，阅片效率低下且受限于病理医生的工作环境，有待进行诊断手法上的革新。但是，包含大量信息的病理图像保存在玻璃切片上，病理信息与计算机无法有效融合导致信息处理困难，病理学科现代化发展缓慢。早在20世纪70年代就出现了关于使用计算机图像分析细胞图像的研究报道。直到20世纪90年代末，第一台高清晰全自动全切片扫描仪问世，数字病理学迎来了突破，并带动传统病理学向数字病理学转型。FDA在2017年批准飞利浦全切片扫描仪进入市场用于显微图像的数字化，促进了数字病理学的快速发展。

数字病理将计算机和网络应用于病理学领域，需要利用全切片扫描仪将传统病理学图像转化为数字图像。全切片成像（Whole Slide Image，WSI），是一种现代数字系统与传统光学放大装置有机结合的技术，它通过全自动显微镜扫描采集得到的高分辨数字图像，将病理切片图像信息数字化、构建病理大数据库，并且数字病理图像的形状、大小和颜色信息等均可以量化，可用于图像识别、定量分析、特征提取等任务，为病理人工智能发展奠定了坚实的基础。

二、人工智能在细胞病理学中的发展及应用

细胞病理学通过分析细胞本身的信息对疾病做出诊断,国内外的细胞病理学专家利用自身的病理诊断经验,将细胞病理特征与人工智能算法相结合,进行了大量的研发工作。其中,宫颈细胞学是人工智能在病理学中研究和应用最为广泛的领域,同时非妇科的其他系统的细胞病理学人工智能辅助诊断也取得了一定的进展。

对于妇科细胞学,早在1946年宫颈细胞涂片技术诞生开始,国外研究人员就尝试着开发能够对宫颈细胞涂片样本进行自动筛选的系统。随着计算机领域的发展,1994年Koss等研究人员首次利用神经网络分类器研发出PAPNET系统,该系统能够对传统宫颈涂片进行质控。1996年Cytyc公司发明ThinPrep液基涂片检测技术并迅速普及,促使宫颈癌人工智能辅助筛查的研究进入了一个新的领域。BD公司研发的FocalPoint和Hologic Imager两种全自动筛查系统,能够识别传统和液基涂片中的病变区域,让医生针对可疑区域进行重点观察,该系统主要用于初筛。2003年,Cytyc公司推出基于计算机成像技术的ThinPrep成像系统(TIS),该系统可以针对液基涂片进行初筛,显著提高鳞状上皮内病变的检出率。

在我国,两癌筛查政策推动了国内宫颈癌人工智能辅助筛查系统的发展。武汉兰丁自主研发的全自动数字(远程)病理细胞分析仪,通过对核内DNA进行定量识别来区分宫颈正常细胞和癌细胞;深思考人工智能机器人科技(北京)有限公司研发的宫颈液基薄层细胞学辅助诊断系统展现出了优异的筛查性能。上海复旦大学构建深度学习模型,利用宫颈液基细胞学样本预测ASCUS病变中的宫颈上皮内瘤变2级(CIN2+)以上病变。另一个人工智能在两癌筛查领域里的应用实践案例是南方医科大学联合锟元方青医疗科技有限公司开发的严格基于宫颈细胞学TBS分类标准的人工智能辅助诊断系统。下面将以此应用为案例介绍人工智能在肿瘤病理学中的应用:

南方医科大学联合锟元方青科技有限公司建立了宫颈液基细胞学TBS分类人工智能辅助诊断系统(已获批国家二类医疗器械注册证),收集了8万多例多中心、不同制片及染色方式的宫颈液基薄层细胞涂片样本用于训练,采用半自动方式对宫颈上皮内病变、感染性病变、子宫内膜细胞(>45岁)及其他正常细胞等共24个分类进行标注,获得超过170万的标注数据;

综合运用YOLOv3目标检测、Xception分类、Patch区域分类及细胞核分割模型

等多个深度学习模型进行特征提取,并形成了完整的宫颈液基细胞学TBS分类诊断策略;

在临床验证(>3万例)中能够适应不同制片、染色及扫描方式的样本,并展示出优于高年资细胞病理医师的筛查性能。

除了上述妇科领域的细胞学人工智能辅助诊断应用,随着深度学习算法应用的进步,近年来非妇细胞学的人工智能辅助诊断研究和应用也得到了一定的发展。

Parikshit Sanyal等应用人工神经网络(ANN)开发了一款针对细针抽吸细胞学(FNAC)涂片中甲状腺乳头状癌和非甲状腺乳头状癌的识别,在验证样本中显示出良好的敏感性(90.48%)、特异性(83.33%)、阴性预测值(96.49%)和准确率(85.06%)。然而,由良性滤泡细胞形成的模糊乳头状结构被错误地识别为乳头状癌,还需要进一步改善,另外,对现在主流使用的甲状腺细针穿刺的液基细胞学样本,也有很大的潜力成为人工智能辅助诊断的应用场景。

Atsushi Teramoto等使用深度卷积神经网络(DCNN)对通过支气管镜或细针穿刺的肺癌细胞学样本的数字化图像进肺癌分型,肺癌细胞学图像能被准确分类为腺癌,鳞癌或小细胞癌。但这篇文章没有进行正常细胞与肿瘤细胞的区分,并且也未增加大细胞癌类型的实际应用场景,可进一步完善分类,增加支气管灌洗液细胞学等应用场景。

另一项细胞病理学研究使用巴黎尿细胞病理学形态学诊断系统和语义分割网络对尿液细胞学数字化切片进行分类,敏感性为77%,假阳性率为31%。

此外,根据Momeni-Boroujeni等人的研究,在胰腺癌的细胞学诊断中,他们训练的胰腺细针穿刺细胞学神经网络模型对良恶性样本的区分准确率为83.9%。此外,他们还在"非典型性"样本中进行测试,通过观察他们模型区分的不同风险"非典型性"样本的生存时间,发现模型区分良恶性样本生存时间有明显差异,说明胰腺细针穿刺细胞学神经网络模型整体的良恶性诊断有效性。在另一个胰腺细胞学研究中,Song Zhang等人通过深度卷积神经网络(DCNN)训练细胞分割模型,用于胰腺细胞学快速现场评估(ROSE)以提高内镜超声引导下细针穿刺(EUSFNA)活检的诊断效率,经过多中心的回顾性验证,DCNN系统在胰腺癌细胞簇的识别性能上超过了经验丰富的内镜医生,达到了细胞学病理医生的水平。

除上述细胞形态学应用外,AI的脱落细胞DNA倍体分析技术因其减少了人为因素的干扰,有高灵敏度、特异度以及重复性好等特点,在细胞病理学的诊断特别是细

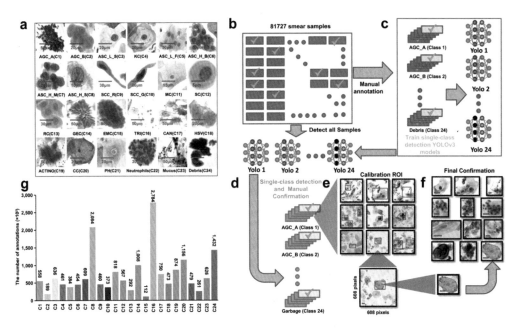

图8-4-1 a:标注的分类;b-f:半自动标注(涂片数字化–人工标注–单分类YOLOv3检测模型–标注涂片–人工校准–最终确认);g:各分类标注数量(>170万)

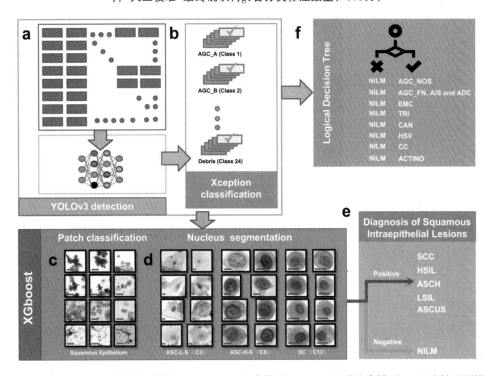

图8-4-2 a:YOLOv3目标检测模型;b:Xception分类模型;c:Patch区域分类模型;d:细胞核分割模型;e:Xgboost鳞状上皮内病变诊断决策模型;f:逻辑决策树

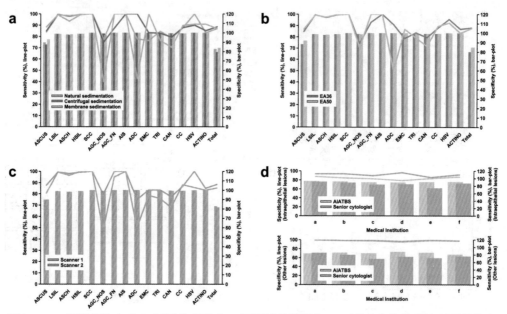

图8-4-3 a:不同制片方式;b:不同染色形式;c:不同型号扫描仪;d:对比高年资细胞病理医师筛查
的准确率

胞筛查中有重要的应用价值,除宫颈外还应用于胸腹水、乳腺及口腔等脱落细胞学检查中。

三、人工智能在肿瘤组织病理学中的发展和应用

在精准医疗环境下,我国肿瘤人工智能病理的发展方向一是在组织病理学图像分析的基础上,多维度整合包括临床数据、影像特征、实验室检查指标、分子病理等信息,建立可提供多元量化指标的多模态人工智能病理诊断系统;二是努力实现肿瘤病理人工智能诊断思路的可视化;三是利用肿瘤病理组学数据研发基于AI技术的肿瘤预后预测及治疗策略的决策系统。目前基于数字病理和人工智能算法的发展,人工智能在肿瘤组织病理学多个领域取得重要的研究成果。

1. 肿瘤分类及组织学分级

AI模型能够用来区分肿瘤与非肿瘤组织以及对肿瘤的组织学类型进行分类。通过肺癌图像训练的CNN模型在区分肺腺癌、肺鳞癌和正常肺组织方面与病理学家表现相当,并能应用于冰冻、石蜡包埋以及其他不同方法处理的切片。而采用多种深度学习方法预测胃癌分类,总体分类准确率能够达到0.70。肝细胞结节性病变(HNLs)的鉴别诊断,特别是高级别异常增生结节(HGDN)和高分化的肝细胞癌(WD-HCC),

是一个挑战,Na Cheng等人构建一个深度学习模型来辅助解决这个难题,提高HNLs(高级别异常增生结节、高分化肝细胞癌、低级别异常增生结节、局灶性结节性增生、肝细胞腺瘤)和背景组织(结节性肝硬化、正常肝组织)的组织病理学诊断,经过多中心样本验证其模型,其AUC值达到0.935。临床中有时面临无法确定原发肿瘤部位,对患者的后续治疗带来一定困难,哈佛大学Faisal Mahmood团队开发TOAD算法,使用常规组织学切片准确查找到转移性肿瘤的起源,对原发灶不明肿瘤进行鉴别诊断,该算法在原发灶不明肿瘤的预测结果与病理专家诊断一致率达到82%。组织学分级是选择肿瘤治疗方案、判断患者预后的重要依据。目前AI技术对前列腺癌、乳腺癌、胶质瘤、肌层浸润性膀胱癌等分级上都达到了较高的准确率。

近几年的许多研究大都是肿瘤的良恶性评估,研究方法都是将病理切片分成小的子块(patch),对每个子块进行良恶性判断,然后将所有子块的结果进行综合分析,最终确定患者的良恶性。Gang Yu团队提出了一种基于SSL半监督学习框架的新的研究探索,将有标签的patch和无标签的patch进行混合训练,最终在仅有10%的标注数据的情况下,达到了100%标注数据的精度。通过对1万多张结直肠癌患者的病理图像进行学习,在测试集上准确性超过了病理医生。研究结果的意义在于采用半监督SSL模型,可以减少烦琐的标注工作,通过少量数据的标注,提高海量医疗数据的利用率。

2. 细胞核检测与分割

细胞核检测与分割是肿瘤组织病理组学的基础任务,为精确的细胞核统计与计数、细胞核测量与比较提供了定量依据。当前细胞核分割一直面临几个难题:①不同组织学分级和疾病分类的细胞核差异较大,导致分割模型的泛化性差;②细胞核重叠导致边界不强,难以界定;③切片和染色过程中可能导致组织变形、伪影等问题。为解决这个问题,Feng等提出了一种细胞核检测和分割的互补框架MCF,这种方法通过多任务学习的思路,将检测和分割两个任务融合,提升细胞核精准分割的能力。最终实现了在少量细胞核的情况下实现迭代优化的分割和检测结果。其最大的创新是通过多任务学习的策略,提升了单任务的表现性能,体现了人工智能网络触类旁通的特性。

3. 淋巴结转移灶检测

在肿瘤病理诊断中,淋巴结的转移情况对于评估肿瘤的分期及指导临床治疗有重要意义。然而,寻找淋巴结中微小的转移灶是病理医生所面临的挑战之一。2016年,国际生物医学图像研究小组发起人机挑战赛(Cancer Metastases in Lymph Nodes

Challenge），以评价算法检测乳腺癌前哨淋巴结有无转移的效能，比赛结果显示，最佳算法（AUC=0.994）的学习结果明显优于有时间限制病理学家（平均AUC=0.810），排名前五位的算法的平均AUC与没有时间限制的病理学家读片结果相当。

4. 生物标记物的量化

生物标记物的量化是肿瘤精准病理诊断的一个重要内容。生物标志物的量化主观性强、重复性差，人工智能技术辅助病理医生对免疫组化结果进行客观、准确的判读能够显著减少病理医生的工作负担，同时减少人工评估时由于视觉限制和认知陷阱等引入的主观偏差。国际乳腺癌Ki-67工作组明确指出针对Ki-67免疫组织化学数字图片进行自动分析和量化系统的评分准确性达到了病理学家的最佳评分水平。PD-L1是肿瘤免疫治疗的关键标记物，由于其既可在肿瘤细胞表达也可在巨噬细胞、淋巴细胞表达，加上坏死和基质区域出现的非特异性染色而使其结果判定具有难度。有学者通过图像处理及深度学习方法实现对NSCLC PD-L1表达的量化评分，其结果与经过训练的病理学家视觉评分一致性相当。在国内，由杭州迪英加与阿斯利康联合开发的人工智能辅助非小细胞肺癌PD-L1量化分析系统已经获批二类医疗器械注册证，有利于辅助病理医生筛查出最适合肿瘤免疫治疗的获益人群。

5. 肿瘤分子表达模式预测

分子病理学在精准诊断、辅助治疗等方面均发挥着重要的作用，基因检测结果帮助提供能否使用相对应的靶向药物的依据。近年来，研究人员不断尝试用深度学习算法来预测病变组织的分子表达情况。Tsirigos等运用InceptionV3不仅可辅助病理医生识别肺癌组织和正常组织，还能够预测肺癌组织相关的多种基因的突变，准确率达到73%~86%；多示例学习的深度学习神经网络，能够从乳腺癌患者H&E染色数字病理图像中预测雌激素受体和Her2表达状态，无需进行免疫组化或原位杂交检测；帮助病理医生低成本、高效率的完成重要分子标记物的表达预测，指导不同亚型乳腺癌患者的精准治疗。胃肠道肿瘤中微卫星不稳定性（MSI）主要通过免疫组化或者基因检测，德国研究人员利用残差学习CNN预测MSI的状态（MSI检测器），为胃肠道肿瘤患者提供免疫治疗的理论依据，英国Nasir M Rajpoot团队开发一个弱监督深度学习框架，从常规病理组织学图像中预测结直肠癌关键分子通路和特定突变负荷。然而，虽然从组织学对基因组表达模式的病理工作流程和准确性方面取得了重大进展。但是，深度学习是一个"黑盒子"，缺乏解释性，一个神经网络是基于图像特征做出的预测，很难进行生物学解释，即使通过一些可视化方法，但对某一个固定的模型的解释性进行探索,这些模型会随着训练数据的不同而发生变化,这种解释性不具有拓展性。James A. Diao等提出了一种利用人类可解释的图像特征(HIF)从全载玻片组织病理学图像中预测临床相关分子表型的方法。利用了超过5700样本,1.6百万个标注数据训练细胞和组织分类的深度学习模型,可以在2微米和4微米的亚细胞分辨率上详尽地绘制全数字化图像。随后量化了不同组织类型和细胞的生物学相关特征并组成607个稳定的HIF特征,随后验证了HIF与肿瘤微环境标记物相关,并可以预测不同的分子特征(AUC 0.601‐0.864),包括四种免疫检查点蛋白的表达和同源重组缺陷。

6. 肿瘤预后判断

CNN能够从原始图像中学习特征,将组织学图像和基因组生物标志物等特征信息整合到一个框架中用于预测神经胶质瘤患者的预后,其预测准确性与神经病理学专家相当。有研究人员训练10种CNN模型,通过结直肠癌的HE染色切片,可以帮助病理医生更好地预测Ⅲ期结肠癌患者的预后。美国Owkin公司采用无监督学习方法开发出MesoNet模型来预测间皮瘤患者的整体生存率。基于H&E染色切片自动评估肿瘤浸润淋巴细胞,预测黑色素瘤患者的预后。英国剑桥大学Carlos Caldas团队通过肿瘤治疗前基因组和转录组特征、病理组学特征和临床特征等多组学特征,开发了预测乳腺癌新辅助治疗效果的多组学机器学习模型。美国Jonathan Liu团队将前列腺活检标本制成三维样本,搭建ITAS3D深度学习方法实现对前列腺癌复发的风险评估。西安电子科技大学刘西洋教授团队构建了基于弱监督深度学习框架的肝癌患者预后预测模型,为肝癌风险评估和精准治疗提高了有效手段;长海医院胰腺疾病诊疗团队利用人工智能技术准确识别胰腺肿瘤中的肿瘤组织学分型及所占比例,将肿瘤细胞、肿瘤微环境等病理形态与影像学、基因/蛋白组学数据以及临床诊疗数据相结合,对肿瘤进行精准的诊断和治疗,并预测患者预后及对治疗方案的反应等。

另外,建立标准的深度病理特征的是推动病理组学发展的重要基石。中国国家癌症中心Luo等人联合德克萨斯大学提出了深度特征提取框架,建立了基于病理组学上的943个形态学特征。这些特征被用于建立患者生存预测模型,并对模型进行交叉验证。对发现有用的病理特征,推进病理组学的发展起到积极作用。

总之,人工智能能够辅助病理医师对肿瘤进行更为精确的诊断,并能辅助生物标记物定量分析及预测一些肿瘤的基因表达模式,从而更好推动肿瘤患者个体化精准化治疗以及预后判断等。

四、人工智能在肿瘤病理学中应用的行业分析

1.人工智能在肿瘤病理学中应用的优势

（1）弥补病理医生的缺口

我国病理医生缺口高达近10万，且肿瘤的发病率逐年增加，以往需要病理医生花费大量时间在显微镜下识别病变区域并凭借自身经验做出诊断，而AI可以自动检测肿瘤病变，辅助病理医生完成病理诊断，从而大大提升诊断效率。

（2）AI辅助病理诊断有良好的可重复性特征

在我国，病理医生多集中在三甲医院，基层小医院面临病理医生缺乏、诊断水平较低、诊断重复性差等问题，利用人工智能技术不仅能为基层病理医生解决诊断难题，还可以作为学习和培训的工具。

（3）促进精准医疗发展

人工智能可以提取细微、肉眼无法察觉的病理形态特征，这些特征同免疫组织化学、基因检测及临床信息等相结合，可为肿瘤患者提供精准的药物治疗方案及生存预测。

（4）促进人工智能相关的交叉学科发展

包括肿瘤病理大数据库的建立、促进医疗质量的提高及加快推进远程病理会诊的发展等，便于医疗数据的整理和总结。

2.人工智能在肿瘤病理学中应用的局限性

人工智能对人类知识进行学习和汇总，识别的是医生赋予意义的部分；依靠病理专家现有的知识体系，发挥其在记忆力、学习能力和运算速度上的巨大优势及大量训练集的形成。因此，它在医学领域中的作用取决于当前的医学水平，真正的创新还是由病理医生完成，短期内不具备完全取代病理医生、独立进行病理诊断的能力。传统玻璃切片转化为数字化图像的过程非常耗时、耗资（需要高质量的扫描仪）、消耗大量的计算机存储空间，而且病理人工智能在早期建模阶段对于训练集数据的质量要求很高，需要大量的人工标注。建立肿瘤数字切片资源库的过程中，由于细胞或组织的异质性、不同染色方法、不同病理学家可能存在不同标注标准及疏忽，造成数据质量不高，影响AI的准确性。现有的AI病理诊断模型一般只针对特定的某种疾病，没有病理人工智能的通用模型。病理人工智能广泛应用需要病理诊断模型从细胞病理学逐渐过渡到组织病理学，形成多疾病整合的通用模型。由于医疗数据的限制以及病

理诊断的高准确率的要求,很多肿瘤病理学的研究成果都限制于在实验层面,如何促进多学科专家的合作,使病理专家与计算机人员在设计理念及计算运行等方面深度合作,形成真正有效的病理AI产品进入临床应用,从而真正解决病理学的实际问题,值得我们不断探索。目前最合理的是采用优势互补、人机协作的模式,病理医生利用人工智能系统,减轻自己的工作量,提高诊断的效率和准确性。AI技术帮助医生完成初筛和初步诊断,将病理学者从大批机械且需要高度集中的工作中解放出来,同时可以减少病理医生漏诊和误诊,提高病理诊断的精准率和时效性。

3.促进肿瘤病理学人工智能行业发展的因素

(1)政策支持

2017年,国家卫生计生委办公厅发布了《人工智能辅助诊断技术管理规范(2017年版)》助力病理学人工智能发展。

(2)资本投资

近年来,病理学人工智能引起了大量投资资本的关注,涌现出一大批高质量的人工智能创新公司,为病理学人工智能产品的研发和推广注入了强大的资本优势。

(3)复合型人才不断涌现

基于深度学习的病理人工智能辅助诊断系统的开发,病理专家标注的数字化病理图像形成的训练集,是训练高质量模型的先决条件,而算法工程师的不断训练改进是推动模型不断优化的必要条件。因此二者深度交流并参与对方领域的工作,为培养病理学人工智能复合人才奠定了基础。

(4)病理大数据支持

人工智能的开发需要大量数据作为支撑,我国病理数据方面拥有巨大优势,得益于国内病理专家的高度重视、相互合作并分享有价值的病理样本,使数据一体化和多样化成为可能。

病理图像包含海量的细胞和组织的病理形态特征,利用人工智能的大数据分析能力、图像识别优势和超脱个人经验的总结能力对病理诊断方式进行变革是实现肿瘤病理学现代化发展的有效手段,并已经展现出巨大的发展潜力。病理人工智能的目的是采用人工智能技术辅助病理医生进行病理诊断而非取代病理医生签发报告,因此病理医生是第一责任人,需要认真监督、复核,尽量避免医疗事故。人工智能与病理医生紧密合作、优势互补,将使我国病理诊断水平迈入新的台阶,同时改善目前我国病理医生缺乏、诊断水平地区差异大的局面,提高病理诊断的效率和准确性。

五、肿瘤人工智能病理发展面临的问题和挑战

随着现代信息技术的发展和强大的行业需求以及相关产业发展的带动,医学人工智能、智慧医疗的发展日新月异,但作为智慧医疗的重要基石,人工智能病理的发展从技术和应用层面还存在一些共性问题,我国在人工智能病理发展的战略机遇期也还存在一些问题,肿瘤人工智能病理已经成为智慧医学发展的重要瓶颈。

1.肿瘤人工智能病理研发与应用的共性问题

由于医疗数据的限制以及临床高准确率的要求,人工智能病理诊断或辅助诊断系统在现阶段大多都未能真正走出实验室进入临床应用。迄今为止,尽管国内外政府机构已经批准了多个人工智能医疗产品,涉及影像学、心电图等方面,但目前尚没有病理诊断或辅助诊断人工智能产品获批。此外,人工智能病理学的研发和应用尚存在一些问题和挑战。

从研究的层面,由于病理形态变化的复杂性,建立高质量标注数据集难度很大;疾病的病理形态具有变异性和异质性,需要大样本、多类型训练才可能获得可靠结果;病理诊断是一个综合性认知过程,需要方方面面的信息集成;完整的病理图像是诊断的基本依据,小图修补可能会导致关键信息丢失;在同一个病理切片中可能有多重不同种类的病变与疾病;肿瘤病理诊断一般不是单纯的"是"还是"不是"的回答,而往往是综合性的指导意见,上述诸多因素在一定程度上影响了人工智能病理产品的研发。

从临床应用的角度,由于缺乏行业标准或规范,缺乏评审所需的疾病标准化数据库,所研发的人工智能产品缺乏多中心临床研究验证等等,国家难以对人工智能病理相关产品进行认证评审。其次,病理诊断是诊断的金标准,临床对病理诊断要求非常高,不允许任何错误出现也成为人工智能病理产品的临床应用难以实施的重要因素。第三是人工智能诊断或辅助诊断的责任和法律问题目前尚没有一个明确的界定,也是临床应用中一个非常关键的问题。另外,由于病理切片信息量很大,数字化后的存储空间和费用问题也是影响人工智能病理推广的问题。

2.我国肿瘤病理人工智能系统研发的问题

应当承认近年来我国人工智能病理学研究与开发取得了辉煌的成就,在高通量扫描设备研发方面取得了较大成绩,在远程病理会诊系统的开发与应用方面形成了我们独特的优势,在人工智能病理系统开发方面,乳腺癌人工智能辅助诊断系统及宫颈细胞学辅助诊断等也已接近临床实用水平。但还存在一些亟待解决的问题。

（1）原创性和基础性研究成果少,国家立项支持不够

从我国人工智能病理研发的角度,数字病理是人工智能病理的基础,是需要跨越的难点。我国在此方面总体上缺乏足够的原创性和基础性人工智能研究成果或技术专利,在算法、算力及规范化数据库研究方面也存在缺乏标志性项目和研究团队的问题,尚难以形成世界领先的成果。如果不能有效突破这些问题,我们在人工智能病理的发展方面还会受制于人。造成这种结果的原因比较复杂,但国家在研究导向和资助方面的欠缺是其重要原因之一。是迄今为止,国家层面面向数字病理和人工智能病理研究立项及资助甚少,已经支持和立项的智慧医疗和诊断的项目中病理的参与度不够。

（2）病理工作者参与度不够,缺乏真正意义上的医工交叉复合型研发团队

从产品开发的层面,鉴于病理诊断的特殊性,病理的人工智能必须要有病理医生的参与才可能获得预期效果。如果没有病理医师全方位投入和主导,很难形成具有临床实用价值的人工智能病理产品。国外研发团队中多有大量专职病理专家,而国内以病理专家主导的医工结合研究项目缺少专业病理医师的全方位投入,这是影响我国人工智能病理产品开发的一个关键问题。从研发企业看,虽然近几年人工智能病理产品开发企业如雨后春笋大量出现,但多数企业缺乏高水平的研发团队和技术专利,跟风或资本运作驱动型比较多。总体上病理AI研发的模式多为病理专业人才和计算专业人才的合作,尚缺乏真正意义上的医工交叉复合型团队。

3.肿瘤人工智能病理实际应用存在一些瓶颈问题

从实际应用层面,目前数字病理和人工智能病理面临巨大瓶颈。数字病理是人工智能病理的前提,而实际临床应用上数字病理仍然受到很多因素的制约:第一,经济投入是大问题,除了数字化病理设备的投入之外,数字病理的存储投入是最大障碍,而且不断累积,给病理科带来巨大的经济负担和工作负担,既要保留原有的非数字化的病理资料,又要多出一种存储手段,而且是耗费惊人。只有病理资料数字化的压缩或存储技术实现真正的突破,病理人工智能才会有更好的未来。第二,病理行业有关规定不能和数字化时代的病理发展相适应,包括原始病理资料的存储问题,患者借阅切片会诊问题,以及数字化病理相关的收费问题等都是影响数字化病理在临床普及的重要因素。第三,数字化病理的行业标准统一,目前有关数字化的病理标准并不统一,各个品牌都有自己的标准和格式,不能形成统一标准,影响数字化病理的广泛普及和应用。第四,数字病理和人工智能病理的定位问题,短期内尚不能定位全面

覆盖病理各个领域或功能,而是以某个领域或功能实现临床应用的突破,给数字病理和人工智能病理提供更好地发展和不断进步的信心和动力。

六、保障我国人工智能病理成功发展的对策

1.加强国家政策导向和资助力度,解决人工智能病理发展的关键问题

认真落实有关人工智能医学的重要战略规划,针对人工智能病理存在的一些共性问题,特别是人工智能关键技术和基础问题,加强国家政策导向,建立专项资助制约人工智能病理发展的关键科学问题,如数字病理算法、训练集数量及规范化、多元量化指标的多模态人工智能病理诊断系统的开发、基于AI技术的病理预后预测及治疗策略选择决策系统、基于AI技术的病理预后预测及治疗策略选择决策系统以及人工智能诊断或辅助诊断的行业标准及责任、法律问题等。提高我国人工智能病理的研发能力,努力创造更多的中国标准、设备或方案,力争部分项目达到国际领先。

2.建立医工交叉复合型团队,激发病理专业人员投身研发的积极性

目前,国内人工智能病理开发比较成功的案例均为病理医生、计算机专家和企业密切合作的结果。针对目前国内人工智能病理研发的模式多以计算专业人才或企业人员主导,病理专业人员参与度不够理想,缺乏真正意义上的医工交叉复合型团队。应当鼓励具有领先的技术团队和技术的企业与病理合作,形成医工交叉复合型团队,长期投入,以期获得国际领先产品,获得突破。

3.改变理念,促进传统肿瘤病理学向智慧肿瘤病理学的革命性转变

随着人工智能技术与各种先进技术的融合、政策及法规的保证、病理的数字化转型和人工智能病理诊断或辅助诊断系统的不断完善与应用,人工智能的风暴将使病理学科发生革命性的转变。应当清楚认识到,传统的单纯依靠形态学特征的病理学诊断已经不能满足临床诊治的需求,不能适应精准医疗发展的步伐。人工智能病理学为病理学科的发展提供了新的发展空间,有助于促进传统病理学向智慧病理学的革命性转变。

近年来,新一代病理学–病理组学的理念得到了病理界及生物医学界的充分认可与支持。新一代的病理学是在人工智能辅助下多模态融合疾病的各种临床特征、影像特征、分子特征、病理形态特征、生化代谢特征等,对疾病发生发展过程监控、诊断及鉴别诊断、准确治疗方案选择、预后判断等做出综合判断和精准的病理组学诊断,精准指导肿瘤防治。

以人工智能改变传统肿瘤病理学,实现肿瘤病理学科革命性改变,形成以病理组学报告为目标的智慧病理诊断体系,在学科发展的同时带动人工智能上下游产业和经济发展,这是我国肿瘤人工智能病理学发展的愿景。

(丁彦青 潘威君 朱孝辉)

参考文献

[1] 中华医学会病理学分会.对31个省市自治区3831家医院病理科现状的调查与思考[J].中华病理学杂志,2020,49(12):1217-1220.

[2] 步宏,刘洪红,包骥.未来病理:智能化和云端化是必然的趋势[J].中华医学信息导报,2020,35(18):11-11.

[3] 包骥,步宏.中国数字病理发展展望[J].实用医院临床杂志.2017;14(05):1-2.

[4] 邓杨,包骥.数字病理中计算机辅助诊断研究展望[J].实用医院临床杂志.2017;14(05):10-2.

[5] 胡佐鸿,赵春,包骥等.全片数字化图像在诊断细胞病理学中的应用[J].中华病理学杂志.2017;46(08):581-5.

[6] Unger J , Hebisch C , Phipps J E , et al. Real-time diagnosis and visualization of tumor margins in excised breast specimens using fluorescence lifetime imaging and machine learning[J]. Biomedical Optics Express, 2020, 11(3):1216-1230.

[7] Halicek M, Dormer JD, Little JV, Chen AY, Fei B:Tumor detection of the thyroid and salivary glands using hyperspectral imaging and deep learning [J]. Biomedical optics express 2020, 11(3):1383-1400.

[8] Hu Z, Fang C, Li B, et al. First-in-human liver-tumour surgery guided by multispectral fluorescence imaging in the visible and near-infrared-I/II windows [J]. Nature biomedical engineering 2020, 4(3):259-271.

[9] Kho E, Dashtbozorg B, de Boer LL, et al. :Broadband hyperspectral imaging for breast tumor detection using spectral and spatial information [J]. Biomedical optics express 2019, 10(9):4496-4515.

[10] Park JY, Choi HJ, Cheon H, et al. Terahertz imaging of metastaticlymph nodes using spectroscopic integration technique [J]. Biomedical optics express 2017, 8(2):1122-1129.

[11] Doyle TE, Factor RE, Ellefson CL, et al.High-frequency ultrasound for intraoperative margin assessments in breast conservation surgery:a feasibility study [J]. BMC cancer 2011, 11:444.

[12] Chappelow J, Tomaszewski JE, Feldman M, et al. HistoStitcher(©):an interactive program for accurate and rapid reconstruction of digitized whole histological sections from tissue fragments [J]. Computerized medical imaging and graphics :the official journal of the Computerized Medical Imaging Society 2011, 35(7-8):557-567.

[13] Song Z, Zou S, Zhou W, et al. Clinically applicable histopathological diagnosis system for gastric cancer detection using deep learning [J]. Nat Commun 2020, 11(1):4294.

[14] Nirschl JJ, Janowczyk A, Peyster EG, et al. A deep-learning classifier identifies patients with clinical heart failure using whole-slide images of H&E tissue [J]. PLoS One 2018, 13(4): e0192726.

[15] Wei JW, Wei JW, Jackson CR, et al. Automated Detection of Celiac Disease on Duodenal Biopsy Slides [J]. A Deep Learning Approach. Journal of pathology informatics 2019, 10:7.

[16] Arvaniti E, Fricker KS, Moret M, Rupp N, Hermanns T, Fankhauser C, Wey N, Wild PJ, Rüschoff JH, Claassen M: Automated Gleason grading of prostate cancer tissue microarrays via deep learning. Scientific reports 2018, 8(1):12054.

[17] Le H, Gupta R, Hou L, Abousamra S, Fassler D, Torre-Healy L, Moffitt RA, Kurc T, Samaras D, Batiste R et al: Utilizing Automated Breast Cancer Detection to Identify Spatial Distributions of Tumor-Infiltrating Lymphocytes in Invasive Breast Cancer. The American journal of pathology 2020, 190(7):1491-1504.

[18] Bankhead P, Fernández JA, McArt DG, Boyle DP, Li G, Loughrey MB, Irwin GW, Harkin DP, James JA, McQuaid S et al: Integrated tumor identification and automated scoring minimizes pathologist involvement and provides new insights to key biomarkers in breast cancer. Laboratory investigation; a journal of technical methods and pathology 2018, 98(1):15-26.

[19] Coudray N, Ocampo PS, Sakellaropoulos T, Narula N, Snuderl M, Fenyö D, Moreira AL, Razavian N, Tsirigos A: Classification and mutation prediction from non-small cell lung cancer histopathology images using deep learning. Nature medicine 2018, 24(10):1559-1567.

[20] Schaumberg AJ, Rubin MA, Fuchs TJ: H& E-stained Whole Slide Image Deep Learning Predicts SPOP Mutation State in Prostate Cancer. BioRxiv 2018:064279.

[21] Kather JN, Pearson AT, Halama N, Jäger D, Krause J, Loosen SH, Marx A, Boor P, Tacke F, Neumann UP et al: Deep learning can predict microsatellite instability directly from histology in gastrointestinal cancer. Nature medicine 2019, 25(7):1054-1056.

[22] Kulkarni PM, Robinson EJ, Sarin Pradhan J, Gartrell-Corrado RD, Rohr BR, Trager MH, Geskin LJ, Kluger HM, Wong PF, Acs B et al: Deep Learning Based on Standard H&E Images of Primary Melanoma Tumors Identifies Patients at Risk for Visceral Recurrence and Death. Clinical cancer research : an official journal of the American Association for Cancer Research 2020, 26(5):1126-1134.

[23] Mobadersany P, Yousefi S, Amgad M, Gutman DA, Barnholtz-Sloan JS, Velázquez Vega JE, Brat DJ, Cooper LAD: Predicting cancer outcomes from histology and genomics using convolutional networks. Proceedings of the National Academy of Sciences of the United States of America 2018, 115(13):E2970-e2979.

[24] Nam S, et al. Introduction to digital pathology and computer-aided pathology. J Pathol Transl Med. 2020;54(2):125-34.

[25] Aeffner F, et al. Introduction to digital image analysis in whole-slide imaging: a white paper from the digital pathology association. J Pathol Inform. 2019;10:9 - 9.

[26] Bui MM, et al. Digital and computational pathology: bring the future into focus. J Pathol Inform. 2019;10:10.

[27] Farahani N, et al. International telepathology: promises and pitfalls. Pathobiology. 2016; 83(2 - 3):121-126.

[28] Ghaznavi F, et al. Digital imaging in pathology: whole-slide imaging and beyond. Ann Rev Pathol Mech Dis. 2013;8(1):331-359.

[29] Park S, et al. The history of pathology informatics: a global perspective. J Pathol Inform. 2013;4(1):7.

[30] Zarella MD, et al. A practical guide to whole slide imaging: a white paper from the digital pathology association. Arch Pathol Lab Med. 2019;143(2):222-234.

[31] Pantanowitz L, et al. Twenty years of digital pathology: an overview of the road travelled, what is on the horizon, and the emergence of vendor-neutral archives. J Pathol Inform. 2018; 9:40.

[32] Zaharia M, et al. Spark: cluster computing with working sets. HotCloud. 2010;10(10-10):95.

[33] Baig F, et al. SparkGIS: resource aware efficient in-memory spatial query processing. In proceedings of the 25th ACM SIGSPATIAL international conference on advances in geographic information systems. 2017. ACM.

[34] Allan C, et al. OMERO: flexible, model-driven data management for experimental biology. Nat Methods. 2012;9(3):245 - 53.

[35] Bankhead P, et al. QuPath: open source software for digital pathology image analysis. Sci Rep. 2017;7(1):16878.

[36] Foran DJ, et al. ImageMiner: a software system for comparative analysis of tissue microarrays using content-based image retrieval, high-performance computing, and grid technology. J Am Med Inform Assoc. 2011;18(4):403 - 15.

[37] Gutman DA, et al. The digital slide archive: a software platform for management, integration, and analysis of histology for cancer research. Cancer Res. 2017;77(21):e75 - 8.

[38] Marée R, et al. Cytomine: an open-source software for collaborative analysis of whole-slide images. Diagn Pathol. 2016;1(8):1395.

[39] Martel AL, et al. An image analysis resource for cancer research: PIIP—pathology image informatics platform for visualization, analysis, and management. Cancer Res. 2017;77(21): e83 - 6.

[40] Williams E, et al. Image data resource: a bioimage data integration and publication platform. Nat Methods. 2017;14:775.

[41] Hamilton PW, et al. Digital pathology and image analysis in tissue biomarker research.

Methods. 2014;70(1):59-73.

[42] Hamilton PW, et al. Automated tumor analysis for molecular profiling in lung cancer. Oncotarget. 2015;6(29):27938-27952.

[43] Janowczyk A, Madabhushi A. Deep learning for digital pathology image analysis: a comprehensive tutorial with selected use cases. J Pathol Inform. 2016;7(1):29.

[44] Kothari S, et al. Pathology imaging informatics for quantitative analysis of whole-slide images. J Am Med Inform Assoc. 2013;20(6):1099-1108.

[45] Madabhushi A, Lee G. Image analysis and machine learning in digital pathology: challenges and opportunities. Med Image Anal. 2016;33:170-175.

[46] Xing F, et al. Transfer shape modeling towards high-throughput microscopy image segmentation. Med Image Comput Comput Assist Interv. 2016;9902:183-90.

[47] Xing F, et al. deep learning in microscopy image analysis: a survey. IEEE transactions on neural networks and learning systems, 2017. p. 1-19.

[48] Xing F, Yang L. Robust nucleus/cell detection and segmentation in digital pathology and microscopy images: a comprehensive review. IEEE Rev Biomed Eng. 2016; 9:234-63.

[49] Wang S, Yang D M, Rong R, et al. Pathology image analysis using segmentation deep learning algorithms[J]. The American journal of pathology, 2019, 189(9): 1686-1698.

[50] Feng R, Liu X, Chen J, et al. A deep learning approach for colonoscopy pathology WSI analysis: accurate segmentation and classification[J]. IEEE Journal of Biomedical and Health Informatics, 2020, 25(10): 3700-3708.

第九章

人工智能技术在
肿瘤分子生物学研究中的应用

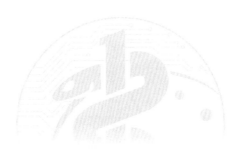

在肿瘤研究领域中,二代测序(Next-generation Sequencing, NGS)技术提供的广泛可用的遗传信息以及快速增多的生物医学出版物加速了大数据时代的到来。随着机器学习(Machine Learning, ML)、深度学习和自然语言处理(Natural Language Processing, NLP)等关键技术的突破,带动了人工智能新一轮的大发展,"人工智能+医疗"概念应运而生。本章介绍了人工智能在DNA、RNA、蛋白质以及代谢相关预测领域的应用,随后介绍人工智能技术与多组学数据的融合分析,最后介绍了人工智能在肿瘤诊断和预后方面的应用。

第一节 基因变异检测与预测

在癌症基因组学领域中,由全基因组关联研究(Genome-Wide Association Studies,GWAS)产生的大样本多组分数据、基因型-表型数据以及文献挖掘促进了先进人工智能技术和解决方案的发展,这些技术和解决方案可以使医疗专业人员通过精准医疗提供个性化的护理。机器学习对于理解大型复杂数据集是最有效的。因此,机器学习方法对基因组学来说变得越来越重要,因为越来越多的大样本可以通过诸如1000 Genomes Project 或美国国立卫生研究院(National Institutes of Health,NIH)的 4D Nucleome Project 等项目获得。在实践中,机器学习方法学和特定应用领域的理论与实践知识往往是取得良好效果的必要条件。随着产生庞大基因组和蛋白质组数据集的新技术的出现,将 DNA 测序变为与质谱、流式细胞术以及高分辨率成像方法一样常见的研究手段,不仅对新的机器学习方法,而且对能够应用和适应大数据集的专家的需求也将增加。从这个意义上说,机器学习及其研究人员对遗传学和基因组学的研究都变得越来越重要。

一、基因变异的检测

变异检测(Variant Calling)是在 NGS 数据中识别变体的过程。原始测序读数首先与参考基因组对齐,然后通过多个质量改进步骤为变异检测做准备(例如,质量评估、重新校准、索引重新排列和识别重复项)。在 NGS 数据中识别基因变体非常具有挑战性,原因在于 NGS reads 不仅是易错的(错误率为 0.1%~15%),并且是由一个复杂的错误过程引起的,该过程取决于仪器、先前的样本处理方法和基因组序列本身,所以富集步骤中 DNA 分子选择的随机性、平台依赖性系统误差、测序误差和比对误差构成了该步骤的主要挑战。目前,最先进的变体识别使用各种统计技术来模拟这些误差过程,以准确识别由真实遗传变异或 reads 中的误差引起的读数和参考基因组之间的差异。例如,广泛应用的 GATK(Genome Analysis Toolkit)使用逻辑回归对基本误差进行建模,采用隐马尔科夫模型计算 reads 可能性,并通过朴素贝叶斯分类模型进行分类识别,然后使用高斯混合模型过滤这些变体,最后用手工特征构建捕获常见错误模式去除可能的误报。这使GATK在Illumina测序平台上获得较高的精确度,但仍不能完全消除误差。同时将这些模型推广到其他测序技术(例如,Ion Torrent)是很困难的,因为需要手动重新调整或扩展这些统计模型,所以即便是在技术发展迅速的地区也不一定能够实现。此外,大多数变体识别器的初始参数在临床环境的应用中并不理想。用户通常需要试探性地调整参数,并应用多个定制过滤器来消除误报,才能达到可接受的精度。这是一项耗时的工作,需要极强的专业知识在测序、扩增、比对和基因组学的背景下微调质量分数和属性。

(一)识别变体的性能优化

1.卷积神经网络(Convolutional Neural Networks,CNN)识别变体

目前不同的团队正在利用机器学习算法提高变体的识别性能。研究发现利用CNN(该算法通常用于图像识别)能够达到0.96的F1分数(一个准确度的衡量标准,它同时考虑了精确度和召回率,最大值是1,最小值是0),并且能够识别等位基因频率低至0.0001的变体。CNN模型可在弥漫性浸润性胶质瘤中对基因突变进行精准分类。研究表明弥漫性浸润性胶质瘤是一组异质性的原发性肿瘤,其影像学特征、治疗反应、临床病程和预后都有很大差异。这种众所周知的异质性在一定程度上归因于在肿瘤发生早期出现的遗传和表观遗传的多重突变。例如,与异柠檬酸脱氢酶(Isocitrate Dehydrogenase,IDH)野生型胶质母细胞瘤相比,IDH1和/或IDH2突变型胶质母细胞瘤生存期显著增加(31个月与15个月)。具有1p/19q编码的间变性少突胶质瘤患者联合应用丙卡巴嗪/洛莫司汀/长春新碱治疗和放射治疗与无突变患者相比获益明显。针对伴有O6-甲基鸟嘌呤DNA甲基转移酶(O6-methylguanine DNA Methyltransferase,MGMT)启动子甲基化的胶质母细胞瘤进行替莫唑胺和放疗联合治疗的疗效比单纯放疗效果更好(分别为21.7个月和15.3个月)。世界卫生组织最近将区分异质性的重点放在基因特征与分子特征的整合上,并将其作为中枢神经系统肿瘤分类方案的输入信息,包括IDH1状态和1p/19q编码以及其他一些分子或遗传标记。因此,需要了解肿瘤遗传信息来准确监测胶质瘤患者并指导个性化治疗。目前,有关胶质瘤潜在遗传和分子改变的信息是基于对手术中获得的肿瘤组织的分析。然而,尽管分级胶质瘤广泛浸润到周围的非强化瘤周区域,但病理活检往往局限于增强肿瘤的易触及区域。此外,分子遗传学检测成本相对较高,同时费时,不利于及时做出临床决策。非侵入性成像技术可提供对临床相关基因突变的辅助检查,从而加快和协调临床护理,最大限度减少延误。

利用基于CNN的深度学习/机器学习方法可对弥漫性浸润性胶质瘤的遗传变异进行分类,对其中潜在的分子遗传突变状态进行独立预测,并识别出每个突变最具预测性的影像学特征。CNN方法通过应用前向人工神经网络来模拟动物视觉皮层,在一个视野内,模拟在重叠区域中多层神经元,每一层都将原始输入图像转换为更复杂、更具层次性和抽象的表示。每一种基因类型与独特的影像学特征相关,如肿瘤边缘的界定、T1和液体衰减反转恢复序列(Fluid Attenuated Inversion Recovery,FLAIR)抑制、水肿程度、坏死程度和纹理特征。研究假设如下:①一个CNN可以训练成能够独立预测胶质瘤潜在的分子遗传突变状态;②训练的CNN可以识别特定突变的预测影像特征。回顾性分析259例低级别或高级别胶质瘤患者的核磁共振影像资料和分子信息,用CNN对IDH1突变状态、1p/19q编码区和MGMT启动子甲基化状态进行分类,最后对CNN层进行主成分分析(Principal Component Analysis,PCA),提取关键成像特征。结果发现分类准确率很高(IDH1突变状态94%,1p/19q编码缺失92%,MGMT启动子甲基化状态83%)。综合以上研究结果表明,对于癌症影像档案数据集,ML算法可以对低级别和高级别胶质瘤的个体基因突变进行分类。附加的降维技术获得的相关磁共振成像特征表明,神经网络能够学习关键成像成分,而无需事先选择特征或人为指导训练。

2.随机森林算法识别变异体

有研究团队开发基于随机森林的方法识别变异体。该研究团队创建了一个新一代癌症序列数据分析的方法,称为Cerebro,使用机器学习识别高信任度体细胞突变同时最小化假阳性。Cerebro使用专门的随机森林分类模型评估大量的决策树为每个候选变体生成一个置信度。该模型使用正常的外周血DNA样本进行训练,其中外显子组区域被捕获并使用NGS方法进行两次测序。超过30000个体细胞变体,包括替换、插入和缺失,等位基因分数从1.5%到100%引入到一组NGS数据中,为分类器提供一组“肿瘤特异性”突变的训练集,以及超过200万个真实的与人工模拟的变异体。将来自同一样本的第二个NGS序列数据集作为匹配的正常值,并对组合数据集进行分析以检测体细胞变异。Cerebro与现有的变体识别程序(MuTect1、MuTect2、SomaticSniper、Strelka、VarDict和VarScan2)相比,识别肿瘤突变的准确性有所提高。虽然它们的召回值相似,但与其他方法相比,Cerebro显示出更高的精确度值。

另有研究团队开发了名为SNooPer的多功能数据挖掘方法,它也使用随机森林分类来准确识别复杂、低深度测序数据中的体细胞变体。与现有的体细胞变体识别器不同,SNooPer不依赖于用户定义的参数,而是基于数据本身来构建强大的预测模型并提高识别性能。通过利用模拟和真实的数据集,对SNooPer在限制假阳性识别的同时检测在不平衡、低深度数据集中真实的体细胞突变的能力进行评估,并将其性能与三种基准算法Varscan2、JointSNVmix和MuTect进行了比较,结果表明SNooPer具有最好的整体表现。

(二)低频变异体的识别

机器学习可帮助解决低频变体识别问题。研究表明亚克隆肿瘤细胞群中的低频肿瘤等位基因通常会导致治疗失败和复发。虽然NGS为追踪肿瘤亚克隆中的特定突变提供了机会,并有可能发现具有复发驱动潜力的突变,但在原发肿瘤细胞群中识别此类突变通常很困难,包括难以与背景噪声区分开以及无法改善算法之间的低一致率。目前已经发展了许多方法来克服这些挑战,比如启发式VarScan2依赖于对肿瘤和正常基因组的独立分析,然后对变异检测的reads计数进行费希尔精确检验,或者采用概率式方法包括SomaticSniper、JointSNVMix、Strelka以及MuTect来估计肿瘤基因型概率。然而,大多数体细胞变体识别器在低测序深度仍然表现不佳,原因在于它们主要是针对整个外显子组或数百个靶向基因测序的等位基因频率最低的变体,平均深度在数百个。其他几项研究集中在少数具有超深测序(深度大于10000×)的热点癌症基因以降低检测限。然而,这类方法采用一种特殊的筛选方法,并且是针对一个较小的基因组区域内的变体识别而设计的,通常少于20000个核苷酸。此外,上述方法未能考虑靶区不同基因组序列背景下的差异误差谱,因此它们在敏感识别等位基因频率接近固有测序错误率的变体方面不是最佳方案。

ML算法可对基本质量特性进行训练,例如排序和对齐质量,以提高识别低频变体的性能。有研究团队提出了RareVar,它是一个实验和计算模型的框架,有助于解决低频变体识别问题。它旨在将标准测序实验协议下的检测限提高到0.5%~1%。实验部分包括构建一个模拟肿瘤样本的基准样本策略,该样本富含低频变异(0.5%~3%)。计算部分利用构建的基准样本,推导出用于敏感低频变异检测的基因组、位置特异性错误率,并利用机器学习模型进一步细化候选样本。该研究在一个独立构建的测试基准上评估了RareVar的性能以及现有的代表性工具。特别是对于等位基因频率低于3%的变体方面,RareVar比其他工具更为敏感和准确。

二、基因变异的预测

基因转录的序列依赖性控制是多细胞生物复杂性的基础,改变基因表达的变异可对人类疾病和性状产生广泛的影响。群体遗传学研究中表达基因型关联的经验观察以及基于匹配表达和基因型数据的预测模型,为常见基因组变异的表达效果及疾病相关性提供了有价值的信息。然而,这种方法通常局限于常见突变,且仅在理想的相关组织/细胞类型中能观察到匹配的表达。了解常见和罕见变异调控潜力的核心是从关联中分离因果关系,而提取序列和表达效果之间的依赖关系仍是一个主要的挑战。

(一)活化诱导脱氨酶(Activation-induced deaminase, AID)突变靶点的预测

目前人工智能通过ML算法在突变预测方面有了新突破和进展。人工智能可预测AID的突变靶点。AID通过体细胞超突变(Somatic Hypermutation, SHM)和类开关重组(Class Switch Recombination, CSR)在生发中心B细胞中产生高亲和力开关抗体,是免疫应答的关键酶。AID通过将脱氧胞苷残基脱氨作用于免疫球蛋白基因DNA上的脱氧尿苷,启动SHM和CSR。由此产生的U:G错配可通过碱基切除修复(Base Excision Repair, BER)或错配修复(Mismatch Repair, MMR)途径进行识别和处理,在SHM的情况下导致点突变,或者在CSR的情况下导致双链断裂,然后发生重组反应。虽然AID活性对Ig基因有强烈的偏好,但它也可针对其他基因导致点突变或致癌染色体易位,其对致癌转化具有重要意义。AID诱导的突变发生频率很低,检测其诱导突变的技术瓶颈阻碍了人们对AID特异性或靶向性的理解。

有研究团队对生发中心B细胞中超过1500个基因组区域进行了深度测序,并确定了275个AID靶基因,其中包括之前已知的35个AID靶点中的30个。研究还确定了迄今为止所描述的AID活动中最高频突变的靶点。此外,结合机器学习对突变基因的分子特征进行综合分析,为AID靶点基因的预测提供了有力的工具。研究人员利用研究中确定的一组独特的AID诱导突变基因,对与SHM相关的分子特征进行全面分析,包括转录、表观遗传标记和调控序列。首先观察到AID靶点的转录水平和转录效率明显高于非靶点,而这种差异对于高度突变的靶点更高。其次,RNA聚合酶Ⅱ(RNAPol Ⅱ)和停滞因子Spt5(研究发现与AID相关)在AID突变靶点中显示出更高的结合密度。另外,AID靶点富含活性增强分子和转录延伸标记,如Med12、H3K36me3和H3K79me2。最后,主要的AID靶向也优先集中在超级增强子附近和聚合转录区域。同时,突变研究表明,与转录相关的几种机制对AID活性至关重要。但AID靶点

不能仅仅由这些特征中的任何一个来定义。为了探讨这些分子特征的组合是否可用来预测AID靶向性,研究人员开发了一个使用ML算法的预测模型,将分析的基因集合与一组分子特征相结合。研究发现在全基因组2.3%的基因中发现了高强度RNAPol Ⅱ和Spt5的结合,预测AID靶点特异性的概率为77%(P<0.001),且低表达与RNAPol Ⅱ结合强度低,预测了95%的基因没有发生突变。为了检验预测模型的准确性,研究分析了一组新的基因(不包括在研究团队的捕获库中)的突变频率,这些基因具有高强度RNAPol Ⅱ和Spt5的结合,研究发现被分析基因中11/12都发生了显著的突变。结合以上发现,该研究团队为AID活性建立了一个强有力的预测工具。该突变研究对其他研究问题也具有重要的参考价值,包括AID靶向新分子机制的验证,新靶点的预测或者癌症相关突变的评估。此外,不仅在B细胞淋巴瘤中,在其他恶性肿瘤中,类似的方法对于拓宽我们对AID或其他致突变活性基因的认识都有直接的意义。

(二)结合病理影像对基因突变的预测

人工智能可通过病理影像预测癌症基因突变。非小细胞肺癌中两种最常见的肺腺癌(Lung Adenocarcinoma,LUAD)和肺鳞癌(Lung Squamous Cell Carcinoma,LUSC)的治疗方案并不相同。在缺乏明确的组织学特征的情况下,区分这两种非小细胞肺癌具有挑战性和耗时性,一般需要免疫组化染色实验进行确定。约20%的LUAD中存在表皮生长因子受体突变,约<5%的LUAD中的间变性淋巴瘤受体酪氨酸激酶重排,二者目前均已获得FDA批准作为靶向治疗的靶点。非小细胞肺癌中其他基因突变如KRAS和P53是非常常见的,但已被证明是极具有挑战性的药物靶点。肺活检通常用于诊断肺癌的类型和分期,在虚拟显微镜放大倍数下获得组织染色图像,生成非常大的二维图像(每个维度10000像素以上,甚至大于100000像素),这些图像通常难以彻底地进行视觉检测。此外,这些图像对于LUAD和LUSC之间也不易给出准确的区分,尤其是在低分化肿瘤中。

为了解决以上问题,有研究团队开发了肺癌全幻灯片图像的自动分析,以预测生存结果和分类。Yu等人将传统的阈值化和图像处理技术与ML方法相结合,例如随机森林分类器、支持向量机(Support Vector Machine,SVM)或朴素贝叶斯分类器,在鉴别腺癌和鳞状细胞癌上具有97%的准确性。此外,这种AI工具还能帮助预测与肺癌相关的6种基因突变,包括EGFR、KRAS、TP53、STK11、FAT1以及SETBP1,其准确度达到73%~86%。研究人员介绍,这些遗传变化或突变在导致肿瘤细胞异常增殖的同时,也会改变细胞的形状以及与周围环境的相互作用,这就为AI分析提供了视觉上的线索。从组织学图像中确定突变状态并绕过额外的检测对肺癌治疗尤其重要,因为这些突变通常携带着预后和预测信息,从而使患者能够更快接受靶向治疗。

(三)驱动基因突变的预测

大规模癌症测序的主要目标之一是寻找驱动基因突变,因此从体细胞变体中对驱动基因进行稳定的计算预测对于这项任务至关重要。在我们目前对癌症的理解中,当一些细胞获得了选择性生长优势,如不受控制的增殖和逃避凋亡等时,就易发生肿瘤。这些恶性特征可由各种基因组改变引起包括点突变、基因拷贝数变异、易位、倒位、缺失或异常的基因融合等。许多研究表明,这些改变并没有均匀地分布在基因组中,靶向特异基因与重要细胞功能相关,如基因组维持、细胞存活和细胞命运。驱动基因可分成两类:肿瘤抑制基因(Tumor Suppressor Gene, TSG)和癌基因(Oncogene, OG)。P53作为TSG参与抗癌的防御机制,通过基因组改变使其失活可以增加细胞的选择性生长优势。相反,影响OGs如KRAS或ERBB2的改变,可能是获得新特性的原因,这些特性提供了一些选择性生长优势或扩散到远端器官的能力。识别驱动基因不仅从基础生物学的角度解释癌症的机制,且对于提出新的治疗策略和开发针对特定突变驱动基因的精准医疗方法都很重要。例如,曲妥珠单抗是一种靶向ERBB2的治疗乳腺癌的药物,可显著改善过度表达该蛋白的肿瘤患者的预后。

癌症基因组学研究已经累计识别出几百个类似的癌症相关基因。定期更新的数据库(如癌症基因普查)提供了可能与癌症有关的基因目录以及不同水平的实验验证。许多癌症相关基因最近已经通过对基因组中的体细胞突变进行系统分析而被鉴定出来,这得益于长期的努力和大规模的合作,如癌症基因组图谱(The Cancer Genome Atlas, TCGA)或国际癌症基因组联盟(International Cancer Genome Consortium, ICGC)。事实上,癌症相关基因比非癌症相关基因更易发生突变,这为识别它们提供了一个简单的指导原则。COSMIC数据库是世界上最大、最全面的编码体细胞突变的资源库,已鉴定出大量频繁突变的基因。目前驱动基因总数仍然存在争论,许多驱动基因外显率较低,突变频率较低,或仅存在于特定类型的癌症中,这些驱动基因仍亟待发现。虽然目前已提出了许多类似的方法,由于没有金标准作为基准,因此很难进行合理评价。

目前人工智能开发出可预测癌症驱动基因的方法。有些方法整合了突变频率和突变功能影响的信息或基因组位置、拷贝数变异或基因表达等信息。例如,TUSON或DOTS Finder结合突变频率和突变的功能影响对OGs和TSGs进行识别。同样在此类中,20/20+方法根据基因突变频率和突变类型对具有特征的基因进行编码,然后用随机森林算法预测驱动基因。有研究表明,根据预测基因在 Cancer Gene Census(CGC)中所占比例、预测驱动基因数量和一致性等几个标准对 8 种驱动基因预测方法进行了基准测试。TUSON、MutSigCV 以及 20/20+ 这三种方法被证明在所有标准上表现相似,验证了结合异质信息预测癌症相关基因突变的可行性。

另外有研究团队提出了一种新的癌症驱动基因预测方法 LOTUS,即"学习"癌基因和抑癌基因。与 20/20+ 一样,LOTUS 是一种基于 ML 的方法,这意味着它从已知的驱动基因列表开始,学习这些基因的特殊性并识别新基因。此外,与之前在该领域的工作相比,LOTUS 具有两个特性。首先,它结合了三种可能包含相关信息(突变频率、功能影响和基于路径的信息)的特征来预测癌症相关基因突变。它不仅基于基因突变特征,如"突变频率"和"功能影响"方法,同时基于已知的蛋白质相互作用(Protein-protein Interaction,PPI)网络。事实上,PPI 信息的使用尤其关键,因为有研究发现由驱动基因编码的蛋白质更可能参与形成蛋白质复合物,并且比其他蛋白质具有更高的"可变性"。其次,LOTUS 可通过多任务学习策略预测泛癌症患者以及特定癌症类型的癌症相关基因突变。虽然类似的方法被用于预测人类常见疾病的相关基因,但这是首次将多任务机器学习算法用于癌症驱动基因的预测。研究表明,LOTUS 在识别新的癌症基因、阐明异构数据整合和多任务学习策略预测驱动基因的能力方面优于其他最新技术。此外,HotNet2 目前已成功用于检测富含驱动基因的基因通路以及癌症驱动基因突变的预测。

(三)脑干胶质瘤 H3K27M 突变的预测

ML 可建立脑干胶质瘤(Brainstem Gliomas,BSGs)H3K27M 突变预测模型。BSGs 是一种高度异质性肿瘤。弥漫性固有性脑桥胶质瘤(Diffuse Intrinsic Pontine Glioma,DIPG)是最常见的 BSG 类型,在儿童和成人中分别占 BSGs 的 80% 和 45%~50%。在过去的 5 年里,DIPGs 独特的基因结构和肿瘤发生机制已被部分阐明。其中杂合子体细胞 H3K27M 的突变,影响了近 80% 的儿童 DIPGs,并在整个疾病过程中始终存在于原发和转移部位,通过重新编程组蛋白 H3K27 甲基化和基因表达引发肿瘤。虽然 WHO 病理分级不能预测预后,但 H3K27M 突变预示着预后较差,H3K27M 突变肿瘤患者的平均总生存期(Overall Survival,OS)为 0.73 年,而野生型(wild type,WT)患者的 OS 为 4.83 年。抑制组蛋白去甲基化和去乙酰化已被证明可延长患者原位异种移植小鼠模型的存活时间。综上所述,H3K27M 突变可作为 DIPG 患者诊断、预后和治疗选择的合格生物标志物。

起源于中脑或延髓的肿瘤可能与DIPGs相比是预后相对较好的低度胶质瘤。随着术中电生理监测和多模式神经影像学技术的进步,手术切除这些肿瘤已变得安全可行。然而,低级别和高级别胶质瘤在放射学上没有明显的区别,因为它们通常具有共同的特征。例如,Ⅰ级毛细胞星形细胞瘤(Pilocytic Astrocytomas,PAs)和Ⅲ-Ⅳ级高级胶质瘤都显示对比增强、瘤内出血和软脑膜播散。然而,考虑到这些肿瘤的不同预后和治疗策略,准确的鉴别诊断是至关重要的。最近的研究表明,PAs主要是通过MAPK通路的激活驱动,而没有其他与Ⅱ-Ⅳ级胶质瘤相关的显著突变。因此,H3K27M突变的存在可能可以用来排除PAs并避免不恰当的治疗策略。

基于以上观察结果,开发一个可靠预测BSGs中H3K27M突变状态的术前无创方法是非常关键的。放射组学是一个研究医学影像数据和疾病分子特征之间关系的较新研究领域,ML算法在复杂成像和大"组学"数据方面显示出优势,有研究团队便将这两个领域有效地整合应用。他们从2010年11月到2017年3月回顾性分析151例新诊断的BSGs患者,通过全外显子组、全基因组或Sanger测序获得H3K27M突变状态。从对比前后的T1加权和T2加权图像中共提取1697个特征,包括6个临床参数和1691个影像学特征。采用随机森林算法,将36个选定的核磁共振图像(Magnetic Resonance Imaging,MRI)特征与3个选定的临床特征相结合,生成一个预测H3K27M突变的模型。此外,利用最小二乘估计法建立了一个简化的预测模型,包括诊断时的Karnofsky表现状态、诊断时症状持续时间和T2的边缘锐度。结果发现H3K27M突变是预后较差的独立预后因素(p=0.01,危险比=3.0,95%可信区间[CI],1.57-5.74)。综合以上数据,利用常规MRI和临床特征,研究团队建立了一个高精度的ML模型和一个提高临床实用性的简化模型来预测BSGs的H3K27M突变。

(宋咏梅　赵梓彤　宋华琛　邹雅柱)

第二节　RNA结构与可变剪接预测

RNA分子像蛋白质一样通过扭曲并折叠成复杂的3D结构,使它们能够执行广泛的细胞功能,包括催化反应、调节基因表达、调节先天免疫和感知小分子等,有关RNA结构的了解对于理解RNA功能机制、设计合成RNA及发现RNA靶向药物都至关重要。

然而,科学家们在过去十年来对蛋白质结构的理解取得了长足的进步,但他们对RNA结构的了解却远远落后,预测RNA的三维结构仍然是一个巨大的挑战。对于蛋白质结构,较为先进的预测方法是利用相关蛋白质的序列或结构。但是由于RNA结构目前未被充分理解,且RNA序列信息提供的关于RNA 3D结构的信息较少,故这种方法在RNA结构上的成功率很低。此外,设计一种可靠的评分功能来区分RNA结构模型是否精确也是相当困难的,原因在于对能量上有利的RNA结构的特征也未被充分理解。

一、RNA结构的预测

目前由斯坦福大学博士研究生、Atomic AI创始人兼首席执行官Raphael Townshend领导的研究人员设计了一种RNA结构预测模型——ARES,其预测精度高于此前所有其他的RNA预测工具。ARES根据最小假设进行RNA结构预测,ARES深度神经网络接受每个原子的3D坐标和化学元素类型的结构模型作为输入,然后预测模型与未知真实3D RNA结构的均方根偏差(RMSD)。

值得注意的是,ARES没有包含关于结构模型的特征与评估其准确性相关的任何假设。例如,ARES没有对双螺旋、碱基对、核苷酸或氢键的预先概念。ARES背后的方法完全不是针对RNA的,因此适用于任何类型的分子系统。ARES网络的初始层被设计用来识别结构基序,这些基序的身份是在训练过程中习得的,而不是预先指定的。ARES的初始层在局部收集信息,其余层则在所有原子中收集信息。这种组合使得ARES具有预测全局的属性,包括结构模型的准确性,同时还能详细地捕捉局部结构基序和原子间的相互作用(图9-2-1 A,B)。

与在数千种已知蛋白质结构上训练的AlphaFold不同,ARES训练数据仅限于18个RNA分子,这些分子是在1994年至2006年间发表的实验中确定了结构(图9-2-1 C)。为了评估ARES识别之前未见过的RNA精确结构的能力,研究团队使用了一个由RNA-Puzzles结构预测挑战中包含的所有RNA组成的基准,并在2010年至2017年期间发表了实验确定的结构(图9-2-1 D)。对于RNA-Puzzles数据集中的每个RNA结构,研究人员使用Rosetta FARFAR2采样软件生成了至少1500个结构模型。然后,他们应用经过训练的ARES神经网络为每个模型生成一个分数,并比较了和其他3种打分的工具的准确性。结果发现,ARES评分函数优于其他评分函数,包括最近基于卷积神经网络的机器学习方法。接下来,研究人员将ARES的预测输入到四轮新的RNA-Puzzles盲结构预测挑战赛中。四个实验确定但未发表的待预测RNA结构包括腺病毒VA-Ⅰ RNA、嗜热地芽孢杆菌T-box鉴别器tRNAGly、枯草芽孢杆菌T-box tRNAGly和诺卡氏菌T-box tRNAIIe（PDB数据库ID分别是：6OL3、6PMO、6POM和6UFM）。ARES对这四种RNA结构的预测精度最高，ARES在未知RNA结构预测方面取得了较为精确的结果。

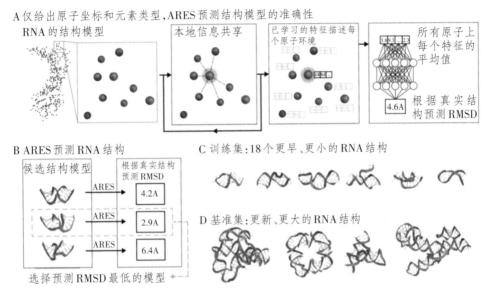

A. ARES预测结构模型的准确性；B.利用ARES进行RNA结构预测；C.训练集：18个更早、更小的RNA结构；D.基准集：更新、更大的RNA结构

图9-2-1　ARES网络

ARES当前的局限之一是依赖于以前开发的抽样方法来生成候选结构模型。未来的工作可利用ARES来指导抽样，以提高最佳候选模型的准确性。ARES可通过纳入其他类型的实验数据进行改进，包括低分辨率的低温电子显微镜和化学测绘数据。总而言之，尽管只使用少量的结构进行训练，ARES的性能仍较为先进，这表明类似的神经网络可在3D分子结构等数据有限且收集成本高的其他领域取得重大进展。例如除了结构预测，ARES未来可能在包括分子设计（大分子和小分子药物），评估纳米粒子半导体的电磁性能以及预测合金和其他材料的力学性能等方面发挥至关重要的作用。

二、可变剪接的预测

可变剪接，也称选择性剪接，它是一种自然现象，在真核生物中发生率很高。其中拟南芥中近61%的内含子基因、黑腹果蝇中60%的多外显子基因以及人类中高达90%的多外显子基因出现可变剪接现象。剪接选择性变体的功能可能有很大的不同。例如,改变阅读框的剪接事件可引入提前终止密码子,然后可能通过无意义介导的衰变触发转录本降解。或者一个异常剪接事件可能维持了开放阅读框,但却导致缺乏重要功能区域的功能障碍蛋白出现。即使是只产生一小部分异常转录本的剪接选择性变体,仍然可改变基因表达水平。从单个基因中选择剪接的mRNA亚型可能具有不同的功能,其生物特性上也有所不同,如催化活性、mRNA异构体编码蛋白与其他蛋白的相互作用以及其编码蛋白的亚细胞定位等。CASP3、MCL1和BCL2基因的可变剪接产生的mRNA亚型具有完全相反的功能。通常机制如图9-2-2所示。虽然一些重要的细胞机制和功能归因于可变剪接,但关于剪接如何精确调控的机制尚不清楚。

在图9-2-2中,深蓝色代表组成型外显子。红色、浅蓝色和绿色代表可变外显子。(C)选择性剪接受到广泛的蛋白质-RNA相互作用网络的调控,包括pre-mRNA中的cis元件和与其结合的反式作用因子。pre-mRNA中最重要的剪接信号包括5′剪接位点、3′剪接位点、分支位点和多聚嘧啶序列。5′和3′剪接位点分别具有高度保守的GU和AG作为内含子的前两个和最后两个核苷酸。U1 snRNP复合体识别5′剪接位点,U2 snRNP复合体识别分支位点。U2AF蛋白识别3′剪接位点和多聚嘧啶序列。pre-

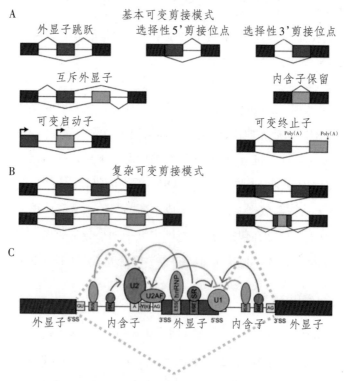

图9-2-2　可变剪接的基本(A)和复杂(B)模式

mRNA顺式调控基序包括外显子剪接增强子、外显子剪接沉默子、内含子剪接增强子和内含子剪接沉默子,它们募集各种RNA结合蛋白来调控可变剪接。

(一)预测可变剪接模式

外显子组测序可用来进行罕见遗传疾病患者和家庭的临床诊断,当作为一线测试使用时,显著减少了诊断的时间和成本。然而,在罕见遗传病队列中外显子组测序的诊断率是25%~30%,即使在外显子组和微阵列联合检测后,大多数患者仍无确诊。非编码区在基因调控中发挥着重要作用,在人类复杂疾病的全基因组关联研究中发现的致病基因座占90%,提示渗透性非编码变体也可能是罕见遗传疾病发展的重要原因。事实上,渗透性非编码变异性干扰了正常模式的mRNA表达,它们位于重要的GT和AG剪接二核苷酸之外,通常被称为隐性剪接变体,长期以来被认为在罕见的遗传疾病中起着重要作用。然而,在临床实践中,由于对剪接编码的不完全理解会导致在必要的GT和AG二核苷酸之外难以精确识别剪接改变变体。RNA测序(RNA-seq)已成为检测孟德尔疾病剪接异常的一种很有前途的检测方法,但到目前为止,其在临床应用中的实用性仍然局限于少数已知相关细胞类型和可进行活检的病例。这种潜在剪接改变变体的高通量筛选分析扩大了剪接变异的特征,但由于可能发生剪接改变突变的基因组空间非常大,故对于评估遗传疾病中随机从头突变并不实用。从一个任意的pre-mRNA序列对剪接进行一般性预测有可能精确预测非编码变体的剪接改变结果,大大提高遗传病患者的诊断水平。迄今为止,尽管在特定的应用中取得了进展,例如核心剪接基序的序列特征建模,外显子剪接增强子和沉默子的特征以及预测盒式外显子和内含子,但仍难以建立原始序列剪接的一般预测模型。

有研究团队构建了一个深度残差神经网络SpliceAI,该网络只使用pre-mRNA转录物的基因组序列作为输入,预测pre-mRNA转录物中的每个位置是剪接供体、剪接受体,或者两者都不是。由于剪接供体和剪接受体可能被数万个核苷酸分开,研究采用了一种由32个带有扩张率的卷积层组成的网络结构,可识别跨越非常大基因组距离的序列决定因素。与以往只考虑邻近外显子-内含子边界的短核苷酸窗口或依赖人工特征工程的方法不同,其神经网络通过评估侧翼上下文序列的10000个核苷酸来预测剪接,直接从主序列中学习剪接决定因素pre-mRNA转录本中每个位置的功能。SpliceAI可从任意的pre-mRNA转录序列中精确地预测剪接连接,从而能够精确预测导致隐性剪接的非编码遗传变异。SpliceAI预测剪接改变后果的同义突变和内含子突变在RNA序列上的具有高比率验证,且这些突变在人类群体中具有强烈的危害性。

与健康对照组相比,预测到自闭症和智力障碍患者中具有异常丰富的从头突变,28例患者中有21例验证了RNA序列。研究估计有9%~11%的罕见遗传病患者的致病性突变是由这种之前被低估的剪接变异所引起。

另有研究小组开发了一款创新计算工具——DARTS,又称为深度学习加强的RNA-seq转录剪接分析。这个工具可能无需覆盖范围很大的RNA-seq数据集就可发现疾病生物标志物和治疗靶点。DARTS基于深度学习的预测来整合公共数据集中大量RNA-seq信息,从而预测可变剪接。DARTS包括两个核心组件:深度神经网络(Deep Neural Network,DNN)模型和贝叶斯假设检验统计模型。DNN模型根据外显子特异性序列特征和样品特异性调控特征预测两种情况之间的差异可变剪接;利用贝叶斯假设检验统计模型通过整合特定RNA-seq数据集中的经验证据与差异可变剪接的先验概率进而预测差异可变剪接。

研究团队首先借鉴了来自ENCODE的大规模公共RNA-seq数据资源,DARTS利用这些海量数据集训练DNN来预测可变剪接。在训练过程中,先使用DARTS贝叶斯假设检验统计模型分析大规模RNA-seq数据,以生成条件间存在高置信度差异或无可变剪接事件的训练标签,之后再使用训练DARTS的DNN预测深度可变剪接。通过深度学习预测,DARTS发现了许多基因的可变剪接模式变化,而这些基因由于在细胞中表达水平很低,无法被传统计算工具检测到。研究人员随后通过生物学实验验证了这些新的预测,DARTS工具可能使科学家更好地识别疾病的生物标志物和治疗靶标。

DARTS的概念创新在于,它的预测与特定生物样本的实际RNA-seq数据相结合,使得不同实验室可在其独立实验中不同生物条件下更好地描述可变剪接。它可提供一个能够连接公共领域大数据到个体调查研究的小型数据集的桥梁,从而将大量公共RNA-seq数据转换成一个知识库,这个知识库表现成一个深度神经网络来描述如何调节剪接。这个计算框架只需读取2000万或3000万个RNA序列,就可做出有根据的预测,故可将它推广到任何一个独立的实验室,以此提高实验效率,并且有助于发现新事物。

(二)预测mRNA亚型功能

mRNA异构体功能预测是一个具有挑战性的问题。许多mRNA亚型是潜在的非功能性或冗余的,因此它们会给数据集带来显著的噪声。而有些mRNA亚型是特定条件或组织特异性的,因此只有在特定条件下才具有功能活性。用于预测基因功能的方法不能直接用于预测mRNA的异构体功能,因为这些方法忽略了相同基因的不同剪接mRNA异构体的不同功能。尽管存在这些局限性,近几年发展的计算方法已能够识别与基因注释功能密切相关的mRNA亚型,区分功能性mRNA亚型和非功能性mRNA亚型,甚至预测新的mRNA亚型的功能,并且在时间和资源方面都展现出额外的优势。

基于ML的mRNA亚型功能预测方法通常包括以下步骤:①训练标签生成,包括创建一个训练数据集并为数据点分配标签。在mRNA亚型函数预测上下文中分配标签的一个例子是,将"功能性"和"非功能性"标签分配给训练数据中的所有mRNA亚型;②特征计算,包括训练数据中所有mRNA亚型的特征计算。根据模型的不同,可计算每个mRNA亚型、mRNA亚型对或者基因特征;③训练模型,使用训练数据训练一个初始模型;④模型评估,根据训练数据评估训练模型的预测性能,通常使用不同的交叉验证技术;⑤特征和模型参数优化,进一步优化训练模型的参数和输入的mRNA亚型特征,以提高预测性能;⑥测试数据的预测,优化后的模型独立于训练数据的测试数据集评估。

1. 多实例学习(Multiple Instance Learning,MIL)框架预测mRNA亚型功能

目前mRNA亚型功能预测方法可使用MIL框架,将ML算法作为基学习器。MIL是一个弱监督的学习框架,其中标签可在基因水平,而不是单独的mRNA亚型水平,其目标是找到负责基因功能的特定mRNA亚型。在MIL中,一个基因被认为是"包",一个mRNA亚型被认为是"包"的"实例"。与被研究的功能相关的基因被称为"阳性包",而负责该基因功能的mRNA亚型被称为"目击者",其中至少有一个"目击者"在"阳性包"内,它的目的是确定来自"阳性包"的mRNA亚型"目击者"子集能够最大限度地区别于阴性mRNA亚型。

(1)IsoPred

Eksi等人开发了一种仅使用来自小鼠RNA-seq数据的MIL方法,名为IsoPred。它的目标是识别负责基因功能的mRNA亚型,从而在mRNA亚型水平上生成功能注释。研究人员在小鼠RNA-seq数据上训练一个耦合于MIL框架内的SVM模型,以预测mRNA亚型的功能。数据集包括小鼠的365个RNA-seq数据,包括19209个基因和24274个mRNA亚型。RNA-seq数据集来自广泛的组织和实验条件。注释来自GO数据库,与给定的GO术语或其子节点相关的所有基因都被视为阳性,而其余的则被视为阴性。应用bagging算法获得最终mRNA亚型水平评分。研究人员进行3种类型的测试来评估IsoPred的预测性能。首先,使用单个和多个mRNA亚型基因对基因水平预测进行了5倍交叉验证。他们的试验表明,IsoPred对多mRNA亚型基因(AUROC:0.71)的检测效果优于单一mRNA亚型基因(AUROC:0.65)。这表明其可将一个基因的功能分配给至少一个mRNA亚型。接下来,利用正常乳腺组织中的剪接变异蛋白

表达数据对预测的功能性mRNA亚型进行验证,发现预测得分较高的mRNA亚型与其蛋白表达之间存在很强的相关性。最后,通过比较mRNA亚型预测的蛋白质结构分析了CDKN2a和ANXA6基因mRNA亚型预测的不同功能,并且发现mRNA亚型的不同功能可用蛋白质结构的不同来解释。

IsoPred仅使用mRNA亚型的表达谱对其进行表征。虽然RNA-Seq样本已从多个不同的组织和实验条件中使用,但没有组织特异性的预测。另外,协变量如年龄和性别之间没有区分。随机的未注释基因被用作负集,这会在训练和测试数据集中引入偏差。

(2)面向实例的多实例标签传播(Instance-oriented Multiple Instance Label Propagation,iMILP)

iMILP的总体思想是建立一个描述共同表达的基因交互网络模型,该网络来自RNA-Seq的数据。这种模型是有"节点"(实例)的"包"(基因),每个节点由一个基因的mRNA亚型表示,每个包被赋予一个与基因功能相对应的标签。该算法迭代多个mRNA亚型网络,每个网络由不同的RNA-seq数据集创建,在每次迭代中更新标签,最终识别执行某一功能的基因的mRNA亚型。iMILP由两个模块组成:①网络选择与组合;②mRNA亚型功能预测。对于每一个GO术语,第一个模块选择所有输入mRNA亚型共表达网络的一个最优子集,并将其组合成一个网络。在这一步中,每个网络被视为一个"特征",选择最优网络的问题被视为一个"特征选择问题"。特征选择的包装方法采用贪婪顺序向前策略来选择最优网络。第二个模块,iMILP预测器,获取第一个模块的输出,并预测mRNA的同形特异性功能。预测器用于标签传播的策略是,一个节点(mRNA亚型)从一个阳性包(基因分配到一个特定的GO术语)连接到更多的阳性包节点,对该GO术语分配更高的预测分数。相反,来自阳性包的节点若没有联系到来自阳性包的任何其他节点,则预测得分为零。使用此策略,预测器可识别一个阳性包中的阳性节点。与其他MIL预测器相比,iMILP的优势之一是它使用三分类标签,即阳性、阴性和未知(没有注释功能的基因的mRNA亚型)。研究者使用29个人类RNA-Seq数据集,每个数据集至少有6个实验,为每个数据集构建mRNA亚型共表达网络。为了识别功能同源物,将给定RNA-Seq数据集中的每个mRNA亚型映射到31454个从NCBI RefSeq数据库提取的人类mRNA上。对于每个数据集,共表达网络仅使用那些映射到31454个人类mRNA上的mRNA亚型进行创建。为了构建mRNA亚型网络,使用皮尔森相关系数定义mRNA亚型表达之间的相关性,然后使用GO数据作为功能标签。将皮尔森相关系数转化为Z-分数,并归一化,使其均值和单位方差均为零。该方法显示了交叉验证AUROC在所有GO术语上的平均得分为0.67。研究人员还验证了在每个分支中不同基因数量的GO分支(生物过程、细胞成分和分子功能)的预测性能,并观察到在所有情况下AUROC均评分大于0.6。此外,通过GO术语"凋亡过程调控"或其子节点,发现iMILP对抑癌基因(P53)的5种mRNA亚型(分别为p53α,p53β,p53γ,Δ40p53α,and Δ133p53α)的功能具有较高的预测精度。另外6种与凋亡调节基因相对应的mRNA亚型(BCL2L1、CFLAR和DNAJA3)也被用于验证。每个mRNA亚型都参与了凋亡的正或负调节,该方法分别正确预测了8/11(72.7%)的阳性和9/11(81.8%)的阴性mRNA亚型的功能。

但iMILP仅使用mRNA亚型的表达谱来表征它们。虽然RNA-Seq样本已经在多个不同的组织和实验条件下使用,但是没有产生组织特异性的预测。在已开发的模型中,协变量如年龄和性别也未被区分。注释到同源GO术语的基因被用作负集,这会在训练和测试数据集中引入偏差。

(3)IsoFunc

该方法与Eksi等人的假设相似。在一个基因的所有mRNA亚型中,至少有一个mRNA亚型负责执行该基因已验证的功能,且阴性基因的mRNA亚型均与该功能无关。其基本目的是识别阳性基因的mRNA亚型和阴性基因的mRNA亚型之间存在最大差异的亚群。为了达到这一目的,研究人员使用"最大边缘值分类"的方法,通过使用SVM使MIL在mRNA亚型的一个子集上最大化他们的目标函数。该方法使用来自ENCODE项目的248个RNA-seq数据(127个样本)。然后,选择11946个基因和59297个mRNA亚型进行研究,这些基因是能够编码蛋白质的mRNA亚型。所有被标注到一个GO术语(及其子节点)的基因都被认为阳性,所有剩余的基因都被认为阴性。研究人员通过为每个GO术语创建阳性和阴性基因集进行了5倍交叉验证,且观察到AUROC的中位数为0.64。然后还根据编码蛋白质的mRNA亚型的数量对基因进行划分,并观察到具有更多mRNA亚型基因的性能改善。研究人员还在两个基因上进行验证:ADAM15和LMNA/C,这两个基因在mRNA亚型水平上具有实验功能证据。

然而只有mRNA表达谱被用作IsoFunc的输入,没有组织或实验条件的具体预测。协变量如性别和年龄也未被考虑在内。随机的未注释的基因被用作每个GO术语的阴性,这可能会在训练和测试数据集中引入偏差。

(4)基于加权Logistic回归的MIL方法

研究人员开发了一种基于加权Logistic回归的MIL(WLRM)模型,该模型在MIL

框架中使用了一种"非凸稀疏诱导正则化器"。通过稀疏投影到单纯性上来学习原始基因水平特征映射到判别空间的特征。若干平滑和非平滑损失函数,如铰链损失和逻辑损失,可纳入拟议的框架。针对高非平凡非光滑非凸优化问题,提出一种有效的块坐标下降算法。与 IsoFunc 类似,WLRM 共使用取自 ENCODE 项目的 248 个人类 RNA-seq 运行(127 个样本)。研究人员根据比对到参考人类基因组和转录本的平均表达的读数百分比进行筛选,共得到了 11946 个基因和 59297 个 mRNA 亚型,然后根据对这组基因进行 GO 注释。对于一个给定的 GO 术语,为这个术语注释的基因(及其相应的 mRNA 亚型)被标记为阳性,其余的一组基因和 mRNA 亚型被视为阴性,研究人员使用了 94 个基准的 GO 术语来验证 WLRM 模型。

WLRM 方法对每个 GO 术语使用 5 倍交叉验证进行验证,然后使用交叉验证结果与现有的 3 种方法——misvm、miFV 以及 miVLAD 进行比较。对 94 个 GO 术语中的 5 个不同的组进行性能比较,每组都是根据与每个术语相关的基因数量创建的。结果发现与其他 3 种方法相比,WLRM 方法在与较少基因相关的 GO 术语中表现出优越的性能(AUROC 中位数为 0.691)。随着 GO 术语范围增大,WLRM 相比其他 3 种方法具有更高的特异性和准确性。更重要的是,对于不同大小的 GO 术语,此方法的执行时间更短。然而这种方法使用一个二分类系统的标签,对一个特定 GO 术语设置阳性或阴性标签,这可能在他们的训练和测试数据集中引入偏差。并且未注释的基因被用作负集,也会引入偏差。WLRM 模型只有表达谱被用来表征 mRNA 亚型。没有组织或条件的具体预测和协变量,如性别和年龄也没有予以考虑。

2.基于深度学习的方法

目前深度学习技术已被应用于多种生物学背景,如 mRNA 亚型功能预测、蛋白质功能预测和蛋白质亚细胞定位预测等。深度学习技术应用于 mRNA 亚型功能预测基本概述如图 9-2-3 所示。

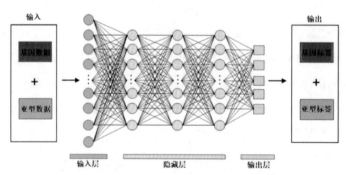

图9-2-3　mRNA亚型功能预测的深度学习方法

基因和mRNA的亚型水平特征被输入到一个由多个隐层组成的深度神经网络中。这些深度神经网络的输出是预测基因和mRNA亚型水平的功能预测

（1）DeepIsoFun

前面提到的MIL半监督学习技术可解决mRNA亚型功能预测的问题，然而它缺乏标记训练数据。为了提高性能，DeepIsoFun结合MIL和结构域适应（Domain Adaptation，DA）技术来预测mRNA亚型的功能，使用GO和RNA-Seq数据。DeepIsoFun框架可分为两个结构域：基因结构域和mRNA亚型结构域。在mRNA亚型结构域中，每一个基因被认为是一个"包"，所有的mRNA亚型都在该"包"中。此外个体基因具有表达信息，并与GO分支的功能相关。因此，一个基因既是mRNA亚型结构域中的一个"包"，又是基因结构域中的一个"实例"。利用DA技术，一个基因的功能和表达之间的关系可转移到mRNA亚型结构域。DA技术的应用可生成标记训练数据并在两个域之间迁移学习从而使DeepIsoFun区别于其他基于MIL的mRNA亚型功能预测器，另外有DA的DeepIsoFun明显优于没有DA的DeepIsoFun。

DeepIsoFun的深度神经网络体系结构由4个模块组成：①一个由两个全连接的隐含层组成的自动编码器来提取两个域的共同特征，以及3个作为并行神经网络（parallel neural networks，PNN）实现的分类器，每个分类器由一个隐含层组成；②基因功能预测器（标记每个基因的功能）；③mRNA亚型功能预测器（标记每个mRNA亚型的功能）；④区域标签预测器（确保知识从基因区域转移到mRNA亚型区域）。这三个分类器和自动编码器形成一个深度前馈网络。这些神经网络是针对每个GO术语进行训练的。很少出现的GO术语（与少于5个蛋白质相关）和通过电子注释推断出来的GO术语都被排除在交叉验证训练中。DeepIsoFun的表现在3个GO分支（生物学过程、分子功能和细胞成分）中非常突出。

DeepIsoFun的表现是使用来自系统进化遥远的生物的数据集进行分析的。首先，研究人员使用两种生物（智人Homo Sapiens和小鼠Mus Musculus）的3个数据集，将DeepIsoFun与现有的3种方法（iMILP，mi-SVM，WLRM）进行比较。在所有3个数据集中，DeepIsoFun优于其他预测器，数据集1的AUROC为0.742 vs.0.64（iMILP）；数据集1的 AUROC为0.735 vs.0.679（mi-SVM）和0.69（WLRM）。使用18个具有多种mRNA亚型的人类基因进行验证，其中一些具有促凋亡功能，一些具有抗凋亡功能。与其他预测器相比，DeepIsoFun更能区分这些mRNA亚型的抗凋亡和促凋亡功能。

总之，由于DA技术的应用，DeepIsoFun比现有的mRNA亚型功能预测器表现出

更好的性能。尽管 DeepIsoFun 的性能有所提高,但缺乏 mRNA 亚型功能预测的标记训练数据和不平衡的 GO 数据,仍有改进的空间。与其他基于 MIL 的方法一样,DeepIsoFun 只使用表达信息来将一个基因的功能分配给它的 mRNA 亚型,这限制了它的性能。DeepIsoFun 在基因或 mRNA 亚型水平上都没有赋予新的功能,其中 mRNA 亚型的组织、条件、性别和年龄特异性功能会被忽略。

(2)DIFFUSE

近几年开发的几种对 mRNA 亚型进行功能注释的方法仅用来自表达谱的信息,但是还有另一个可能被忽略的信息来源:mRNA 亚型序列本身。mRNA 亚型序列可包含诸如活性位点、结合位点、信号肽、基序和蛋白质结构域等信息,这些信息可提供关于特定 mRNA 亚型功能的信息。例如,小鼠转录因子的选择性剪接改变了 mRNA 亚型的结构域组成,导致产生具有不同功能的组织特异性亚型。DIFFUSE 基于深度学习使用 mRNA 亚型序列特异性特征和表达谱信息从序列和表达方面预测 mRNA 亚型功能。

DIFFUSE 由两个重要模块组成:①提取 mRNA 亚型序列和保守结构域特征的深层神经网络;②通过 DNN 评分和共表达信息输出预测的条件随机场(Conditional Random Field,CRF)。DNN 的输入是由蛋白质序列和保守区域生成的三元序列组成的。在第二个模块 CRF 中提取共表达信息。由于缺乏 mRNA 亚型标签信息,研究人员采用半监督训练算法对 DNN 和 CRF 一起进行训练,通过平均场近似迭代更新标签。将 DIFFUSE 与 DeepIsoFun、mi-SVM、iMILP 和 WLRM 进行比较,聚焦于一小组简化 GO 术语和三个数据集。与 DeepIsoFun 相比,DIFFUSE 的预测精度显著提高。通过去除单个模块(CRF、保守区域特征和序列特征)的消融研究表明,保守区域特征中包含的信息对于预测 mRNA 亚型功能是重要的。

DIFFUSE 对其中 11 种方法的预测精度高于其他方法。正如在 DeepIsoFun 中提到的,DIFFUSE 也有类似的局限性。DIFFUSE 采用了二分类系统,就特定的 GO 术语而言,一个基因可以是"阳性"或"阴性",这假设所有未分配的基因与 GO 术语关系为负,这将在训练和测试数据中引入偏差。同样 DIFFUSE 无法预测任何组织、细胞或条件的 mRNA 亚型功能。但与以往的方法不同,DIFFUSE 利用蛋白质序列和结构域信息可提高 mRNA 亚型功能预测任务的性能。此外,DIFFUSE 忽略了使用的表达数据集中没有表达的 mRNA 亚型,这限制了该方法对所有人类 mRNA 亚型的更小子集的预测。

(三)预测可中断剪接的外显子变异

大量证据表明,无论是编码变异体还是非编码变异体,异常的pre-mRNA剪接都是遗传病和癌症的常见发病机制。通过外显子变异对pre-mRNA剪接的破坏是大部分遗传性疾病和癌症突变的基础。近年来,癌症发展和异常剪接之间的联系的证据越来越多。研究发现肿瘤抑制基因与癌基因相比在遗传疾病和癌症中预测的外显子剪接突变显著富集,而这种富集在一般人群中所识别出的变异中并没有发现。实验证明ATM基因中的致病无义变异(p.E1978X)会导致外显子跳跃,与乳腺癌易感性有关。外显子变异引起的肿瘤抑制基因pre-mRNA的异常剪接可能是肿瘤抑制基因失活的常见机制,从而导致肿瘤发生。但目前促使剪接改变的外显子变异在肿瘤发生中的规模和潜在作用尚未得到充分研究。

有研究团队开发并评估了一种新的计算模型(MutPred Splice),该模型使用经过训练的人类疾病等位基因来预测能够中断pre-mRNA剪接的外显子核苷酸替换。这种方法是对其他利用已知剪接位点或与疾病没有直接关联的功能变异方法的补充。由于MutPred Splice可对错义、同义和无义变体做出预测,而目前很多工具几乎只关注错义变体,所以这个工具显著地扩展了现有工具的范围。当应用于NGS时,MutPred Splice被设计为与其他方法(如SIFT或SNAP)并行运行,这些方法可识别可能破坏蛋白质结构/功能的错义突变,但它增加了一个额外的分辨率,因为MutPred Splice还能够预测大约7%的同义变异破坏的pre-mRNA的剪接,这通常被大多数当前的NGS过滤策略所排除。根据MutPred Splice的敏感性和特异性,研究人员评估出大约16%的遗传性疾病和10%~14%的癌症中外显子突变会影响pre-mRNA剪接,这可能是致病性的主要机制之一。

(宋咏梅　赵梓彤　宋华琛　邹雅柱)

第三节　蛋白质相关研究的预测

蛋白质组包含了基因组所表达的全部蛋白质,需定量测定不同生物条件下蛋白表达量、确定其结构、修饰与相互作用等等。上述蛋白质特征可以反应特定时空状态下高度不同的信号网络,而蛋白质特征预测有助于包括肿瘤在内的疾病发生发展的分子机制探索。基于质谱的蛋白质组学正在不断成熟,测序精度提高到单细胞水平。

整合不同肿瘤类型的蛋白质组,对于揭示肿瘤分子机制以确定可能的治疗靶点或分子分型、明确肿瘤有效生物标志物至关重要。随着人工智能技术的发展,深度学习等人工智能技术在蛋白质组学研究中的应用对于蛋白质二级或三级结构、蛋白质修饰和蛋白质之间相互作用的预测有重要的意义。

一、神经网络与蛋白质结构预测

蛋白质作为具有重要生物学功能的大分子,发挥了催化、调节、转运、贮存、运动、支架作用,作为结构成分等诸多重要生物学功能。蛋白质由20种必需氨基酸组成一级结构肽链,肽链的三维排布决定了蛋白质的二级、三级结构。尽管蛋白质实际数量小于理论值,但实际蛋白质数量仍很庞大,人类基因组约可编码$3.5×10^4$种蛋白。Uni-Prot是拥有近2.2亿个独特蛋白质序列的数据库,但PDB数据库仅拥有超过5.5万个不同蛋白质的超过18万个3D结构,因此仍有大量重要蛋白结构有待明晰。

X射线晶体衍射、核磁共振波谱、电子显微镜等传统实验技术可以确定蛋白质结构,但上述实验技术耗时、昂贵且难以大规模进行。为了解决上述难点,物理化学、统计学和计算机等多学科领域的技术已被应用于蛋白质二级结构预测。近年来机器学习中的一个重要领域——人工神经网络(ANN)技术已被应用于蛋白质高级结构预测,使预测速度和精度进一步提高。

人工神经网络的底层逻辑基于生物神经元,ANN由至少两层类似神经元的层次组成:输入层(Input Layer)将外部的信号数据变量输入网络;输出层(Output Layer)实现系统处理结果的输出;其余为隐藏层(Hidden Layers)。隐藏层这一结构单元的数量决定了神经网络的层次,有一层或不含有隐藏层的为浅层神经网络,具备两层或以上的为深层神经网络。为了更准确地进行蛋白质二级结构的预测,多种神经网络架构已被应用,如递归神经网络、卷积神经网络、混合神经网络等。

(一)递归神经网络与蛋白质二级结构预测

递归神经网络(Recurrent Neural Network,RNN)常用于处理基于序列的问题,故RNN适用于蛋白质二级结构预测。Baldi等人在20世纪90年代末首次将RNN应用于蛋白质二级结构预测,并于1999年发表了SSpro模型,SSpro由一个双向递归神经网络(Bidirectional Recurrent Neural Network,BRNN)组成,引入了非因果双向动力学来捕获上游和下游的信息,SSpro的精度达到了76%。在2002年,通过合并SSpro模型的集成,精确度达到78%。Mirabello等人基于BRNN模型进行改进,提出了Porter 4.0。

Porter 4.0采用了级联架构,其中第一个BRNN通过主序列和多序列比对预测二级结构,第二个BRNN过滤第一级预测,精确度可达82.2%。且证明了随着蛋白质数据库持续增长,训练集大小增加,预测质量不断提高。

SPIDER是Lyons等人提出的一种预测蛋白质主链二面角的神经网络模型,SPIDER2是一个具有3个隐藏层的神经网络模型,每个隐藏层有150个单元,通过3次迭代预测了四组不同的二级结构特性:扭转角、C原子基角和二面角,以及溶剂可及性表面积。SPIDER3是一个包含长短期记忆网络(Long Short-Term Memory,LSTM)单元的BRNN模型,LSTM单元可以有效地捕获局部或非局部的序列内关系,提高预测的准确度。

(二)卷积神经网络、混合神经网络与蛋白质二级结构预测

卷积神经网络(Convolutional Neural Network,CNN)多应用于图像识别方面。Wang等于2016年提出了一种基于CNN的算法DeepCNF(Deep Convolutional Neural Fields,DeepCNF)模型,准确率达84%。DeepCNF结合了深度卷积神经网络(Deep Convolutional NN,DCNN)和条件神经场(Conditional Neural Fields,CNF),DeepCNF通过捕捉序列-结构关系和相邻二级结构标签之间的相互依赖性进行建模,其功能比CNF更加强大。DeepCNF还可用于预测蛋白质的其他结构性质,如接触数(Contact Number)、无序区(Disorder Regions)和溶剂可及性(Solvent Accessibility)等。

混合神经网络弥补了单一神经网络的局限性,已应用于蛋白质二级结构预测。Li等人提出了一个端到端的深度神经网络(End-to-end Deep Network),可以通过整合局部和整体特征来预测蛋白质二级结构。通过不同核大小的CNN来提取不同的局部特征;针对氨基酸序列的长程依赖关系,通过一种由门控递归单元(Gated Recurrent Unit,GRU)组成的BRNN来捕获整体特征。Wang等人提出了一种深度循环编解码器网络—二级结构循环编解码器网络SSREDNs来解决蛋白质二级结构预测问题。在SSREDNs中,也应用了带有GRU的DCRNN,包含了特征嵌入层、CNN层、BRNN层、softmax层进行二级结构和溶剂可及性分类。

随着计算机硬件的进步以及算法效率的提高,从单一神经网络到混合神经网络,ANN技术不断发展并应用于蛋白质二级结构预测。

(三)Alphafold与蛋白质三级结构预测

最受瞩目的人工智能与人类之间的对决始于2016年,DeepMind团队开发阿尔法围棋AlphaGo战胜了职业九段韩国棋手李世石,2017年战胜排名世界第一的中国棋手柯洁,后续还更新了 AlphaGo Zero——最强版阿尔法围棋。AlphaGo 通过基于监督学习的策略网络落子选择器和预测棋手赢棋概率价值网络的棋局评估器,两个深度学习神经网络"大脑"的配合轰动围棋界。

在 2018 年的蛋白质结构预测大赛 CASP13 中,Deepmind 团队提交的 Alphafold 排名第一。Alphafold 依赖深层神经网络,网络预测的特性包括氨基酸对之间的距离以及连接这些氨基酸的化学键之间的角度,将所有氨基酸对测量结果汇总为 2D 距离直方图,然后训练神经网络学习图片,进而构建蛋白质三维结构。Alphafold 提出了蛋白质结构预测的新方法:第一个方法,训练一个有生成式的神经网络发明新片段,用新蛋白片段反复替换蛋白质结构的片段,不断改进蛋白质结构评分;第二个方法将机器学习中的梯度下降技术应用于整个蛋白质链,来优化评分。

继而在 2020 年 Alphafold 2 在 CASP14 中对大部分蛋白质结构预测与真实结构只有一个原子宽度之差,再次拔得头筹。以注意力机制取代卷积网络。Alphafold 2 主要包括神经网络 EvoFormer 和结构模块:EvoFormer 将图网络与多序列比对结合,推理出空间和进化关系的配对表征;结构模块通过不变点注意力机制,以某个原子为原点单独计算蛋白质各部分,根据预测信息平移、旋转,汇总得出蛋白结构。Alphafold 2 相比于 Alphafold 将准确性从 25/43 提高至 92.4/100,且 Alphafold 2 的开源显著扩展了蛋白质组三维结构覆盖范围,几乎覆盖了 98.5% 的人类蛋白质,即整个人类蛋白质组。

二、蛋白质磷酸化位点预测

在几乎所有的细胞生物学过程中,蛋白质磷酸化是调节蛋白质功能的关键翻译后修饰。磷酸化由多种蛋白激酶催化,位点包括酪氨酸、苏氨酸以及丝氨酸等侧链。蛋白激酶的活性影响下游蛋白的磷酸化,进而影响下游信号通路水平。蛋白激酶介导的蛋白质磷酸化过程的异常会导致下游靶向的信号通路水平异常,上述信号通路的异常表达影响细胞增殖、分化、代谢和凋亡等,与包括肿瘤在内的多种疾病的进展联系密切。靶向激酶的药物在包括肿瘤在内的多种疾病治疗中发挥重要作用,目前多种靶向激酶的肿瘤药物已获批准,许多相关治疗药物正处于临床评估的不同阶段。例如,Tanaka 等发现在骨肉瘤细胞和肺癌细胞中,Sec6 通过激活 MAPK 激酶 3/6(MKK3/6)促进了 p38 MAPK 的磷酸化。敲低 Sec6 可以通过抑制激活的 MK2,进而抑制了 HSP27 在 Ser78 和 Ser82 位点的磷酸化。肿瘤坏死因子 α 和环己酰亚胺的治疗,可以通过敲低 Sec6 降低 HSP27 或 p38 MAP 的磷酸化水平,可抑制细胞迁移并促进细胞凋亡。

　　虽然真核生物的大部分蛋白质激酶已经被识别,但相应的磷酸化的位点只有部分被研究报道。传统的低通量实验技术,如定向诱变技术研究蛋白质组的磷酸化位点耗时、昂贵;高通量技术如质谱技术极大地加快了新磷酸化位点的识别,但质谱技术仪器昂贵,存在不能识别催化特定位点磷酸化的蛋白激酶,难以检测低表达量的蛋白等局限性,且难以定位磷酸化位点。人工智能方法如机器学习的应用解决了传统实验技术低通量以及高通量实验技术的局限性,通过算法预测得到磷酸化位点,尚需通过生物学实验进一步验证预测结果。许多不同机器学习方法已经应用于蛋白磷酸化位点预测,包括位置特异性得分矩阵(Position Specific Scoring Matrix,PSSMs)、ANNs、SVMs与决策树等。

　　PSSM 是机器学习中较简单的一个机器学习技术。PSSM 是一个矩阵,在预测蛋白质磷酸化位点时,行表示氨基酸,列则表示在多序列比对中的位置。Li 等开发出 PSSM 预测系统 PhoScan,以激酶家族特异性的方式预测磷酸化位点。基于已发表的实验结果,从不同蛋白激酶的底物序列中提取普适的磷酸化特征和激酶特异性特征,并提出了一个评分系统用于评估一个肽段某一特定区域被磷酸化的可能性。PhoScan 用从Swiss-Prot 收集的一组人类蛋白,预测蛋白激酶 A(Protein Kinase A,PKA)、周期蛋白依赖性激酶(Cyclin-Dependent kinases,CDK)和蛋白激酶 2(Casein Kinase 2,CK2)家族的可能磷酸化位点。实验数据显示,PhoScan 的特异性在 90% 以上,对激酶家族预测的敏感性在 90% 左右。

　　PSSM 易于理解和构建,但对氨基酸序列有一定的局限性。相较而言 ANNs 和SVMs 这样的机器学习技术可以捕捉更复杂的模式,预测磷酸化位点更为准确。Hjer-rild 等提出了一个 ANN 算法 NetPhosK,NetPhosK 可以预测 PKA 的磷酸化位点。用 258个已经实验验证过的 PKA 磷酸化位点进行训练,用 Necdin、RFX5、En-2 和 Wee 1 蛋白验证了 NetPhosK 的预测。4 个蛋白在体外作为 PKA 底物进行磷酸化,通过质谱鉴定了 13 个 PKA 磷酸化位点。NetPhosK 在预测 4 种蛋白中 PKA 位点方面的敏感性为100%,特异性为 41%。Gao 等提出了一种 SVM 预测系统 Musite。Musite 是由 6 个彼此松散耦合的模块组成的开源框架,通过 Java 应用程序编程接口(API),Musite 易于扩展集成各种来源的生物证据,用于磷酸化位点的预测。Biswas 等提出了一种新的广义预测系统 PPRED,PPRED 不以激酶信息作为预测标准,仅用蛋白的进化信息对磷酸化位点进行分类,解决了激酶注释信息较少的问题。PPRED 综合了 PSSM 与 SVM 两种机器学习方法,提高了磷酸化预测系统的准确性。

三、蛋白质互作预测

在细胞内80%的蛋白质通过与其他蛋白质互作形成多分子复合物来发挥其生理功能,包括调节蛋白质的活性、支撑多蛋白复合物结构、将酶与其蛋白底物相连等。PPIs形成了一个复杂的网络,例如EGFR通路由375个蛋白质组成,而涉及超过1000个PPIs。PPIs网络的稳态依赖于细胞环境的稳态,在肿瘤等疾病的状态下蛋白质互作网络会发生变化。恶性肿瘤的特征通常为控制增殖和存活等细胞信号通路的失调,而PPIs在上述通路中发挥重要作用,因此探究异常的PPIs是了解和治疗相关疾病的有效方法,PPI抑制剂是一种重要的药物合成策略。验证蛋白质互作的传统实验技术包括蛋白质微阵列、荧光共振能量转移(Fluorescence Resonance Energy Transfer,FRET)、蛋白免疫共沉淀(Co-Immunoprecipitation,Co-IP)等。高通量用于蛋白互作预测的实验方法主要包括Y2H、TAP-MS、蛋白质芯片等。传统低通量、高通量实验技术价格昂贵、覆盖面有限且存在设备分辨率和环境干扰导致的结果误差。生物信息学技术与人工智能技术在蛋白质互作研究中的应用有效地克服了实验技术的局限性,有助于弥补实验中PPI数据的缺失。

Knisley等通过一个三层结构的ANN预测蛋白质的PDZ结构域,网络本身是一个有126个输入神经元、100个隐藏神经元和2个输出神经元的多层前馈网络。将PDZ结构域配体的描述x_1,…,x_n导入输入层,然后激活隐藏层通过输出层输出结果,y_1代表配体可以与PDZ结构域结合,y_2代表配体不能与PDZ结构域结合。共用120个PDZ结构域和3100个配体组成训练集,其中90个PDZ结构域用于训练网络,10个用于交叉验证,20个用于分析。用反向传播和模拟退火训练网络。在每次迭代中,训练数据被随机排列并呈现给网络。迭代的数量从100次的短期运行到多达10000次的中到长期运行不等,比较短跑和长跑结果作为监测过度训练和过度拟合的手段。

蛋白之间互作需要通过特定的相互作用位点(Protein-Protein Interaction Sites,PPISs),PPISs是蛋白质互作的核心,而通过传统实验方法确定PPISs的效率较低,还可以通过SVM、样本加权随机森林(Sample-Weighted Random Forest,SWRF)、PSSM等人工智能技术对蛋白质互作的位点进行预测。Wei等结合了SVM和SWRF,提出SSWRF方法。用一个低维向量代表从PSSM得到的特征:平均累积亲水性(Averaged Cumulative Hydrophilicity,ACH)和平均累积相对溶剂可及性(Relative Solvent Accessibility,RSA)。用SVMs对给定训练数据集的一些向量进行处理,生成用于评估样本和计算权重的分数,进一步用于SWRF训练,最后执行SVM与SWRF集成算法对输入样本进行预测。Dhole等基于PSSM的训练证据、RSA,提出了基于L1正则化Logistic回归的PPISs预测器LORIS,通过L1-logreg分类器,利用序列特征识别蛋白质互作残基,并通过L1-logreg分类器实现。LORIS优于现有方法,可以用于促进药物设计和靶向突变相关研究。

PPIs在大多数细胞信号转导过程中至关重要,PPIs作为包括肿瘤在内疾病治疗干预的潜在靶标,PPIs的几种抑制剂已经得到验证。随着蛋白质组测序、PPI实验检测和蛋白质三维结构等有效数据的不断积累,蛋白质组的数据集质量的不断提高,进而使人工智能技术预测PPIs与PPISs的准确度显著提高。可见随着未来相关数据集的覆盖度越来越广,预测的潜力会显著提高。此外,还需要开发更强大的机器学习方法,全面系统地理解PPIs的基本机制。

(宋咏梅　赵梓彤　宋华琛　邹雅柱)

第四节　建立代谢模型相关研究

一、代谢组学在肿瘤分子诊断中的应用

代谢是除了基因组外决定表现型的重要因素之一,代谢反馈可以通过复杂的途径补偿或改变遗传和环境信号。代谢组学主要探索特定时间内不同维度,包括细胞、组织、器官、体液和生物体的内源性代谢产物,分析体液、组织或细胞内代谢物质的变化,代谢产物为小于1.5kDa的小分子。代谢组学的研究需要跨学科技术的应用,包括生物化学、分析化学、生物信息学和代谢生物学。

代谢组学是癌症研究中的一个重要领域,基于肿瘤细胞与正常组织细胞不同的代谢途径,一般多用人工智能技术对代谢组学数据进行分析。与其他层面的组学图谱相比,代谢组可以最精确地反应表型,通过探究肿瘤代谢组学可以更清晰地了解代谢组学变化与肿瘤相应的表型变化间的关系。代谢组学作为分子诊断领域的一项重要的组学技术,可以应用于肿瘤的基础和临床研究。挖掘有效的生物标志物和可能的药物靶点是肿瘤研究的重要环节。代谢谱分析是识别潜在生物标志物的常用方

法,通过比较癌症患者和对照组或肿瘤发生发展不同阶段之间的代谢谱差异,分析其中差异显著的代谢物,进而确定并探究相应发挥作用的代谢流。在临床肿瘤学中,代谢组学可用于评估患者对治疗的反应、预测癌症复发或转移的风险等。代谢组学技术在精准医疗领域有巨大的应用潜力,通过代谢谱和表型分析,可以根据代谢水平异常的分子对患者进行针对性的治疗。另一个应用是药物代谢组学,即可以通过代谢组学预测患者的化疗效果。例如在器官移植中,通过MS监测免疫抑制药物对代谢产物的影响来优化药物使用剂量。

自从代谢组学方法应用于肿瘤研究以来,已在对不同类型肿瘤研究中有了一定的进展。代谢组学研究发现的潜在的生物标志物,可用于诊断癌症、监测转移、预测复发和确定治疗方法等。而目前代谢组学存在的问题在于代谢流变化能否用于疾病诊断。患者的个体差异与技术方面的差异可能导致结果的不合理性,因此需要进行更深入的研究。随着仪器技术的进步与人工智能技术的发展,可以进行更精确的检测、分析,检测的速度和数量也在提高。人工智能技术应用于代谢组学研究,会使代谢组学技术在肿瘤基础研究和精准医疗领域有更广泛的应用。目前常用的代谢组学技术包括MRI、磁共振波谱技术(Magnetic Resonance Spectroscopy,MRS)、磁共振波谱成像技术(Nuclear Magnetic Resonance Imaging,MRSI)等等。随着基因组学和代谢组学数据的不断增长,包括深度学习在内的机器学习技术已被应用于代谢组学数据分析与肿瘤分子生物学研究。

二、人工智能技术在代谢组学数据分析中的应用

(一)通过SVM技术提高^{1}H-MRS技术在弥漫性胶质瘤术前评估分级的准确性

MRS技术的原理是基于不同电化学环境下原子核共振频率发生化学位移,通过傅立叶转化成按频率-信号强度分布的波谱曲线。由于特定分子环境下原子核的共振频率恒定,故可以通过共振频率差异分析不同代谢产物,通过计算某种物质在特定频率下的信号强度(特定频率峰下的面积)来反应该物质的浓度。^{1}H-MRS是临床上常用于脑肿瘤定性诊断的MRS技术。

^{1}H-MRS可以非侵入性检测脑内代谢变化及空间分布,可以检测局部脑组织样本中的N-乙酰天门冬氨酸(N-acetylaspartate,NAA)、脂质(Lipid,Lip)、乳酸(Lactic Acid,Lac)、肌酸(Creatine,Cr)与磷酸肌酸(Phosphocreatine,PCr)等。NAA是一种神经健康指标,其浓度可用于衡量神经元的功能状况。NAA浓度降低表征神经元或轴突的

破坏、缺失以及功能的异常,在肿瘤病例中含量较低。Lip和Lac光谱几乎相同,是组织坏死的标志。胆碱(Choline,Cho)反映了脑内总胆碱量,细胞中的Cho随着细胞复制而增加,在肿瘤病例中含量高。Cr与PCr在脑内多为光谱上的代谢物内参。MRS可以用于区分MRI结果疑似肿瘤的病变。与正常脑组织和低级别胶质瘤相比,高级别胶质瘤,特别是胶质母细胞瘤(Ⅳ级)代谢特征存在显著差异。

Qi等以112例胶质瘤患者为研究对象,根据住院时间分为74例训练集和38例验证集,从术前¹H-MRS图像中提取26个代谢特征。T检验筛查到13个Ⅱ级和Ⅲ/Ⅳ级胶质瘤之间的存在差异的表达特征。然后采用最小冗余最大相关性(Min-Redundancy and Max-Relevance,mRMR)算法进一步筛选了四个特征用于SVM分类器的构建,四个特征分别为NAA、Lip2、(Lac+Lip1+Lip2)/Cr1与Cho/NAA。在训练集和验证集中使用ROC曲线分析评估预测模型的性能,SVM机器学习模型对于训练集和验证集的预测性能分别为0.825和0.820,优于不涉及机器学习方法的基于个人代谢特征的预测性能(最高值为0.812)。与单一特征相比,基于代谢组学数据应用机器学习模型可以准确地进行胶质瘤分级。

(二)通过ELM-IPSO神经网络分类器技术根据MRS、MRI数据分析脑瘤组织

MRI和MRS是常见的非侵入性脑瘤诊断方法。MRI可以无创定量分析活体组织、器官中代谢物水平,MRI可以清晰分辨脑灰白质、头颅内解剖结构,通过调节磁场于不同剖面便于病变部分确认,直接显示血管结构。且MRI没有电离辐射和其他已知危害,是病理诊断以及治疗检测的重要方法。

Nachimuthu等基于多维度的共现矩阵来评估对病理组织(肿瘤和水肿)、正常组织(白质和灰质)和脑脊液等检测,结合MRI与MRS来提高分类器准确性。用脑部MRS光谱数据训练ELM-IPSO神经网络,经迭代训练的分类器能够区分肿瘤和水肿,并对胶质瘤进行分级。该技术基于关键代谢物的全光谱或亚光谱信息的离散小波变换(Discrete Wavelet Transform,DWT),用无监督学习技术判断从MRS信号中提取的DWT特征的可分离性以实现聚类。研究总共纳入了134张短回声时间单体素MRS光谱,覆盖了正常对照、低分化程度和高分化程度的肿瘤,整体聚类准确率为94.8%。

(三)通过CEMD卷积神经网络技术在胶质母细胞瘤患者中进行MRSI光谱拟合

MRSI结合了MRI提供的空间位置信息和MRS提供的代谢物水平,最初被开发用于脑肿瘤的原位临床评估,现也用于前列腺癌和乳腺癌。MRSI可以量化分析体内多种代谢产物信号,提供更多关于肿瘤位置和浸润程度的详细信息。MRSI在检测和监测神经病理学如肿瘤方面极有应用前景。

对于脑部的高分辨率 MRSI 光谱,对约 10000 个光谱进行光谱分析和代谢物图谱生成需要极长的处理时间。Gurbani 等提出了一种新的无监督深度学习结构——卷积编码器——模型解码器(Convolutional Encoder-Model Decoder,CEMD),CEMD 模型结合了自适应和无偏差卷积网络的优点与磁共振模型。在胶质母细胞瘤患者中,CEMD 结构可对从多台扫描仪获得的胶质母细胞瘤患者的各种 MRSI 光谱进行精确拟合。通常可以在一分钟内将全脑数据存储在一台标准的多核计算机上。

(四)基于 ^{18}F-FDG PET 和 ^{1}H-MRS 开发 SVM 机器学习模型用于脑胶质瘤进展检测

PET 基于湮没辐射和正电子或光子准直技术,可以实现体外无创且可定量动态监测 PET 显像剂在体内的空间分布、数量,以及确定分子水平 PET 显像剂与其靶点互作而形成的代谢信息的动态影像。在大多数癌症类型中,由 c-Myc,PI3K/PKB 和 HIF1α 等激活葡萄糖转运蛋白、己糖激酶,葡萄糖消耗会上调,导致 ^{18}F-FDG PET 在这些肿瘤细胞中的积累升高,进而区别恶性肿瘤、良性肿瘤及正常组织。

对脑肿瘤进展进行分级、判断放疗引起的坏死程度对病人管理至关重要。为了提高鉴别诊断的精确度,Imani 等基于氟代脱氧葡萄糖正电子发射断层扫描(^{18}F-FDG PET)和 ^{1}H-MRS 开发 SVM 机器学习模型用于脑胶质瘤进展检测。该研究共纳入了 12 例二级和三级神经胶质瘤患者,对所有患者行 ^{18}F-FDG PET 检查,并通过 ^{1}H-MRS 测量肿瘤及参考区域的最大标准摄取值(Maximum Standard Uptake Value,SUVmax)。生成肿瘤 Cho、Cr 和 NAA 的多个二维图,以影像生物标志物和组织学数据作为输入向量建立 SVM 学习模型,并用 ROC 图计算各参数的最佳的截止值。SVM 和 ROC 分析均显示病灶的 SUVmax 是最重要的诊断参数(准确率为 75%),其次是 Cho 浓度(准确率为 67%)。组合成对参数进行 SVM 分析,SUVmax 和 Cho 浓度组合可达到 83% 的准确率。病灶 SUVmax、白质 SUVmax、Cho 和 Cr 浓度联合分析准确率均为 83%,可见综合这四个参数并没有改善结果。然而,另外两个参数,肿瘤对侧脑实质的 Cho 和 Cr,将准确率提高到 92%,与单一参数成像方法相比,SVM 模型可以提高胶质瘤进展的检测精度。

(五)基于尿代谢组学通过机器学习模型预测结肠息肉

结直肠癌(Colorectal Cancer,CRC)作为一个主要的公共健康问题,根据 GLOBAL-CAN 数据 CRC 新发和死亡病例在全球分居第三、第二。结肠息肉是 CRC 的前体,如果在筛查中发现并在癌前阶段切除,可以有效防止 CRC 的发展。Eisner 等收集了 988 名患者数据,这些患者都有平均或高于平均的患 CRC 的风险。基于受试者的尿液样本,通过核磁共振波谱(Proton Nuclear Magnetic Resonance,^{1}H-NMR)分析,并用靶向图谱量化。然后用机器学习技术来分析代谢概况、结肠镜检查结果和病史,设计了LASSO预测器,使用尿液代谢组学来预测一个人是否有息肉,若预测结果为阳性则应该接受结肠镜检查。LASSO预测器仅基于四种尿液代谢物浓度和四个临床问题的答案,四种代谢物分别为甲醇、葫芦巴碱、丙酮、酪氨酸;四个临床问题为年龄、性别、是否吸烟、有无胃肠道出血。LASSO预测器的性能明显优于三种标准粪便血液测试中的任何一种,灵敏度为64%,特异性为65%。

(六)基于血液样本代谢组学通过PCA-SVM模型中对宫颈上皮内瘤变进行分类

Neves等收集了76个患者的血浆样本,分为未见上皮内病变恶性细胞(NILM,n = 42)和鳞状上皮内病变(SIL,n = 34)。先采用质谱法直接对粗脂质提取物进行非靶向脂质体组学分析,然后采用基于主成分分析(Principal Component Analysis,PCA)和遗传算法(Genetic Algorithm,GA)与SVM、线性(Linear Discriminant Analysis,LDA)和二次判别分析(Quadratic Discriminant Analysis,QDA)的多元分析。PCA-SVM模型优于LDA和QDA结果,敏感性和特异性分别为80.0%和83.3%。并筛选出了可以区分NILM和SIL的五种类型的脂质,包括前列腺素、磷脂、鞘脂、Tetranor-PGFM和过氧化氢脂。PCA-SVM模型的高敏感性与特异性体现了将统计学与人工智能技术应用于质谱结果分析的可能性,具有筛选患有宫颈癌前病变患者的潜力。

脂质作为代谢产物,在不同个体之间或同一个体健康或疾病的情况下可能存在极大的差异。上述研究中的血浆样本来自有着不同生活方式、年龄、习惯、体重和健康水平的女性,上述条件都是会显著影响血液中脂质成分和含量的因素,且样本中SIL存在LSIL和HSIL两类变异影响分类,均增加了对NILM和SIL样本分类的复杂性,故采用了非线性监督方法SVM。

机器学习可以通过实验数据来优化样本的聚类或分类,开发可以用于预测系统行为或属性的模型。机器学习可以应用于包括代谢组学数据在内的大数据分析,各种机器学习方法已经被应用在生物信息学和代谢分析,包括SVM、CEMD、NN等。上述例子均为基于代谢组学数据通过人工智能技术建立的算法模型,通常应用于包括脑胶质瘤、结直肠癌、宫颈癌及相应的癌前病变预测、分级等等。随着代谢组学技术以及以深度学习为代表的机器学习技术的不断发展应用,应用机器学习技术进行动态代谢建模会极大地促进肿瘤分子生物学的深入探究。

(宋咏梅　赵梓彤　宋华琛　邹雅柱)

第五节 多组学数据的融合分析

目前,测序技术的快速发展能够促进组学的进展,以单细胞分辨率解析一系列分子生物学现象。NGS技术的成熟和普及使描述复杂表型的新方法不断增加,进而促进了高通量蛋白质组学以及代谢组学的发展。此外,新兴的空间组学以及单细胞多组学技术,包括单细胞转录组学、单细胞表观组学、单细胞代谢组学等在肿瘤分子生物学领域研究中应用越来越多。肿瘤以及肿瘤微环境是复杂且动态变化的,目前已经能够通过不同的组学数据从不同层次来捕获这种复杂的微环境。每种单一技术派生的数据类型都有不同的注意事项和复杂性,并且每种数据类型都只能表征癌症特性的一小部分。目前,多组学融合可以将不同信息层收集在一起并进行分析,从而探索和提供特征选择的有效策略。

肿瘤多组学图谱提示存在许多不同因素的作用使肿瘤的恶性表型维持或进展,包括遗传畸变、表观遗传改变、对细胞信号反应的改变、代谢改变等。此外,肿瘤也是一个多尺度的病理学过程,除了上述生物分子事件,还有环境和生活方式的影响能够改变肿瘤的发生、发展及其转移状态。多组学整合分析有助于利用当前高通量分子和计算工具绘制完整肿瘤发生及发展过程。同时,多组学技术为研究人员提供新的仪器和策略,既适用于基础和临床研究实验室,也适用于转化医学和治疗工作。多年来,组学研究多以独立描述这些不同层次组学图谱为主,整合多组学研究的理论基础也仍在持续发展。

多组学计算分析的新发展来自不同的领域,从纯粹的数学发展,到机器学习和计算智能应用,再到单细胞测序和成像研究等。然而,将所有这些不同的分析方法整合成可理解的、统计上稳健的框架的方法的发展,将在对肿瘤生物学的理解和对临床环境的影响方面,为该领域带来前所未有的进步。

在这里对于人工智能对多组学数据融合的影响进行阐述。多组学研究结合不同分子水平的测序可以建立肿瘤及肿瘤微环境的综合模型。多组数据分析策略的成功很大程度上取决于采用适当的实验设计以及不同的组平台提供的测量质量。然而,该领域缺乏跨基因组技术的性能参数的比较描述以及在多基因组数据场景下的实验设计方案。有研究提出了一组协调的性能表征作为适用于不同组学数据类型的质量描述符。利用这一信息,研究人员制定了MultiPower方法来估计和评价多组学实验中的最佳样本大小。MultiPower支持不同的实验设置、数据类型和样本大小,并包括用于实验设计决策的图形。MultiML算法可对基于多体数据的机器学习分类问题的样本容量估计,MultiPower可以对MultiML算法进行补充。另外,有研究团队开发了一种机器学习方法,它可以对从良性和恶性胆道狭窄中提取胆汁试验多组学数据进行融合分析。胆管癌(Cholangiocarcinoma,CCA)和胰腺癌(Pancreatic Ductal Adenocarcinoma,PDAC)可导致肝外梗阻性胆汁淤积。然而,胆道狭窄也可以由良性疾病引起,而其病因的确定仍然是一个临床挑战。研究人员进行代谢组学和蛋白质组学分析良性(n = 36)和行内镜逆行胰胆管造影术的恶性肿瘤患者CCA(n = 36)或PDAC(n = 57)的胆汁,以确定胆胰疾病中的胆汁成分和胆道狭窄的生物标志物。利用质谱(Mass Spectrum,MS)和^{1}H-NMR对所有患者的脂质、胆汁酸和小分子进行综合分析,其中每组5例患者进行胆汁蛋白质组质谱分析,研究人员实现了人工智能工具来选择生物标记物和具有预测能力的算法。其机器学习管道包括生成具有真实数据属性的合成数据,选择潜在的生物标记物(包括代谢物或蛋白质),并使用神经网络对其进行分析,之后用真实数据验证选定的生物标记物。结果识别了脂质(n = 10)和蛋白质(n = 5),当用神经网络算法分析时,可以以前所未有的准确性区分癌症患者和非癌症患者。还有研究开发了基于多组学的机器学习方法对绝经前乳腺癌患者分层的潜在临床应用。目前越来越多证据表明,被诊断为三阴性乳腺癌患者中,年轻的绝经前妇女比绝经后妇女的生存率更低,并且对常规化疗的反应更少。研究人员假设多层诊断方法可以鉴定分子标志物高度特异性绝经前乳腺癌。得到一种可以将患者划分为乳腺癌发展的高风险和低风险组的利用机器学习的多组学方法。该研究确定了绝经前乳腺癌的多组学特征,可用于对乳腺良性改变患者进行分层。其预测模型能够以高可信度(>90%)区分高和低乳腺癌风险,并考虑潜在的临床应用。

目前有研究团队设计并系统分析了几种基于变分自编码器(Variational Autoencoders,VAEs)的数据集成深度编码方法。VAEs为生成集成数据的有意义的潜在表征提供了一种无监督的方法,这些方法可以通过两种方式加以利用。首先,生成的集成数据的潜在表征可以被任何机器学习技术用于分析。其次,其架构可以部署在其他异构数据集上。研究人员将设计的方法应用于肿瘤组学数据来说明其功能和优势,这为改进患者生存和生物标志物发现奠定基础。其中有几种现有的机器学习方法可以集成不同的数据。数据可以基于使用方式分为三类:输出(或后期)集成,部分(或中间)集成和完全(或早期)集成。输出集成是指将不同数据分别建模,然后将其输出组合在一起的方法。部分集成是指专门设计、开发的方法,可以同时从多个数据中获得联合模型。完全集成方法侧重于在应用学习算法之前组合不同的数据。该研究团队的工作属于完全(或早期)集成。

最近,许多深度学习方法被用于分析肿瘤数据。通常这些方法依赖于利用深度卷积神经网络提取有价值的特征,进而分析和分类放射数据的任务。然而,这些方法往往涉及监督学习,并需要许多标记的观察,才能良好执行。相反,无监督方法通过识别数据中的模式,在克服数据复杂性的同时提取有意义的知识来学习表征。人工神经网络其中的一种被称为自动编码器,在无监督表征学习中表现出了良好的性能。自动编码器学习压缩表征(嵌入/代码)的输入数据重建其输出网络。压缩表征能够捕获数据的结构,即数据变量之间的内在关系,从而允许更精确的下游分析。自动编码器已经部署在不同数据类型的各种任务上,如降维、数据去噪、压缩和数据生成等。在癌症数据整合的背景下,一些研究强调了它们在合并不同规格的数据以识别预后癌症特征,如肝癌、乳腺癌和神经母细胞瘤。这些研究的重点是将自动编码器应用于肿瘤数据整合的特定问题。相反,该研究团队的方法是建立在概率自编码器实现变分贝叶斯推理的潜数据表征的无监督学习。VAEs 不只是学习输入数据的压缩表征,而是学习输入数据底层分布的参数。VAEs 可以被用作完全/早期集成数据的方法,允许从不同来源的不同规模的异构数据学习表征。研究人员利用 VAEs 和其他复杂的机器学习方法来建模和分析乳腺癌数据,并对基于 VAEs 的数据集成的不同方面进行系统评估。通过整合来自 METABRIC 队列的不同乳腺癌分析任务的多组学和临床数据来分析和展示它们的功能。

自 2000 年至今,随着多组学水平高通量测序技术的不断完善,包括基因组、转录组、蛋白质组、代谢组、表观基因组等在内的各种组学数据不断扩展完善,例如 GTEx 数据库、TCGA 数据库等。来源于肿瘤细胞系、动物模型、病人样本的多组学数据可以进一步推进肿瘤细胞的生长、克隆形成、侵袭、迁移以及肿瘤微环境等具体分子机制的研究,同时多组学数据的激增需要相应的组学数据分析方法与平台。

早期为了实现组学数据分析与可视化,生物信息学、计算生物学领域的学者基于 Python、R 和 Perl 等通用编程语言编写内部脚本进行组学数据分析,例如 Biopython、BioPerl 以及 Bioconductor。但使用上述工具仍然需要一定的编程专业知识,许多基础研究人员并不具备相关技能。

两种更为通用的生物信息学平台在组学数据分析中的应用更为广泛：一类是"模块集线器"，它们为用户提供图形化基础组件来执行用户自定义任务，如 Galaxy 和 GenePattern；另一类是"交互式数据门户网站"，可以对预加载数据集进行简单的分析和可视化，如 cBioPortal 和 GTEx portal。但寻找合适的组学分析工具、学习不同的程序和用户操作界面仍需要较长时间，且组学数据库与分析工具在不断更新，因此许多没有生物信息学和统计专业知识背景的科研人员很难直接、充分地利用组学数据。

Li 等开发了一种基于自然语言和人工智能逻辑的组学数据分析系统 DrBioRight。DrBioRight 由用户友好的网站界面和后端计算服务器两个子系统组成。DrBioRight 与目前主流的生物信息学工具相比，对于非生物信息学专业用户更友好。用户可以通过直观的聊天形式界面来输入、输出信息，与用户的所有交互都基于人类语言。

用户可以在输入区域输入组学数据来进一步分析数据。例如，输入"对乳腺癌 TP53 基因表达进行生存分析"，检测 TP53 基因表达水平与乳腺癌患者总体生存是否存在相关性。DrBioRight 在接收到输入文本后具体运行机制：首先，调用自然语言处理（Natural Language Processing，NLP）模块来标记识别输入文本；其次，后端 AI 模块根据识别出的文本特征通过计算分数来预测最匹配的分析任务；然后，程序调用相应的分析模块，识别相关数据库，并检查是否有所需参数；最后，在提交计算任务之前，DrBioRight 会要求用户确认待提交任务是否符合预期。如果确认，任务调度器将任务提交到队列，并使用基于云的计算节点来处理它；任务完成后调用一个合适的可视化模块并将结果以一个交互表或图形的形式通过输出区域发送给用户。最后，用户可以对成功执行的任务进行评级，收集到的反馈将用于进一步提高 NLP 和 AI 模块的性能。

DrBioRight 包括了肿瘤基因组数据库 TCGA、ICGC 以及肿瘤细胞系数据库 CCLE，且有 10 个常见组学分析与相关可视化的分析模块。通常可以用散点图、Kaplan-Meier 生存曲线以及箱线图等形式实现组学数据可视化。

DrBioRight 通过 NLP 模块将输入区与输出区简化为一个聊天界面，通过后端人工智能模块实现用户的组学数据分析需求，且可以通过用户对任务执行结果的评级不断更新完善 NLP 与 AI 模块性能，代表了以自然语言和人工智能交互为核心的下一代组学数据分析平台的首个尝试，使生物医学等基础研究领域的研究人员可以简洁、高效地获取所需要的组学数据及组学数据分析结果。

（宋咏梅　赵梓彤　宋华琛　邹雅柱）

第六节 应用实例讲解

H3K27M突变目前可作为DIPG患者诊断、预后和治疗选择较为可靠的生物标志物,利用MRI和临床特征,研究团队建立了高精度的ML模型和提高临床实用性的简化模型来预测DIPG患者的H3K27M突变。

一、患者招募登记

本研究经首都医科大学北京天坛医院机构评审委员会批准。临床、放射学和组织病理学资料均来自医学图表。纳入标准如下:①原发性脑干肿瘤,组织学诊断为胶质瘤;②有关H3K27M突变状态的可用信息;③可用术前T1加权图像(T1)、T2加权图像(T2)和增强T1加权图像(T1c)。先前在当地医院接受过放疗、立体定向放射外科、抗血管治疗或外科手术的患者被排除在外。在183名患者中,151名最终入选,其中91名为H3K27M突变型肿瘤,60名为H3K27-WT肿瘤。

二、患者特征和生存分析

其中91个肿瘤被鉴定为H3K27M突变,所有这些肿瘤都以H3F3A为靶点,没有检测到HIST1H3/C。在这些突变肿瘤中,25例为Ⅱ级,40例为Ⅲ级,26例为Ⅳ级,而未检测到Ⅰ级肿瘤。42例(46.2%)突变发生在0~14岁儿童中,其中32例(35.2%)发生在5~10岁之间。其余49个突变(53.8%)在15~60岁年龄段分布相对均匀。H3K27M突变瘤中53例(58.2%)位于腹侧脑干,占所有腹侧肿瘤的64.6%(53/82)。H3K27M突变型腹侧H3K27-WT与H3K27M突变型脑干胶质瘤的Kaplan-Meier生存曲线见图9-6-1。肿瘤主要见于儿童(38/53,71.7%),而H3K27M突变型背侧肿瘤主要见于成人(34/38,89.5%)。H3K27突变型肿瘤患者的中位OS为11.1个月,明显短于H3K27-WT肿瘤患者(Kaplan-Meier生存分析,p<0.01)(图9-6-1)。多变量Cox回归分析,包括儿童/成人、腹侧/背侧肿瘤位置、病理分级和H3K27突变状态,显示H3K27M突变是预后较差的独立预后因素(p=0.01,危险比=3.0,95%可信区间[CI],1.57-5.74)。

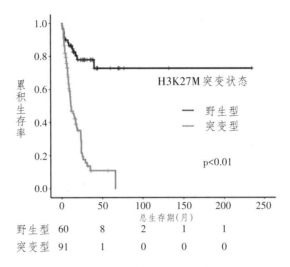

野生型	60	8	2	1	1
突变型	91	1	0	0	0

图9-6-1　H3K27-WT与H3K27M突变型脑干胶质瘤的Kaplan-Meier生存曲线

三、病理组织学诊断和H3K27M突变检测

一名经验丰富的神经病理组织学专家(G.L.L.)审查了每个病例存档的组织病理学幻灯片中的所有诊断材料。H3K27M突变状态,包括H3F3A和HIST1H3B/C,是从33例全外显子测序(之前公布的数据)和101例全基因组测序中获得的(未公布的数据,在中国北京基因健康有限公司的Illumina X-Ten平台上进行)。另外17个样本通过Sanger测序对H3F3A K27M和HIST1H3B/C K27M进行测序。

四、MRI数据采集和预处理

本研究所的BSGs MRI标准方案包括非增强轴向T1加权(TR,2031ms;TE,19.536ms;切片厚度,5mm)、轴向T2加权快速棘突(TR,4900ms;TE,117ms;切片厚度,5mm)和基于Omniscan(GE Healthcare,Little Chalfont,Buckinghamshire,英国;0.1mmol/kg)的T1c(TR,2031ms;TE,19.536ms;切片厚度,5mm),视野24cm,基质尺寸512*512。MRI扫描设备是GE Discovery MR750 3.0T.3D切片机(4.1版),这是一个用于医学图像信息学和图像处理的用户驱动和开源软件平台,用于分割每个2D切片图像中的BSG区域。肿瘤轮廓由两位神经外科医生(P.C.C.和T.J.)在T1、T1c和T2图像中手动勾画。通讯作者(Z.L.W.)和高级神经放射科医生(G.P.Y.)回顾了结果。整个肿瘤区域(TR)体积标记在T1、T2和T1c上,增强区域标记在T1c上。之后,正如之前在胶质母细胞瘤中报道,使用最大的轴向肿瘤切片来提取感兴趣区域(ROI)(2D-ROI和3D-ROI)。从分割的TR和ROI[ROI被定义为包含脑干肿瘤的矩形(2D切片图像)或长方体(3D容积数据)]区域提取MRI特征。为了获得更稳定的图像特征,应对MRI序列进行了预处理。首先,使用改进的非参数非均匀强度归一化算法偏差校正(N4BiasFieldCorrection)来校正T1和T1c序列上的不均匀性。N4BiasFieldCorrection使用切片器3D进行,然后,将所有核磁共振图像重采样到一个统一的体素大小(1mm×1mm×1mm)使用三线性插值。最后的处理步骤是将MRI容积数据的强度调整到0-255。

从每个肿瘤的常规MRI中提取纹理、形状、边缘锐度和像素强度四类特征。对于二维图像特征,仅使用最大的轴向肿瘤切片。纹理特征包括两组全局图像特征:灰度共生矩阵(GLCM)、局部二进制模式(LBPs)、定向梯度直方图(HOGs)和Haralick纹理特征。对于每个MRI序列提取144个3D-GLCM特征、80个3D-HOG特征、10个2D LBP特征和14个2D Haralick特征,其中每个序列中15个形状特征包括致密指数、表面积、体积、10个傅立叶描述子和TR的分形维数。30个边缘锐度特征包括肿瘤边缘上、内部和外部的像素强度的中值、平均值和方差以及每个序列中肿瘤边缘的平均像素强度值的差异。另外还提取了每个TR和ROI的20个像素强度统计特征,包括每个序列的均值、中值、方差、香农信息熵和四分位值。此外,还可获得增强TR的体积和表面积,计算6个不同的值(三个序列之间的强度平均值和方差值)作为MRI特征。因此,从三个MRI序列中提取了1691个MRI特征。采用四个传统的临床参数,包括诊断时的Karnofsky表现状态(Karnofsky Performance Status,KPS)、诊断时症状持续时间(Symptom Duration,SD)、年龄和肿瘤位置。此外,建立两个先前未定义的临床参数:肿瘤表观生长率(Apparent Tumor Growth Rate,ATGR,定义为肿瘤体积与标准差之比)和功能状态恶化速度(Speed of Functional State Deterioration,SFSD,以KPS/SD计算)。最后,为每个患者提取1697个特征,包括1691个定量图像特征和6个临床特征的特征向量。

五、基于机器学习的预测模型的构建

所提出的预测模型旨在基于ML方法,利用MRI特征和临床参数预测H3K27M突变状态(图9-6-2)。为了达到这一目标,本研究中三个部分使用模式识别程序进行。

第1部分,样本划分:在这项研究中,所有151名患者被随机分配到训练队列(n=106)或测试队列(n=45)。训练队列包括63个H3K27突变肿瘤和43个H3K27-WT肿瘤。由于训练队列样本类别不均衡,直接复制样本数据,将43个H3K27-WT肿瘤数据加到61个数据中。因此,新的训练队列包括63个H3K27M突变肿瘤和61个H3K27-WT肿瘤。测试队列包括28个H3K27M突变肿瘤和17个H3K27-WT肿瘤。

第2部分,特征选择:为了去除可能影响分类器性能的不相关或不太具有区分度的特征,从训练队列中移除具有Spearman秩相关系数(P值>0.05)的特征。剩余的39个重要权重>0.013的特征被作为通过relief算法选择特征的结果在训练队列中使用。然后进行线性判别分析(Linear Discriminant Analysis,LDA)将特征映射到一个更容易分类的维度特征空间。

第3部分,分类:使用随机森林算法创建预测模型使用选定的特征。训练队列中的所有案例用于训练分类器,而验证队列中的案例用于独立评估最终模型的性能。构造随机森林的关键问题之一是最佳参数的选择,其解决方案是基于袋外分类误差的计算。在实现随机森林算法时,研究指定了两个参数:集合中决策树的数量和每个树叶的最小观测数。通过超参数整定,确定随机森林中的树数和最小叶节点数两个参数,并在训练队列中根据最小袋外分类误差选择最佳模型。袋外分类误差是对随机森林泛化误差的无偏估计,其结果与K折交叉验证的结果相似,需要大量的计算。此外,估计的错误率与根据训练集大小的测试集获得的错误率一样精确。树的数量被设置为50个,最小的叶节点数为2个。通过计算预测精度和进行受试者工作特性曲线(Receiver Operator Characteristic Curve,ROC)分析,从而验证最终模型的性能。该预测方法是在Matlab2017a中,采用编程、MATLAB统计以及机器学习工具箱进行开发。

六、简化模型

尽管,基于ML的IDH1状态预测模型具有较高的精度,但许多采用的特征在临床实践中很难解释和使用。因此,该研究试图建立一个简化的ML模型,以提高其临床实用性。在综合考虑临床实用性的基础上,选择了两个临床参数和一个MRI特征,建立H3K27M突变概率的logistic模型,作为训练队列中四个选定特征的函数。样本突变概率为P,两个临床参数和一个MRI特征用X1、X2和X3表示。

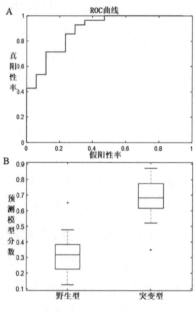

图9-6-2

（A）验证队列中H3K27M野生型和H3K27M突变型脑干胶质瘤的随机森林分类分数；（B）队列中用于预测的ROC曲线验证

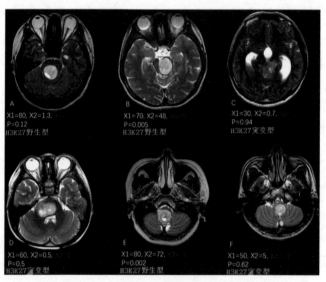

图9-6-3　简化预测模型的实例说明

　　上下图显示3个BSG的T2加权图像，其差值为X3（T2上的边缘清晰度）；这些图像显示了肿瘤内部和外部之间的强度差异的变化。

（宋咏梅　赵梓彤　宋华琛　邹雅柱）

第七节 肿瘤的诊断与预后

一、人工智能与肿瘤诊断

(一)DELFI分析循环游离DNA进行癌症早期筛查

全世界人类癌症的大部分发病率和死亡率几乎均由于晚期诊断造成,从而导致治疗干预效果较差,然而真正用于临床诊断和治疗的生物标志物并不广泛。研究表明利用肿瘤特异性改变的方法可能为早期诊断提供新的思路,但并非所有患者都有可检测的改变,近几年关于循环游离DNA(Circulating- free DNA,cfDNA)即分析循环血中游离于细胞外的内源性DNA研究进入人们的视野。cfDNA的全基因组测序可识别癌症患者的染色体异常,但由于染色体异常改变的数量很少,故检测这种改变极具挑战性。最近的研究表明,cfDNA的大小选择可增加晚期癌症患者循环肿瘤DNA(Circulating Tumor DNA,ctDNA)的富集。在核小体位置,转录起始位点附近的模式和cfDNA的末端位置在癌症中可能发生改变,但目前常规分析还不能够鉴定核小体相关测序。从概念上讲,分析cfDNA方法的敏感性取决于检测到的改变的数量以及检测这些变化的技术和生物学限制。由于一个典型的血液样本中每毫升血浆中含有约2000个cfDNA的基因组当量,单个突变的理论检测极限不可能比野生型分子突变的几千分之一高。蒙特卡罗模拟显示,将检测到的异常数量从几个增加到几十个或几百个,可提高检测极限,类似于最近对cfDNA中甲基化变化的分析。

约翰斯·霍普金斯大学医学院研究开发了一种称为DELFI(早期截获片段的DNA评估)的方法,通过对片段模式的全基因组分析来检测cfDNA中的异常,该方法基于分离的cfDNA的低覆盖度全基因组测序。在覆盖基因组的非重叠窗口中分析映射序列。从概念上讲,视窗的大小可能从数千到数百万碱基不等,导致基因组中有数百到数千个视窗。因为在1~2倍基因组覆盖度下,每个窗口的读取次数超过20000次,研究使用5Mb窗口来评估cfDNA片段模式。在每个窗口中,该研究检测了健康人群和癌症人群中cfDNA片段的覆盖度和大小分布。个体的全基因组模式可与参考人群进行比较,以确定该模式是否是健康的或是癌症衍生的。由于全基因组图谱可能揭示与特定组织相关的差异,这些模式也可能表明cfDNA的组织来源。

由于发现癌源性cfDNA的长度可能比来自非癌细胞的cfDNA更多变,故研究关注cfDNA的碎片大小。首先从乳腺癌、结直肠癌、肺癌或卵巢癌患者的靶区捕获并测序。对81名患者的165个肿瘤特异性改变的基因座进行分析,结果显示中间突变片段和野生型cfDNA片段长度之间的平均绝对差异为6.5 bp(95%可信区间,5.4~7.6 bp),突变cfDNA片段的范围从30个碱基到47个碱基不等。总体来说,癌源性cfDNA片段长度与非癌cfDNA相比差异更大($p<0.001$,方差比检验)。假设这些差异可能反映染色质结构的变化以及癌细胞的其他基因组和表观遗传学异常,且以特定位置的方式进行cfDNA断裂,推测cfDNA的碎片大小可作为癌症检测的生物标志物。

相对于健康的cfDNA,癌症患者在不同区域具有多个基因组以及片段大小的差异。对每个癌症样本cfDNA片段的部分与健康个体的中值片段长度剖面进行全基因组相关分析,发现健康个体之间的cfDNA片段图谱几乎是一致的(中位数为0.99),但癌症患者间片段比率的中位数相关系数为0.84(95%可信区间0.07~0.50,$p<0.001$,Wilcoxon秩和检验)。将癌症患者的cfDNA片段与健康淋巴细胞的片段图谱进行比较,也观察到类似的差异。为了排除GC含量的潜在偏差,采用局部加权平滑法,发现健康个体和癌症患者之间的碎片分布差异在此调整后仍然存在(癌症患者与健康人的中位数相关性=0.83)。将9倍覆盖度的全基因组测序数据抽样至2倍、1倍、0.5倍、0.2倍和0.1倍覆盖度,并确定即使在覆盖度为0.5倍的情况下,也能识别出癌症患者的突变片段分布。基于以上观察结果,在1~2倍的覆盖范围内进行全基因组测序,以评估碎片分布在治疗过程中是否发生变化。研究人员评估19例非小细胞肺癌患者在抗EGFR或抗ERBB2治疗期间的cfDNA。在治疗过程中,碎片化谱的异常程度与EGFR或ERBB2突变等位基因分数的水平密切匹配(突变等位基因分数与碎片谱的Spearman相关性=0.74)。这些结果表明,碎片分析可能有助于检测肿瘤源性cfDNA,并在治疗期间用于监测患者。

DELFI同时分析几十到数百种肿瘤特异性异常,它能够克服限制,从微小的cfDNA量,与cfDNA序列改变检测相结合可进一步提高检测灵敏度。在7种癌症类型中的检测灵敏度达到57%~99%,特异性为98%,总体AUC为0.94。结合该研究的方法和基于突变的cfDNA分析可检测出91%的癌症患者。由于碎片分布与核小体模式有关,DELFI可能有助于确定肿瘤衍生cfDNA的来源,这一方面可通过临床特征、甲基化变化和其他诊断方法进一步改进。DELFI只需要少量的全基因组测序,这种方法有望广泛应用于癌症患者的筛查和治疗。

（二）Lung-CLiP 分析 cfDNA 助力液体活检

ctDNA 主要是由死亡肿瘤细胞破裂后释放出来的片段化基因组 DNA。通过检测 ctDNA 可了解肿瘤细胞内的基因突变情况。目前主要方法包括数字 PCR、BEAMing（数字 PCR-流式）技术、标记扩增深度测序（TAM-Seq）、癌症个体化深度测序（CAPP-Seq）。研究团队通过 CAPP-Seq 捕获患者血液样本中极少量的 ctDNA 对癌症患者进行个性化分析，以更好地促进筛选应用。研究发现，尽管早期肺癌中 ctDNA 的水平很低，但大多数患者在治疗前就存在 ctDNA，且它的存在具有很强的预后预测价值。另外，肺癌患者和风险匹配对照组的 cfDNA 中的大多数体细胞突变是克隆性造血突变（造血干细胞亚克隆所携带的突变），且是非复发性的。克隆性造血突变相比于肿瘤源性突变发生在较长 cfDNA 片段上，其缺乏与吸烟相关的突变特征。有研究团队开发并验证了一种机器学习方法，称为 lung-CLiP，该方法能够显著区分早期肺癌患者和对照组人群。lung-CLiP 可实现类似 ctDNA 检测的性能，并能够进行特异性分析，印证了 cfDNA 在肺癌筛查中的潜力，以便适用于不同的临床应用。

lung-CLiP 方法包括针对血浆 cfDNA 和白细胞 DNA 的靶向测序，并将单核苷酸变异（Single Nucleotide Variation，SNV）和全基因组拷贝数分析与 ML 模型相结合。有研究团队使用一组来自 104 名早期非小细胞肺癌患者和 56 名风险匹配对照组的样本，在四个癌症中心接受肺癌的年度放射检查。使用一种多层 ML 方法，首先，训练一个模型来估计 cfDNA 突变导致肿瘤的概率。其次，利用 CAPP-Seq 中的靶点和非靶点测序读数来识别全基因组拷贝数的改变。最后，将 SNV 模型和全基因组拷贝数识别的结果整合到最终的患者级别分类器中，该分类器可估计血样中含有肺癌衍生 cfDNA 的可能性。

ROC 曲线表明 lung-CLiP 的灵敏度可根据目标临床应用调整到理想的特异性。例如，当特异性为 98% 时，研究观察到 Ⅰ 期疾病患者的敏感性为 41%，Ⅱ 期疾病患者为 54%，Ⅲ 期疾病患者为 67%。在 80% 特异性情况下，Ⅰ 期疾病患者的敏感性为 63%，Ⅱ 期疾病患者为 69%，Ⅲ 期疾病患者为 75%。为了证实 lung-CLiP 评分的生物学合理性，研究人员将其与肿瘤相关 ctDNA 水平和临床病理特征进行比较，其特异性为 98% 时获得了统计上相似的分期匹配敏感性。lung-CLiP 分类为阳性的 NSCLC 患者肿瘤与分类为阴性的 NSCLC 患者肿瘤相比更大，而非腺癌组织学的患者更常被归类为阳性。以上数据表明 lung-CLiP 评分捕捉到了与总 ctDNA 负荷相关的生物学意义因素。

综上所述,lung-CLiP与断层计算机扫描技术及其他循环生物标志物的分析相结合可进一步提高性能,且有望能够开发适用于多种恶性肿瘤的CLiP方法。

3.利用放射影像特征的CNN诊断

肝癌是全球癌症相关死因的第二位,其中肝细胞癌(Hepatocellular Carcinoma, HCC)是最常见的原发性肝癌。快速和可靠的HCC检测和诊断可使患者更早接受治疗并获得更好的效果。随着横断面成像的可用性和质量提高以及侵入性活检诊断的需求减少,特别是在原发性肝癌中,基于成像的诊断成为更重要的角色。目前标准化的图像分析和报告框架,如肝脏成像报告和数据系统(Liver Imaging Reporting And Data System,LI-RADS),可通过减少影像学解释的变异性,促进质量保证以提高放射诊断准确度。然而,LI-RADS的复杂性使得其在大容量实践中并不可行,并且用于提高工作流效率的计算决策支持工具无法满足真正的临床需求。

ML算法在各种疾病的放射分类中取得了优异的性能,可能会解决这一差距,特别是基于CNN的深度学习系统。与其他ML方法不同,CNN不需要明确特定的放射学特征来学习如何解释图像,它甚至可能发现在当前的放射学实践中尚未识别的额外差异特征。以往的ML研究大多通过2D CT切片和超声图像对肝脏病变进行分类。然而,通过分析多相增强MRI三维体积的模型可获得更高的性能,这是基于图像诊断的参考标准。研究团队开发基于CNN的深度学习系统可对6种常见的肝脏病变进行概念验证,并与有经验的经认证的放射科医师进行对比验证。另外,有研究团队开发了一个可解释深度学习原型,以证明预先训练的肝脏病变分类器可进行有效预测。通过使用多相MRI上的494个病灶来设计和训练一个CNN来对6个肝肿瘤实体进行分类,每个病灶的四个主要影像学特征标记成每一类病灶的一个子集。通过分析预训练CNN模型的激活模式,利用post-hoc算法可推断这些特征在60个病灶的测试集中存在,生成的特征图能够突出原始图像中与特定特征对应的区域。此外,每个识别的特征被分配相关分数表示一个特征对预测病变分类的相对贡献。结果发现可解释的深度学习系统在识别每个试验损伤的放射学特征方面的阳性预测值为76.5%,敏感性为82.9%。特征相关性得分往往反映了每个分型最突出的影像学标准。这个可解释的深度学习系统可通过识别相关的图像特征并显示这些特征在图像中的位置来解释其决策的各个方面,从而促进临床解读。通过对不同放射特征在鉴别诊断中的重要性提供反馈,可解释的深度学习系统可能与LI-RADS标准化报告系统进行接口,验证辅助特征并提高临床实用性。

二、人工智能与肿瘤预后

(一)肿瘤预后预测的现状

恶性肿瘤是一类以细胞的异常增生为表现的复杂疾病,具有组织浸润性强、可在不同器官间转移的特征。根据世界卫生组织国际癌症研究机构(IARC)发布的GLOB-OCAN 2020年报告,全球约有1929万例新增癌症病例、995万新增癌症死亡病例;我国约有456万例新增癌症病例、300万新增癌症死亡病例。肿瘤预后可用于评估癌症的发展、复发可能性,其主要作用是根据患者的临床特征和分子特征提供更好的生存估计,改善不良的治疗预后,推动精准医疗发展,对肿瘤发生发展的规律有更好的认识。肿瘤预后预测的不断发展依赖于生物医学转化研究的进步、组学数据持续涌现、先进统计分析以及人工智能技术特别是在深度学习方面的迅速发展。深度学习技术在肿瘤预后预测中的应用已被证明与目前常用方法相当或更好。

目前,用于癌症预后生存分析最常用的分析方法是统计学方法,主要包括Cox比例风险回归(Cox-PH)、log-rank检验以及Kaplan-Meier生存分析。以上癌症预后生存预测方法的主要数据来源是临床数据,包括癌症诊断、癌症类型、肿瘤分级、分子表达谱等。近年来,除了上述临床数据,有更多的数据类型可用来更准确地进行肿瘤预后预测,即患者样本的高通量多组学数据,包括基因组数据(全基因组数据、单核苷酸多态性数据、拷贝数改变数据等)、表达数据(mRNA和miRNA数据)、蛋白质组数据和表观遗传数据(甲基化等染色体修饰)等。然而,传统统计方法很难通过处理大量多组学数据来进行肿瘤预后预测,故人工智能技术包括ML方法已被应用或建立算法模型来解决上述问题。到目前为止,一些ML方法,包括PCA、聚类分析和自编码器,已被测试用于癌症类型分类。SVM、贝叶斯网络(Bayesian Network)、半监督学习(Semi-supervised Learning)和决策树(Decision Tree)等ML方法已应用于癌症预后的预测,并取得了一定进展。

(二)深度学习技术在肿瘤预后预测中的应用

1. 前馈神经网络模型在肿瘤预后预测中的应用

Cox-PH是多变量半参数的回归模型,广泛应用于癌症研究中比较两个或两个以上治疗组的生存特征。早期的癌症预后多用临床肿瘤患者数据、组织切片的细胞特征或基因表达数据来建立模型。此外,除了Cox-PH模型、Kaplan-Meier生存分析模型,神经网络模型也可以实现相似的功能。Cox回归模型在生存预测中应用广泛,故

373

通常以 Cox 回归作为输出层构建神经网络模型进行肿瘤生存预测。Ching 等人开发了 Cox-net,一种以 TCGA 数据库的转录组数据作为输入数据,以 Cox 回归模型作为输出层的神经网络。然后通过岭正则化(Ridge Regularization)和减少神经网络的复杂性来避免过度拟合。对 10 个 TCGA RNA-Seq 数据集为例,与 Cox-PH、Cox-boost 和随机森林等模型相比,Cox-net 预测精确度相同或更高。

Katzman 等构建了 DeepSurv 神经网络模型进行生存分析。DeepSurv 是一种前馈神经网络,以患者的临床数据作为输入数据,并通过学习率衰减、正则化和其他常用超参数来优化不同数据集,结果发现 DeepSurv 模型优于 CoxPH 模型。另一个神经网络模型,深度前馈神经网络模型 RankDeepSurv 采用了 DeepSurv 的基本架构,构建 3~4 个隐藏层的 DNN 增加网络深度,对包括癌症数据集在内的多个数据集进行生存分析。同时还通过误差损失的均方值之和与基于生存数据排序的两两排序损失更新了损失函数。研究发现,RankDeepSurv 模型优于 CoxPH 模型和 DeepSurv 模型。上述列举的两个神经网络模型,已被验证在例如心脏病和糖尿病等其他疾病数据集中的预测准确度均优于 CoxPH 模型,进一步增加了深度学习模型在生物医学领域广泛应用的可能性。

2. CNN 和 RNN 模型等在肿瘤预后预测中的应用

近年来,深度学习方法在肿瘤预后预测中取得了最为显著的进展,包括 CNN 和 RNN。CNN 在图像识别、分类和计算机视觉领域取得了很大的成功,RNN 也是极大地推动了 NLP 和序列数据的研究。它们在临床医学领域的应用包括皮肤癌类型的分类、病理组织学切片的识别、利用核形态测量方法对正常细胞和癌细胞进行分类、根据电子健康记录信息对临床结果的预测以及医院再入院率和死亡率的预测等。在癌症预后预测研究中,CNN 被应用于肿瘤组织的分类以预测生存或提取特征以进行预后的预测。

多形性胶质母细胞瘤(Glioblastoma Multiforme,GBM)是一种脑部肿瘤,替莫唑胺(Temozolomide)是 GBM 患者的主要化疗药物。目前已发现 MGMT 基因启动子或增强子区域发生甲基化与 Temozolomide 的疗效和敏感性相关,进而影响患者的预后及生存情况,因此 MGMT 基因甲基化可作为 GBM 的生物标志物。但 MGMT 基因启动子的甲基化在脑部组织中的验证很难进行,而微观的遗传变化可表现为脑瘤的宏观形态变化,可通过 MRI 检测到,故可利用 MRI 预测 MGMT 基因的甲基化状态,进而预测脑肿瘤的预后。

ResNet50 是一种深度为 50 层的深度残差神经网络模型,对测试样本(切片样本分为无肿瘤样本、MGMT 甲基化样本或非甲基化样本)的准确率达到 94.90%(±3.92%)。ResNet34、ResNet18 的准确率偏低,ResNet50 省略了大量预处理过程,性能显著优于

ResNet18和ResNet34。Han等人构建双向卷积RNN模型,使用从TCGA癌症影像档案中收集得到的GBM患者的MRI图像,结合TCGA数据库中的甲基化数据,进而预测患者中MGMT甲基化状态,并基于甲基化状态预测患者对替莫唑胺的敏感性。尽管训练精度高达0.97,但验证和测试精度只有0.67和0.62,这表明该模型仍存在过度拟合。

此外,CNN模型还可用于从图像中提取特征,然后构建其他ML模型来预测癌症预后。高级别浆液性卵巢癌(High-grade Serous Ovarian Cancer,HGSOC)是卵巢癌中最常见同时也是最致命的类型。Wang等登记了来自两家医院的245例HGSOC患者,研究中涉及102例均接受去瘤手术的HGSOC患者,并进行为期2年的随访研究,作为特征提取队列。基于特征提取队列中的8917张术前CT图像训练CNN模型来提取HGSOC的预后生物标志物。然后通过提取到的预后生物标志物,结合Cox-PH建立DL-CPH模型,进而预测患者个体复发风险和3年复发概率。DL-CPH模型作为一种新的预后分析方法,可基于CT图像从而实现无需随访提取预后生物标志物。

(三)深度学习技术在肿瘤预后预测研究中应用前景及展望

越来越多的研究报道表明深度学习技术已应用于肿瘤预后的预测,可见基于肿瘤患者的多组学数据测试新算法和提高模型性能是肿瘤预后预测的新型研究热点。深度学习方法在癌症预后预测的应用中,要实现更高效准确的预测仍存在以下问题:患者数据量少,患者数据不平衡,临床患者资料存在数据缺失,深度学习模型的通用性问题以及患者数据存储安全问题等。关于上述问题目前可行的解决方法如下:研究者用正则化、数据增强、降低神经网络复杂度等方法来提高模型性能,一定程度解决数据量少、数据不平衡的问题;Rendleman等提出MICE多重填补以克服肿瘤患者临床数据缺失的问题;为了更高效地进行预测建立基准数据集,例如ImageNet数据库包含了数百万日常生活图像,常被用来评估CNN模型;保护患者数据的隐私需要建立安全的云服务和相关基础设施,以支持存储大量医疗保健数据。

深度学习在肿瘤生物学方面的广泛应用已逐步落实于临床医学领域,并取得了较大成功。使用深度学习来训练模型的优点在于其训练的数据数量相对更大。此外,由于医疗保健数据有不同的格式,包括高通量测序得到的不同组学数据、临床数据、文本和图像数据等,可使用不同的神经网络模型来解决不同数据类型的问题。在这一小节中列举总结了很多近年来应用人工智能技术在癌症预后预测研究中的应用实例,可以发现深度学习模型相较于其他ML模型可达到相同或更好的预测效果。在未来的研究中还需继续测试、改进算法,建立新模型来完善癌症预后预测。

三、结语

以基因组、转录组、蛋白组、代谢组为代表的不同层次的肿瘤组学数据不断丰富，且分辨率达到单细胞水平，这无疑极大地推动了肿瘤分子生物学研究的进展。以机器学习为代表的人工智能技术，如支持向量机、随机森林、深度神经网络等在肿瘤领域的应用，实现了多学科交叉，为肿瘤组学数据的分析提供了新方向，有助于提高肿瘤治疗靶点、分子标志物的预测精度、改善肿瘤诊疗及预后现状。相信未来将机器学习应用于复杂生物数据的需求将会不断增加。

（宋咏梅　赵梓彤　宋华琛　邹雅柱）

参考文献

[1] TELENTI A, et al., 2018. Deep learning of genomic variation and regulatory network data [J]. Hum Mol Genet, 27:R63-R71.

[2] GOODWIN S, MCPHERSON J D, MCCOMBIE W R, 2016. Coming of age: ten years of next-generation sequencing technologies[J]. Nat Rev Genet, 17:333-351.

[3] GOLDFEDER R L, PRIEST J R, ZOOK J M, et al., 2016. Medical implications of technical accuracy in genome sequencing[J]. Genome Med, 8:24.

[4] DEPRISTO M A, BANKS E, POPLIN R, et al., 2011. A framework for variation discovery and genotyping using next-generation DNA sequencing data[J]. Nat Genet, 43:491-498.

[5] YEO Z X, WONG J C, ROZEN S G, et al., 2014. Evaluation and optimisation of indel detection workflows for ion torrent sequencing of the BRCA1 and BRCA2 genes[J]. BMC Genomics, 15:516.

[6] POPLIN R, CHANG P C, ALEXANDER D, et al., 2018. A universal SNP and small-indel variant caller using deep neural networks[J]. Nat Biotechnol, 36:983-987.

[7] HEGI M E, DISERENS A C, GORLIA T, et al., 2005. MGMT gene silencing and benefit from temozolomide in glioblastoma[J]. N Engl J Med, 352:997-1003.

[8] LOUIS D N, PERRY A, REIFENBERGER G, et al., 2016. The 2016 World Health Organization Classification of Tumors of the Central Nervous System: a summary[J]. Acta Neuropathol, 131:803-820.

[9] CHANG P, GRINBAND J, WEINBERG B D, et al., 2018. Deep-Learning Convolutional Neural Networks Accurately Classify Genetic Mutations in Gliomas[J]. AJNR Am J Neuroradiol, 39:1201-1207.

[10] LECUN Y, BENGIO Y, HINTON G, 2015. Deep learning[J]. Nature, 521:436-444.

[11] WOOD D E, WHITE J R, GEORGIADIS A, et al., 2018. A machine learning approach

for somatic mutation discovery[J]. Sci Transl Med, 10:eaar7939.

[12] SPINELLA J F, MEHANNA P, VIDAL R, et al., 2016. SNooPer:a machine learning-based method for somatic variant identification from low-pass next-generation sequencing[J]. BMC Genomics, 17:912.

[13] KOBOLDT D C, ZHANG Q, LARSON D E, et al., 2012. VarScan 2:somatic mutation and copy number alteration discovery in cancer by exome sequencing[J]. Genome Res, 22:568-576.

[14] CIBULSKIS K, LAWRENCE M S, CARTER S L, et al., 2013. Sensitive detection of somatic point mutations in impure and heterogeneous cancer samples[J]. Nat Biotechnol, 31:213-219.

[15] MA X, EDMONSON M, YERGEAU D, et al., 2015. Rise and fall of subclones from diagnosis to relapse in pediatric B-acute lymphoblastic leukaemia[J]. Nat Commun, 6:6604.

[16] LANDAU D A, CARTER S L, GETZ G, et al., 2014. Clonal evolution in hematological malignancies and therapeutic implications[J]. Leukemia, 28:34-43.

[17] XU H, DICARLO J, SATYA R V, et al., 2014. Comparison of somatic mutation calling methods in amplicon and whole exome sequence data[J]. BMC Genomics, 15:244.

[18] LARSON D E, HARRIS C C, CHEN K, et al., 2012. SomaticSniper:identification of somatic point mutations in whole genome sequencing data[J]. Bioinformatics, 28:311-317.

[19] ROTH A, DING J, MORIN R, et al., 2012. JointSNVMix:a probabilistic model for accurate detection of somatic mutations in normal/tumour paired next-generation sequencing data[J]. Bioinformatics, 28:907-913.

[20] SAUNDERS C T, WONG W S, SWAMY S, et al., 2012. Strelka:accurate somatic small-variant calling from sequenced tumor-normal sample pairs[J]. Bioinformatics, 28:1811-1817.

[21] WANG Q, JIA P, LI F, et al., 2013. Detecting somatic point mutations in cancer genome sequencing data:a comparison of mutation callers[J]. Genome Med, 5:91.

[22] HARISMENDY O, SCHWAB R B, BAO L, et al., 2011. Detection of low prevalence somatic mutations in solid tumors with ultra-deep targeted sequencing[J]. Genome Biol, 12:R124.

[23] HAO Y, XUEI X, LI L, et al., 2017. RareVar:A Framework for Detecting Low-Frequency Single-Nucleotide Variants[J]. J Comput Biol, 24:637-646.

[24] PICKRELL J K, MARIONI J C, PAI A A, et al., 2010. Understanding mechanisms underlying human gene expression variation with RNA sequencing[J]. Nature, 464:768-772.

[25] EDWARDS S L, BEESLEY J, FRENCH J D, et al., 2013. Beyond GWASs:illuminating the dark road from association to function[J]. Am J Hum Genet, 93:779-797.

[26] ALVAREZ-PRADO A F, PEREZ-DURAN P, PEREZ-GARCIA A, et al., 2018. A broad atlas of somatic hypermutation allows prediction of activation-induced deaminase targets[J]. J Exp Med, 215:761-771.

[27] MURAMATSU M, KINOSHITA K, FAGARASAN S, et al., 2018. Pillars Article:Class Switch Recombination and Hypermutation Require Activation-Induced Cytidine Deaminase (AID), a Potential RNA Editing Enzyme. Cell. 2000. 102:553-563[J]. J Immunol, 201:2530-2540.

[28] STAVNEZER J, GUIKEMA J E, SCHRADER C E, 2008. Mechanism and regulation of class switch recombination[J]. Annu Rev Immunol, 26:261-292.

[29] METHOT S P, DI NOIA J M, 2017. Molecular Mechanisms of Somatic Hypermutation and Class Switch Recombination[J]. Adv Immunol, 133:37-87.

[30] LIU M, DUKE J L, RICHTER D J, et al., 2008. Two levels of protection for the B cell genome during somatic hypermutation[J]. Nature, 451:841-845.

[31] ROBBIANI D F, BOTHMER A, CALLEN E, et al., 2008. AID is required for the chromosomal breaks in c-myc that lead to c-myc/IgH translocations[J]. Cell, 135:1028-1038.

[32] STORB U, 2014. Why does somatic hypermutation by AID require transcription of its target genes?[J]. Adv Immunol, 122:253-277.

[33] PAVRI R, GAZUMYAN A, JANKOVIC M, et al., 2010. Activation-induced cytidine deaminase targets DNA at sites of RNA polymerase II stalling by interaction with Spt5[J]. Cell, 143:122-133.

[34] MENG F L, DU Z, FEDERATION A, et al., 2014. Convergent transcription at intragenic super-enhancers targets AID-initiated genomic instability[J]. Cell, 159:1538-1548.

[35] WANG Q, OLIVEIRA T, JANKOVIC M, et al., 2014. Epigenetic targeting of activation-induced cytidine deaminase[J]. Proc Natl Acad Sci U S A, 111:18667-18672.

[36] COUDRAY N, OCAMPO P S, SAKELLAROPOULOS T, et al., 2018. Classification and mutation prediction from non-small cell lung cancer histopathology images using deep learning[J]. Nat Med, 24:1559-1567.

[37] TERRA S B, JANG J S, BI L, et al., 2016. Molecular characterization of pulmonary sarcomatoid carcinoma:analysis of 33 cases[J]. Mod Pathol, 29:824-831.

[38] BLUMENTHAL G M, KLUETZ P G, SCHNEIDER J, et al., 2017. Oncology Drug Approvals:Evaluating Endpoints and Evidence in an Era of Breakthrough Therapies[J]. Oncologist, 22:762-767.

[39] JANNE P A, SHAW A T, PEREIRA J R, et al., 2013. Selumetinib plus docetaxel for KRAS-mutant advanced non-small-cell lung cancer:a randomised, multicentre, placebo-controlled, phase 2 study[J]. Lancet Oncol, 14:38-47.

[40] ZACHARA-SZCZAKOWSKI S, VERDUN T, CHURG A, 2015. Accuracy of classifying poorly differentiated non-small cell lung carcinoma biopsies with commonly used lung carcinoma markers[J]. Hum Pathol, 46:776-782.

[41] YU K H, ZHANG C, BERRY G J, et al., 2016. Predicting non-small cell lung cancer prognosis by fully automated microscopic pathology image features[J]. Nat Commun, 7:12474.

[42] HANAHAN D, WEINBERG R A, 2011. Hallmarks of cancer:the next generation[J]. Cell, 144:646-674.

[43] MORIN R D, MENDEZ-LAGO M, MUNGALL A J, et al., 2011. Frequent mutation of histone-modifying genes in non-Hodgkin lymphoma[J]. Nature, 476:298-303.

[44] PAEZ J G, JANNE P A, LEE J C, et al., 2004. EGFR mutations in lung cancer:correlation with clinical response to gefitinib therapy[J]. Science, 304:1497-1500.

[45] HUDIS C A, 2007. Trastuzumab--mechanism of action and use in clinical practice[J]. N Engl J Med, 357:39-51.

[46] FUTREAL P A, COIN L, MARSHALL M, et al., 2004. A census of human cancer genes [J]. Nat Rev Cancer, 4:177-183.

[47] CANCER GENOME ATLAS RESEARCH N, WEINSTEIN J N, COLLISSON E A, et al., 2013. The Cancer Genome Atlas Pan-Cancer analysis project[J]. Nat Genet, 45:1113-1120.

[48] ZHANG J, BARAN J, CROS A, et al., 2011. International Cancer Genome Consortium Data Portal--a one-stop shop for cancer genomics data[J]. Database (Oxford), 2011:bar026.

[49] FORBES S A, BEARE D, BOUTSELAKIS H, et al., 2017. COSMIC:somatic cancer genetics at high-resolution[J]. Nucleic Acids Res, 45:D777-D783.

[50] VOGELSTEIN B, PAPADOPOULOS N, VELCULESCU V E, et al., 2013. Cancer genome landscapes[J]. Science, 339:1546-1558.

[51] COLLIER O, STOVEN V, VERT J P, 2019. LOTUS:A single- and multitask machine learning algorithm for the prediction of cancer driver genes[J]. PLoS Comput Biol, 15:e1007381.

[52] DAVOLI T, XU A W, MENGWASSER K E, et al., 2013. Cumulative haploinsufficiency and triplosensitivity drive aneuploidy patterns and shape the cancer genome[J]. Cell, 155:948-962.

[53] MELLONI G E, OGIER A G, DE PRETIS S, et al., 2014. DOTS-Finder:a comprehensive tool for assessing driver genes in cancer genomes[J]. Genome Med, 6:44.

[54] TOKHEIM C J, PAPADOPOULOS N, KINZLER K W, et al., 2016. Evaluating the evaluation of cancer driver genes[J]. Proc Natl Acad Sci U S A, 113:14330-14335.

[55] MORDELET F, VERT J P, 2011. ProDiGe:Prioritization Of Disease Genes with multitask machine learning from positive and unlabeled examples[J]. BMC Bioinformatics, 12:389.

[56] LEISERSON M D, VANDIN F, WU H T, et al., 2015. Pan-cancer network analysis identifies combinations of rare somatic mutations across pathways and protein complexes[J]. Nat Genet, 47:106-114.

[57] CHO A, SHIM J E, KIM E, et al., 2016. MUFFINN:cancer gene discovery via network analysis of somatic mutation data[J]. Genome Biol, 17:129.

[58] PAN C C, LIU J, TANG J, et al., 2019. A machine learning-based prediction model of H3K27M mutations in brainstem gliomas using conventional MRI and clinical features[J]. Radiother Oncol, 130:172-179.

[59] PUGET S, BECCARIA K, BLAUWBLOMME T, et al., 2015. Biopsy in a series of 130 pediatric diffuse intrinsic Pontine gliomas[J]. Childs Nerv Syst, 31:1773-1780.

[60] NIKBAKHT H, PANDITHARATNA E, MIKAEL L G, et al., 2016. Spatial and temporal homogeneity of driver mutations in diffuse intrinsic pontine glioma[J]. Nat Commun, 7:11185.

[61] BUCZKOWICZ P, BARTELS U, BOUFFET E, et al., 2014. Histopathological spectrum

of paediatric diffuse intrinsic pontine glioma:diagnostic and therapeutic implications[J]. Acta Neuropathol, 128:573-581.

[62] KHUONG-QUANG D A, BUCZKOWICZ P, RAKOPOULOS P, et al., 2012. K27M mutation in histone H3.3 defines clinically and biologically distinct subgroups of pediatric diffuse intrinsic pontine gliomas[J]. Acta Neuropathol, 124:439-447.

[63] GRASSO C S, TANG Y, TRUFFAUX N, et al., 2015. Functionally defined therapeutic targets in diffuse intrinsic pontine glioma[J]. Nat Med, 21:555-559.

[64] WANG C, ZHANG J, LIU A, et al., 2000. Surgical treatment of primary midbrain gliomas[J]. Surg Neurol, 53:41-51.

[65] KUMAR A J, LEEDS N E, KUMAR V A, et al., 2010. Magnetic resonance imaging features of pilocytic astrocytoma of the brain mimicking high-grade gliomas[J]. J Comput Assist Tomogr, 34:601-611.

[66] JONES D T, HUTTER B, JAGER N, et al., 2013. Recurrent somatic alterations of FGFR1 and NTRK2 in pilocytic astrocytoma[J]. Nat Genet, 45:927-932.

[67] AERTS H J, VELAZQUEZ E R, LEIJENAAR R T, et al., 2014. Decoding tumour phenotype by noninvasive imaging using a quantitative radiomics approach[J]. Nat Commun, 5:4006.

[68] LIBBRECHT M W, NOBLE W S, 2015. Machine learning applications in genetics and genomics[J]. Nat Rev Genet, 16:321-332.

[69] SENIOR A W, EVANS R, JUMPER J, et al. Improved protein structure prediction using potentials from deep learning[J]. Nature, 2020, 7792(577):706-710.

[70] PUCCI F, ZERIHUN M B, PETER E K, et al. Evaluating DCA-based method performances for RNA contact prediction by a well-curated data set[J]. RNA, 2020, 7(26):794-802.

[71] TOWNSHEND R J L, EISMANN S, WATKINS A M, et al. Geometric deep learning of RNA structure[J]. Science, 2021, 6558(373):1047-1051.

[72] MIAO Z, ADAMIAK R W, ANTCZAK M, et al. RNA-Puzzles Round IV:3D structure predictions of four ribozymes and two aptamers[J]. RNA, 2020, 8(26):982-995.

[73] LI J, ZHU W, WANG J, et al. RNA3DCNN:Local and global quality assessments of RNA 3D structures using 3D deep convolutional neural networks[J]. PLoS Comput Biol, 2018, 11 (14):e1006514.

[74] KUTCHKO K M, LAEDERACH A. Transcending the prediction paradigm:novel applications of SHAPE to RNA function and evolution[J]. Wiley Interdiscip Rev RNA, 2017, 1(8):10.

[75] Park E, Pan Z, Zhang Z, et al. The Expanding Landscape of Alternative Splicing Variation in Human Populations. American journal of human genetics[J]. Am J Hum Genet. 2018, 102:11-26.

[76] FERRER-COSTA C, GELPI J L, ZAMAKOLA L, et al., 2005. PMUT:a web-based tool for the annotation of pathological mutations on proteins[J]. Bioinformatics, 21:3176-3178.

[77] WANG Z, BURGE C B, 2008. Splicing regulation:from a parts list of regulatory elements to an integrated splicing code[J]. RNA, 14:802-813.

第十章

人工智能技术在
肿瘤生物信息学中的应用

由于肿瘤发生机制的高度复杂性以及肿瘤组学数据的庞大性,利用生物信息学方法研究肿瘤的发生发展,从而进行辅助诊断及用药指导是十分必要且紧迫的。本章节首先介绍了生物信息学及其在肿瘤研究领域的应用,进而从基因组、转录组以及代谢组等角度分别介绍了各个组学及其应用,并举例说明人工智能技术在肿瘤生物信息学中的重要应用价值。

第一节 肿瘤生物信息学概述

一、生物信息学简介

生物信息学是一门新兴的交叉学科,在2000年后开始迅速发展。生物信息学旨在使用现代的实验手段和技术大规模地收集获取生物学数据,并利用计算机进行深入分析,从而获取传统的实验生物学无法得到的系统性的信息。生物信息学涉及生物学、统计学和计算机科学等多个学科。广义上讲,使用电子化信息来处理生物医学问题的技术都可以归为生物信息学。在实际的学科发展中,生物信息学更加关注于生物组学数据,而类似图像和病历的信息由于其模式与传统计算机方向的模式存在部分相似之处,通常也是传统计算机科学的研究内容。

生物信息学使用的组学数据主要包括基因组、转录组和蛋白质组三大部分,此外,还有代谢组、宏基因(微生物)组等。组学(omics),用来代指所研究的对象的集合,例如所有的与基因相关的信息包括突变、基因间相互作用等都属于基因组的研究内容,对应的转录组则研究细胞中所有的转录本,而蛋白质组则研究所有的蛋白质。

生物信息学的研究内容大体可以分为三个部分:其一是进化生物学,利用某段广泛存在于多个物种间的基因序列,通过其相似性来推测其亲缘关系,更进一步地也可以在一定的假设下计算其最大可能的进化关系,这对于我们研究生物的演化关系以及微生物的鉴定和溯源都有着重要的意义。其二是系统生物学,通过对被研究对象的转录组测序或基因芯片检测等其他技术,我们可以获得包括各个基因表达量、各个转录本异构体(isoform)的相对表达量在内的细胞(群)状态快照,进而研究其相互作用关系和对生命体生理状态及其命运的影响。例如我们可以利用基因组、转录组等组学数据研究某种疾病的发生机理,以指导早筛和治疗等。其三是结构计算生物学,通过蛋白质或核酸的序列,对生物大分子进行结构的预测或模拟,从而预测蛋白质和核酸的功能。由于蛋白质和核酸的功能和其结构息息相关,结构预测对于我们定向改造蛋白质、从头设计新蛋白质有着重要的意义。

近年来,高通量测序技术的发展直接推动了生物学数据的增长,同时也推动了生物信息学的发展,充分利用海量生物学数据解释生物学领域的复杂生命系统已经成为近些年的研究热点,应用于医学、农学、遗传学等各个领域,并且在肿瘤学的研究中发挥了重要作用。

二、肿瘤研究中的生物信息学

肿瘤是一类复杂疾病的集合,通常表现为细胞不受控制地增殖。其中恶性肿瘤又被称为癌症,其主要表型是过度增殖的癌症细胞会浸润周围的组织,通过循环系统遍布全身,给治疗带来极大的困难,最终导致患者死亡。在某种程度上癌症可被看作是一种基因疾病,是由细胞的基因调控网络失控导致的。然而与一般的遗传病不同,导致癌症的突变往往是在环境引起的DNA损伤中逐渐积累起来的,通常涉及一系列基因而并非仅仅一两个,所以需要对大规模癌症样本进行系统性分析挖掘,才能深入了解其发生机理。因此,对于癌症的分析和研究自然和生物信息学密切相关,利用生物信息学方法研究癌症是肿瘤学发展的必要手段。

对于癌症的生物信息学分析包括:①致癌基因及致癌突变的鉴定:例如与癌症密切相关的HER2、EGFR和MYC等基因都是利用生物信息学方法在乳腺癌的基因芯片数据分析中被挖掘出来的;②癌症的分子分型:利用生物信息学方法对癌症进行分类对于指导用药及精准治疗具有重要意义,最为著名的应用就是依据对基因芯片数据的层次聚类结果对乳腺癌进行分子分型,将乳腺癌分成了basal-like、luminal A、luminal B、ERBB2和normal breast-like 5类,在临床上根据其类别给予患者不同的治疗方案,对乳腺癌的治疗具有极大的指导价值;③对于癌症预后和生存期的预测:利用大规模癌症病人组学数据与临床数据相结合,通过机器学习等方法对其预后及生存期进行预测对于临床用药指导具有重要意义。

近年来,对于癌症微环境的认识和单细胞测序技术的发展促进了癌症的单细胞研究,此外还有伴随着各种数据的积累诞生的药物效果预测、细胞状态变化预测等,这些研究在某种程度上可以视为以上3种生物信息学分析内容的组合和延伸。本章节将着重介绍较为经典的组学研究及人工智能方法在肿瘤发生发展机制和指导治疗、评估预后中的应用。

(王泽峰)

第二节 组学基础数据的生成、质控与标准

在利用生物信息学的方法研究生物学问题时,基础数据的生成和收集是研究的第一步,并且数据的质量与后续分析研究的准确性息息相关。在研究肿瘤问题时,通常样本有两种来源,一是选取肿瘤组织与癌旁的正常组织进行取样并测序,通过两部分组织在各个组学层次的差异对肿瘤的发生发展进行分析与研究,应用于肿瘤的诊断、预后评估与预后分析;二是对血液中循环DNA(circulating free DNA)以及循环RNA(circulating free RNA)的测序分析,应用于肿瘤的早期诊断。无论是哪一种测序研究,新鲜组织或血液样品的采集都需要尽可能地保证样品的新鲜和纯度,并做好相应的标记。对于手术和活检的新鲜组织样品,取样后的样本需要迅速保存于液氮中或-80℃冰箱中,防止核酸降解。细胞学样本确定有肿瘤组织存在后可直接进行核酸提取以进行后续分析。对于血液和血浆样本,循环游离肿瘤DNA/RNA在血浆中含量较低,取样时一般采集8~10mL全血,采集后需尽快分离血浆并提取游离DNA/RNA,保存到-80℃冰箱中并避免反复冻融。

取样过程需要进行完整的质控分析。组织DNA/RNA与血浆游离DNA/RNA等核酸样本均应进行检测前的质量控制分析,包括核酸的浓度和纯度分析等。其中来自组织的DNA/RNA样本需要检测核酸完整性来判断其质量。而血浆游离的DNA/RNA样本还要进行该片段长度分布分析。由于采样的质量对于后续结果的准确性有着很大的影响,所以样本的采样过程、样本的运输过程和处理流程以及相关的病理评估结果等均应做相应的记录。对于质量符合要求的样品,接下来要进行建库及上机测序,对每一种组学的基本建库方法和测序结果的质控我们将会在下一小节进行详细介绍。

在肿瘤领域的研究中,除了组织样品的收集外,对患者临床信息的收集也非常的重要,可以为癌症的人工智能研究提供重要的研究内容。为了全面系统地研究肿瘤的病理机制和病人的预后,通常需要对患者的个人信息以及肿瘤病理信息进行全面的记录。患者的个人信息包括性别、年龄、出生日期、基本身体状况等,而肿瘤病理信息则包括发病时间、病理分型、临床分期及治疗方法等。此外,肿瘤随访也是研究肿瘤的一个重要环节,通过随访可以了解肿瘤患者的预后及转移情况、生存状况以及死

亡状态,有利于进一步的系统性研究。同一肿瘤的不同临床分期、不同的治疗方法,其疗效也不相同,有的甚至有很大的差异,所以病人的预后信息非常重要,可以更好地为患者提供康复指导及合理用药指导。而在大规模的数据分析及生物信息学领域,应用临床数据与测序数据相结合能够从基因组、转录组和蛋白质组等多组学层面深入研究其生物学特征对肿瘤进展及病人预后的影响,对于深入研究肿瘤发生发展机制及指导合理用药具有重要意义。

(张思蕊　王泽峰)

第三节　肿瘤的组学研究

组学数据目前包括了基因组学、转录组学、蛋白质组学、表观基因组学、宏基因组学等重要组成部分(图10-3-1),本文将逐一介绍各个组学,重点解释各个组学数据的检测方法、处理工具及生物学意义,并介绍其在肿瘤学研究中的应用。

组学分类	数据收集方法	研究内容
基因组学	全基因组测序,全外显子测序	遗传—突变
转录组学	RNA测序	转录—基因表达,剪接模式
蛋白质组学	质谱	翻译—蛋白表达
表观基因组学	CHIP-seq,ATAC-seq	修饰—基因修饰
宏基因组学	宏基因组测序	共生—微生物种群结构

图10-3-1　组学研究概况

一、基因组学

基因指的是遗传物质DNA(对于少数病毒是RNA)上的一段可以产生特定功能的产物的片段,是遗传信息的基本单位。1990年启动的"人类基因组计划"对人类基因组进行了完整的鉴定、测序、注释,为研究基因组学提供了基础。

基因组分析主要关注的是基因组上的突变,即由于遗传或者环境因素,被研究对象的基因组与参考基因组或对照组产生差异的部分。为了方便分析和研究,基因组突变被人为地分为基因突变和染色体突变两种,可以定位在一个基因(或可定位的非基因区域)中的突变就是基因突变,包括碱基的替换、插入、删除;而染色体突变则是染色体大块区域的变异,包括染色体缺失、重复、移位等。

使用基因组测序数据来研究基因组学是最为普遍的方法。目前的基因组测序主要分为全基因组测序(whole genome sequencing,WGS)和全外显子测序(whole exome sequencing,WES)。两者都是基于二代测序技术,将长 DNA 打碎成短片段后进行自动化测序,唯一不同的是全外显子测序是从全基因组的碎片中筛选出属于外显子的部分,由于外显子区域只占基因组1%左右的大小,在仅需要研究突变对蛋白质的影响时,使用全外显子测序可以有效地降低成本。测序完成后,我们能得到的结果是每一条 DNA 片段的序列,这样的一条条短序列片段我们称之为读长(reads),存储在 fastq 格式的文本文件中,每一行包括了一条 reads 的编号或名称、碱基序列、碱基测序质量等信息。

在测序完成后我们要对得到的 reads 做以下三步处理:①序列拼接:将短序列拼回某个外显子/基因/染色体区域;②序列错误矫正和计数:由于二代测序的高通量,每个基因组位置可能会匹配到非常多的短序列片段,其中可能带有测序错误,因此需要对可能的错误进行矫正并对结果进行计数;③模型统计:因为人类染色体(常染色体)仅有2个拷贝,不可能发生2种以上的突变同时出现的情况,因此我们需要通过一个统计模型来给出一个最有可能的唯一情况。以上3步中,第一步我们称之为 mapping,也就是将短 reads 比对到注释好的外显子/基因/染色体区域。目前已经有非常多的软件可以做 mapping,最为广泛使用的几个是 STAR、Hisat 和 BWA。Fastq 格式的文件经过 mapping 后会得到 SAM 格式或者其二进制 BAM 格式的文件、文件的每一行记录测到的 reads 的起始基因组位置和匹配情况等信息。第2,3步合起来被称作 variant calling,目前我们已经有一个广泛被认可的流程来做这个事情,这个流程被 broad 研究所开发成方便使用的软件,称为 GATK,目前已经更新到第4代。此外,近几年来还有使用神经网络来代替复杂的统计模型的做法,由 Google 公司开发的 DeepVariant 也可以对突变进行检测。需要注意的是,由于 DNA 测序将染色体打碎成了短片段,因此我们这里都仅研究基因突变中的短突变,这类突变被统称为单碱基多态(single-nucleotide polymorphism,SNP)。

二、转录组学

依据中心法则,DNA只负责遗传信息的传递,基因需要转录成RNA或进一步翻译成蛋白质才能行使其生物学功能。由于所有遗传信息都需要经由RNA发挥作用,包括了全部转录产物的转录组可以说是对细胞状态最全面的描述,同时由于RNA分子的不稳定性,会在细胞中快速产生和降解,转录组也带有了基因组所不具有的时空变化,相对于基因组更加复杂。

转录组学研究主要关注的是各个转录本的表达量,而转录本又可以分为能够翻译成蛋白质的mRNA和不翻译的非编码RNA,其中mRNA可以对应到各个基因,而反过来由基因转录产生的mRNA前体需要经过可变剪接形成成熟的mRNA,因此一个基因可以对应许多mRNA异构体(isoform),各个异构体之间大部分的序列都是相同的,但不同的部分可能导致其翻译出的蛋白质功能发生变化甚至逆转。这个特点导致了转录组结构的复杂性,对转录组进行分析相比于基因组来说也更为困难。

1995年,斯坦福大学的Patrick O. Brown等开始利用cDNA芯片来测定基因的表达情况,其后基因芯片快速发展成了一种标准技术。然而随着二代测序技术的发展,尤其是2007年Illumina/Solexa sequencing的商业化使得测序成本大大降低,基因芯片又逐渐被测序所取代。近年来,三代测序技术凭借其能直接测得全长RNA的优势逐渐发展起来,目前已经成为二代测序技术很好的补充,甚至一定程度上可能会取代二代测序。由于基因芯片、二代测序和三代测序的测序原理和特点完全不同,因此有着各自的处理方法。

对于基因芯片,目前使用最为广泛的是Affymetrix。Affymetrix使用专门设计的cel格式文件来储存结果,其中是带有标签的芯片荧光照片。使用R语言的affy拓展包可以非常方便地将其转换成基因表达数据,并进行后续的分析。二代测序是目前最为主流的转录组定量方法,和基因组测序的不同点在于转录组测序测的是由RNA反转录得到的cDNA文库。同处理基因组数据的方法相似,二代测序需要先将序列mapping到对应的基因组位置,然后对我们关心的区域进行定量等分析。转录组的mapping过程和基因组并没有本质区别,但是由于以基因组为参照,转录组上会有大段的缺失(被剪接掉的intron区域),因此普遍认为以基因组为参照的BWA方法并不适用转录组的研究,经常使用的方法是STAR和Hisat等。在对基因表达量的分析中通常使用RPKM(Reads Per Kilobase of exon model per Million mapped reads)、FPKM(Fragments

Per Kilobase of exon model per Million mapped fragments）和TPM（Transcripts Per Kilobase of exon model per Million mapped reads）作为其表示方法，他们都是进行了标准化后的值，标准化的对象是基因长度和测序深度。

对于转录组的定量来说，由于不同的异构体之间共享大段的相同序列而使得异构体之间的量无法直接算得，所以发展出了两种不同的思路来解决这个问题。一种以cufflinks和RSEM为代表，其分别使用了启发式算法和EM-算法来对异构体的表达量进行估计。另一种方法则选择回避直接对异构体定量，将转录组分为了基因表达量和剪接事件概率两个部分，以MISO和rMATS为代表的方法通过计算PSI值（percent spliced-in value）来对剪接事件进行定量，PSI值和以基因为单位的表达量都是可以精确定义的值，分别计算避免了使用概率估计可能带来的误差，而把剪接事件和转录本的关系留给了后续分析方法去处理解释。

除了短读长测序，近几年来以纳米孔测序和PacBio为主的长读长测序也得到了广泛的应用。此类方法的优点是可生成单个完整转录本的全长读长，更易于识别异常的转录本，且能够发现新的转录本，然而目前的代价是准确度和通量的下降，因此，传统的mapping和reads计数并不完全适合三代测序。以nanopore三代测序为例，测序结果保存在h5格式文件中，包括测序的电信号和官方软件通过电信号计算出的序列。之后因为三代测序得到的reads数比二代测序少很多，同时参考转录组也比参考基因组小，可以直接在参考转录组中进行blast，避免了传统mapping在寻找候选匹配区间时可能带来的错误。目前二代测序与三代测序相结合的方法可以弥补三代测序通量低、错误率高的不足，有着广泛的应用价值。

三、蛋白质组学

蛋白质组学这个词诞生于1994年在意大利锡耶纳召开的首届蛋白质组学大会上，这个领域有三个重要的研究目标：①研究蛋白质与蛋白质或其他物质的相互作用关系；②寻找新的蛋白质，补充和修正基因组注释；③发展蛋白质定量方法。由于蛋白质才是细胞绝大部分功能的执行者，仅从转录组研究细胞的功能虽然也能得到时空上的变化，但由于翻译速率、降解和翻译后修饰等信息的缺失，终究如同雾里看花，特别是我们关注于某一特定的细胞功能时，只有进行蛋白质组学的研究才能看得真切。但和基因组学、转录组学的高速发展不同，蛋白质组学一直受限于蛋白质谱技术的效率和精度。直到2014年，得益于质谱技术的进步，人类蛋白质草图（A draft map of the human proteome)才在 *Nature* 杂志上发表,而即使是现在,蛋白质组的处理能力也和转录组有着巨大的差距。

蛋白质组学主要处理的是质谱数据,常用的定量质谱技术有非标记(label free)定量,Thermo Fisher 公司开发的 TMT(tandem mass tags)定量,AB Sciex 公司开发的 iTRAQ、SILAC 和 SWATH 等技术。其中非标记定量和 TMT、iTRAQ、SILAC 本质相似,不同点是使用了不同的同位素标记(或不使用同位素标记),将质谱图的匹配问题转化成特定同位素的谱图匹配问题,增加了准确率。而 SWATH 和上述方法的区别类似于 sanger 测序和二代测序的区别,SWATH 直接将样本全部打成碎片,每次仅测定某一核质比范围内的片段以提高准确度,最后重新拼出完整的蛋白质组。

目前质谱数据的分析还没有较为统一的方案,就连质谱结果的文件格式也多种多样,Thermo Fisher 和 AB Sciex 两大服务提供商有各自的 RAW 和 riff 格式,而其余开源软件则使用包括了 mzXML、TraML 等在内的多种基于 xml 的文本文件格式。然而无论什么样的格式,其中核心的信息都是质荷比和对应的强度信息。同样,由于蛋白质组学的测定方法和分析方法都在快速的迭代发展中,目前,处理的方法非常多,且各有其针对的问题和特点。

四、表观基因组学

(一)表观基因组学概述

表观基因组学研究对象是表观遗传规律,即在不改变基因组序列而通过对基因组的不同修饰来对遗传信息进行影响。因此表观基因组学主要分析的是各种基因组修饰数据。一般来说,人类的基因组序列从受精卵开始就不变了,但基因组中还存在一种可调控的信息,即基因组修饰信息。基因组的修饰可以体现在 DNA 修饰、组蛋白修饰或者是染色体结构的改变上,常见的表观修饰有 DNA 修饰、组蛋白修饰、染色体高级结构等。表观修饰控制一个基因组区域的转录活性,提供了一个介于基因组和转录组之间的调控层级。和基因组不同的是表观基因组的信息可以在细胞和环境的不断交互中被改写,例如 5-甲基胞嘧啶(5mC)可以在 DNA 去甲基化酶 TET 家族蛋白的作用下变成 5-羟基胞嘧啶(5hmC),羟基进而可以变成醛基或羧基或最终脱掉修饰基团。而和转录组不同的是表观基因组保留了基因组的遗传性,能在细胞的增殖,甚至是生物体的繁衍过程中由父辈传给子辈。

(二)常见表观遗传及其组学研究

1. DNA甲基化修饰

DNA修饰最主要就是DNA甲基化修饰,目前发现的绝大部分甲基化修饰都发生在胞嘧啶上,而且表现出明显的CpG位点偏好,除此之外腺嘌呤上也可以发生甲基化。这些甲基化通常都被认为具有抑制基因转录的作用,并且参与包括肿瘤在内的多种疾病的基因调控。

2. 组蛋白修饰

组蛋白修饰则存在甲基化修饰、乙酰化修饰、磷酸化修饰、泛素化修饰等众多不同的形式。这些修饰可以发生在包括H2A、H2B、H3、H4在内的多种组蛋白上,也可以发生在不同组蛋白的不同位置,也有不同的修饰程度(修饰基团数目),同一类型的修饰所发生的位置不同功能也不同,因此对于组蛋白修饰的研究非常的复杂。目前研究比较多的组蛋白修饰包括H3K4me3、H3K27me3等,其中H3表示修饰发生在组蛋白H3上,K表示修饰在赖氨酸上,4表示这个赖氨酸是H3蛋白的第4个残基,me表示发生的是甲基化修饰,3表示该修饰添加了3个甲基(对于赖氨酸来说残基末端的氨基3个H的位置都被甲基化修饰)。H3K4me3和H3K27me3目前被认为是相互拮抗的,共同控制在细胞分化过程中基因的选择性表达。

3. 染色体高级结构

染色体高级结构也是表观遗传学的重要研究对象。染色体上存在高度压缩的区域,从而压缩了染色体占据的空间,减少细胞负担,同时也存在高度开放的区域,为活跃表达的基因的转录等生化反应提供足够的场所。染色体高级结构和DNA甲基化修饰及组蛋白修饰有着不可分割的关系,指示着所在区域的转录活跃程度,另外染色体结构的变化影响着基因的空间距离,从而调控上游因子和下游基因间的相互作用。

(三)表观基因组研究方法

表观基因组学主要的测定手段有亚硫酸氢钠测序、染色质免疫沉淀测序(CHIP-seq)、染色质开放性测序(ATAC-seq)和染色体3D构象捕获技术(3C/ Hi-C)等。亚硫酸氢钠测序是测定胞嘧啶DNA甲基化(5mC)的方法,未被甲基化的胞嘧啶会在重亚硫酸盐的作用下转化为尿嘧啶,进而在PCR的过程中转变成T,通过对比同一段DNA上经过亚硫酸氢钠处理和未处理的序列可以测定其上哪些位置的胞嘧啶是被甲基化的。亚硫酸氢钠测序结果和基因组学的测序在处理方法上并没有本质的区别,但是由于基因组中甲基化的比例非常高,亚硫酸氢钠处理的转化率也可以做到99%以上,因此一般将参考基因组的 C 全部变成 T 再进行 mapping,否则会因为多数的 C 都发生改变,而造成错误。虽然 DNA 甲基化数据完全可以使用基因组学工具来进行分析,但是为了方便流程化地处理表型组和基因组的区别,许多专门处理 DNA 甲基化测序的软件被开发出来,他们一般都基于基因组的分析工具,结合了甲基化的分析流程,如 Bismark、MethylCoder 都基于基因组 mapping 软件 bowtie 进行 mapping。

CHIP-seq 是测定蛋白质和 DNA 相互作用的通用方法,通过甲基化抗体在 DNA 上的结合区域确定基因组甲基化区域。与一般的基因组测序不同的是,CHIP-seq 要先经过一个蛋白质和 DNA 交联的阶段,再将 DNA 打碎,通过免疫沉淀的办法将目标蛋白质和其保护的 DNA 富集出来,之后解交联进行测序即可以得到 DNA 和目标蛋白相互作用部分的序列。同样,测序后的结果可以使用基因组 mapping 软件进行 mapping,但之后为了和背景区别开,我们往往还需要进行一步 peak calling,通过统计检验确定真实的蛋白质结合区域。目前最著名的 peak calling 软件是 MACS,它使用 mapping 结果 BAM 文件作为输入、输出 xls 和其他文件格式的结果,结果中主要记录了 peak 的起始坐标和丰度等信息。

ATAC-seq 是测定染色体开放区域的主要方法,该方法通过转座酶向染色体开放区域随机插入带有 PCR 引物序列的 DNA 片段,之后通过该引物 PCR 可以将两个插入位点间的片段定向扩增,测序后和 CHIP-seq 类似,通过 mapping 和 call peak 得到开放区域的位置信息。因为数据几乎没有区别,使用 CHIP-seq 的分析流程来分析 ATAC-seq 是完全可行的,但是因为 CHIP-seq 和 ATAC-seq 的 reads 分布不同,在使用 MACS 时应当相应调整部分参数。

除此之外,染色体的三维结构信息也是非常重要的研究内容,研究染色体三维结构使用的方法是染色体构象捕获技术(chromosome conformation capture,3C),目前使用的最多的是高通量染色体构象捕获技术(High-through chromosome conformation capture,Hi-C)。Hi-C 先将 DNA 和蛋白质进行交联,形成一个三维的受保护的 DNA 区域,通过酶切来分割每个小区域,然后利用酶切产生的黏性末端进行 DNA 修复,并在修复过程中引入生物素标记,最后解交联,打碎,对有标记的部分进行富集测序。Hi-C 的结果可以使用通用的 mapping 软件 bowtie 来处理,也有专用的软件 chimeric,目前针对不同目的可以有多套流程来进行处理。2014 年的 Nature Methods 文章"Comparison of computational methods for Hi-C data analysis"对 13 种不同的分析流程进行了介绍和比较,总结了应用 Hi-C 数据识别染色体相互作用和拓扑结构域(Topologically associating domains,TADs)的工具及关键的分析步骤。不管处理流程的具体区别是什么,Hi-C技术预期的结果都是一张全局的互作强度关系图,以此来推测染色体的3D结构。

五、宏基因组学

宏基因组学又称为环境微生物基因组学,是通过研究微生物DNA来研究环境中微生物种群的类别、数量及多样性等特征的学科。通过高通量测序,我们可以直接鉴定出样本中全部的微生物,而不受到微生物培养的难易程度的影响。

仅对16S rRNA等标志性的基因测序即可对微生物进行分类和定量,然而仅仅测一两个基因并不能得到宏基因组的全貌,目前更多采用的还是和人类基因组一样的鸟枪法(shotgun)来对样本中微生物的全部基因组进行测序。这种所谓的shotgun metagenomics在方法上和人类基因组的区别也主要体现在建库的不同。

但与人类基因组分析不同的是,人类或一些高等动物的基因组已经基本被探明,有着完整且准确度较高的参考基因组,而微生物种类众多,尽管目前已经有了非常多的数据,但仍难以保证已经涵盖了所有可能出现的微生物,因此对宏基因组的分析分成了2种不同的策略。第一种方法需要对宏基因组进行从头组装(de novo assembly),使用测到的数以百万计的短片段像拼图一样来拼出较长的片段甚至是完整的基因组。目前针对这一问题比较著名的软件是MEGANIT,可以将非常多的短片段拼成数千条长片段,称之为contigs。之后我们还需要将这些contigs对应到有限的分类学种类里去,这一般称之为contigs binning。这里一般使用k个连续DNA碱基(k-mer)的出现频率作为contigs是否来源于某个种群的依据,而具体的分配算法则有依赖参考基因组和不依赖参考基因组的多种方法。关于contigs binning,自动化流程软件MetaBAT集成了多种方法,用于对该领域的学习和基本分析。虽然从头组装可以最大程度上利用测得的数据,但是由此带来的计算负担非常大,因此,另一种方法选择直接对已有的并不全面的参考基因组进行mapping。因为参考基因组不匹配带来的错误可能会严重影响对种群的判断,有许多方法在尝试修正这种错误,但是一个更为可行的做法是仅选择几个分辨能力高的基因,仅使用mapping到这些基因位置的reads来进行估计。

目前,与人体相关的宏基因组学研究发展迅速,比如肠道微生物和疾病的关系。这些研究注重探求微生物和人体的相互影响,因此将宏基因组的数据整理到与人类代谢等相关的基因群和通路上去。例如HUMAnN就是使用宏基因组数据计算出代谢通路的丰度。这类研究往往弱化或完全不需要在意宏基因组的分类学结果,而将宏基因组看成一个整体。在肿瘤领域中通常会使用宏基因组的方法研究肠道微生物与结直肠癌的关系。

六、组学分析实例

上文介绍了各个组学的数据来源，以及常用的将高通量的检测数据转化成具有生物学意义的研究结果的方法。这些不同的组学像莲花一样层层包裹，我们撕开一层层花瓣看到的莲子是细胞的调控网络和细胞与环境的互作。按照我们的认识，如果完全阐明了调控网络和环境互作，我们就可以预言那个存在且唯一的细胞命运，进而窥见生命体的命运。

癌症的发生，或者说细胞的癌化，也是细胞命运发展的一个结局，我们希望通过对组学的研究做到完全地解释导致这一悲剧命运发生的各方原因，然后结合检测手段对此进行预测和干预。目前，我们要达到这一目标还需要更多的实验和数据，需要人们不断地用更好的模型和实验方法来刷新我们对于癌症的认识。

就目前而言，癌症相关的组学分析主要可分为基础科研和临床应用研究两种。基础科研相关的研究致力于推进人们对于癌症的认识，进而促进临床应用的发展。科研相关的内容包括对癌症的表达谱分析、癌症亚型分类，也包括对通路、基因调控网络的研究，同时还包括了缺失数据补全、降维等为科研服务的方法学研究。而临床应用相关的研究直面已经存在的癌症医学需求，一般包括：①鉴定癌症相关的基因/转录/蛋白变化，由此可以帮助癌症药物的设计，或是选择生物标志物帮助癌症检测；②通过组学数据对癌症表型、预后、生存期等做出预测，这可以帮助癌症个性化治疗的设计，推动精准医疗发展。接下来我们结合一些实际的例子来为大家介绍癌症相关的组学下游分析方法。

（一）鉴定癌症相关的基因组及转录组的变化

首先，我们以2017年的一篇文章 *Association analysis identifies 65 new breast cancer risk loci* 作为例子来描述一个重要问题：如何鉴定癌症相关的基因/转录变化。这篇文章使用了多种主流和成熟的分析方法，并将属于不同组学的信息联系起来，可以加深我们对于组学的理解。这里我们会侧重方法的介绍而稍微弱化这篇文章的具体科学问题。这篇文章主要提出了一个综合分析流程，来预测癌症中的突变究竟影响了哪些下游基因。总体来说，这个方法使用一个启发式的打分系统，可能得到的结果并不全面，但文中他们利用这个方法将突变和基因表达联系起来，具有相当的生物学意义。除此之外,这篇文章用到了基因组突变、基因表达、蛋白质-DNA互作等多种信息和多种分析方法,是使用多组学数据的很好的范例。

为了探寻突变的下游基因,首要的就是确定研究的突变的范围。因为癌症本就是和基因突变密切相关的疾病,再加上基因组的长度是非常长的,所以可能会得到非常多的突变,文中就提到他们一开始获得了上百万个突变,因此需要进行一个筛选,这里就用到我们要介绍的第一个方法GWAS。

GWAS全称是全基因组关联分析(genome-wide association studies),顾名思义用来分析基因组突变和性状之间的相关性的分析。说到相关性的分析,我们最熟悉的就是回归分析,GWAS的核心也是一样。对于GWAS的分析,往往是有一个二元的性状,比如癌症病人和正常人,而突变也可以分成发生突变和未发生突变(同一位点的不同突变会被整理成另一个突变),因此该突变和性状的相关性可以被整理成一个2×2的卡方表(chi-square table),使用fisher exact test来计算突变和性状没有关系的可能性(p值),值得注意的是,在两个变量都是二元的情况下,卡方检验和t检验以及单变量回归分析给出的结果都是等价的。就目前来说,GWAS分析已经显得有些传统了,主要分析的都是基因芯片数据。对于现在的基因组测序技术来说,和GWAS配套的很多处理,比如所谓的imputation of genotypes已经不需要,统计分析也可以通过不同编程语言(例如R,Python,Perl)来自行分析,因此可以更加灵活。GWAS作为最早的筛选基因的方法可以说确定了这么一种以统计假设检验为核心的研究范式,之后的差异表达分析DEseq、火山图等都承袭了这种思想。

通过GWAS得到的相关性,文章筛选出了一系列突变位点,因为实际情况中染色体位置接近的突变存在连锁不平衡的现象,相关性都比较接近,突变位点被整理成包含此位点的小片段。文章中要研究的就是这些突变位置会影响哪些基因。为此,文章作者引入了转录因子的CHIP-seq、Hi-C,eQTL等信息。需要介绍的是,eQTL是对突变和基因表达之间的相关性,即研究基因组和转录组关系的一个标准分析方法,具体来说也是对突变和基因表达做了一个单变量线性回归分析。由于其受到不同组织间的基因特异性表达的限制,实际上直接使用eQTL进行分析并不具有代表性,更多地是将其作为一个背景信息,如本文中的做法。结合突变和各种组学信息,文章中提出了一个打分方法,例如突变区域和某个基因的promoter区域在Hi-C数据上表现出空间上的接近则会加分。由于这个打分方法较为主观,在这里我们并不赘述。

通过综合多种组学信息进行打分,文章筛选出了一批最有可能和疾病直接相关的基因,之后还对这些基因进行了通路分析(pathway analysis)。所谓通路分析是查看我们选择出来的少量基因集合是否在某一个功能或者通路上有富集,因此也叫作富集分析。常规的富集分析也是构建2×2的卡方表来计算可信度,但文中所做的和常见的富集分析有一定差别。首先他们采用一种叫GSEA(gene set enrichment analysis)的做法,这种做法不去筛选一部分基因,而是依据某种指标,比如表达量的fold change对所有的基因排序,然后从头到尾计算一个ES值,一般设计为如果当前的基因属于计算的通路则加上当前的fold change(或其他指标),否则减去一个较小的值,最后取所有时刻的最大值作为最终的ES值。这个ES一定程度上可以表示通路所包含的基因是否在基因排序的头部聚集,GSEA使用将原始数据中标签打乱的方法来检验ES值的可信度,比如说对于癌症分析,会随机将一部分正常人标记为癌症病人而将一部分癌症病人标记为正常人,重新计算fold change、排序和ES值,然后进行比较。GSEA除了使用基因表达之外还可以有很多变化,例如文章中就使用GWAS计算得到的突变的显著程度代替表达量。GSEA可以避免人为选择的基因集合大小带来的影响,因此比常规的富集分析更加准确,但是由于需要提供完整的基因表达数据,易用性并不好,很多时候我们只有筛选过的基因集合或者对通路没有那么高的准确度要求时,直接使用传统的GO(gene ontology)分析和KEGG分析是最常用的选择。如果检验出某个通路在研究的问题中被富集出来,那么很可能这个通路及其下游产物和致病相关,因此可以指导疾病的筛查和治疗。

(二)整合分析癌症组学数据库研究癌症发生发展新机制

应用组学数据研究癌症,除了自行采样并测序来得到肿瘤数据外,还有大量肿瘤相关的数据库存储了海量的数据可用来分析挖掘,而最大最常用的一个数据库为癌症基因组图集(the cancer genome atlas, TCGA)。TCGA是由国际癌症研究所和国际人类基因组研究所共同创建的,旨在提供主要的肿瘤类型和其亚型的基因组变化图谱。TCGA储存的数据包括基因组测序数据、转录组测序数据、microRNA测序数据、样本临床信息和组织切片等。应用TCGA数据库可以全面探究癌症的发生发展机制,2018年该组织公布了其最新研究成果,称为泛癌症图谱(Pan-Cancer Atlas),其成果共发表了27篇相关论文,涉及基因组、转录组和表观组学以及最终的整合分析,同时研究者也将它们与临床和影像数据相关联,展示了利用组学数据与临床数据相结合研究肿瘤的广泛应用与价值,也是利用组学研究肿瘤的非常好的实例。泛癌症图谱可分为三大研究内容:肿瘤细胞起源、致癌过程和癌症信号通路,我们将逐一对其进行简要介绍。

肿瘤细胞起源的研究,主要是根据肿瘤样本的分子相似性对人类肿瘤重新进行分类,例如Katherine A. Hoadley等人对33种癌症,利用染色体臂非整倍性、DNA甲基化、mRNA及microRNA表达水平以及反相蛋白质阵列的数据进行了分子聚类,指出了起源细胞可以主导但不能完全决定肿瘤分类的特性,而按照其分子特征进行全面综合的分子分型能够识别多种癌症间的分子关系,为癌症治疗提供了发展策略。而在另一篇文章中,研究人员应用一类逻辑回归(one-class logistic regression, OCLR)的机器学习算法依据从TCGA肿瘤的转录组和表观遗传学数据中提取的干细胞特征,鉴定出了以前未发现的与未分化的致癌状态有关的生物学机制,其对肿瘤微环境的分析显示癌症干性与免疫检查点表达和浸润性免疫细胞之间显著相关,可应用于针对肿瘤分化的靶向治疗。第二个研究内容为致癌过程,该内容下的研究提供了导致人类癌症这一过程的全景图,全面鉴定了癌症中生殖系基因突变和体细胞突变图谱,探索了他们之间的相互作用,以及对信号通路和免疫微环境的影响,为开发癌症治疗新疗法提供了思路。例如Li Ding等人集中研究了不同癌症类型中的突变,突出强调了基因组改变对人类癌症信号传导和多组学图谱以及其对肿瘤微环境的影响。第三部分的研究内容为癌症信号通路,包括MYC通路、RAS通路、泛素化、DNA损伤修复、剪接及代谢等。Michael Seiler等人分析了33种肿瘤类型的全外显子测序数据,鉴定了119个具有显著非沉默突变模式的剪接因子基因,并通过RNA测序分析发现与这些剪接因子突变相关的剪接事件发生了改变,表明了涉及RNA剪接过程的基因的体细胞改变在癌症中很常见,并且可能代表了肿瘤发生的某些特征,加深了人们对癌症发生机制的理解。

这些大规模的基于组学的数据分析揭示了生物信息学在肿瘤领域的重要应用,而随着计算技术的发展,人工智能也得到了广泛的应用。

(张思蕊　冯杨瀚　王泽峰)

第四节　人工智能在癌症研究中的应用

人工智能(artificial intelligence, AI)指的是赋予机器智能,使其能够进行学习、决策等行为的技术。近年来,大家谈及人工智能普遍指的是基于大数据的机器学习(machine learning)的方法。机器学习主要分为无监督学习和有监督学习两种模式。

无监督学习指机器从数据中自行学习其内在模式,不需要人工进行标注,以降维和聚类为代表。有监督学习则包括了分类和数值回归两部分,通过带有标签的训练数据学习输入特征和标签之间的关系,并以此对其他数据做出预测。

随着技术的发展,机器学习方法大致被分为了传统机器学习和深度学习两部分。传统的机器学习基于统计学模型,结果更加稳定,可解释性好,但其学习能力严重受限于模型的设计,往往只能处理线性或是某类指定的函数关系。经典的传统机器学习方法包括无监督的PCA、有监督的逻辑回归等。深度学习主要利用神经网络,通过搭建一个人工神经网络并对其中的参数进行优化去拟合非常复杂的非线性函数,其中也包括了我们期望的统计模型和数据处理需要的函数变换。因此深度学习是将数据处理和统计模型结合起来,从而避免人工设计的局限。但由于神经网络的灵活性,在实际使用中,需要使用大量的训练数据和合理的模型设计来防止神经网络过拟合。

下面我们将从癌症分型、癌症预测及预后等几个方面介绍人工智能在癌症研究领域的具体应用。

一、癌症分型(聚类)

癌症分型的经典案例是乳腺癌的PAM50(Prediction Analysis of Microarray)分型。PAM50基于一套乳腺癌基因芯片数据,其中包括了189个病人样本的1906个基因。首先基于层次聚类将所有样本分成了5类,Luminal A、Luminal B、basal-like(triple-negative)、HER2和normal-like。之后通过对方差进行筛选将分类的特征降到了50个基因的表达量。PAM50的检测指标已经被美国食品药品监督局(FDA)批准,并在临床上得到了广泛的认可。

PAM50只使用了部分高表达基因的表达量作为聚类依据,如果使用更完整的多种组学数据,可能能够得到更加准确、更有意义的分型结果。2018年,Hoadley在文章 *Cell-of-Origin Patterns Dominate the Molecular Classification of 10,000 Tumors from 33 Types of Cancer* 中便使用了多种组学数据对癌症进行分型。他们使用了两种不同的方法来处理不同组学数据之间的差异,第一种方法称为COCA(clustering of cluster assignments),首先分别对各个组学单独聚类,之后将每个聚类结果连接起来,再做一次整体的聚类。COCA并没有将多种组学数据很好地结合起来,其原理只是在多个组学分型中寻找一致聚类。有的时候,某些组学数据质量不好可能会大大影响聚类的结果。第二种方法叫作iCluster,其基于一个概率生成模型,由一个统一的隐变量空间投影生成各个组学的观测数据,通过 EM(Expectation-Maximum)算法对隐变量空间进行优化,最后对隐变量进行聚类分析。这种方法通过概率模型解决了多组学分析时数据质量和分布不一致的问题,但是由于其在隐变量的优化过程中并未显式地考虑离散的聚类问题,算法难以保证得到的隐变量空间适合最后的聚类分析。同时由于贝叶斯网络算法本身的问题,iCLuster 无法同时作为一个判别模型来对未加入训练的数据进行分类,而且其在处理超大的数据和样本量时显得乏力。

随着深度学习的发展,我们可以尝试利用神经网络来完成聚类分析以避免以上方法的缺点。目前,神经网络聚类的方法比较著名的有 DEC(deep embedded clustering),这种方法利用神经网络来寻找一个最佳的降维空间,和与之匹配的类中心点,同时进行降维和聚类。DEC 首先通过训练一个自动编码器来获得一个初始的降维空间,然后在这个降维表示上进行 k-means 聚类生成初始的类中心点,并通过梯度优化来使每个样本仅和一个类中心点尽可能靠近,而远离其他类中心点(同时优化网络和类中心点坐标)。这种方法的优点是使用神经网络可以不需要关心特征数据中的不同数据分布而自动地对数据进行融合,同时通过得到的神经网络和类中心点坐标,对未经训练的样本也可以直接预测其分型。但是这种方法的不足在于严重依赖类中心点的初始化位置,这既使得模型的训练过程不得不分成两步进行,增加了训练的复杂度,又在初始化时可能引入无法纠正的错误。除此之外,研究人员也设计了一种神经网络聚类的方法,对 DEC 的初始化问题进行了改进。通过将编码器的训练和离散的聚类完全整合在一起,使网络和类中心点能在训练过程中自行纠正初始化带来的错误,因此可以做到完全从随机生成的参数开始训练。

虽然这些降维及聚类的方法可以应用于癌症的分型,但更加精细准确的分子分型仍在不断的研究和发展中,最终我们要回答的问题是癌症应该被分成多少类,每类之间的共性和差异是什么,对不同药物及治疗方法的反应是什么,来为癌症的精准治疗提供分子依据。

二、癌症预测

癌症的预测是癌症研究中最基础最直接的任务,只有能够区分不同类型的癌症以及正常组织,我们才能更好地研究其差异,更加精准地进行治疗。

与临床上对核磁共振 MRI 图像的癌症位置预测不同,生物信息学更加关心癌症的细胞状态而非生理定位,因此我们主要使用已被分离的癌症组织的组学信息来进行研究。组织的组学信息一般在取得活体组织后进行检测,不适合作为初步检测的手段,因此,生物信息学的癌症预测研究更加注重挖掘分类器背后的信息。

目前,癌症的预测研究主要是通过组学信息来进行,对组织是否是癌症、是哪种类型的癌症、癌症的等级等进行一个判断。目前使用最多的组学数据包括基因拷贝数变异(copy number variation,CNV)、基因表达量、基因组甲基化等,使用的方法也多种多样,从基本的支持向量机、随机森林和KNN等,再到各种经过特定优化的算法。得益于组学数据的精确性和全面性,这些预测方法基本都能取得很高的准确率。但是对于组学研究来说仅仅有一个效果较好的分类器并不足够,我们还需要找出影响分类的因素,以此来帮助药物设计和癌症的治疗。

近年来随着深度学习的兴起,许多研究人员尝试用神经网络来替代原有的传统机器学习算法,以期望获得更好的分类结果。在2020年的文章 *Pan-Cancer Classification Based on Self-Normalizing Neural Networks and Feature Selection* 中,研究人员使用了一种归一化神经网络(self-normalizing neural network,SNN)得到了比传统机器学习方法更准确的结果。他们使用CNV数据对包括肺腺癌(LUAD)、卵巢癌(OV)、肝癌(LIHC)和乳腺癌(BRCA)在内的4种癌症进行分类。首先使用Monte Carlo Feature Selection对所有的23109个CNV特征进行了重要性排序,之后从前50个特征开始逐渐增加特征数,来观察特征数量对分类准确度的贡献。他们比较了SNN和随机森林(RF)两种分类器,发现二者都在使用2500个左右特征达到分类准确率的饱和,并且在稳定后SNN能稳定地得到比RF更好的结果。

还有一些研究人员持有另一种想法,他们希望广泛地使用多种组学数据以对癌症进行更加全面的分析和理解。然而,不同组学数据之间完全不同的数据分布和特征使得传统的机器学习方法处理起来特别困难,深度学习则刚好弥补了这个短板。在近期的一个具有代表性的文章 *Classifying Breast Cancer Subtypes Using Deep Neural Networks Based on Multi-Omics Data* 中,研究人员构建了一个神经网络模型来同时处理基因表达、DNA甲基化和CNV三种不同类型的组学数据,并对乳腺癌的亚型进行预测。他们的研究结果表明神经网络的效果明显地优于他们之前提出的基于SVM的方法。

三、癌症预后

癌症是个复杂疾病,同一种癌症,不同病人采用不同治疗方案可能产生截然不同的效果,生存期可能存在巨大的差异,因此对病人预后的预测在癌症治疗中有着非常重大的指导意义。但是由于本身预后指标的复杂性和缺少研究范式带来的数据不规范问题,预后预测目前还做不到可以实际应用,目前仅有生存期预测比较成熟。

我们以一篇2019年的Bioinformatics文章 *Deep learning with multimodal representation for pancancer prognosis prediction* 为例,来为大家介绍生存期预测的现有方法。这篇文章有两个亮点,一是利用神经网络整合不同形式的多维组学数据,设计了损失函数来控制不同组学的数据的交互,充分展示了神经网络的优势。二是采用了2018年的一个研究,将比例风险回归(COX回归)问题转化成了一个神经网络的损失函数。

COX回归分析由COX在1975年提出,是生存期预测的最常见的手段,也可以用于发现哪些因素和生存期相关。说到预测,我们第一时间想到的就是回归分析,但为什么生存期相关的分析要使用COX回归而不是普通的线性回归呢?这主要和生存期的数据特点有关。生存期的严格定义应该是病人从发病到死亡的时间,这个时间可能会跨度很大,导致很多数据的缺失,比如到了项目截止的时候病人还未死亡。因为总是活得长的病人容易出现数据缺失,我们如果简单地将缺失的数据丢弃我们得到的生存期的分布显然发生了一个偏移,因此我们需要先补全整个生存期的分布,但是其实我们对于缺失部分一无所知,无法补全,所以我们要设计一种回归分析,主要关注在已有的数据上,但是又能避免对生存期做出有偏估计。为了做到这一点,COX回归提出了hazard函数的概念。hazard函数描述对于一个特定的生存期分布而言,一个病人在 t 时刻之前都没死,而在刚好在 t 时刻死去的概率,离散的计算可以按照公式 $\lambda(t) = \dfrac{d_t}{n_t}$ 作为无偏估计,其中 d_t 表示 t 时刻死掉的人数,而 n_t 表示 t 时刻之前还被准确记录活着的人数。但其实COX回归中并不需要真正将hazard函数的值计算出来,在这里加入了一个强假设,即病人 i 对应分布的hazard函数和一个基线hazard函数之间差了一个系数,这个系数可以用一个指数关系来描述,即 $\lambda_i(t) = \lambda(t) e^{x_i\beta}$,其中 x_i 是病人 i 的特征向量,β 是向量对应的系数。我们可以看看COX回归最后的似然函数(likelihood function),$L = \prod \dfrac{e^{x_i\beta}}{\sum e^{x_j\beta}}$,其中分子表示按顺序第 i 个死亡时间发生的病人对应的系数,而分母表示此时还能确认活着的病人的系数之和,基线hazard函数在分子和分母上约化掉了,其究竟长什么样完全不重要。这个方程显然无法从概率上直接推得,在COX文章中也将其称作偏似然函数,并证明了使用偏似然函数仍然可以得到正确的结果。我们将偏似然函数的分母看作一种标准化(normalization),可以发现这个似然函数所控制的是每次从所有还活着的病人中猜谁下一个死亡猜中的概率。

了解COX回归的本质后便可以使用神经网络代替COX回归使用的线性方程,并构造相应的损失函数。这篇深度学习回归文章最终使用了基因表达量、miRNA表达量、临床数据和组学显微照片4个维度的信息,通过神经网络将不同的组学数据都压缩成长度为512模的向量,并使用这个向量来预测病人对应的hazard函数的系数,以此来做基于神经网络的COX回归分析。

最后作者使用了C-index来作为模型好坏的指标。C-index是针对生存期预测问题提出的指标,它将所有样本整理成一对一对的样本对,并统计所有样本对中生存期长短关系被判断正确的对子占所有样本对的比例。从文中给出的结果来看,结合多种组学数据相比使用单一组学数据有明显的提升。

(张思蕊　冯杨瀚　王泽峰)

第五节　文本挖掘与癌症研究

生物信息学中的文本挖掘和自然语言处理(NLP)相关但又有差别,生物信息学处理的文本主要为DNA、RNA或是蛋白质的序列信息。在我们目前的认识里,这些序列信息和人类语言一样,具有一定的顺序,同时具有明显的局部结构。例如,在研究RNA的翻译过程中,我们已知核糖体会从RNA的5'端开始,同理RNA在转录过程中也总是从5'合成到3',这些过程决定了生物序列的方向。而对这些过程影响最大的则是其上存在的基序(motif),即生物序列的局部结构。基序是一段特定的碱基序列,通过形成特殊的结构或者招募特定的功能蛋白来对某个生物过程进行精确的调节。生物信息学的文本挖掘很大程度上就是对基序的鉴定和量化。

由于生物序列和自然语言的相似性,生物序列的处理方法和自然语言的处理方法很多都是相同的,尤其是近年来深度学习发展出的处理方法在生物序列数据上取得了出色的效果。2015年,DeepBind便尝试了使用卷积神经网络CNN来处理核酸序列数据。他们将核酸序列编码成4行的矩阵,每一行分别代表A、T(U)、C、G,每个位置对应的碱基位置置1,其余碱基位置置0(one-hot encoding)。他们使用了多种方法来源的数据来训练和验证这个模型的有效性,其中芯片数据既有正样本也有负样本,

CLIP-seq数据将call-peak的结果中心的101bp序列作为正样本,而将正样本进行随机重排作为负样本。得益于卷积神经网络优秀的学习能力,DeepBind在多个不同来源的数据集上都取得了明显优于传统方法的结果。通过这些模型可以帮助研究人员更深刻地认识某些基因突变和疾病之间的关系。

除了卷积神经网络外,另一种自然语言处理常用的结构循环神经网络RNN也已经广泛地用于生物序列地处理中。2016年提出的模型DanQ结合了CNN和RNN来同时预测DNA序列的919种特性,包括和转录因子的结合能力、甲基化程度等。DanQ将基因组划分成了200bp的段,对于每段来说,取上下2段共1000bp的序列作为输入,而输出长度为919模的向量,每种位置对应了一种转录因子或甲基化,若中间的200bp片段上有对应的CHIP-seq的peak,则对应的位置标签设为1,否则为0。同样,DanQ将序列进行ont-hot encoding编码,先通过一个CNN,然后接入一个双向长短期记忆BLSTM,最后经过全连接网络转换成最终的输出。DanQ在准确度上不仅远优于逻辑回归,也比仅基于CNN的模型DeepSEA有一定的提升。

(冯杨瀚 王泽峰)

结语

随着生物技术的发展,目前已产生大批量的癌症组学数据,里面蕴藏着重要且宝贵的信息,需要进一步研究与发现。人工智能技术在肿瘤生物信息学中的应用有助于系统性挖掘大规模肿瘤组学数据并在其机制探索、临床诊断以及辅助治疗中发挥重要作用。

参考文献

[1] CHINESE S M E C. Molecular evolution of the SARS coronavirus during the course of the SARS epidemic in China [J]. Science (New York, NY), 2004, 303(5664): 1666-1669.

[2] BYRON S A, VAN KEUREN-JENSEN K R, ENGELTHALER D M, et al. Translating RNA sequencing into clinical diagnostics: opportunities and challenges [J]. Nature reviews Genetics, 2016, 17(5): 257-271.

[3] KUHLMAN B, BRADLEY P. Advances in protein structure prediction and design [J]. Nature reviews Molecular cell biology, 2019, 20(11): 681-697.

[4] AL-KURAYA K, SCHRAML P, TORHORST J, et al. Prognostic relevance of gene amplifications and coamplifications in breast cancer [J]. Cancer research, 2004, 64(23): 8534-8540.

[5] PEROU C M, SøRLIE T, EISEN M B, et al. Molecular portraits of human breast tumours

[J]. Nature, 2000, 406(6797): 747–752.

[6] SøRLIE T, PEROU C M, TIBSHIRANI R, et al. Gene expression patterns of breast carcinomas distinguish tumor subclasses with clinical implications [J]. Proceedings of the National Academy of Sciences of the United States of America, 2001, 98(19): 10869–10874.

[7] CALLAGY G, PHAROAH P, CHIN S F, et al. Identification and validation of prognostic markers in breast cancer with the complementary use of array–CGH and tissue microarrays [J]. The Journal of pathology, 2005, 205(3): 388–396.

[8] NAM A S, CHALIGNE R, LANDAU D A. Integrating genetic and non–genetic determinants of cancer evolution by single–cell multi–omics [J]. Nature reviews Genetics, 2021, 22(1): 3–18.

[9] GRUSON D, HELLEPUTTE T, ROUSSEAU P, et al. Data science, artificial intelligence, and machine learning: Opportunities for laboratory medicine and the value of positive regulation [J]. Clinical biochemistry, 2019, 69: 1–7.

[10] LI B, DEWEY C N. RSEM: accurate transcript quantification from RNA–Seq data with or without a reference genome [J]. BMC bioinformatics, 2011, 12: 323.

[11] TRAPNELL C, ROBERTS A, GOFF L, et al. Differential gene and transcript expression analysis of RNA–seq experiments with TopHat and Cufflinks [J]. Nature protocols, 2012, 7(3): 562–578.

[12] KATZ Y, WANG E T, AIROLDI E M, et al. Analysis and design of RNA sequencing experiments for identifying isoform regulation [J]. Nature methods, 2010, 7(12): 1009–1015.

[13] SHEN S, PARK J W, LU Z X, et al. rMATS: robust and flexible detection of differential alternative splicing from replicate RNA–Seq data [J]. Proceedings of the National Academy of Sciences of the United States of America, 2014, 111(51): E5593–601.

[14] WEIRATHER J L, DE CESARE M, WANG Y, et al. Comprehensive comparison of Pacific Biosciences and Oxford Nanopore Technologies and their applications to transcriptome analysis [J]. F1000Research, 2017, 6: 100.

[15] JAIN M, OLSEN H E, PATEN B, et al. The Oxford Nanopore MinION: delivery of nanopore sequencing to the genomics community [J]. Genome biology, 2016, 17(1): 239.

[16] KRZYWINSKI M, HIRST M. SnapShot: Epigenomic Assays [J]. Cell, 2016, 167(5): 1430.e1.

[17] FORCATO M, NICOLETTI C, PAL K, et al. Comparison of computational methods for Hi–C data analysis [J]. Nature methods, 2017, 14(7): 679–685.

[18] QUINCE C, WALKER A W, SIMPSON J T, et al. Shotgun metagenomics, from sampling to analysis [J]. Nature biotechnology, 2017, 35(9): 833–844.

[19] MICHAILIDOU K, LINDSTRöM S, DENNIS J, et al. Association analysis identifies 65 new breast cancer risk loci [J]. Nature, 2017, 551(7678): 92–94.

[20] HOADLEY K A, YAU C, HINOUE T, et al. Cell–of–Origin Patterns Dominate the Molecular Classification of 10,000 Tumors from 33 Types of Cancer [J]. Cell, 2018, 173(2): 291–304.e6.

[21] MALTA T M, SOKOLOV A, GENTLES A J, et al. Machine Learning Identifies Stemness

Features Associated with Oncogenic Dedifferentiation [J]. Cell, 2018, 173(2): 338-354.e15.

[22] DING L, BAILEY M H, PORTA-PARDO E, et al. Perspective on Oncogenic Processes at the End of the Beginning of Cancer Genomics [J]. Cell, 2018, 173(2): 305-320.e10.

[23] SEILER M, PENG S, AGRAWAL A A, et al. Somatic Mutational Landscape of Splicing Factor Genes and Their Functional Consequences across 33 Cancer Types [J]. Cell reports, 2018, 23(1): 282-296.e4.

[24] JUNYUAN XIE R G, ALI FARHADI. Unsupervised Deep Embedding for Clustering Analysis [Z]. International Conference on Machine Learning. 2016

[25] LIN Y, ZHANG W, CAO H, et al. Classifying Breast Cancer Subtypes Using Deep Neural Networks Based on Multi-Omics Data [J]. Genes, 2020, 11(8).

[26] CHEERLA A, GEVAERT O. Deep learning with multimodal representation for pancancer prognosis prediction [J]. Bioinformatics (Oxford, England), 2019, 35(14): i446-i454.

[27] ALIPANAHI B, DELONG A, WEIRAUCH M T, et al. Predicting the sequence specificities of DNA- and RNA-binding proteins by deep learning [J]. Nature biotechnology, 2015, 33(8): 831-838.

[28] QUANG D, XIE X. DanQ: a hybrid convolutional and recurrent deep neural network for quantifying the function of DNA sequences [J]. Nucleic acids research, 2016, 44(11): e107.

第十一章

人工智能技术在
抗癌药物发现中的应用

　　人类基因组计划的完成为癌症精准治疗奠定了基础,标志着抗癌药物发现进入一个崭新的时代。从临床需求出发,从分子水平理解和阐明癌症发病机制,识别和验证具有治疗效果的靶点并开展药物筛选、合成和临床试验研究是未来抗癌药物发现最重要的方向之一。近年来,人工智能技术发展突飞猛进,已成功应用于靶点发现、高通量药物虚拟筛选、化合物合成路线设计和临床试验等药物研究的关键环节。正在不断加快抗癌药物发现的速度,成为推动癌症精准治疗进步的重要科技力量。

第一节　靶点发现与人工智能

近年来,随着生物医药数据的快速积累、计算机运算能力和存储能力的快速提升,人工智能在大健康领域的研究与应用正如火如荼地开展。特别是在药物发现领域,人工智能已悄然改变了传统的药物发现思路,如基于人工智能的药物靶点识别等。人工智能在药物发现中所起的作用已十分深入,并将继续促进创新药物的发现。本节将首先介绍药物发现的过程,其次介绍药物靶点发现过程,最后从经典的机器学习、深度学习和自然语言处理方法三方面,介绍人工智能在药物靶点发现方面的研究和应用。

一、药物发现

药物发现(drug discovery)是一个耗时漫长、耗资巨大、风险较高的过程,同时需要大量高技术人才的参与,成功研发一种新药一般需要至少10年的时间,平均研发投入在20亿~30亿美元。尽管药物研发相关技术和人类对疾病机制的认识得到了长足的发展,药物研发的投资也逐年增加,但药物研发的速度、成功率以及批准药物数量都没有明显提高。研究表明,一个新药从进入临床试验到批准上市的成功率大约只有10%。

经典的药物发现过程一般包括"药物靶点的发现、苗头化合物(hit compounds)的发现、先导化合物(lead compounds)的发现及优化、临床前研究(preclinical)、临床试验(clinical trials)"等多个阶段(如图11-1-1所示)。其中每个阶段都是极其复杂的工作,各个阶段对药物发现的成功与否都起着重要作用。近年来,随着生物信息学的快速发展,特别是组学技术的发展,人们对于疾病发病机制的认识也逐渐深入,但新药批准的数量仍然没有明显增加。在新批准药物中,大部分药物都作用于已有上市药物的"老靶点",只有小部分新药为首创新药(first-in-class drug,指那些作用于全新的药物靶点或者具有全新的作用机理的药物)。由此可见,新药物靶点发现是一个极其困难的工作。对于经典的药物发现过程来说,药物靶点发现对于药物发现的成功与否起至关重要的作用。

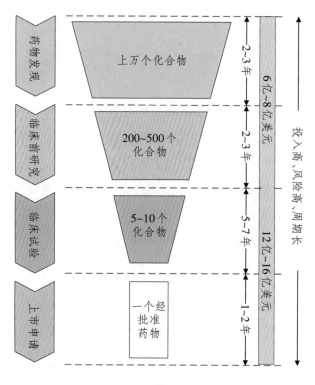

图11-1-1　药物发现步骤

二、靶点发现

(一)药物靶点

药物靶点(以下简称"靶点")是疾病相关生物信号通路中的重要分子,药物与其活性区域结合后将调节生物信号通路,从而产生疗效。研究发现,靶点往往不是生物网络中最关键的节点(大部分靶点在蛋白质互作网络中的度小于15)。如果靶点是生物网络中的关键节点,那么药物通过与关键节点蛋白的结合可能引起生物体较大的生理反应,产生副作用。靶点的异常(如表达升高、突变、甲基化等)不一定是疾病发生的原因,也可能是疾病状态引起的变化结果,但药物须通过与其结合而产生疗效。此外,靶点应尽量避免与其他生物分子相似,否则药物易与其他非靶点分子结合,从而产生较大的药物副作用。

靶点根据生化性质主要分为:酶、受体、核受体、通道和转运体、转录因子和调节蛋白、结构蛋白和核酸等。目前为止,大部分的靶点均为蛋白质。

可药性(druggability)是指潜在靶点与药物分子结合并产生疗效的能力,用于描述生物大分子作为靶点的潜力。那什么样的靶点具有更好的可药性呢？笔者认为需要具有以下几个特征：①靶点在疾病的发生、发展过程中起着比较明确的作用；②药物分子通过与靶点结合能够改变人患病的状态；③靶点在人体的表达分布不均一，最好在单一的组织或器官中表达；④靶点的三维结构已知，可用于评估靶点的可药性；⑤靶点具有良好的毒性特征，可通过表型数据预测不良反应。

靶点发现是药物研发的基础步骤，是经典药物发现步骤的起点，一般包含两个步骤：靶点识别和靶点验证。

（二）靶点识别

目前，靶点的识别策略大致可以分为四类：化学蛋白质组学方法、基于遗传学的方法、基于转录组学的方法和人工智能方法。

1. 化学蛋白质组学方法

化学蛋白质组方法由经典的药物亲和力色谱法和现代高分辨率质谱分析组合而成，是一种无偏的大规模靶点识别方法，能够从复杂的蛋白质混合物中发现靶点。20世纪90年代，已有多个基于亲和色谱法进行靶点识别的经典案例。Trapoxin是一种微生物衍生的环四肽，可抑制组蛋白去乙酰化并诱导细胞周期停止。利用Trapoxin亲和基质进行亲和纯化，发现了第一个人类组蛋白去乙酰化酶HDAC，并在后续的研究中发现了作用于HDAC的抑制剂，如SAHA和FK-228。随着质谱技术的快速发展，经典的药物亲和力色谱法在靶点识别方面的能力得到了极大的提升。蛋白质质谱鉴定技术逐渐取代了Edman降解的经典技术。此外，随着人类基因组计划的完成，氨基酸序列与蛋白质的对应关系逐渐完善，可根据质谱鉴定的肽段推算出蛋白质，从而推动了蛋白质的鉴定技术的发展。纳米电喷雾电离方法应用于液相色谱-串联质谱（Liquid chromatography-mass spectrometry，LC-MS），以及线性离子阱/傅立叶变换离子回旋共振和线性离子阱/轨道阱质谱仪等高灵敏度、高分辨率仪器的研发成功，使复杂的蛋白质混合物能进行高通路、高敏感的快速分析。这些关键实验技术的发展，推动了化学蛋白质组学方法识别靶点的技术的飞跃。

化学蛋白质组学方法已广泛应用于靶点识别，例如，Aurilide是一种强效且具有细胞毒性的海洋天然产物，能诱导培养细胞的凋亡，通过该方法得到线粒体蛋白抑制素1（PHB1）为Aurilide的潜在靶点。化学蛋白质组学方法除了用于靶点识别之外，也已被用于发现已知药物的新靶点。例如，p38的激酶抑制剂SB 203580经过化学蛋白质组学方法分析发现GAK、CK1和RICK是以前未知的激酶靶点。

虽然化学蛋白质组学方法是一种成熟的靶点识别方法,但仍然存在明显缺陷——对于表达丰度低的蛋白靶点不易识别。由于细胞中的蛋白质组成极其复杂,且每种蛋白质的表达丰度差异巨大,当一个小分子进入蛋白质密集的细胞时,会与众多亲和力差异极大的蛋白质相互作用。化合物与其功效靶点(通常是低丰度蛋白)之间的高亲和力相互作用是最具生理相关性的相互作用。然而,药物与高丰度蛋白质之间的低亲和力相互作用往往会在纯化过程中产生显著的噪音。一般来说,亲和力越高、丰度越高的靶点,越容易被识别。

2. 基于遗传学的靶点识别方法

酵母敲除(Yeast KnockOut)集合由一整套缺失菌株组成,包括酵母交配类型以及杂合和纯合二倍体缺失的单倍体菌株。每个菌株都携带一个精确的位点,用于单个基因的敲除。这些集合的关键特征是每个缺失菌株都用两个独特的20个碱基对序列作为菌株标识符进行了标记或"条形码编码"。这些集合可以在特定的选择条件下(例如化合物/药物处理)进行合并和竞争性生长,但会由于缺失某基因的菌株而随着时间的流逝而耗尽,因此可以鉴定对给定条件下的生长最重要的基因。

HIP(haploinsufficient profiling,单倍剂量不足分析)是利用这种竞争性生长策略的检测方法之一,其原理是杂合突变体中靶点基因的减少可导致药物敏感性增加。HIP不需要提前了解化合物的作用机制,只需确定化合物可抑制细胞生长即可。由于HIP检测酵母的生长情况,因此该方法是一种无偏方法,适合于抗肿瘤和抗真菌相关靶点的识别。HIP是一种及时有效的方法,得到某一药物分子与酵母细胞所有的靶点的敏感性值,对于了解药物在体内的作用机制非常宝贵。但酵母细胞显然不同于人类细胞,因此任何缺乏酵母同源物的人类靶点都不会被识别。此外,HIP分析依赖于药物/靶点结合产生的生长表型,因此对于那些抑制作用不会影响生长的靶点将无法鉴定。HOP(homozygous profiling)类似于HIP,差别在于完全删除单倍体或二倍体菌株中的非必需基因。MSP(Multicopy suppression profiling)与HIP、HOP相反,通过证明靶点在体内的过度表达会带来对药物的耐药性,从而识别药物与靶点的相互作用。

基于遗传学的靶点识别方法(HIP、HOP、MSP等)在微生物中识别靶点已被证明是有效的。

3. 基于转录组学的靶点识别方法

基于转录组学的方法基于一个前提假设,即针对同一靶点的扰动可能会产生相似的基因表达谱。因此,根据这一原理可以比对化合物分子扰动得到的基因表达谱与数据库中的表达谱,从而确认化合物分子的靶点。由此可见,基于转录组学的方法依赖于化合物扰动的基因表达谱数据库。该数据库记录各种化合物扰动得到的表达谱,数据库表达谱数量的多少与该方法的可靠性息息相关。将新型化合物的基因表达谱与数据库中的表达谱进行关联,可以深入了解这些化合物的分子机制。截至目前,研究人员已完成了数百万个生物活性分子处理后的人类细胞系的基因表达谱,并利用模式匹配软件建立了CMap数据库,该数据库对于药物研发和靶点鉴定起到重要的作用。

4.人工智能方法

人工智能方法相较于传统的实验方法,具有速度快、花费少等优点,可以在靶点识别初期快速筛选大量潜在靶点,显著降低了通过实验进行靶点识别的工作量。

现代生物学的数据越来越丰富,这包括大群体的人类遗传信息,健康个体和特定疾病患者的转录组学、蛋白质组学和代谢组学数据,以及临床检查的图像等。通过公共数据库收集并管理各种类型的海量数据,为早期靶点识别和验证提供了新的机会。然而,这些多维度生物大数据的处理离不开人工智能。通过人工智能方法构建有效的模型,对靶点的靶向效果进行预测,可以得到相对可靠的结果。

(三)**靶点验证**

靶点验证是通过特异性实验来验证靶点识别的结果。肿瘤等复杂疾病的产生往往由多种复杂因素引起,主要包括遗传因素和环境因素。在生物系统中的任意基因表达的改变,都可能引发基因上下游相关分子的表达与调控,从而影响到其他通路。使用体内模型验证靶点可以基于整个生物体的复杂性开展研究,得到更准确的结果。因此,靶点验证往往通过体内验证模型对靶点疗效及副作用等进行整体的评估。此外,为了验证靶点选择的正确性,提高后续药物分子筛选的信心,往往需要使用多种不同的方法对靶点进行验证

目前,基于体内功能缺失(loss-of-function)的靶点验证技术经常用于特异性抑制生物通路或靶点的验证,主要包括三种模型:基因敲除验证模型、RNA干扰验证模型和蛋白质免疫敲除验证模型。这三种模型分别从基因组、转录组和蛋白质组层面进行验证。通过体内模型验证后的靶点再用于药物研发,将有助于提高药物研发的成功率。

三、靶点发现与经典机器学习

人工智能是使用计算机技术构建数学模型,模拟人脑解决问题的智能方法。人

工智能方法在靶点发现方面的应用可以分为三类：经典机器学习方法、深度学习方法和自然语言处理方法。

经典的机器学习方法包括：决策树、随机森林、逻辑回归、支持向量机、贝叶斯、聚类、K-近邻、K均值、神经网络和马尔科夫链等方法。这些经典的机器学习方法在靶点发现方面已广泛应用。

药物-靶点相互作用预测对于靶点发现具有重要作用。Xuan等人构建了基于决策树的药物靶点相互作用的预测模型DTIGBDT；Shi等人构建基于随机森林的药物-靶点相互作用预测模型LRF-DTIs；Yang等人基于逻辑回归和集成学习方法构建了药物-靶点相互作用预测工具NegStacking，解决了未知药物-靶点相互作用数据严重缺少的问题，提高了预测准确性。

Costa等人建立了一个机器学习模型，在基因组范围内预测导致疾病的基因和可药用基因（即那些编码的蛋白质能够被小分子调控以改变疾病症状）。该预测模型可显著缩小实验验证范围，预测潜在靶点与疾病是否具有因果关系。Jeon等人建立了一个基于支持向量机的分类器，该分类器整合了各种组学数据集，根据蛋白质与小分子药物结合的可能性对其进行分类，并对乳腺癌、胰腺癌和卵巢癌的潜在靶点进行优先级别排序。

BANDIT是一种基于贝叶斯方法开发的工具，该工具整合了多种数据类型来预测药物结合靶点。BANDIT以无偏的方式集成了许多不同的数据类型，并提供了一个平台，允许在新数据类型可用时进行简单的集成。此外，通过集成多种不同的数据类型，BANDIT的预测不会依赖于任何一个实验，与单数据类型的方法相比，它可以实现更强大的预测能力。在约2000种不同的化合物上进行测试，BANDIT在识别共享靶点相互作用方面具有很高的准确度，发现了用于治疗癌症的新靶点，可用于以新的作用机制快速查明潜在的疗法，从而加速药物开发。

四、靶点发现与深度学习

从严格意义上讲，深度学习属于机器学习方法中的神经网络方法，只是深度学习所使用的神经网络包含更多的网络层数和更多的神经元。近年来，深度学习在各个行业的应用越来越广泛，其性能普遍优于经典的机器学习方法，因此对深度学习方法和经典的机器学习方法分开介绍。

近几年，在靶点发现领域，以深度学习方法为工具，最重要的研究成果非Alpha-

Fold莫属。AlphaFold首次实现了对蛋白质结构的相对准确的预测，预测得到的3D结构与实验测定的结构相似度达到90%左右。此外，研究人员还以AlphaFold为基础开发了蛋白质预测结构数据库（AlphaFold Protein Structure Database, https://alphafold.ebi.ac.uk/），到目前为止该数据库已包含36万多个未知结构蛋白的预测结果。

在药物-靶点相互作用预测方面，深度学习方法也表现出优异的预测性能。Wang等人开发了基于深度学长短期记忆神经网络的药物-靶点相互作用预测工具，预测性能得到进一步提高。DeepDTIs是一个基于深度学习方法而开发的药物-靶点预测工具，它首先利用无监督方法从原始输入描述符中抽象出重要的特征，然后应用已知的交互标签对建立分类模型。DeepDTIs可以预测新药物与现有靶点是否存在相互作用，或者预测新靶点可以与哪些现有药物发生相互作用。

deepDTnet是一个基于化学、基因组、细胞网络等15种类型信息开发的一个深度学习工具，该工具可在药物-基因-疾病网络中进行新靶点识别和药物重定位研究。该方法选取了732个美国FDA批准的小分子药物进行训练和测试，在识别已知药物的新型分子靶点方面表现出很高的准确性。deepDTnet为靶点识别提供了一种强大的基于网络的深度学习方法，以加速药物再利用，并最大限度地减少药物开发中的转化差距。

五、靶点发现与自然语言处理

(一)自然语言处理简介

自然语言处理（Natural Language Processing, NLP）是人工智能和语言学的交叉学科，主要研究计算机如何处理及运用自然语言。自然语言处理是机器语言和人类语言之间的沟通桥梁，以实现计算机对人类语言的理解、分析和运用。人工智能技术在药物发现领域中有若干个应用方向，其中面向海量文本数据的自然语言处理是人工智能技术比较容易落地的一个应用场景。自然语言处理相较于传统的人工智能方法有着显著的区别。首先，自然语言处理从海量的文献出发开发算法发现知识，而其他人工智能方法针对特定类型的数据（如基因组、转录组等）进行分析得到结论。因此，在药物发现领域自然语言处理是对其他人工智能方法的良好补充。

药物发现首先需要确定疾病的生物学起源以及可能的干预靶点，这需要全面了解疾病途径中涉及的基因，因此对公共领域文献进行系统的分析非常重要。通过自然语言处理方法对公共数据库中的文献进行分析，既可以得到潜在药物靶向的靶点，也可以分析潜在靶点的知识产权保护状态，避免不必要的知识产权纠纷。

（二）BioNLP（生物医学自然语言处理）

BioNLP是将自然语言处理方法应用于生物医学实体提取的技术，例如蛋白质-蛋白质相互作用、药物-药物相互作用等关系的提取。BioNLP的定义出现在20世纪90年代初，当时提出了分布式词表征和BioNLP的应用方向。随着学术出版物和临床记录的文字资料的快速积累，20世纪90年代末形成了BioNLP社区，并开发了各种命名实体识别（Named Entity Recognition，NER）工具，用于相互作用的预测（药物-药物、药物-靶点等）等生物医学应用。在BioNLP社区中，已开发了多种实体识别工具（tm-Chem、DNorm、GNormPlu和tmVar）。这些实体识别工具可识别海量文献中的各类关键字，是自然语言处理的基础工具。

随着深度学习的逐步发展，新颖且高效的深度神经网络训练模型慢慢进入自然语言处理领域，这也极大地推动了BioNLP相关处理技术的发展。首先，深度学习带来了新一代神经网络作为有效的分类器，如长短期记忆（LSTM）神经网络；其次，深度学习引入了语义学的知识，如单词嵌入等，增强了NER算法。

（三）BioNLP的资源及应用

1. Pubmed，https://pubmed.ncbi.nlm.nih.gov/

Pubmed是目前应用最为广泛的文献资料库，其中收录了大量的文献摘要及部分全文，是自然语言需要挖掘的金矿。

在新的治疗靶点发现中，最丰富的未开发资源可能是科学文献本身，代表了来自世界各地多年的实验成果。但是，这些文本数据绝大部分是非结构化的数据，给数据挖掘带来了一些挑战。杨等人通过词库过滤和建立依赖关系解析树，对2014版PubMed进行了探索。他们利用触发词学习，提取了疾病-基因和基因-药物之间的关系。在获得了114381个疾病-基因和176219个基因-药物链接对后，建立了疾病-基因-药物模型，提取了疾病和基因之间的间接关系。

2. OMIM，https://www.omim.org/

OMIM是一个流行的人类基因和遗传病知识库，为突变基因的表型提供了丰富的文本集。

Wang等人定义了两种功能突变类型，即功能丧失（LOF）突变和功能增益（GOF）突变，研究发现LOF和GOF识别对新药发现有效。Zhang等人在OMIM和PubMed数据库中收集GOF和LOF的抗糖尿病靶点发病机制知识，找到了9种治疗糖尿病的药物。

3. ClinicalTrails.gov,https://clinicaltrials.gov/

ClinicalTrails.gov 是电子健康记录(Electronic Health Record,HER)文本资源的代表,它建立于1999年。ClinicalTrails.gov 包含了人类医学临床研究的各种信息,开放的访问政策使其得到了广泛的应用。

Su等人从 ClinicalTrials.gov 的文本中提取严重不良反应事件数据,并按严重不良反应事件数据对药物进行排名,找出严重不良反应事件最少的药物。然后,可以根据其严重不良反应事件来预测新药。

4.医疗机构的电子病历

国内各个医疗机构都保存了大量的电子病历,但这些病历结构各异,整合困难。如果能整合国内的电子病历,再结合自然语言处理,将会对药物发现产生新的动力。例如药物重定位研究,电子病历中包含大量药物副作用信息,这些信息提示药物可能具有治疗其他疾病的可能,再结合自然语言处理方法,将为老药新用研究提供重要的线索。

Banda等人利用电子病历中的4个信息,包括公共数据库、自发报告来源、文献和药物-药物相互作用预测方法,对药物-疾病关联进行优先排序,找到最可能的关系。Denny等人开发的 PheWAS 工具,将长时间的电子病历数据与基因组学变异信息相结合,进行了表型关联研究,追踪核心单核苷酸多态性和疾病轨迹。

(四)基于自然语言处理开发的药物发现相关工具

1. DigSee

2017年,Kim等人开发了基于 NLP 的工具 DigSee,用于从非结构化 Medline 摘要中建立疾病-基因关系。提取基因和疾病类型之间的生物数据,并使用贝叶斯分类器根据证据语句的强度对这些关联进行排序。DigSee 工具确定了13,054个基因与4494种疾病类型之间的关联,这比人工检查的所有疾病类型数据库(如在线人类孟德尔遗传)覆盖了更多的疾病相关基因,也比特定疾病(如阿尔茨海默病和高血压)的数据库覆盖了更多的疾病相关基因。研究表明,文本挖掘的结果是可靠的,从全文献结果中推断出的疾病-疾病关系与知名研究中人工检查数据库推断出的疾病-疾病关系相似。

2. EBIMed

EBIMed 是一个将文档检索与 Medline 摘要分析相结合的服务。通过对这些语句的分析,EBIMed 可生成一个包含蛋白质、基因本体注释、药物和物种等信息的总览表,从而发现各术语之间的联系。EBIMed 使对蛋白质和药物参与同一生物过程信息的获取变得更容易。

3. MedMiner

MedMiner 可以分析、筛选和组织从 GeneCards 和 PubMed 等公共数据库检索得到的大量文本和结构化信息，用户可基于基因或药物等信息查询，提取和整理文献中相关的句子。

（李映红）

第二节　化合物合成及筛选与机器学习

一、机器学习驱动的化合物合成

化合物合成是多门学科的基础与核心，包括有机化学、无机化学、药物化学、化学生物学、高分子化学、材料学以及工程学等。化合物的合成通常基于化学家们丰富的知识，而这些知识往往来自于长期的研究和实践。机器学习应用于化学合成领域的工作最早可追溯至1960年，Corey 等首次公开了一种基于规则的逆向合成设计方法（Logic and Heuristics Applied to Synthetic Analysis，LHASA）。20世纪60年代至90年代，计算机辅助合成路线设计（Computer-Aided Synthetic Planning，CASP）被开发出来且得到快速发展。CASP 很大程度上受到计算资源的限制，主要依赖于人类编码的反应规则和启发式策略，通过给定的判断规则给出可能的化学键断裂和生成的位置。近20年，随着计算能力、数据可用性以及算法的提高，机器学习在逆合成分析、化学反应预测、优化反应条件、发现新反应和新分子等领域中表现出巨大的潜力，并得到了高度的关注。例如2018年麻省理工学院与13家制药和化学公司合作成立药物发现与合成机器学习联盟（Machine Learning for Pharmaceutical Discovery and Synthesis Consortium，MLPDS），致力于开发基于机器学习的算法和工具，以加快药物的设计-制造-测试-分析（Design-Make-Test-Analyze，DMTA）周期。

（一）化合物合成的挑战

有效的合成路线设计是合成化学中最具挑战性的任务之一，其难度与目标分子结构复杂性及反应条件等因素密切相关。以往，化学家解决问题的标准方法大多是基于经验的，且是一项重复的、耗时的任务，这往往不是最优化的解决方案。

机器学习的发展为解决合成化学中的挑战提供了新的可行的解决方案。当前先进的硬件、改进的算法和不断增加的存储容量使人们能够对超出人类能力范围的变量进行仔细检查,并能够检测小数据集和大数据集中的隐含模式。可以预见,基于机器学习的人工智能方法将最终帮助实验室化学家设计有效的合成路线(逆向合成和正向合成预测)、改进优化反应条件和识别新的化学物质。

(二)化学大数据

典型的机器学习过程从数据收集开始,经历多个步骤,得到需要的输出。因此,获取大量高质量的数据对于构建高效人工智能系统来说至关重要。在化学领域,标准化反应数据的获取并不容易。

一方面,公开发表在期刊、专利中的数据往往不能直接被使用,需通过提取、汇总、整理后才能成为可用数据,相关工作耗时较长。尽管一些具有海量数据的数据库成为可靠的数据来源,但其多为商业工具,不能免费使用,如 SciFinder 和 Reaxys。当然也有一些公开的化学数据库,如 ZINC 数据库收录了大量市售化合物的 3D 结构以及供应商等信息,可用于虚拟筛选;美国专利商标局(United States Patent and Trademark Office,USPTO)提供了数十年间的专利反应数据,并由 Lowe 等人整理成专门的反应数据集可供下载使用。整体而言,开放的、可用的数据库仍然较少,数据也不够完善。

另一方面,记录文献报道或专利的数据库通常只包括较为成功的实验数据,较差的结果或不起作用的反应数据通常不被记录,这对于构建机器学习模型来说将导致严重的数据偏误。而电子实验记录本作为一种新的有效的实验记录手段,其对实验中的较优结果和较差甚至失败结果皆有记录,在一定程度上解决了数据偏误问题,因此也更加适用于实验数据挖掘以及预测模型的建立和训练。近年来,越来越多的电子实验记录本被开发出来,但由于研究人员受传统思维的限制以及对新技术的谨慎,使得电子实验记录本的普及率仍然较低。

综上所述,数据的数量、质量、开放性及维度的多样性等问题是当前机器学习面临的一大挑战。但随着自动化等技术的进步、共享空间的扩大以及研究人员对新技术态度的逐渐接受,获得大量高质量数据是可能的,从而可以进一步推动机器学习方法进行数据挖掘和反应预测的发展。

(三)机器学习在化合物合成中的应用

1.逆合成分析

化学合成设计的目的是确定一系列可行的反应步骤,从而将可获得的原料合成目标产物。逆合成分析（Retrosynthetic Analysis）是化学合成设计中广泛应用的一种技术，其方法（又称切断法）采用的是一种逆向思维策略，旨在从合成目标结构入手，在不违背有机化学断键理论的情况下，将化合物中合适位置的化学键切断，得到简单的前体，再将该前体中合适位置的化学键切断，以此类推，直到找到可以方便获得的起始原料为止。

自20世纪60年代起，人们已经或正在开发不同的方法，目的是隐式或显式地提取分子中潜在断开位点的知识，并将这些信息转换成可计算的单位。

早期，基于规则或基于相似性的方法被提出。在某些情况下，这些方法需耗费大量的人工进行编码，且限制了已知反应的范围，处理时间也相当长，与人工智能所达到的结果相比精度较低。另外，由于基于规则的工具忽略了分子的整体表征，不利于创造性地断开连接以及在已知化学范围外操作时产生的高不确定性等因素，其方法适用性受到限制。

2017年，Liu等通过双流递归神经网络建立了将反应产物SMILES转换为反应物SMILES的序列到序列模型（Sequence-to-Sequence Model，Seq2seq），该Seq2seq模型以美国专利文献中的50000个实验反应实例为训练样本，开发了一种分层（多尺度）神经网络反应推荐方法，且其性能与基于规则的专家系统基准模型相当。另外，Seq2seq模型不需要明确的反应中心分配，其在学习合成规则时考虑到了整个分子。因此，该方法更容易识别出各反应类型中的官能团的不兼容性。它还可以更有效地利用较大数据集进行扩展，因为它不会详尽地查询搜索空间——这是人工智能相对于相似性搜索方法所具有的核心竞争优势。Seq2seq方法已被开发用于预测第一个逆合成步骤，但真实情况下的场景通常需要递归来解释多步合成。如果考虑获得一个给定目标分子所需的步骤数以及特定官能团间的不兼容性，逆向合成设计程序很快就会遭遇组合爆炸。因此，为基于规则的方法提供智能的自驱动算法可以产生一个有效探索化学反应性的解决方案。

2018年，上海大学的Waller和德国明斯特大学的Segler等使用三种不同的神经网络并结合蒙特卡洛树搜索（Monte Carlo Tree Search，MCTS）组成了新的人工智能3N-MCTS算法（图11-2-1），用来推测最佳的合成路线。研究团队通过深度神经网络（Deep Neural Networks，DNN），从Reaxys数据库中1240万个单步反应中自动提取出化学转化规则，经过选择，仅保留其中在反应中重复出现超过一定次数的"高质量"规则，然后再依靠自动提取的规则数据进行训练和学习。因此，这款AI工具无须人工输入规则,而是基于已有的单步反应即可自行学习化学转化规则,并快速提供可行的逆合成方案及路线。最重要的是,根据双盲测试的结果,该算法提供的合成路线与专家建议的路线相差无几。

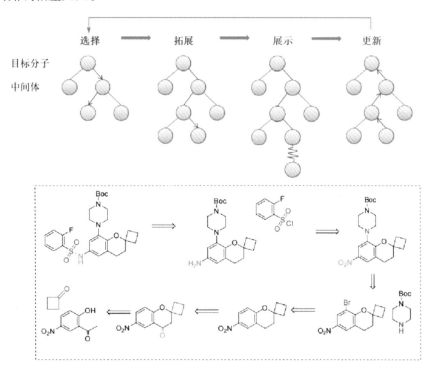

图 11-2-1 用于逆合成分析的3N-MCTS算法

除了利用数据库中的数百万信息外,在特定情况下由专家专门整理的信息也能产生良好的效果。例如,2001年开发的CHEMATICA软件整合了50000条有机化学家手动编辑的经验反应规则,并与启发式策略一起使用,以确定合成路径。该软件被用来为8个具有生物活性的目标分子设计合成路线,同时进行实验,最终得出结论:利用CHEMATICA软件获得所需分子化合物,其纯化步骤更少,同时所花的时间和成本也更少。就目前而言,从数据库中自动提取反应规则仍是更主流的方式。

由此可见,机器学习促进了逆合成分析的发展。它不仅能使技术较低或经验较少的研究人员能够从事化学研究,而且还能使制药工业中的工艺化学团队设计出可申请专利的合成路线,以获得目标化学物质。

2.预测新反应

与逆合成分析一起,有机反应结果的准确预测是有效合成设计的核心,一般通过经验优化和结构-反应性数据的映射来实现。传统的预测过程很大程度上由化学专家们的直觉驱动,所得结果不完全令人满意。机器学习方法的出现为化学反应预测提供了新的发展空间,并且近些年来,相关研究进展迅速。

从计算的角度出发,通过分子表征来挖掘化学反应性一直是合成有机化学界非常感兴趣的研究课题。2011年,Baldi等使用自定义的分子轨道概念(Unfilled and Filled Molecular Orbitals)和物理化学描述符作为输入,通过对反应数据进行训练,最终以89.05%的精度预测极性反应。若考虑排名前4的反应,上述模型的预测精度将得到进一步提升(至99.86%)。由于此策略考虑了具体的反应条件,因而能得出更加真实可信的结果(图11-2-2)。

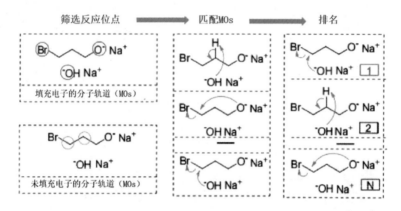

图11-2-2　基于自定义的分子轨道概念和物理化学描述符预测化学反应

2016年,Aspuru-Guzik及其同事开发了一种神经网络方法,可以根据构建模块和反应物的串联指纹来预测反应类别,其准确率高达85%。然而,将该程序扩展到反应产物结构的预测上,结果却不太理想,其准确率仅为50%左右,可能是由在描述反应机理时所使用的SMARTS符号具有局限性而导致的。

尽管人们一直在寻找广泛适用的人工智能平台,但值得强调的是,狭义的模型不一定是无用的,其可以用来回答非常具体的研究问题。例如,通过深入学习来预测环氧化和大分子共轭产物。同时,大多数被报道的人工智能都集中在构建模块和反应中心描述符上,而忽略了一点,即真正理解反应结果需要一个更全面的背景。例如,在某些情况下,改变反应溶剂和温度可以显著改变主要产物的特性或提高产率,这是一个被合成化学专家们广泛理解的不成文规则。因此,在描述符中加入溶剂和反应温度特征可以改善模型的性能。

为了克服以往方法的一些缺点,达到真正的化学直觉所期望的人工推理水平,2019年Coley等在开发人工智能前,将化学上看似合理但却又被否定的反应,以及确定好的反应规则模板扩充至反应数据库,然后构建混合模型,通过图卷积神经网络计算了每个原子之间化学键变化的可能性,可能性大的候选产物被组合列举出来并通过另一个图卷积网络重新预测出主要产物的概率分布,最终准确预测了85%以上的主要产物,且每个分子只需要100ms的计算。该模型不仅性能优于先前的人工智能,而且可以和人类专家竞争。

在机器学习谱的另一端,反应产物产率的定量预测,研究得较少。人们普遍倾向于分类模型而不是回归模型,其原因可能是后者需要获得大量准确、标准化测定的反应产率(输出)。为了缓解严格的数据收集所具有的局限性,通过充分利用高通量反应筛选,2018年Doyle等建立了一个对Buchwald-Hartwig胺化反应产率预测的随机森林模型,分析了在异恶唑添加剂存在下的4608个Buchwald-Hartwig交叉偶联产物,并且该模型被证实优于竞争方法。我们认为,这项研究的一个意外的贡献主要表现在两个方面:提高人们对使用动机描述符构建相关人工智能的重要性的认识,以及提高对使用控制模型来评估人工智能有效性的重要性的认识。另外,尽管随机森林算法已经被使用了20多年,但在当前的深度神经网络时代,其仍然具有竞争力。

3.优化反应条件

明确特定反应的最佳反应条件是现代合成方法学发展的一个关键。然而,制备化学中的工艺优化常以非系统的、统计学上不支持的方式进行,这导致了许多不必要的实验。传统的化学反应优化通常由化学家掌握的经验、化学直觉或参考文献信息而驱动,并且一次只能探测一个反应变量,即一次改变一个实验条件,同时固定所有其他条件。这种方法对于自变量数目有限(最多4个变量)的实验来说是可行的,但对更复杂的反应,需同时调节几个反应参数,尽管可以通过组合化学筛选反应条件的所有组合来最大可能找到全局最优条件,但这往往费时费力。因此,通过机器学习方法构建有效的反应条件优化体系,对学术研究和产业制造都具有重要意义。

复杂的深度学习方法在这个高度相关且富有挑战性的任务中展示了其价值。2017年,Zare等演示了强化学习如何通过实验的迭代选择来有效确定优化的合成方案。他们通过模拟四种不同测试案例中(合成异喹啉、取代喹诺酮、磷酸核糖和氧化还原反应)的反应参数以及应用适当的"反应—条件—选择"策略对反应空间进行取样,成功地证明模拟的反应数据可以生成精确的模型。这种方法与逆向合成和反应产物预测的方法有着根本的不同,它包含了一种反馈机制,允许进行动态模型更新和迭代选择要执行的实验。

从输出角度看,无论采用何种方法,一个用于有效反应条件优化的人工智能应模仿或理想情况下增强化学家的模式识别和决策技能。有人认为,在动态问题中,主动学习只需用小部分训练数据即可产生类似的竞争结果,而不是给学习算法提供数千或数百万的训练反应来建立静态模型。其核心是,主动学习利用了同样的启发式方法,但是又不同于传统的机器学习,它包含了一个实验选择策略,该策略有利于按照预期目标进行搜索空间的开发或探索。2018年,Aspuru-Guzik等开发了名为Phoenics的主动学习算法(图11-2-3)。Phoenics结合了贝叶斯优化与贝叶斯核密度估计(Bayesian Kernel Density Estimation),实验过程可以按照给定的反应条件执行,再将实验结果重新输入程序。通过该反馈机制,Phoenics可以提出一系列实验条件集并最终确定最佳条件集。

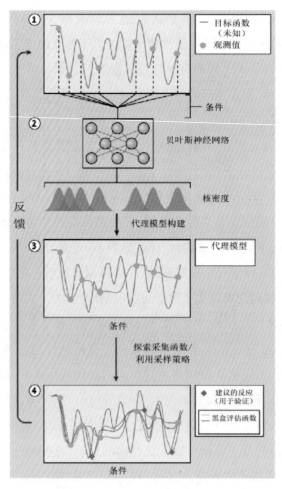

图11-2-3 Phoenics软件工作流程

最近,Adams和Doyle等进一步发展了贝叶斯优化算法,开发了一种新的反应优化器(图11-2-4)。他们为钯催化的直接芳基化反应收集了一个大型基准数据集,再与人类在反应优化中的决策进行了系统的贝叶斯优化研究,将其应用于两个实际优化工作中(Mitsunobu和脱氧氟化反应)。研究结果表明,贝叶斯优化在平均优化效率(实验次数)和一致性(结果相对于初始可用数据的方差)方面都优于人类决策。由此可见,利用贝叶斯优化方法有助于在筛选反应条件时做出更优质的决策,进而促进更有效的化学合成。

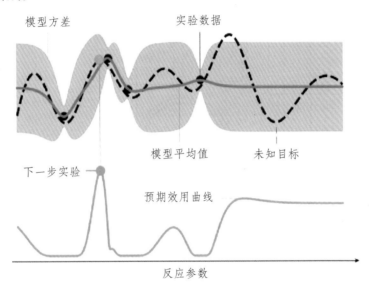

图11-2-4　Adams和Doyle等发展的贝叶斯优化算法示意图

4.发现新反应

发现新化学反应是发现新分子的重要途径之一。机器学习在实现化学工业数字化的过程中起着重要的作用。利用机器学习技术可以有效进行化学空间的实时探索,进而发现新药物或新的具有实用价值的化学分子,且生产成本低,生产周期短。对于逆向合成途径的识别、反应产物的正确预测和以目标价值为导向的反应条件优化等任务来说,如果有合适的知识库和描述符,这些任务是相对较容易实现的。然而,对于发现新反应这个任务来说,其面对的挑战是多方面的,因为在满足合适的启发式和特性工程要求方面,现有技术非常有限。

2017年,Cronin等发展了一种结合了机器学习、在线核磁、红外、质谱的自动化反应筛选装置。他们采用无模型方法,在闭环中探索化学空间,自主评估化学转化的反应性。这种方法能够以结构化的方式寻找失败或无反应性的实验信息。

2018年,格拉斯哥大学(University of Glasgow)的研究人员发明了一种由人工智能驱动的机器人系统。他们选择了18种不同的化学原料,对969个化学反应进行了模拟,以检验机器人系统的深度学习算法。结果显示,仅对100个化学反应进行分析之后,该系统就能预测出新化学反应和新化学分子,且准确率达80%以上。另外,他们还利用这种自动化方法找到了一组以前未曾报道过的新分子和新化学反应,包括4个新反应,其中一个反应被归入已知最独特反应的前1%(图11-2-5)。

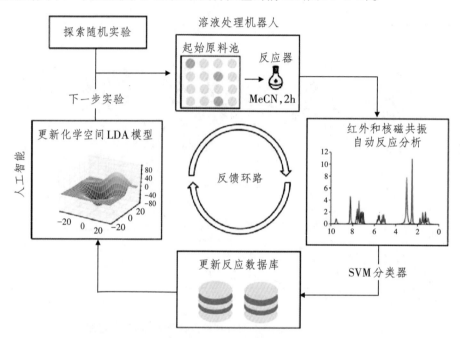

图11-2-5　格拉斯哥大学机器人系统使用的算法示意图

二、机器学习辅助化合物筛选

化合物合成后,从众多候选化合物中寻找具有潜力的分子,是医药开发的一个关键步骤。化合物的高通量筛选(High Throughput Screening,HTS)耗费大量的时间和资源,尤其是在命中率较低的情况下。为了解决这个问题,许多研究人员选择虚拟筛选作为体外高通量筛选的补充。这是一种快速发现潜在先导化合物的方法,可以减少进行高通量筛选的化合物数目,从而大大提高高通量筛选的效率。通过在计算机上对数以百万计的化合物进行高效的搜索,从而找到可能的药物先导化合物,虚拟筛选(Virtual Screening,VS)已经成为药物开发过程中的一个重要工具。机器学习作为一种实现人工智能的途径,能够有效辅助药物先导物的虚拟筛选。

（一）基本原理

从原理上来讲，虚拟筛选可以分为两类，一类是基于结构的虚拟筛选；另一类是基于配体的虚拟筛选。基于结构的虚拟筛选主要是对配体结构与目标结合位点的研究，以及评估配体与受体的适配度。这一过程通常是通过分子对接来完成的，包括将小分子化合物置于靶标的结合位点，并使用打分函数对它们结合的"质量"进行评分，最终从大量的化合物分子中选择具有合理结合模式和较高打分的化合物，以进行后续的生物活性评估。因此打分函数的准确性至关重要，也是决定基于结构的筛选能否取得成功的关键。而基于配体的虚拟筛选不需要受体结构信息，而是需要已知活性物质和被测试化合物的分子化学性质。该方法认为未被发现的活性物质将与已知的活性物质共享一些化学特征。通过对一种或多种活性小分子药效特征的分析，归纳出维持其活性的主要药效基团特征。作为分子对接技术的重要补充手段，基于配体的虚拟筛选在运行速度和通用性（不受靶点结构限制）等方面都具有显著的优势。而且由于化合物的生物活性数据往往比蛋白质的晶体结构更容易获得，机器学习在基于配体的方法中应用更为广泛。但必须要注意的是，基于配体的筛选存在"活性悬崖问题"，即具有相似结构的化合物常常表现出明显不同的活性。总的来说，两种方法既有优点也有缺点，研究者需从实际情况出发，选择合适的筛选方法。

但是，到底如何实现虚拟筛选？实际上，越来越多的研究者正在将目光转向机器学习。机器学习是人工智能的一个子领域，在图像处理和自然语言处理方面取得了令人惊喜的突破，并被应用于许多其他领域。机器学习构成了一种可推广的学习方法，这种学习方法只需要大量的训练数据集就可以很好地执行。同时化学数据可用性的激增使机器学习可用于虚拟筛选。

虚拟筛选的主要目的之一是采用计算机预测化合物的生物学效应。而在虚拟筛选的过程中，生物学效应的评价取决于化合物与靶点之间的相互作用。在基于配体的方法中，一般假定相似的化合物能够与相似的靶点作用，并由此构建各种机器学习模型。其工作流程一般是：从数据库或有关文献中收集已知活性化合物的各项信息，并将其作为训练数据；根据分子结构选择合适的表示方法；建立化合物生物活性和分子表示之间的关系模型；应用该模型对未知化合物的生物特性进行预测。因此，获取丰富且可靠的数据是构建机器学习模型的重要前提。以神经网络为基础的机器学习模型更为复杂，但其预测效果并不一定优于其他原理更为简单的机器学习模型。一般认为，当训练数据的数量和质量足够时，神经网络的预测效果会更好。基于配体的机器学习方法不仅适用于预测药物和靶点的相互作用,也可用于预测化合物的理化性质、药代动力学性质等。吸收、分布、代谢、排泄和毒性性质(Absorption, Distribution, Metabolism, Excretion, and Toxicit, ADMET)的预测也是指导先导化合物优化工作的关键。常用于 ADMET 性质预测的机器学习算法包括 k 近邻、支持向量机和随机森林等。

在机器学习方法中,根据他们学习的方式不同,可以简单地归为以下几类:无监督学习、有监督学习、半监督学习和强化学习。无监督学习不需要提前知道数据集的标签类别;有监督学习使用有标签的训练数据来建立模型,用来预测新的未知标签的数据所属的标签类别;半监督学习综合利用有标记的数据和没有标记的数据,来生成合适的分类函数,从而进行模式识别工作;强化学习的特点是自动进行决策,并且可以做出连续决策,目标就是通过多次试错从而获得最优策略。

机器学习在基于结构的虚拟筛选中,主要用于提高分子对接的打分函数的性能。即使是该领域的专家使用自己喜欢的首选打分函数进行打分,其预测化合物中也只有约 12% 的化合物能够表现出活性。分子对接技术缺乏准确性,可能是因为传统的打分函数在参数化上的缺陷导致了一些重要项被忽略或未能考虑项与项之间的非线性相互作用。因此,在没有人为干预的前提下,机器学习方法非常适用于开发新的打分函数,该打分函数能够准确鉴别活性化合物。因为随着训练样本的增加,在理论上,机器学习的准确性能够不断提升,并可以超越传统的打分函数。常用的机器学习模型主要是随机森林模型和卷积神经网络。应用 3D 卷积神经网络的研究一般是以实验测定的化合物-靶点相互作用数据或增强的诱饵数据库[Directory of Useful Decoys, Enhd(DUD-E)]进行训练。另一方面,明确靶蛋白的三维结构和化合物作用位点是基于结构的虚拟筛选的重要前提,对于未知结构的蛋白质,机器学习可以实现从一级序列预测蛋白质的三维结构。例如著名的基于卷积神经网络机器学习模型的 Alpha-Fold,已经取得了超过传统计算方法的准确率和计算速度。这些进展有望为基于结构的虚拟筛选方法铺设更广阔的道路。

(薛伟伟　贺耘)

第三节 人工智能在药物临床试验中的应用

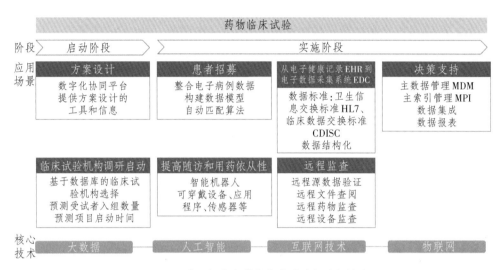

图11-3-1 人工智能在药物临床试验各阶段的应用

一、临床试验模式的现状

药物临床试验是新药研发过程中的重要环节,对新药的安全性和有效性在上市前进行最后评审起着关键的作用。目前临床试验的风险比以往任何时候都高,临床研发市场竞争更加激烈,监管更加严格,也更重视试验质量和患者权益。同时,新药从研发到上市所需的时间和投入在不断增加。根据美国研发制药企业协会发布的一项统计数据表明,在美国新药从临床试验到获得美国食品药品监督管理局(Food and Drug Administration,FDA)批准,平均每个品种要花13年左右的时间,研究开发的成本费用一般在2.5亿~3.5亿美元。产生这些惊人数字的一个重要因素是临床试验的复杂性不断提高,这在很大程度上是由需要更多试验指标以证明产品价值的研究设计造成的。在这种背景下,临床试验行业比以往任何时候都需要改变。

长期以来,大多数药物临床试验机构的临床试验数据的记录、处理、审查和提交都还停留于书面处理阶段,这种基于书面记录的方式在临床试验数据管理过程中容易造成数据缺失、信息填写不规范、信息滞后、人为因素干扰、不便于数据管理等问题。同时试验数据多分散在不同系统供应商、不同种类的医疗信息系统中,由于系的异构性和数据标准的不一致,使得数据的共享和深层次利用变得非常困难。

近年来,对患者医疗信息的访问以及数据分析工具和技术的飞速发展,已极大地改变了从早期发现和研究到患者治疗的许多医疗保健领域。新技术最重要的应用之一就是努力简化和推进临床研究。将易于理解的AI工具应用于临床试验过程的特定任务,有望最大限度地改善整体试验性能。此类AI技术首先需要与现有技术一起进行测试,必须对用户和监管机构以可解释的、符合伦理的、可重复的和可扩展的方式进行展示。遵循这种方法,可以逐步将AI应用于临床试验生态系统,从而加快试验速度,同时有望降低失败率和研发成本。我们处在人工智能技术曙光中的事实表明,其在临床研究中的作用在未来几年可能会成倍增长。

二、人工智能在临床试验中的应用场景

(一)方案设计

临床试验的成败通常取决于方案的设计和执行。较差的试验设计可能导致成本过高,数据效力不足,注册困难或严重延误。科学发现和技术创新不断提供更有效的方法来识别患者特定特征,为患者提供多种治疗方法。在设计临床试验时,研究人员会从众多来源中获取信息,包括可比性研究数据、临床诊疗数据和法规信息。基于AI的软件不仅可以更快地处理这些信息,而且还可以读得比人更多更快。利用之前相关的试验数据可避免明显的设计缺陷,包括有问题的数据收集,以及过于延误的试验时间等。通过全面的文献综述,选择合适的终点和合理的统计分析方法,可以确定适当的样本量,减少方案修改的不一致等以优化试验方案设计。

同时临床试验方案的设计涉及多方人员,如项目经理、数据经理、统计师、医疗专家、运营专家、监管部门等,如何把上述不同角色涉及的内容整合到一个标准的方案中是方案设计面临的巨大挑战。数字化平台可促进团队协同共享方案,合理分配团队内部任务,使用统一的方案模板共同编辑,文档版本及修订可追溯,跟踪方案编辑进度及里程碑,使用基于人工智能的大量基因组数据、期刊文章、过去的临床研究数据和其他形式的研究数据构建队列,通过团队协作管理,提高方案设计效率。

(二)临床试验机构调研启动

临床试验机构是临床试验实施的主要场所,直接关系到整个试验的进度和质量。受试者招募不良的机构可能会延迟关键终点的到来,造成对研究药物的评价困难。因此,为了提高筛选成功率,临床试验机构的可行性分析必不可少,迫切需要解决方案来识别具有可接受的患者数量和质量的优质临床试验机构。利用庞大的结构化、

标准化数据集,我们可以使用自然语言处理、深度神经网络等人工智能工具进行评估并绘制中心画像、患者画像。通过理想的临床试验机构选择、入组模型、患者招募等驱动临床试验在机构快速启动。

1.临床试验机构的选择

首先,建立完整的临床试验机构和研究者的数据库,采集多维度数据来支持精准筛选,如医院信息、机构、伦理、科室、研究者、合作申办方、历年试验信息等。数据分为主观数据和客观数据,主观数据如机构配合程度、项目质量完成情况等,客观数据如既往参与的试验项目、专业治疗领域及合作的申办方等,这些数据的获取一部分是自动采集,另外还有很大一部分需要依靠人工收集,所以数据的准确性和实时性尤为重要,需要不定期地更新数据库。其次,根据以上数据进行权重调整,通过算法得到中心的分数来量化能力,作为可行性分析的参考依据。

2.预测受试者入组数量

受试者数量对于是否在临床试验机构开展试验项目至关重要,而主要研究者通常很难准确地回答具体数字。通过对接医院的电子病历等系统之后,基于项目方案,制定患者画像、科室分布等,以此评估试验的可行性,提高临床试验的成功率。

3.预测项目启动时间

临床试验项目从立项、伦理到启动通常需要数月的时间,并且会因临床试验机构而异。国内临床试验机构已逐步上线临床试验管理系统(Clinical Trial Management System,CTMS),根据机构标准操作规程(Standard Operation Procedure,SOP)实现了标准化的工作流程,如在线立项、伦理管理、合同管理等功能,大大提高了启动速度。通过分析每家机构的立项时间、伦理时间、签署合同时间等,精准掌握项目启动进度。

(三)患者招募

招募是每个试验的关键,即使设计最好的方案也会因无足够满足条件的患者而失败。患者入组不足或不及时会产生严重后果,试验期可能需要延长,从而导致耗费的资源和成本增加。临床试验改善了癌症的治疗,并且已经有资料证明癌症临床试验的受试者比普通人群具有更好的治疗结局。

当前,有一整套完整的过程和技术进行患者招募,但是它们中的大多数环节是劳动密集型的,需要大量浏览患者的医疗记录。尝试招募患者的最传统方法是请参与研究的医生根据纳入/排除标准进行一一确认。目前的临床试验方案经常具有25~40条不同的纳入/排除标准,肿瘤相关的临床试验标准会更多。对于任何参与研究的医生来说,要充分掌握其所有患者的详细情况以判断他们是否符合这几十条标准,是不可能的。同时,传统的招募方法可靠性低,可能会被误选或遗漏,招募后仍然需要对其进行验证。另一种方法通常是使用软件来搜索电子病历(Electronic medical record,EMR)中的信息,大多数重要信息都来自于电子病历、基因检测报告或病理报告等。这些信息大多数是非结构化或半结构化的形式,是没有任何标签的文本。这使得使用传统软件进行搜索非常困难。也可以先搜索几个重要的标准,发现搜索到可能太多或太少的患者后,再手动进行查找。还有使用第三方服务(例如招募公司和社交媒体)的,这些服务可以引入某些患者,但仍必须仔细查看患者的医疗记录才能进行实际匹配。

患者招募在肿瘤领域比在其他任何治疗领域都更重要。首先,时间是决定性因素。有的肿瘤进展非常快,被诊断患有癌症的患者可能没有那么多时间来进行筛选,希望能尽快地匹配到合适的临床试验中。另一个因素是患者被诊断出患有癌症后将很快开始某种治疗,如放疗、化疗或其他疗法。这意味着只有很少的时间窗来确定患者是否匹配某项临床试验,在开始竞争性治疗之前将该患者纳入试验。一旦开始另一种疗法,大多数患者就不能参加临床试验了。

电子病历集成到临床试验中具有提高招募成功率的作用。从电子健康记录(Electronic Health Records,EHR)中提取信息并汇总以形成临床资料,然后利用这些临床资料来发现和比较符合标准定义的人群和个体患者。自动匹配工具可实现与医院信息系统(Hospital Information System,HIS)集成,使得研究医生及时获得患者推荐信息。通过在试验的纳入/排除标准和在EHR上同时利用NLP技术、自动预筛选算法可以显著提高肿瘤科医生对入选病患的筛选效率。在回顾性评估研究中,该算法的应用使队列研究减少了85%的工作量,使以患者为中心的推荐减少了90%以上工作量。

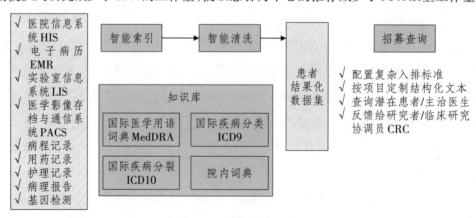

图11-3-2　患者数据处理流程

1.整合电子病历数据

以患者为中心,自动整合多个来源的临床数据,如医院信息系统、实验室信息系统(Laboratory information system,LIS)、放射科信息管理系统(Radiology information system,RIS)、医学影像存档与通信系统(Picture archiving and communication system,PACS)、电子病历等,根据临床诊疗规范以及疾病的进展规律,参考疾病相关信息学语义模型,构建面向肿瘤的数据模型,使数据的建模从传统的面向事件活动的方法演变到真正的面向疾病的建模,为后期的数据挖掘提供了数据保障。根据肿瘤药物临床试验方案,整理出能够覆盖其纳入/排除标准80%以上的数据字段,包含人口学资料、实验室检查、病理结果、化疗方案、放疗方案、治疗结局等,为了提高匹配的精度,需要对电子病历、检查报告等进行后结构化。

诊断依据:①临床表现:患者因"咳嗽半年,胸闷、气促1月余,加重2天"入院。②查体:颈部轻度肿胀,颈静脉怒张,双侧颈部各可及一肿大淋巴结,均1.0cm×0.8cm大小,质地偏韧,界欠清,活动度较差,余浅表淋巴结未及明显肿大。胸廓无畸形,双侧呼吸动度对称,语颤无增强,双肺叩诊清音,双肺呼吸音清晰,未闻及干湿性啰音和胸膜摩擦音,肝、脾肋缘下未触及,莫菲氏征阴性,肝区叩击痛,肾区无叩击痛,肠鸣音正常。③辅助检查:胸部CT增强扫描:纵隔内不规则状的肿块影,大小约72mm×67mm,病变累及上腔静脉、右上肺部分支气管及肺组织,性质待定:恶性病变可能大,纵隔型肺癌?右肺中叶内侧段结节,直径约5mm,性质待定,建议追查。肿瘤标志物:神经元特异性烯醇化酶:68.05↑ng/ml。
入院诊断:①右下肺周围型肺癌 cT3N3M1 Ⅳ期并脑转移;②上腔静脉癌栓形成;③左侧颈内动脉斑块形成;④高血压病2级很高危;⑤双肾囊肿

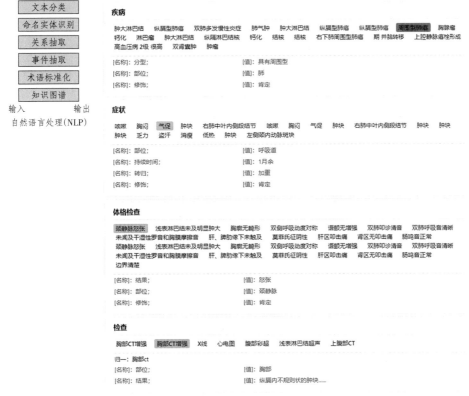

图11-3-3 电子病历文本结构化

2.自动匹配算法

可分为根据项目搜索患者和根据患者搜索项目两个方向。根据项目搜索患者是根据特定的多维度诊疗数据自定义查询条件,再通过纳入和排除标准等集合运算实现患者的精确筛选,并且可以把多维度查询条件保存,以便满足条件的新病人自动筛选提示,不满足条件的对象会列出不合格的原因,推荐给医生进行检查和确认。根据患者搜索项目是集成所有临床试验项目的纳入/排除标准信息,进行结构化存储,当有新的完整的患者就诊数据之后,可以自动匹配项目,按照优先级进行项目推荐。如在肿瘤临床试验中借助Mendel.ai辅助患者筛选,研究表明与传统寻找潜在受试者的方式相比,其正确率增加了24%~50%,效率也有大幅提升。

(四)提高随访和用药依从性

临床试验要求足够的患者来生成足够的统计数据,以评估药物的有效性。招募患者后,避免患者提前退出和不依从非常重要。鉴于临床试验过程的复杂性,与受试者保持有效、持久和清晰的沟通,强调有效的知情同意以及研究者与受试者良好的人际关系等可能会降低患者的脱落率。患者必须及时、方便地获得所有相关试验信息。使用智能机器人可以使患者获得直接响应,及时获得相关且准确的信息,从长期来看不仅可以提高试验的参与度,还可以增强患者的体验以及他们继续参加试验的愿望。智能机器人可以实现自动回复常规问题、特定条件下的紧急联络,也可根据项目自动推送相关的健康教育知识及调查问卷等通知、警示,促进临床试验数据的收集,包括任务的完成情况和患者的健康状况。

未遵循试验方案服药是临床试验中的常见问题。每个研究日中,10%~12%的受试者在治疗期间未服药;在长期研究中,一年后几乎40%的受试者已经停止服药。使用可穿戴设备、应用程序、传感器等方式,可以采集患者服药行为、药品信息、服药计划、服药行为等数据,对患者当前用药安全性和有效性进行监查,并进行个体化提醒。新的AI工具还能使医药公司更好地评估药物管理和最佳给药方案等相关问题。定制算法可以确定不同剂量水平和时间(尤其是联合疗法)对药物功效和安全性的影响,从而减少不良事件、试验延误和患者停药的风险。这些算法的数据规则通常通过观察各个患者对治疗的反应,以及剂量调整对疗效和副作用的影响而针对特定患者群体量身定制。为提高药物依从性而开发的面部识别技术已运用于临床试验,如AiCure平台能够直接观察到药物的治疗,在智能手机上通过视频确认药物的服用。

（五）从EHR到EDC

临床试验中最耗费资源、繁重而又必不可少的任务之一是手动输入和验证患者数据。研究表明，将信息从一个系统手动传输到另一个系统会包含大量错误来源。将源数据从EHR转录和验证到电子数据采集系统（Electronic data capture system，EDC）系统的病例报告表（Case Report Form，CRF）中，此过程为数据管理带来了新问题，数据管理必须找出如何通过大量逻辑核查来"指导"数据输入的方法。尽管进行了逻辑核查，仍需要进行源数据验证（Source Document Verification，SDV）。转录存在明显的局限性，即数据的一致性、准确性难以保证。从EHR集成到各种研究数据库可以为申办者提供近乎实时的数据，从而可以更快地识别潜在的不良事件。可以提高临床试验过程的效率，同时改善数据质量，降低成本，保持完整性并保留审核记录。为了达成目标，核心工作如下：

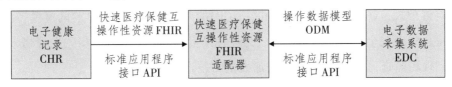

图11-3-4　EHR到EDC的转换路径

1.数据标准

EHR是为了更好地进行临床护理和日常诊疗设计的，而EDC是为了更好地开展临床研究设计的，两者数据标准不一致导致传输困难。可利用Health Level 7（HL7）标准，临床数据交换标准（Clinical Data Interchange Standards Consortium，CDISC）和医疗健康信息集成规范（Integrating the Healthcare Enterprise，IHE）来捕获和传输临床研究数据。数据的整个传输过程通过开发标准应用程序接口（Application Programming Interface，API）来完成。

（1）卫生信息交换标准（Health Level 7，HL7）的快速医疗保健互操作性资源（Fast healthcare Interoperability Resources，FHIR），用于在医疗信息数据标准之间转换，FHIR的基本组件是资源，资源内容作为独立的信息块，可以单独使用，也可以进行扩展。FHIR寻求扩大组织、学科、设备和组织之间的数据共享范围平台，以及使开发人员能够比以前更快地集成数据。

（2）CDISC操作数据模型（Operational Data Model，ODM），是一种与供应商、平台无关的格式，用于交换和归档临床研究数据以及相关的元数据、管理数据、参考数据和审核信息，已成为各平台导入和导出CRF的首选模型。

2.结构化

实现EHR到EDC相对简单的是结构化数据的传输,如人口学信息、实验室信息、用药信息等,采用相关规则映射即可完成。而EHR里存储了大量的非结构化数据,如电子病历、检查报告等,在电子病历中,大量详细的病人信息以文本形式存储,文本描述的信息通常存在歧义和很多非标准化描述。因而处理电子病历信息的一个关键步骤就是将这些非结构化的数据转化为统一的结构化数据,自然语言处理技术是可能的解决方案之一。据文献报道,美国国立眼科学院已提供了从电子病历到EDC功能集成的示例。

(六)远程监查

申办方可以使用多种方法来履行临床试验中的监查任务。一般情况下,监查员需要到临床试验机构现场对照源数据来检查CRF中输入的数据,以满足药物临床试验质量管理规范(Good Clinical Practice,GCP)的要求。现代临床试验的规模、复杂性和数量意味着完全的现场监查正在成为一种昂贵和低效的方式。申办方将临床监查员派到现场监查,会导致医药公司增加大量的差旅费用。

采用互联网技术,在保证患者隐私和数据安全的基础之上,远程监查可以让监查员远程查看受试者临床试验期间的数据。作为现场监查的补充,远程监查可以极大地提高监查的效率和质量,显著减少满足基本监查所需的资源。远程源数据验证可以对试验的监查更加频繁,并且可以通过早期发现错误来改善安全性。例如,通过远程SDV,申办方能够更频繁地评估患者不良事件,识别早期安全问题并检查是否发生方案偏离或违背。FDA在新冠疫情期间指出,如果现场访问不再可行,则申办者可以考虑使用远程监查方法以保持监查。远程查看有严格的权限管理,根据角色(研究者、监查员、研究助理等)的不同进行配置,痕迹可追踪,方便后续稽查。如Peter Mac-Callum癌症中心对远程SDV进行了为期6个月的可行性研究,研究表明远程监查节省了成本,同时缓解了内部资源的压力。

1.远程源数据验证

目前国内已有远程监查信息化平台的实践,平台在严格的授权前提下,以历次诊疗事件时间轴为主线,以全景视图的方式集中展示历次诊疗过程中的医疗记录,按照基本信息、用药信息、检验、检查、病历文书等维度组织,支持对任意检验指标进行自由对比,可以同时显示多个指标的变化趋势。特别注意受试者隐私保护,对受试者的姓名、身份证、电话、家庭住址等敏感信息进行脱敏处理。

2.远程文件查阅

通过远程核对研究者文件夹,如伦理委员会的批件、研究者的简历、培训记录等。

3.远程药物监查

远程监查也需要查看药物管理的内容,如使用、回收、销毁、库存等反映药物使用情况的记录。

4.远程设备监查

通过远程查看冰箱的温湿度记录、仪器设备的维护记录等获得相关的信息。

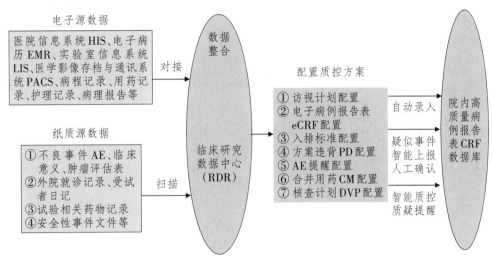

图11-3-5 源数据智能质控

(七)决策支持

临床试验过程中会产生大量的运营数据,包括业务流程、财务、药品、设备、质量、临床诊疗等各种数据。通常,不同供应商使用不同技术和数据标准的系统来收集临床试验数据。从概念上讲,这些数据可分为两大类:一是操作数据,用于记录研究的进展和执行过程;二是患者数据,用于评估研究方法的安全性和有效性。

通过整合临床试验数据搭建具有预测功能的自由分析平台,帮助采集、清洗、整合各个业务口的数据,并进行主题建模,使得在日常工作中不必再面对各种繁杂的业务系统数据和外部数据。只需使用系统提供的各种工具,对已经整合好的各种分析模型和分析主体进行分析和挖掘即可得到分析结果,帮助用户更有效地开展业务工作。有研究表明,利用临床决策支持技术、自然语言处理技术和机器学习方法可以更高效准确地从电子病历数据中提取出临床表型,帮助临床研究人员更好地进行临床试验。

1.主数据管理（Master Data Management，MDM）

业务系统各自定义了许多术语和字典，这些由不同厂商提供的异构信息系统之间没有统一的术语和字典同步与对照机制，导致医院数据在集成融合时，字典不统一、语义不一致、统计口径有出入。参照国内信息行业已有的术语标准，如HL7、GB/T、电子病历数据标准等，提供一套统一主数据（术语、字典）服务，科室、员工、资源、诊断、临床项目等字典服务，以支持多套术语字典的统一管理、同步更新、匹配映射。

2.主索引管理（Master Patient Index，MPI）

积累了数万条项目主索引的数据，通常存在较严重的项目重复编号、数据矛盾或缺项等质量问题。采用合并、拆分、匹配映射等方式整理并清洗历史所有问题数据，统一临床试验项目主索引数据，以对内、外系统提供一致的主索引服务。

3.数据集成

对各个使用中和既往使用的信息系统已经产生的数据进行统一规整和梳理，按照CDISC标准无缝集成到临床试验数据中心。凡是有价值的数据，都可实现统一的数据归档、集成、融合，过程中还通过对一些非结构化数据进行结构化处理，最大程度上发挥其数据价值。

4.数据报表

采用数据可视化和数据挖掘工具，通过各种自定义图表，围绕着临床试验信息资源（人、财、物、医疗信息），建立统一的管理规范和管理标准的信息化平台，优化管理决策，合理配置资源，降低运营成本。

三、未来展望

未来临床试验将引入新的数字技术和手段，来提高试验效率、改善患者体验和加大监管力度。这些创新将直接有效利用真实世界数据、信息和医学知识，将数据注入流程，通过更智能的分析来实现，这些分析将成为研究设计的核心。

1.以患者为中心的临床试验

以患者为中心，从患者的角度去思考临床试验的设计，将促进患者和研究人员之间的伙伴关系，使患者重点关注自身的健康问题，从而提高受试者的依从性。利用数字化平台，鼓励患者参与临床试验，让患者受益，能够显著优化临床试验的流程和结果，缩短患者招募时间，提高临床试验成功率。

2.实时数据采集

利用5G、物联网技术通过智能传感器持续地收集患者关键数据,并无缝地与各种数据库对接。同时利用智能数据管理持续将原始数据推送、存储到数据库,并汇集其他行业数据和互联网应用数据。参照国家卫生健康委互联互通数据资源标准、专科电子病历数据集等多个国家行业标准要求,进行数据源采集标准化建设,提高数据共享、互联互通能力,将有效降低人为错误对数据收集的影响,减少临床数据管理中投入的人力物力,使研究人员有更多时间专注于更高价值的研究任务。

3.远程临床试验

目前临床试验的开展模式局限在临床试验机构现场以及定期进行现场访问。未来的解决方案是现场和远程临床试验并用的混合式设计。

新技术可以帮助减轻临床试验的负担,可通过增强现实技术、在线会议等方式,对申办者和医疗机构提供远程培训,再加上来自智能手机、可穿戴设备、嵌入式和家用传感器技术,将能够对患者进行远程、连续的监测,以提高数据质量,也减少了现场监查次数。同时通过社交媒体和自媒体等多种新型传播方式,让申办者可以顾及偏远地区的患者群体,加快招募速度。

(陈霞　毛巍然)

参考文献

[1] SCANNELL J W, BLANCKLEY A, BOLDON H, et al. Diagnosing the decline in pharmaceutical R&D efficiency[J/OL]. Nature Reviews. Drug Discovery, 2012, 11(3): 191-200.

[2] HAY M, THOMAS D W, CRAIGHEAD J L, et al. Clinical development success rates for investigational drugs[J/OL]. Nature Biotechnology, 2014, 32(1): 40-51.

[3] LI Y H, LI X X, HONG J J, et al. Clinical trials, progression-speed differentiating features and swiftness rule of the innovative targets of first-in-class drugs[J/OL]. Briefings in Bioinformatics, 2020, 21(2): 649-662.

[4] CONG F, CHEUNG A K, HUANG S M A. Chemical genetics-based target identification in drug discovery[J/OL]. Annual Review of Pharmacology and Toxicology, 2012, 52: 57-78.

[5] GODL K, WISSING J, KURTENBACH A, et al. An efficient proteomics method to identify the cellular targets of protein kinase inhibitors[J/OL]. Proceedings of the National Academy of Sciences of the United States of America, 2003, 100(26): 15434-15439.

[6] LAMB J, CRAWFORD E D, PECK D, et al. The Connectivity Map: using gene-expression signatures to connect small molecules, genes, and disease[J/OL]. Science (New York, N.Y.), 2006, 313(5795): 1929-1935.

[7] XUAN P, SUN C, ZHANG T, et al. Gradient Boosting Decision Tree-Based Method for Predicting Interactions Between Target Genes and Drugs[J/OL]. Frontiers in Genetics, 2019, 10: 459.

[8] SHI H, LIU S, CHEN J, et al. Predicting drug-target interactions using Lasso with random forest based on evolutionary information and chemical structure[J/OL]. Genomics, 2019, 111 (6): 1839-1852.

[9] YANG J, HE S, ZHANG Z, et al. NegStacking: Drug-Target Interaction Prediction Based on Ensemble Learning and Logistic Regression[J/OL]. IEEE/ACM Transactions on Computational Biology and Bioinformatics, 2021, 18(6): 2624-2634.

[10] COSTA P R, ACENCIO M L, LEMKE N. A machine learning approach for genome-wide prediction of morbid and druggable human genes based on systems-level data[J/OL]. BMC genomics, 2010, 11 Suppl 5(Suppl 5): S9.

[11] JEON J, NIM S, TEYRA J, et al. A systematic approach to identify novel cancer drug targets using machine learning, inhibitor design and high-throughput screening[J / OL]. Genome Medicine, 2014, 6(7): 57.

[12] MADHUKAR N S, KHADE P K, HUANG L, et al. A Bayesian machine learning approach for drug target identification using diverse data types[J/OL]. Nature Communications, 2019, 10(1): 5221.

[13] JUMPER J, EVANS R, PRITZEL A, et al. Highly accurate protein structure prediction with AlphaFold[J/OL]. Nature, 2021, 596(7873): 583-589.

[14] WANG Y B, YOU Z H, YANG S, 等. A deep learning-based method for drug-target interaction prediction based on long short-term memory neural network[J/OL]. BMC medical informatics and decision making, 2020, 20(Suppl 2): 49.

[15] ZENG X, ZHU S, LU W, et al. Target identification among known drugs by deep learning from heterogeneous networks[J/OL]. Chemical Science, 2020, 11(7): 1775-1797.

[16] WEN M, ZHANG Z, NIU S, et al. Deep-Learning-Based Drug-Target Interaction Prediction[J/OL]. Journal of Proteome Research, 2017, 16(4): 1401-1409.

[17] GACHLOO M, WANG Y, XIA J. A review of drug knowledge discovery using BioNLP and tensor or matrix decomposition[J/OL]. Genomics & Informatics, 2019, 17(2): e18.

[18] YANG H T, JU J H, WONG Y T, et al. Literature-based discovery of new candidates for drug repurposing[J/OL]. Briefings in Bioinformatics, 2017, 18(3): 488-497.

[19] WANG Z Y, ZHANG H Y. Rational drug repositioning by medical genetics[J/OL]. Nature Biotechnology, 2013, 31(12): 1080-1082.

[20] ZHANG M, LUO H, XI Z, et al. Drug repositioning for diabetes based on "omics" data mining[J/OL]. PloS One, 2015, 10(5): e0126082.

[21] SU E W, SANGER T M. Systematic drug repositioning through mining adverse event data in ClinicalTrials.gov[J/OL]. PeerJ, 2017, 5: e3154.

[22] BANDA J M, CALLAHAN A, WINNENBURG R, et al. Feasibility of Prioritizing Drug-

Drug-Event Associations Found in Electronic Health Records[J/OL]. Drug Safety, 2016, 39(1): 45-57.

[23] DENNY J C, RITCHIE M D, BASFORD M A, et al. PheWAS: demonstrating the feasibility of a phenome-wide scan to discover gene-disease associations[J/OL]. Bioinformatics (Oxford, England), 2010, 26(9): 1205-1210.

[24] REBHOLZ-SCHUHMANN D, KIRSCH H, ARREGUI M, et al. EBIMed——text crunching to gather facts for proteins from Medline[J/OL]. Bioinformatics (Oxford, England), 2007, 23 (2): e237-244.

[25] STRUBLE T J, ALVAREZ J C, BROWN S P, et al. Current and Future Roles of Artificial Intelligence in Medicinal Chemistry Synthesis[J/OL]. Journal of Medicinal Chemistry, 2020, 63 (16): 8667-8682.

[26] F P, JM B. Artificial Intelligence: The Future for Organic Chemistry?[J/OL]. ACS omega, 2018,3(10)[2022-12-20].https://pubmed.ncbi.nlm.nih.gov/31458044/.

[27] BAYLON J L, CILFONE N A, GULCHER J R, et al. Enhancing Retrosynthetic Reaction Prediction with Deep Learning Using Multiscale Reaction Classification[J/OL]. Journal of Chemical Information and Modeling, 2019, 59(2): 673-688.

[28] LIU B, RAMSUNDAR B, KAWTHEKAR P, et al. Retrosynthetic Reaction Prediction Using Neural Sequence-to-Sequence Models[J/OL]. ACS central science, 2017, 3(10): 1103-1113.

[29] SEGLER M H S, PREUSS M, WALLER M P. Planning chemical syntheses with deep neural networks and symbolic AI[J/OL]. Nature, 2018, 555(7698): 604-610.

[30] DE ALMEIDA A F, MOREIRA R, RODRIGUES T. Synthetic organic chemistry driven by artificial intelligence[J/OL]. Nature Reviews Chemistry, 2019, 3(10): 589-604.

[31] SHIELDS B J, STEVENS J, LI J, et al. Bayesian reaction optimization as a tool for chemical synthesis[J/OL]. Nature, 2021, 590(7844): 89-96.

[32] GRANDA J M, DONINA L, DRAGONE V, et al. Controlling an organic synthesis robot with machine learning to search for new reactivity[J/OL]. Nature, 2018, 559(7714): 377-381.

[33] CARPENTER K A, HUANG X. Machine Learning-based Virtual Screening and Its Applications to Alzheimer's Drug Discovery: A Review[J/OL]. Current Pharmaceutical Design, 2018, 24(28): 3347-3358.

[34] DIMITRIADIS S I, LIPARAS D, ALZHEIMER'S DISEASE NEUROIMAGING INITIATIVE. How random is the random forest? Random forest algorithm on the service of structural imaging biomarkers for Alzheimer's disease: from Alzheimer's disease neuroimaging initiative (ADNI) database[J/OL]. Neural Regeneration Research, 2018, 13(6): 962-970.

[35] CHEIRDARIS D G. Artificial Neural Networks in Computer-Aided Drug Design: An Overview of Recent Advances[J/OL]. Advances in Experimental Medicine and Biology, 2020, 1194: 115-125.

[36] ADESHINA Y O, DEEDS E J, KARANICOLAS J. Machine learning classification can

reduce false positives in structure-based virtual screening[J/OL]. Proceedings of the National Academy of Sciences of the United States of America, 2020, 117(31): 18477-18488.

[37] WRIGHT E M. Adaptive Control Processes: a Guided Tour. By Richard Bellman. 1961. 42s. Pp. xvi + 255. (Princeton University Press)[J/OL]. The Mathematical Gazette, 1962, 46 (356): 160-161.

[38] HARRER S, SHAH P, ANTONY B, et al. Artificial Intelligence for Clinical Trial Design [J/OL]. Trends in Pharmacological Sciences, 2019, 40(8): 577-591.

[39] FOGEL D B. Factors associated with clinical trials that fail and opportunities for improving the likelihood of success: A review[J/OL]. Contemporary Clinical Trials Communications, 2018, 11: 156-164.

[40] KHOZIN S, BLUMENTHAL G M, PAZDUR R. Real-world Data for Clinical Evidence Generation in Oncology[J/OL]. Journal of the National Cancer Institute, 2017, 109(11).

[41] GHEORGHIADE M, VADUGANATHAN M, GREENE S J, et al. Site selection in global clinical trials in patients hospitalized for heart failure: perceived problems and potential solutions[J/OL]. Heart Failure Reviews, 2014, 19(2): 135-152.

[42] NI Y, WRIGHT J, PERENTESIS J, et al. Increasing the efficiency of trial-patient matching: automated clinical trial eligibility Pre-screening for pediatric oncology patients[J/OL]. BMC Medical Informatics and Decision Making, 2015, 15(1): 28.

第十二章

人工智能技术在
肿瘤外科手术中的应用

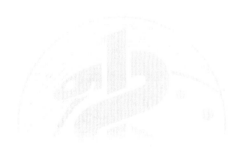

医疗人工智能有两个主要分支,虚拟分支(virtual branch)和实体分支(physical branch)。虚拟分支的发展有赖于当今计算机能力的不断提高和统计学的发展,即机器学习和深度学习,最具代表性的 AI 虚拟应用为肺结节的 AI 图像诊断系统等人工智能软件。实体分支的发展主要依赖于机器人等各种高科技的不断进步,如各种医疗机器人。侠义 AI 有时也被称为机器智能,即机器所显示的智能,即各种机器人的应用。

随着外科技术的不断更新和发展,微创外科技术在 21 世纪临床上得到广泛应用,减少了手术创伤,加速了术后恢复,提高了治疗效果,开启了微创外科时代。腔镜技术是外科领域最重要的微创技术。微创手术是在患者体表切开 3~4 个 5~10mm 的伤口,以便将内窥镜延伸到患者体内,在视觉图像的引导下操作手术器械完成手术。与传统开放手术相比,微创手术具有创伤小、痛苦少、恢复快、感染率低等优点。但微创手术也存在医生手、眼不协调以及易乏力、手抖影响手术质量,手术器械操作不够灵活等缺点。

机器人技术的出现使微创手术进入了一个新的发展阶段。机器人技术的应用使微创手术避免了腔镜技术的这些缺点。在机器人辅助微创手术中,医生坐在控制台前进行操作,不易疲劳;利用三维高清图像,可以根据需要放大手术视野区域,让手术视野更加清晰;手术器械具有 7 个自由度,更加灵活;并可以有效滤除医生的手部抖动,让操作更加安全稳定。本章将对医疗机器人等人工智能技术在肿瘤外科应用中的发展、现状和趋势进行介绍。

第一节 机器人手术系统发展史

机器人应用于外科手术开始于20世纪70年代,由美国国家航空航天局(National Aeronautics and Space Administration,NASA)批准,并由美国国防高级研究计划局(Defense Advanced Research Projects Agency,DARPA)资助,目的是取代外科医生,在宇航员执行航空作业时为其提供医疗照护。从20世纪80年代中期至今,出现了各种各样的机器人手术系统。

作为机器人技术与微创手术技术相结合的成功范例,机器人手术系统改善了医生进行微创手术的环境和工具,提高了手术质量。目前,对微创手术机器人的研究越来越受到重视,各国都将其作为未来高端技术研究和战略性新兴产业之一。

一、国外机器人手术系统发展史

1980年,由皇家理工学院开发的Probot机器人被用于微创泌尿外科手术。它是第一个真正意义上的微创手术机器人。

1993年,美国计算机动作公司(Computer Motion)在美国国防高级研究计划局的资助下开始研制"伊索"(Automated Endoscopic System for Optimal Positioning,AESOP)机器人(图12-1-1),该机器人系统于1994年得到美国食品和药品监督管理局(Food and Drug Administration,FDA)的许可,应用于微创外科手术,成为美国FDA批准的第一个进入手术室协助医生进行手术的机器人手术系统。伊索本质上是一种内窥镜定位系统,可以根据操作者或语音控制的要求精确调整内窥镜位置,从而为医生提供准确稳定的图像信息。第一代伊索机器人系统是AESOP 1000®,操作者使用踏板或手动控制。1996年,在第二代伊索机器人系统AESOP 2000®中,机器人的控制方式被语音控制系统取代,AESOP 2000®从而为外科医生提供了"第三只手"。1998年,上市了第三代伊索机器人系统AESOP 3000®,在视频腔镜支架上添加了7个自由度的电动关节,增加了内窥镜的活动度。而第四代伊索机器人系统AESOP HR®(HERMES Ready)集成了多种功能的语音控制,如控制移动手术台的位置。伊索机器人手术系统由两部分组成,一个是将内窥镜固定在手术台专用导轨上的机械臂,另一个是外科医生语音控制的计算机系统。使用伊索机器人手术系统辅助完成手术可提高手术视野的图像稳定性,避免内窥镜不必要的意外移动,并减少手术室所需的医务人员。

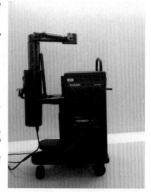

图 12-1-1　伊索机器人手术系统

1995年,IBM与美国约翰·约翰斯金斯大学合作开发了LARS机器人辅助手术系统,LARS机器人安装在自由移动的推车上,可以确保患者体表上的伤口在手术过程中不会被机械臂的运动拉动。确保了患者的安全,LARS机械臂的末端结构设计可以使夹紧的内窥镜实现更复杂的运动。同年,美国国家航空航天局与美国的微灵巧系统公司(Micro Dexterity Systems Inc)合作,开发了一种机器人辅助的显微外科手术系统Micro dexerity,用于眼睛精准手术。该系统首次采用主从遥操作控制方法,将医生从传统的外科手术中彻底解放出来。医生不再需要站在手术台旁边,拿着传统的器械进行手术,而只需坐在操作台旁边,操作机器人的主机械手,控制安装在机械臂上的手术器械的运动,就可以完成手术。

1998年,计算机动作公司在伊索机器人的基础上,整合了内窥镜系统,开发出了"宙斯"(Zeus)机器人手术系统(图12-1-2),这是世界上第一个通用的微创手术机器人系统,在2001年被美国FDA批准用于临床手术。手术机器人主要由医生控制台和患者手术台组成。医生控制台主要由控制臂和显示装置组成。控制台座椅的前部是显示装置,医生可以舒适地坐在座椅上,自然地放置双手,并在座椅两侧扶手的正上方握住两个主要操作臂进行手术操作。在患者手术台旁边的同一移动平台上安装了3个机械臂。一种是装有声控内窥镜的Aesop机械臂,可以拍摄患者身体的细节。另外两个机械臂采用7自由度串联连杆结构,安装在医生座位的两侧,并延伸到医生的前面。在手术过程中,医生可以观察内窥镜拍摄的照片,然后通过手柄远程控制患者手术台旁边的机械臂进行手术。宙斯机器人手术系统的出现是机器人手术系统发展的一个里程碑。它为医生带来了一种全新的外科手术方法。通过宙斯机器人手术系统,医生可以在舒适的工作环境中进行手术。2001年,跨大西洋远程的腹腔镜胆囊切除手术由宙斯机器人手术系统成功完成,即著名的"林白手术"(Operation Lindbergh),使远程手术成为可能。宙斯机器人的控制系统还过滤了医生手部动作的晃动,使细微手术的操作更加稳定。后来的宙斯机器人手术系统还加入了3D立体视觉,以增强医生的临场操作感。

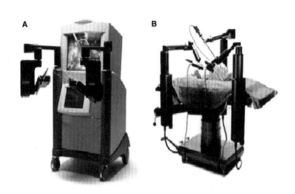

图12-1-2　宙斯机器人手术系统

1999年,美国直觉外科公司(Intuitive Surgical)研制的"达芬奇"(da Vinci®)机器人手术系统(图12-1-3)在欧洲上市,达芬奇机器人在1999年获得了欧洲联盟CE市场的认证后,于2000年获得美国FDA批准投入临床使用。该系统由外科医生控制台、床旁机械臂系统和成像系统构成,从操作手臂固定在旋转支架上,能够旋转到患者体表的任何部位。2003年,直觉外科公司收购了计算机动作公司,在吸收和改进了相关的技术和经验后,将达芬奇机器人手术系统逐渐发展成为微创外科手术机器人的代表。1999年上市的第一代达芬奇机器人(da Vinci®)是三臂系统,其床旁机械臂系统由三个机械臂构成,到2002年研发出四臂达芬奇机器人版本,并获得美国FDA批准,增加的第四臂同样是从操作臂,用于外科医生在术中控制和牵拉相应解剖结构,有利于暴露手术野,从而减少术者对助手的依赖。2006年,直觉外科公司推出了第二代达芬奇手术机器人系统(da Vinci S®),其主要优点是操作更方便,手臂和器械运动的幅度也更大,因此可以进行涉及腹部几个象限的手术,特别是结直肠手术。第三代达芬奇手术机器人系统(da Vinci Si®)于2009年推出,改进了机械臂和控制踏板,并配备高清成像系统,同时配有第二外科医生控制台。2014年,推出的第四代达芬奇机器人手术系统(da Vinci Xi®)(图12-1-4)具有更小、更薄的从操作机械臂,能够减少机械臂之间的碰撞,具有更广的运动范围。2017年发布的第五代达芬奇机器人手术系统(da Vinci X®),添加了声音系统、激光引导系统以及轻量级内窥镜等新功能,机械臂的体积也更小。到目前为止,多孔达芬奇机器人手术系统共有5个版本,分别是 da Vinci®、da Vinci S®、da Vinci Si®、da Vinci Xi®和da Vinci X®。另外,随着单孔腔镜技术的不断发展,直觉外科公司也研制出了达芬奇单孔手术机器人系统(da Vinci sp®)(图12-1-5),并于2014年4月获得了美国FDA许可,手术操作部分由1个3D高清摄像头和3个手术器械组成,是目前唯一商用化的单孔手术机器人系统。

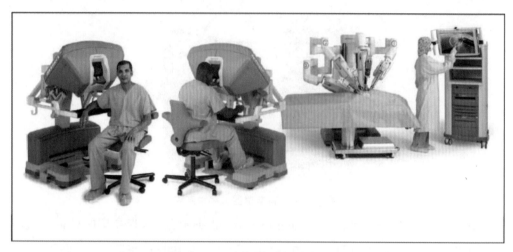

图 12-1-3　达芬奇机器人手术系统

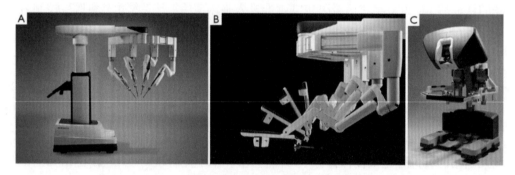

图12-1-4　第四代达芬奇机器人 da Vinci Xi

2005年,由华盛顿大学和加州大学联合研制的Raven机器人手术系统(图12-1-6)是由两个持械臂和一个持镜臂组成,采用钢丝传动,结构紧凑、体积较小。

2009年,德国宇航中心研制的轻型微创机器人系统 MiroSurge(图 12-1-7),主要包括医生控制台和手术台两部分。其中医生控制台主要包括了一个3D显示器以及两

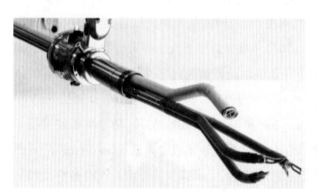

图 12-1-5　达芬奇单孔手术机器人系统(da Vinci sp®)

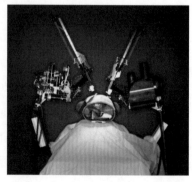

图 12-1-6　Raven机器人手术系统

个操作手柄,而手术操作台则由两个机械操作臂和1个镜头臂组成,两个机械操作臂安装在手术台两侧,手术器械末端加装了一个微型力传感器,可以提供力觉信息的反馈,内窥镜系统则能够提供三维立体高清图像。

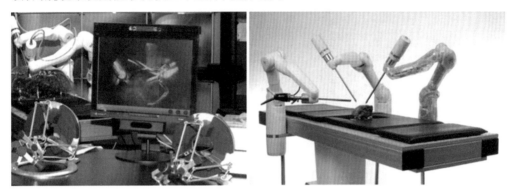

图 12-1-7　MiroSurge 机器人手术系统

2010年,荷兰埃因霍温技术大学(Technische Universiteit Eindhoven)研制了具有四自由度力觉反馈的Sophie机器人系统,该系统的从操作手臂统一固定在病床上,具有结构紧凑、质量轻的优点。

2014年,加拿大多伦多泰坦医疗公司(Titan Medical)开发了SPORT单孔手术机器人手术系统(图12-1-8)。SPORT单孔手术机器人手术系统具有3D高清视觉系统和灵活的手术器械。该系统的手术器械和腹腔镜从单个孔进入患者,并通过一个切口进行微创手术。

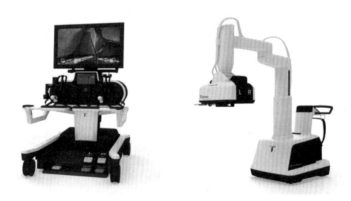

图 12-1-8　SPORT 单孔手术机器人手术系统

2015年,美国Medrobotics公司开发了Flex机器人手术系统(图12-1-9),这是一种单端口控制的柔性内窥镜系统。在口腔外科领域,该系统已成功实现声门病变切除。2018年1月,Flex机器人系统已被FDA批准用于胸部和妇科手术。

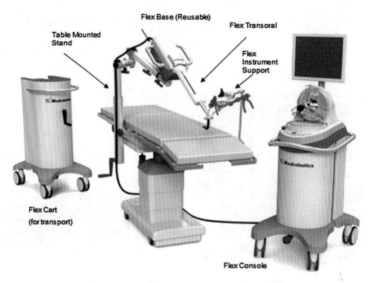

图12-1-9　Flex机器人手术系统

2016年，意大利TransEnterix公司开发了Senhance机器人手术系统（图12-1-10）。2017年10月，美国FDA批准Senhance机器人用于妇科和结直肠手术，2018年10月获得欧盟CE认证。Senhance机器人系统包括一个主控制台，三个分开的从操作臂和一个成像系统。可以在机械臂的末端安装不同的手术器械。

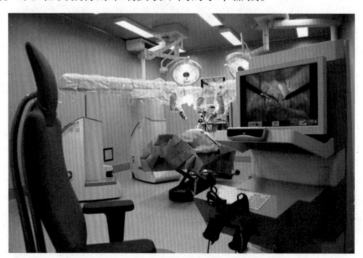

图12-1-10　Senhance机器人手术系统

2017年，Meere公司与Severance医院开发的手术机器人Revo-i（图12-1-11）包括主控台、4条从操作手臂和成像系统，该系统结构紧凑，并于2017年8月获得MFDS批准上市。

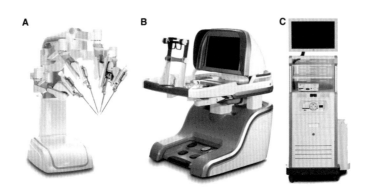

图12-1-11　Revo-i机器人手术系统

二、国内机器人手术系统的发展

我国微创手术机器人的研究起步较晚。近几十年来,国内机器人手术系统从无到有发展迅速。

1997年,北京航空航天大学、清华大学和中国人民解放军海军总医院合作研发了机器人辅助五框架脑外科立体定向手术系统,开创了中国自主研发手术机器人的先河。随后,北京航空航天大学与中国人民解放军海军总医院联合研制了改进型第二代五框架立体定向手术机器人,通过引入虚拟现实,增加了手术计划的准确性,提高了手术的安全性。

2002年,天津大学和南开大学等合作研发了机器人辅助显微外科手术系统RAMS(Robotic Assistant Microsurgery System),RAMS具有力反馈功能,可以消除手抖动。在显微外科手术中,能够长期稳定、可靠地钳夹微血管、神经束、缝线等,辅助医生完成相关的显微手术,提高手术的安全性。

2004年,天津大学、南开大学和天津医科大学总医院联合研发了微创外科"妙手"(MicroHand)手术机器人系统,妙手机器人类似于宙斯和达芬奇机器人。它主要由控制台、机械臂系统和成像系统组成。医生控制台主要由三维图像观察窗、主操作手柄、控制面板、控制踏板组成,从动机械臂系统主要由被动调节臂、从动执行机构等功能模块组成。经过不断的研发和完善,2010年推出了"妙手A"机器人手术系统。并持续研发,在"妙手A"系统的基础上开发了"妙手S"系统,并完成了初步的临床试验,证实了妙手S机器人手术的安全性和可行性。

同在2004年,天津大学和法国巴黎大学合作开发了具有力反馈功能的微创手术机器人系统(MC^2E系统),该系统机械结构简单、体积小、重量轻,使用方便,手术时直接安装在人体表面,其机械臂有五个自由度,并有力觉反馈,可以精确检测手术末端器械的受力,进而反馈给操纵主手,实现力反馈。

2007年,哈尔滨工业大学研制的"华鹊"微创手术机器人从操作手臂采用分体式设计,移动和摆位灵活,它具有运动精度高、操作灵活、三维视觉清晰、控制延迟、体积小等优点。此外还有上海交通大学研制的"神刀华佗"微创手术机器人采用双平行四边形结构,占用空间较小,刚度较高。

虽然国内机器人制造技术尚处于完善阶段,但国内大量的手术实践机会、临床需求和高速通信技术为机器人系统的发展提供了更好的平台,从而达到弯道超车的目的。

(矫文捷　刘傲)

第二节　常用机器人手术系统

说到手术机器人,大多数人脑海中首先浮现的就是达芬奇机器人手术系统。达芬奇机器人手术系统是目前世界上应用最广泛的手术机器人。

一、达芬奇机器人手术系统简介

达芬奇机器人手术系统由三部分组成:外科医生控制系统、床旁机械臂系统和成像系统。

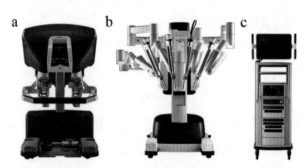

图12-2-1　达芬奇机器人手术系统

a.外科医生控制系统;b.床旁机械臂系统;c.成像系统

(一)外科医生控制系统

外科医生控制系统主要有主控操作手柄(图12-2-2)、三维图像显示器和脚部踏板单元组成。主控操作手柄是医生的双手操作部件,可以将医生的操作动作同步到机械臂的手术器械。三维图像显示器显示成像系统生成的三维手术视野图像,更加逼近直视下的视野效果。脚部踏板单元有多个模块,可以联合主控操作手柄来控制持镜臂。在控制台中安装有大量微型计算机的主板,用于传送及整合指挥器械臂的命令。手

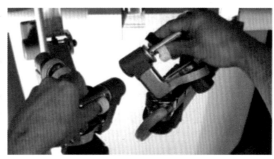

图 12-2-2　主操作手柄

术时,主刀医生坐在位于无菌区外的外科医生控制台前,将双手手指放于多轴运动手柄的指套中,眼睛专注于立体目镜里的手术视野,通过双手操作主控制器和脚踩脚踏板来控制手术器械和三维内窥镜,使机器人将医生双手的运动准确地同步到机械臂末端手术器械的运动,以完成手术操作达到手术目的。

(二)床旁机械臂系统

床旁机械臂系统包括多功能手术床、床旁机械臂和 EndoWrist 器械(图 12-2-3)。床旁机械臂由持镜臂和器械臂构成,是达芬奇手术机器人的操作部件,其中持镜臂持有内窥镜,直径 12mm,内窥镜内包含两个直径 5mm 的摄像头,两个摄像头分别将图像传输到两个眼睛的视野中,从而生成手术区域的三维图像。其余机械臂将运动幅度比例从 1:1 减小到 5:1,并通过动作过滤模块消除人手的

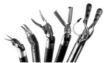
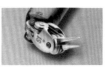
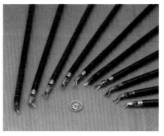
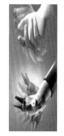

图 12-2-3　灵活的 EndoWrist 器械

震颤,机械臂末端可持有各种可互换的 EndoWrist 器械,EndoWrist 器械模仿手腕的运动,采用钢丝传动,操作更精细灵活、活动范围更广,可以在相对狭窄的解剖区域进行 360° 自由旋转运动,突破了人手局限,且比人手更为灵活,能够辅助完成人手无法完成的操作,有助于精准地进行手术操作,但遗憾的是 EndoWrist 器械缺乏力觉反馈。机械臂系统由位于无菌区内的助手医生更换器械和内窥镜协助主刀医生完成手术。

(三)成像系统

此系统位于无菌区外,内装有达芬奇机器人的图像处理设备和核心处理器,可接收内窥镜的图像信号并处理生成手术视野的三维立体高清图像,再将三维立体高清图像传送至医生控制系统的显示器上。3D 成像系统主要由高分辨率双目视觉相机、双高

强光源、显示屏等组成(图12-2-4),能够将所拍摄的手术视野放大10倍以上,还具有存储、播放等功能。经过处理、融合、采集和存储来自摄像机的高清视频信号后,将普通平面图像转换成3D图像(图12-2-5),给术者提供更加真实的术野,使缝合、打结等操作变得更加简单易学。医生可以清楚地看到手术位置和周围的组织结构,从而使外科医生能够更好地掌握手术距离,更好地识别解剖结构,提高手术的准确性和效率。

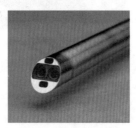

图12-2-4　达芬奇机器人手术系统内窥镜

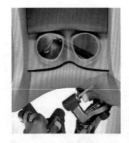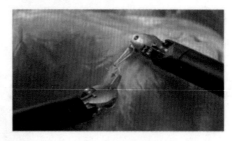

图12-2-5　双目视觉下的三维立体高清视野

二、达芬奇机器人手术系统的技术优势

达芬奇机器人手术系统拥有多种核心技术,其优点主要包括以下几个方面:

1.微创

达芬奇机器人手术系统将微创外科提升到新的发展阶段,在患者体表切开3~4个5~10mm的创口,将内窥镜伸入患者体内,在视觉图像的引导下通过控制台操作手术器械即可完成手术,具有创口小、痛苦少、术后恢复快的优点。

2.高清放大的三维立体图像

立体3D沉浸式摄像机为外科医生提供了真实的高清三维立体图像,图像放大了10~15倍,超过了人眼的极限,使外科医生比在传统腹腔镜手术中更准确地识别解剖结构和手术距离,可以更好地区分复杂的组织结构,为主刀医生提供稳定准确的导航,提高手术的准确性;外科医生可以根据自己的需要随意调整镜头的位置,直接看到想看的视野,并保持手术视野的清晰和稳定。

3.灵活的EndoWrist器械

EndoWrist仿真手腕器械完全模拟人手的动作,拥有7个自由度的器械臂使得手术操作的灵巧性大幅度提升。每个仪器的夹紧、旋转、缝合和组织操作的特定任务均由计算机控制。7个自由度可以完全模仿外科医生的手和手腕的运动。它直观、方向一致,而且比人手更加灵活、方便、安全可靠,特别是在狭窄的解剖区域可以进行360°的自由运动,突破人手的极限,提高了手术的灵活性,使操作更加准确。

4.操作更加精准稳定安全

机器人手术系统提供了自然的眼–手协调、手–器械实时同步动作,没有杠杆作用,使得医生可以本能直觉式地操控手术器械,结合清晰裸眼3D成像,使术者操作更接近以往手术习惯。机器人手术系统的1‰秒操作同步减少了因延迟而导致的误操作,同时,如果外科医生双眼离开目镜,则器械臂将立即停止动作,从而提高了手术操作安全性。震颤滤过系统可以滤除操作过程中的手抖动,使操作更加稳定。动作缩减系统可以按比例(5:1)降低外科医生的运动幅度,提高手术的准确性,并减少由此产生的危险因素。精细器械降低手术风险,减少创伤,加速康复。

5.减轻术者疲劳

智能化、人性化的手术平台使外科医生能够以舒适、符合人体工程学的姿势进行手术,使术者更加舒适,降低因术者疲劳发生错误的概率,保证了长时间操作的顺利进行,有利于术者完成长时间的复杂手术。

6.学习难度降低

机器人手术系统提供三维立体高清手术视野,让手术操作更为直观,比较接近常规手术,使得操作者学习起来更加容易,降低了学习难度。

(矫文捷　刘傲)

第三节　常用机器人手术系统的临床应用场景

达芬奇机器人手术系统目前广泛应用于胸外科、泌尿外科、胃肠外科、肝胆外科、心外科、妇科等学科的手术治疗中,在肿瘤外科手术治疗中,发挥着重要作用,下面以达芬奇机器人手术系统在胸外科领域中的应用为例,说明达芬奇手术机器人在肿瘤外科治疗中的应用。

　　胸部肿瘤主要指胸壁、胸膜、肺、食管、纵隔生长的肿瘤,其中肺癌、食管癌、纵隔肿瘤最为常见。传统的胸部手术需要开胸,根据疾病的外科治疗需要,采取胸部正中或侧胸部肋间的切口,手术创伤较大,风险较高,直到20世纪90年代,胸腔镜技术的普及标志着胸外科手术革命性的进展,胸腔镜(video-assisted thoracoscopic surgery,VATS)目前可以完成几乎所有的胸外科手术,同开胸手术相比,胸腔镜手术风险较低、术后疼痛较轻、术后恢复较快、住院时间较短,现已成为治疗胸部疾病的主要手术方式。但常规胸腔镜也有缺点,比如直杆式器械操作、二维的手术视野、手术图像不稳定、外科医生需长久保持不符合人体工程学的姿势及角度等,而且对于一些复杂的手术,尤其对于需要手动缝合的手术操作,如袖式肺叶切除术时支气管的吻合,胸腔镜具有一定的局限性。

　　进入21世纪,达芬奇机器人手术系统的应用将胸外科微创手术提升到发展的新阶段,机器人辅助胸腔镜手术(robot-assisted thoracoscopic surgery,RATS)定义为一种不切断和撑开肋骨,无须牵拉或切除任何胸壁组织的微创术式,术者及助手的手术视野由镜头及显示器提供,手术操作由术者操控经计算机系统控制的能够模拟人手精细动作的机械手臂来完成。RATS弥补了普通胸腔镜的弊端,达芬奇机器人手术系统拥有接近人手活动范围度且突破人手极限的器械、三维立体的且稳定的手术视野画面、人手震颤的过滤系统等,使其在复杂手术中更具优势,降低手术难度。目前,几乎所有可以用常规腔镜完成的胸外科手术都可以使用达芬奇机器人手术系统来辅助完成。

　　机器人辅助胸腔镜手术可分为全孔机器人入路(robotic portal procedures,RP)和机器人辅助入路(robotic-assisted procedures,RA),其中全孔机器人入路全部采用气密性套管,CO_2注入胸膜腔制作人工气胸,术中不扩大任何切口,通常仅在取出标本时需要稍微扩大切口;机器人辅助入路中采用3~4cm的助手辅助切口,胸膜腔与手术室环境的空气相通,取出标本时不需要进一步扩大切口便可取出。因此根据采用的手术技术的不同,手术入路及操作模式各有不同,根据使用机械臂的多少,机器人肺癌手术可分为三臂和四臂两种方法。三臂机器人包括左、右机械臂和内窥镜臂,另加助手辅助操作孔。基本原则要求窥镜孔与左、右臂呈三角排列,各自间隔6~8cm,以避免操作过程中机械臂间的相互碰撞。四臂机器人包括窥镜臂和三个操作机械臂。使用三臂机器人系统时,对助手的操作水平要求较高,需要辅助暴露手术视野等操作。而使用四臂机器人系统时,术者可以根据需要自行暴露手术视野。

（一）肺癌

2002年,达芬奇机器人首次报道被应用于肺部手术,此后机器人在肺癌手术中逐渐普及。目前,RATS手术的安全性与有效性已无容置疑,RATS肺切除手术的适应证同常规VATS肺手术基本相同,同样适用于相对早期的肺癌,但由于机器人手术系统独特的先进技术,在手术的精细和复杂操作上如袖式肺叶切除、心包切除、淋巴结清扫等,较常规VATS手术更具优势。

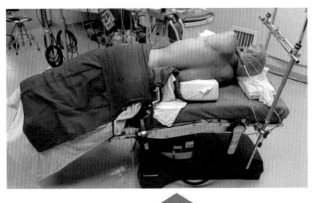

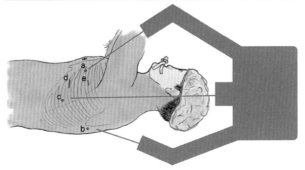

图12-3-1 机器人肺手术患者体位及穿刺孔布局

肺癌的手术方式依据切除范围的不同,大概分为亚肺叶切除术、肺叶切除术、袖式肺叶切除术、全肺切除术等。

1.亚肺叶切除术

亚肺叶切除术是指切除部分肺叶的手术,分为楔形切除和肺段切除。楔形切除是在定位病灶后直接切除一部分肺,形状像楔形。楔形切除术不需要游离肺血管和支气管,适用于早期胸壁附近的周围型肺癌。只要楔形切除定位准确,边缘充分,根治性切除就足够,简单易行。

肺段切除术是指根据解剖结构对病变所在的肺段进行完整的切除。适用于病变局限于某一肺段,肺功能不能耐受肺叶切除术的患者。在肺段切除之前,需要对受影响的肺进行三维重建,以确定病变所在的肺段,即靶肺段。在肺段切除过程中,需要对靶肺段的动静脉和支气管进行辨别和精细解剖,然后清楚地区分节段之间的界限,精确切除,手术难度较大,对外科医生对解剖结构的熟悉程度要求较高。

虽然肺叶切除和系统淋巴结清扫术仍然是早期肺癌的根治性治疗方法,最近的研究发现,对于这些直径<2cm、表现为磨玻璃结节的早期肺癌,肺段切除术能达到与肺叶切除术同等的肿瘤根治效果,并能更好地保护肺功能。机器人辅助节段切除术的手术指征与微创节段切除术相一致,适用于保留肺组织较少或因其他严重并发症不能耐受肺叶切除术的部分选择性患者。

与传统的肺叶切除术相比,肺段切除术需要外科医生在手术前更准确地了解目标肺段的解剖信息。肺血管和支气管的解剖变异较多,且肺血管和支气管隐藏在肺组织中,为了避免节段切除时的误判,需要充分暴露靶段和邻近肺段的血管结构,因此不得不扩大肺创面。达芬奇机器人操作系统具有放大的三维视野和可以灵活操作的手臂,使肺段切除的操作更加细致,可以完成肺段精细复杂的解剖切除。就术中淋巴结清扫而言,机器人手术在淋巴结清扫方面具有优势,应常规对N_1、N_2淋巴结进行采样切除。

2.肺叶切除术

肺叶切除术是肺癌外科手术中最经典的手术方式,为保证肺癌的根治性,需同时

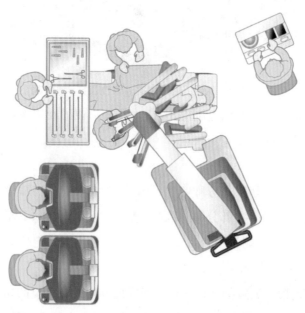

图12-3-2　机器人辅助左侧肺癌切除手术的场景模式图

行淋巴结清扫术,可降低肺癌的复发率。肺叶切除+系统性淋巴结清扫术适用于局限于肺叶内的病灶切除根治。机器人肺叶切除术在安全性和术后并发症方面与普通胸腔镜手术疗效相当。但机器人手术在淋巴结清扫方面具有优势,更易于剥离淋巴结,可以清扫更多的淋巴结。

3.袖式肺叶切除术、支气管或血管成形

袖式肺叶切除术是指把病灶所在肺叶和肿瘤累及的支气管或血管完全切除离断后,对残余肺的支气管或血管进行吻合、重建,从而尽可能在保证根治性切除的前提下保留更多的肺功能。袖式肺叶切除术分为单袖式肺叶切除术和双袖式肺叶切除术,单袖式肺叶切除术指的是支气管的袖式切除,双袖式肺叶切除术是支气管和血管的袖式切除。支气管或血管成形指的是把病灶累及的支气管或血管切除后,对剩下的缺损进行修补。

袖式肺叶切除术、支气管或血管成形术中一般需要对支气管或血管进行缝合操作,胸腔镜下支气管吻合和重建的主要难度在于胸腔内操作空间狭小,二维平面下精确的吻合对技术要求高。达芬奇机器人手术系统的三维成像系统,为术者提供了患者腔内三维立体高清影像,灵活的机械臂系统使术者能够在狭小的空间中进行精确的缝合和打结,解决了普通胸腔镜下缝合难度大的问题,其中,达芬奇机器人的半连续缝合技术能够降低支气管吻合的难度,提高吻合效率。

(二)食管癌

2003年报道了首例机器人食管癌切除手术,其后,机器人食管癌手术开始在全球各大中心进行。传统开腹食管癌手术损伤大、恢复慢、死亡率高、并发症多。而胸腔镜手术的手术空间又非常有限,手术容易受到干扰,会延长手术时间,增加手术难度。机器人辅助微创食管癌根治术(robotic assisted minimally invasive esophagectomy,RAMIE)与常规开放手术比较,其明显地降低了术中术后并发症的发生率,患者术后疼痛更轻,住院时间更短。同常规胸腹腔镜联合食管癌根治术相比,RAMIE手术从手术时间来说可能略长于VATS手术,但从术中出血量、中转开放概率、淋巴结清扫程度、R0切除率、术后疼痛、住院时间及术后并发症发生率等方面差异无统计学意义。

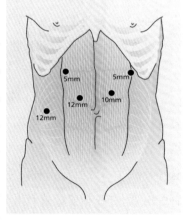

图12-3-4　机器人食管癌切除术腹部穿刺孔布局

由于食管癌手术的特殊性,机器人食管癌手术种类繁多,手术方式也多种多样。胸部和食道游离以及淋巴结清扫都是由机器人手术系统完成的,腹部经常有剖腹手术,腹腔镜或使用机器人进行胃游离,手术方式包括胸部手术、胸腹联合手术(Ivor-Lewis)和颈胸腹联合手术(McKeown),同时进行淋巴结清扫。RAMIE目前大概有机器人McKeown食管切除术、机器人Ivor-Lewis食管切除术(robotic assisted Ivor-Lewis esophagectomy,RAILE)、机器人经膈肌裂孔食管切除术(robotic assisted transphrenic esophagectomy,RATE)。

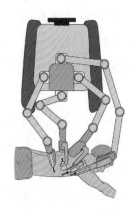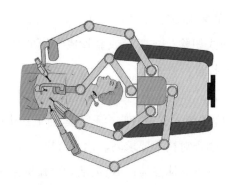

图12-3-5　机器人食管癌切除术模式图

1.机器人Ivor-Lewis食管切除术

机器人Ivor-Lewis术式(RAILE)主要适用于胸部中下段食管癌患者,逐渐成为机器人辅助食管癌手术的主流术式。RAILE在腹部操作时患者取平卧位,可采用腹腔镜或机器人游离胃,并制作管状胃,行腹腔淋巴结清扫。进行胸部操作时将患者转为左侧卧位,右侧进胸松解下肺韧带,切断奇静脉,游离食管,清扫胸腔纵隔淋巴结,将管状胃从食管裂孔牵拉到胸腔,用吻合器或手工吻合胃与食管,并固定于纵隔胸膜上。

2.机器人McKeown食管切除术

机器人McKeown食管切除术在临床上应用广泛,世界上大多数用于食管癌的机器人术式多为McKeown术式,主要用于治疗胸中上段食管肿瘤,为患者彻底切除纵隔内食管上肿瘤提供了可能。机器人McKeown手术首先进行胸部手术,腹部手术可以选择开放手术或机器人辅助手术。机器人辅助操作类似于胸腔镜操作,它也转换为仰卧位置,并在相应位置打开5个孔,孔位两者相似,但需做适当调整,放置机器人机械臂进入腹腔完成操作,最后在左侧胸锁乳突肌前缘做一斜行切口,并进行颈部淋巴结清扫和食管胃吻合。

3.机器人经膈肌裂孔食管切除术(RATE)

机器人经膈肌裂孔食管癌切除术(RATE)主要适用于食管胃结合部肿瘤,但不适用于中上食管和晚期肿瘤。与McKeown和Ivor-Lewis相比,它避免了反复的经胸手术,并可以减少胸部相关的并发症,尤其是肺部并发症。然而,由于手术切除裂孔的不完全,无法完全进行纵隔淋巴结清扫,仅限于部分胃食管交界处和下食管肿瘤。机器人的灵活操作为纵隔淋巴结的彻底清洁提供了极大的便利。马里兰双极电凝结合手术剪刀分离可大大减轻喉返神经的热损伤和钝性牵引损伤。

(三)纵隔肿瘤

纵隔肿瘤是胸外科常见疾病,包括胸腺瘤、神经源性肿瘤、畸胎瘤等。在临床实践中,手术治疗通常是首选。与经典的正中开胸或肋间前外侧切口开胸相比,微创手术具有切口小、创伤小、并发症少、术后恢复快等优点。已广泛应用于纵隔疾病的诊断和治疗。机器人手术系统可以完成几乎所有纵隔肿瘤手术。2001年首先报道了应用达芬奇机器人手术系统成功地实施了纵隔肿物切除术。由于RATS独特的内腕缝合特点,其在诸如侵犯心包、大血管等纵隔肿瘤的手术中更易操作。

1.前上纵隔肿瘤

前上纵隔最常见的肿瘤是胸腺瘤,需行包括胸腺在内的前上纵隔肿瘤扩大切除术,当患者并发重症肌无力时,还需要前纵隔脂肪切除。机器人前纵隔肿瘤切除入路的选择与传统胸腔镜手术相同。根据肿瘤的位置,可通过右胸、左胸或剑突下路径完成。

目前主流的方法是通过肋间和剑突下路径。通过肋间入路,可以根据肿瘤的位置和肿瘤的大小来选择切口的位置。RATS手术可分为左侧入路、右侧入路和双侧入路。肋间入路的优点是手术视野直观,操作方便,但存在易发生肋间神经损伤、不易取出大标本的缺点。如果肿瘤的主要部位靠近右胸部,选择右胸腔入路,可避免主动脉弓与心脏对操作的影响,肿瘤与胸腺区的空间增大,右膈神经与上腔静脉易于区分,而胸腺血管和右上方的胸腺则极为容易暴露。且右侧入路更符合右手操作习惯,缩短学习曲线,增加手术的安全性。通过左胸入路可以更清晰地显示左膈神经,并且可以更好地清扫左心前区和心膈角的脂肪垫和主动脉下窗脂肪组织。

经剑突下胸骨后入路可清晰暴露双侧膈神经、双侧心包前脂肪、无名静脉、左侧肺动脉、双侧胸腺上极、主动脉及头颈部分支,可最大程度清除前纵隔脂肪,而不增加并发症发生率,安全有效。剑突下入路的优点是不损伤肋间神经,单个切口可到达双侧胸腔;保持胸腔的完整性和稳定性;剑突周围无骨性结构,便于切除标本等。机器人手臂腕关节灵活,操作方便,可彻底清除膈神经旁的脂肪组织。上腔静脉和左右无名静脉的暴露更加安全和清晰,完全能够达到正中胸骨劈开行胸腺组织切除的水平。

2. 中后纵隔肿瘤

用于纵隔和胸顶部肿瘤的机器人辅助手术方法与传统的胸腔镜手术方法相似。肋间入路比较简单,选择相应肿瘤所在侧经胸入路。RATS后纵隔肿瘤手术的难点在于患者的体位选择和手术孔设置。RATS手术对靠近膈肌和胸膜顶部的后纵隔肿瘤具有优势,尤其是对椎间孔的细微暴露,可以全面、完整地暴露和切除纵隔肿瘤。

与正中切口相比,RATS纵隔肿瘤切除术明显降低了术中出血和并发症的发生率,显著缩短了住院时间。RATS在重症肌无力全胸腺切除术中具有更广泛的应用前景。RATS全胸腺切除术效果良好,甚至优于常规的正中开胸术。其术中出血量、胸管留置时间、术后并发症发生率及住院时间均明显低于传统开放手术。

(矫文捷　刘傲)

第四节　虚拟现实、增强现实、混合现实的应用

虚拟现实(Virtual Reality, VR)技术是指利用计算机生成一种可对参与者直接施加视觉、听觉和触觉感受,并允许其交互地观察和操作的虚拟世界的技术。虚拟现实所呈现的虚拟三维空间是完全由电脑模拟的场景。增强现实(Augmented Reality, AR)技术是将虚拟信息与真实世界巧妙融合的技术,更好地让体验者将虚拟与现实进行交互。混合现实(Mixed Reality, MR)技术是在虚拟现实技术和增强现实技术的基础上衍生出的新技术,混合现实技术实现了虚拟世界与现实世界的实时交互,可让体验者在一个新的可视化世界中精确地进行一些交互操作。

一、虚拟现实

虚拟现实技术是一种跨学科的综合集成技术。它是计算机图形学、人机交互技术、传感器技术、人机接口技术和人工智能技术相互交叉和综合的结果。它可以建立一个三维的虚拟场景。通过VR设备的介入,将场景以360°全景图的形式展现在用户

面前,模拟人类的视觉和触觉、听觉和加速度等深层感知的计算机模拟的虚拟世界,并进而自然地与虚拟世界中的物体互动,为操作者提供真实的体验和认知感受,以达到身临其境的效果。VR技术依靠其沉浸性、交互性和构象性三个特征,使参与者能够与虚拟环境互动,启发思维并增强体验者的沉浸性。

VR技术可分为沉浸式VR技术和非沉浸式VR技术。沉浸式VR技术要求用户戴上VR头盔,并应用计算机仿真技术,在三维空间中生成虚拟仿真世界。操作员几乎与外部的现实世界断开了联系,可以实时与虚拟对象进行交互,就像在现实世界中一样。非沉浸式VR技术也称为桌面VR。用户主要是利用计算机和键盘、鼠标、相机、麦克风等计算机辅助设备,应用三维图形软件,在计算机屏幕上生成窗口式虚拟环境,或者是通过现代摄像技术,根据实际图像进行计算机处理仿真生成的虚拟仿真环境。与沉浸式VR相比,非沉浸式VR的模拟性较差,对现实世界的模拟性不强。

虚拟医学或仿真医学是将VR应用到医学中,主要应用于医学教学、疾病诊断、操作模拟、远程医疗等。在医学教学中,VR可以建立各种虚拟的昂贵设备,模拟各种真实的医学场景,构建逼真的学习环境,有利于学生对教学内容的直观理解。

(一)虚拟现实在临床教学中的应用

在医学教育方面,虚拟现实学习中心将VR技术应用于系统解剖学和局部解剖学课程,建立了全新的教学模式,提供了沉浸式体验式学习环境,提高了学生的学习效率。三维全息图像技术在解剖课中的应用,也有助于教师更好地讲解器官结构,改进传统的解剖教学方法(尸检),缩短学习时间,具有广阔的应用前景。

在临床教学方面,通过计算机建立虚拟人体模型,借助感觉手套、头戴式显示器和跟踪球,使学生动态地更加熟悉人体内部各器官的解剖结构和功能。与传统的教学方法相比,它可以进一步提高学生的学习兴趣和学习效率。在手术训练和医疗保健方面,VR技术利用计算机模拟建立虚拟手术室和医疗训练系统,包括虚拟手术相关工具,如注射器、手术刀、手术钳等,虚拟手术台和手术灯以及虚拟人体器官和模型。操作者使用感官手套、VR眼镜等仪器模拟虚拟人体模型的操作。可以在沉浸式虚拟培训环境中进行实践和学习,从而获得与真实实验相同的体验,并且可以重复使用场景,节省资源,降低成本。

在实际临床应用中,外科医生可以在对患者进行手术前,借助虚拟现实技术对虚拟人体模型进行相应的操作练习,提高熟练度,在反复练习的过程中找到更合适的操作方法,提高手术成功率。此外,临床医生也可以通过模拟环境远程指导手术。

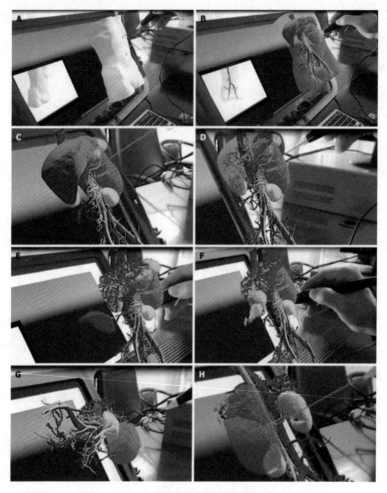

图12-4-1　虚拟现实在外科中的应用示例

1.在泌尿外科教学中的应用

泌尿外科获得了快速发展,手术方法多种多样。从传统的开放手术到内窥镜检查,再到现在的机器人手术,手术方式正朝着微创、精细化的方向发展。传统的培养方式已不能适应现阶段医疗人才发展的需要。VR技术可以弥补传统临床培训的不足,提高临床培训的教学水平和效果。

可利用VR技术模拟泌尿系统疾病的发生,使学生熟悉疾病发生、发展、诊断、治疗的全过程,加深对泌尿系统疾病的全面认识。VR技术还可以模拟手术室、手术器械等,利用计算机构建数字化三维虚拟人体模型,利用VR技术清晰了解泌尿外科的解剖结构及周围邻近条件,清晰掌握不同条件下的内窥镜手术入路等标准化操作,游离、暴露、结扎和缝合。VR技术还可以使学生在泌尿外科系统结构模型上实现各种类型的外科手术,在熟练掌握多种手术的同时加深对泌尿外科手术的理解,促进其临床综合思维。同时,训练过程还可以模拟特殊情景,提高学生应对能力和手术技能。

目前,根据泌尿系统多腔隙的特点,有许多内窥镜手术。虚拟现实技术在泌尿内镜中的应用主要体现在虚拟内镜(又称虚拟内镜)上。虚拟内窥镜主要是利用一系列的图像处理技术(CT、MRI等),在计算机中重建腔器官的黏膜和腔外的邻近结构。它不仅显示了传统光镜的内容,还显示了传统光镜无法到达的地方,例如腔外的结构。主要包括模拟输尿管镜、模拟膀胱镜、模拟尿道镜等。因此,在临床应用过程中,虚拟内镜成为大多数患者可以耐受的非创伤性检查,也让医学生在技能训练过程中更好地模拟实际情况进行操作练习。它的最大特点是可以避免出血、感染、穿孔和麻醉风险等并发症。

2.在肝胆外科教学中的应用

肝脏有双重供血,有胆管和肝静脉通过。此外,胆囊的特殊位置导致肝胆系统的结构极其复杂,这给肝脏外科医生和学习者造成了相当大的障碍。肝脏的功能非常重要。一旦肿瘤生长在肝脏的中央部分,并位于血管和胆管的中间,手术就相当困难。这就要求操作者对肝胆系统的解剖结构有非常深刻的认识,在手术前制定详细的方案,明确肿瘤与血管树的关系,确定手术入路和手术方法。传统的教育方式无法使医学生对肝脏解剖学形成良好的理解和应用,增加了后期肝脏外科教学的难度。以腹腔镜为基础的手术对肝脏的解剖结构要求更为严格,因此如何培养一名优秀的肝胆医生成为教学医院研究的重点。

VR技术的出现很好地解决了这个问题。VR技术可以360°观察肝脏的解剖结构,肝内肿瘤与血管、胆管的关系,并能隐藏各种管道,让每个学生对肺门和肝内结构有一个清晰的认识,让学生在头脑中建立三维模型,加深对肝胆结构的认识。此外,研究肝胆结构的学生可以利用虚拟实验室反复进行虚拟学习,直至熟练掌握。

VR技术在肝胆外科手术的术前规划和培训中也有很好的应用。VR技术可以通过目前已知的成像技术(CT、MRI等)重建患者的肝脏模型。通过计算机测量和处理,可以直观地显示肝门和肝脏的解剖结构以及肝内胆管有无变异;可以清晰地测量肿瘤大小与周围胆管的关系,并通过数据库分析比较,展示最佳的手术方式,它甚至可以模拟手术的全过程,使操作者能快速掌握手术技巧,降低患者的手术风险率。

3.在神经外科教学中的应用

由于脑解剖结构的复杂性,各种神经外科辅助技术如内窥镜、显微镜、导航等在外科手术中不断得到应用,神经外科手术也变得越来越复杂和微创。相应地,对神经外科医生的要求也越来越高,培养周期变长。在神经外科教学中,如何使学生将神经解剖学基础知识与颅骨影像资料相结合,形成三维空间结构概念,从而在外科手术中能够准确定位,一直是神经外科教学的难点。

利用患者的头部和血管图像重建手术标本模型,建立相关神经外科的VR模拟平台,然后利用VR系统提供的切割和移动工具,模拟从切割头皮、钻孔颅骨、打开骨窗、到暴露患病部位等一系列过程,操作者可以在VR世界中进入大脑内部,打破了时空条件的限制,有效地模拟了神经外科的真实定位过程。它不仅可以随时反复暂停和播放,还可以进行多角度的动态观察,有利于增强神经外科学生的空间想象力,提高其学习积极性。通过模拟操作培训,可以熟练掌握操作流程,从而规避真实操作带来的各种风险,弥补传统教学资源的不足。通过在VR平台上进行一些复杂的手术操作,可以提高手术的熟练程度,缩短神经外科医生的培训周期。

4.在骨科教学中的应用

骨科涉及四肢和脊柱等多个复杂结构。由于手术种类繁多,解剖结构复杂,手术视野狭窄,初学者的学习曲线往往很长,很难在短时间内完全掌握这些技术。在骨科的学习过程中,要培养良好的三维感知能力,熟悉解剖整体与局部的关系,明确骨关节及周围的相关结构,包括重要的神经血管结构和形态,肌腱和韧带起点和终点。为了降低患者的手术风险,增加年轻医生的实践机会,以往的骨科教学实践主要通过尸检、图片和多媒体的方式进行。然而,手术训练的尸体来源短缺,难以满足临床需求。加上画面没有立体印象等原因,导致教学效果无法保证。

VR技术在骨科的解剖虚拟,主要是通过计算机将人体CT、MRI等数据输入VR系统的工作站,重建人体骨骼、肌肉等模型,直观、准确、生动地为用户提供可反复操作的虚拟环境。学生可以通过人机交互直观、轻松地了解骨科疾病的解剖生理基础,在不破坏表面结构的前提下,直观地了解深层解剖结构,模型可以任意旋转,将抽象的内容具体化、形象化,给学生留下深刻的记忆,既丰富了教学模式、调动了学生的主观能动性,又节约了教学成本、提高了教学效果。

5.在妇产科教学中的应用

妇产科是临床医学教学的重要组成部分。但由于女性盆腔解剖结构复杂,器官隐匿,组织形态抽象,学生在学习中较难掌握。此外,妇产科患者及其家属的自我防范意识和隐私保护意识较强。他们往往拒绝在妇科检查中进行教学,尤其是面对男医生时会更加排斥,这给妇产科临床教学增加了难度。VR技术的出现,使学生在符合伦理道德的条件下,更深入地了解和学习妇产科相关知识成为可能。目前,虚拟现实技术已逐渐开始在妇产科的许多方面得到应用。其中,妇科手术的培训应用最为广泛。第四代虚拟现实手术模拟系统具有机械反馈和手术操作指导等功能。同时,VR技术在妇科机器人手术培训、宫腔镜培训、产科急救培训等诸多方面均表现出学习曲线短、参与度高的优势。

(二)虚拟现实在临床教学中的优势

1.虚拟仿真学习环境

与模拟教学相比,VR可以提供更真实的临床场景,打破教学的时间和空间限制,最大限度地模拟操作情况。外科实践技能的教学需要较强的动手能力。以剖腹手术为例,从无菌手术到开腹手术,手术内容多,准备时间长。在剖腹手术过程中,由于模型的限制,有必要对各个级别的手术进行想象。在层层解剖操作过程中,学生

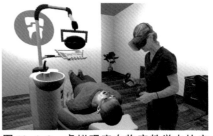

图12-4-2 虚拟现实在临床教学中的应用示意图

很难将理论上所学的知识一一对应于实际操作场景。在VR条件下,这些问题不再存在。学生可以直接查看与无菌相关的操作细节。如果他们感到困惑,他们可以暂停或反复观看。VR可以建立人体的虚拟模型,学生可以佩戴设备(VR眼镜、手套、耳机等),借助跟踪球、感觉手套等辅助工具,不仅能直观地了解人体器官,同时还能产生视觉、触觉、听觉、动觉等多重感知,使学生在操作时产生沉浸感。

2.提高学生学习主动性与应变能力

学生可以通过VR学习外科手术来获得感性和理性知识。VR的超级互动性给学生一种临场感,激发他们学习的主动性。VR可以容纳多种临床场景,并可以快速改变所需的场景,告别了传统的教学方法,即学生在操作教学完成后机械地模仿老师的操作。VR可以立即改变案例,再现操作中可能发生的各种事故,让学生积极思考,保持学习的兴趣和积极性。例如,在止血模拟训练中,传统的止血训练是通过胶管模拟的血管模型进行实战演练。学生只能了解操作步骤,但塑料管不能真正模拟血管的脆弱性。练习时,学生只满足于结扎血管完成打结,打结过程中的质量很难得到重视,与止血操作相对应的临床思维很难得到训练。VR可以虚拟不同部位血管的出血场景。学生们正面对一个病人,他们需要根据患者的情况来考虑和选择止血方法,如

按压止血、结扎止血等,在结扎止血的过程中,如果用力不当或操作不当时,可以出现再出血或撕脱等场景,一系列可设计的事故更接近临床实践,挑战学生的心理素质和应急处理能力。可以说,VR更具不可预知性、真实性和挑战性,更有利于培养学生的适应能力和临床思维。

3.节约教学成本

许多外科手术需要更复杂的机器和模型。例如,我们大多数人在阑尾切除术训练中使用白兔进行教学。动物准备、场地准备、仪器准备和师生准备需要大量的资金和时间消耗,这使得很难确保每个学生都有操作的机会。然而,VR完美地解决了这个问题,VR虚拟场景可以迅速复原,因为它是一个虚拟系统,几乎没有设备成本。它直接从三个维度重建人体模型,供学生练习,使准备时间大大缩短。无限重复弥补了临床实践中机会不平等、经验积累缓慢的缺陷,而且系统可以提供评分和记录功能,不仅给了每个学生反复练习和实践的机会,而且还可以让学生通过客观的评估和对操作细节的审查,在发现自己的错误后进行纠正和改进。当学生在虚拟环境中操作时,他们不需要担心设备的损坏、操作的扭曲以及医患之间的冲突、医疗风险等问题。

二、增强现实

AR技术是在VR的基础上发展起来的一种新技术。它是通过计算机提供的信息增加用户对现实世界的感知,并将计算机生成的虚拟对象、场景或系统提示信息等内容叠加登记在现实世界的场景上,实现虚拟场景与真实场景的有机融合的科学技术。借助视觉系统无法从虚拟场景中获得的附加信息,增强了对真实场景的理解和感知,从而实现超越现实的感官体验。AR以注册、配准、跟踪、显示和交互为技术支撑,具有三个突出的特点:信息集成、实时交互和三维注册。增强现实系统的工作流程包括:对所需的渲染图像进行虚拟建模,将虚拟建模与真实环境进行匹配,最终增强图像的显示效果。

从广义上讲,AR技术是对操作员模拟信号增强的自然反馈;从狭义上讲,AR技术是连接现实世界和虚拟世界的桥梁,是虚拟对象和真实对象之间的精确三维配准和实时交互。AR技术为用户呈现3D视角,具有沉浸式、合作式的特点。AR技术借用VR技术,利用光学投影和实时计算手段,将信息叠加到用户的视野中,增强了用户与外界互动的体验,近年来逐渐成为医疗领域新兴的关键技术。AR技术在提高医学教育水平、降低手术失败率、提高手术准确率、提高学习效率等方面效果显著。

（一）增强现实的关键技术

1.配准技术

配准是将虚拟图像和真实图像中的相应数据点链接到坐标系的过程。实现虚拟建模与实际患者之间的精确匹配并将虚拟图像叠加在正确的位置上是增强现实技术中的一个难点。如果没有精确的配准技术，虚拟场景可能会漂浮在真实场景之外，任何一点的叠加误差都可能造成错误的认知，所以精确的配准是保证增强现实图像形成的关键。目前，虚实注册方法包括基于硬件的注册和基于计算机视觉的注册。基于硬件设备的配准技术主要包括电磁、光学、超声波和机械跟踪配准方法。机械方法通过物理连接来测量物体的方向。准确定位后，通过识别虚拟和真实图像上的标记点或整体表面进行配准。它的定位准确而广泛，但需要额外配置跟踪和定位设备。这种方法在医学领域得到了广泛的应用。术中配准通常通过在皮肤表面粘贴标记点、在骨骼和器官中植入金属螺钉或对接近骨骼的皮肤进行激光扫描来实现。

2.跟踪技术

跟踪技术主要是实时显示病变部位的变化和手术器械的位置，要求范围大、精度高。常用的跟踪技术有红外跟踪、光学跟踪和电磁跟踪，由机械、磁、超声波和光学位置传感器完成。但是，这些传感器都有自己的缺点，不能完全满足AR技术的要求。未来的发展方向是混合跟踪技术，它弥补了每个传感器的不足，提高了跟踪效率。

3.显示技术

AR系统中使用的显示技术根据成像原理的不同，可以分为视频类型、光学透视类型和投影仪类型。视频显示的基本原理是虚拟图像和现实世界图像的数字融合，一般由前置摄像头、场景生成器、视频合成器和显示器组成。视频合成器将计算机生成的虚拟图像与摄像机获得的真实世界图像融合，并通过显示器将组合图像呈现给用户的眼睛。由于图像的融合和处理需要时间，因此视频显示中的图像相对于现实世界通常会略有延迟。光学透视显示器一般由场景生成器、集成显示器和光学透视镜头组成。其基本原理是集成显示器中的虚拟造型图像反射到半透明透镜上，真实的环境光和数字图像融合在半透明透镜上，最终呈现在用户的视网膜上。将虚拟图像与真实环境叠加的一种更直接的方法是使用投影仪将虚拟建模图像直接投影到真实环境中。它对真实环境具有直视性，能营造物体的透明感，容易被隐藏在深层结构中，而且技术简单，价格低廉，但易受环境干扰。

4.交互技术

AR技术中人机交互的实现也是该技术的优势所在。从基于传统硬件设备(鼠标、键盘等)的交互技术,到语音识别的交互技术、触摸交互技术、运动识别的人机交互技术的发展,将为AR技术开辟更广阔的应用前景。利用手势识别、语音识别、力反馈设备、六自由度鼠标、数据手套和特定标志等工具,在系统中预设相应的动作,以便在系统识别后执行相应的操作,实现操作员与计算机系统的沟通和对话,从而在复杂结构区域的运行中发挥重要作用。

(二)增强现实在外科中的应用

基于AR技术的手术导航是一种很有前途的临床应用技术。基于跟踪配准技术,对术前或术中影像数据与手术床上患者解剖结构进行精确实时对齐,可有效解决术前与术中时空分离造成的同步性不足问题。在AR手术导航系统中,外科医生可以通过佩戴光学透视头戴式显示器获得融合图像,将虚拟解剖结构(如软组织、血管和神经)与手术过程中的真实场景相结合,克服了传统手术导航的一些缺点,如医生不再需要在真实的手术场景和电脑屏幕之间切换,从而提高了手术的安全性、准确性和可靠性。

由于无法获得病灶和周围组织的内部结构,经验不足的医生在手术中很容易对重要组织造成损伤。为了实现精准手术,手术导航技术和术中AR技术结合了术前多模式医学影像信息,可以指导医生在术前做出准确的手术规划,在手术中准确识别和切除病灶。由于增强现实的虚拟建模图像依赖于患者的术前图像数据,对手术中运动和变形较小的器官如肝脏、颅骨等有较好的效果,而对小肠等器官的跟踪和匹配比较困难。目前,增强现实技术的临床应用多集中在肝胆胰外科、神经外科等学科。

1.增强现实在肝胆胰外科中的应用

(1)肝切除术

肝脏三维可视化模型有助于外科医生发现肝内脉管系统的解剖变异,对预防肝内血管损伤出血和减少围手术期输血具有重要作用。肝切除术中出血主要发生在肝脏游离、肝门解剖和切断肝实质时。肝切除术中血管损伤会增加围手术期输血的风险,同时增加术后死亡和并发症的风险。目前,用于预防和控制术中出血的主要方法是肝脏血流阻断和中心静脉降压。但肝门阻断时间长,易引起肝脏缺血再灌注损伤,增加术后肝衰竭风险。

利用AR技术对基于术前CT和手术视野的肝脏三维图像进行融合,同时结合吲哚菁绿ICG荧光图像进行实时导航,指导第一肝门的解剖及肝实质的断开,提前预测切除过程中可能遇到的重要血管主干及主要分支,防止肝静脉系统和门静脉系统的损害。在三维可视化肝内解剖结构的基础上,利用ICG荧光图像确定肿瘤的边界和肝切除范围,避免重要管道结构的损坏,提高了手术的准确性和安全性。

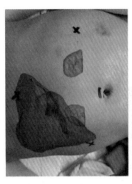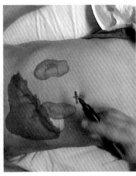

图12-4-3 增强现实在肝胆外科手术中的应用

（2）胰十二指肠切除术

AR技术辅助胰十二指肠切除术（PD）主要用于显示门静脉、肠系膜上动静脉、胰腺肿块及胰十二指肠下动脉,可提高手术的准确性,具有实用价值。机器人辅助增强现实技术,除了可以显示血管和导航手术外,还可以用于引导选择最佳的腔镜穿刺器的放置位置。AR技术配准方法包括光学追踪选取软组织边界作为基准点进行半自动配准、将腔静脉等结构作为参照进行人工交互式配准等。

胰腺是腹膜后器官,邻近腹主动脉、腹腔干、肠系膜上动静脉、下腔静脉等重要血管。与肝脏相比,手术过程中胰腺及其周围血管的位移和变形小,便于配准,更有利于增强现实技术导航的实施。胰腺手术通常涉及多个血管,术前增强CT可清晰显示肿瘤与手术区血管的结构关系。基于CT图像的三维可视化技术可以立体显示肿瘤、胰腺与周围组织的关系。增强现实技术将三维可视化图像直接叠加到手术视野中,可以辅助导航找到关键血管,并且这些血管和胰腺组织的边界可以作为标志进行配准。AR技术导航可以指示侵入血管的区域和范围,有利于外科手术的精准实施。

2.增强现实在神经外科中的应用

神经外科必须在狭窄的手术区切除尽可能少的组织,以减少对大脑的伤害,而大脑局限于颅骨,不易移动变形,因此是AR技术最早和最常应用的领域。AR技术可用于准确定位大脑深部的重要神经、血管和肿瘤,缩短手术时间。AR技术在神经外科领域,特别是在开颅手术中,根据患者的解剖结构进行手术计划的调整,体现了良好的应用效果。

AR具有与现实环境相互作用的优势,在医学领域具有巨大的应用潜力。AR可以使医生更好地了解患者的状况。随着技术的不断发展,AR技术与手术机器人可以有效结合。目前,在机器人辅助微创手术中,医生可以结合术前医学图像,建立患者病变区域的三维模型,规划手术方案。AR技术与手术机器人系统相结合,可将患者的术前3D模型叠加到实时手术操作场,实现机器人微创手术的实时导航,获取病变区域组织的内部结构,并进一步提高机器人手术的操作精度和安全性。

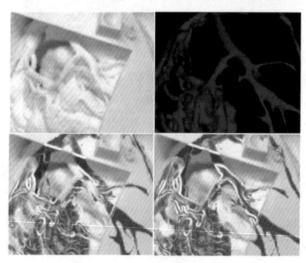

图12-4-4　增强现实在神经外科手术中的应用

三、混合现实

随着计算机技术、图像显示技术、空间定位技术和力反馈技术的不断发展,越来越多的研究开始集中在虚拟空间和真实空间的融合上,使观察者能够体验到特殊的混合环境。其核心是通过数字技术打破虚拟世界与现实世界的界限。

MR是继VR和AR之后,基于人类自然感知的新型数字全息成像技术。其核心特征是打破虚拟世界与现实世界的界限。与AR相对应的是增强虚拟(augmented virtuality,AV),它在虚拟环境中呈现真实对象的各种物理属性,例如触觉信息和温度信息。1994年,米尔格拉姆提出了现实-虚拟连续体(reality- virtuality continuum)的概念,即从现实环境到虚拟环境,需要依次经历增强现实和增强虚拟。MR同时包括AR和AV,它可以将现实世界和虚拟世界混合在一起,从而产生一个新的视觉环境,该环境既包含物理实体,也包含虚拟信息。与AR相比,MR不是虚拟对象与现实世界的简单叠加,而是一个虚拟与现实无缝融合的新世界,使两者之间的信息能够实时交换和互动。MR结合了VR和AR的优势,融合了数字信息和真实空间维度,是AR技术的进一步发展。通过将虚拟环境引入现实环境,在现实世界和虚拟世界之间建立交互式反馈信息循环,以增强用户体验的真实感。

(一)混合现实技术的优势

虚拟图像与现实世界环境之间的拟合与交互是MR技术的基础。MR技术利用传感器、图像识别设备、网络数据集成等手段,渲染虚拟世界,创造音效,实现视觉和听觉的感官反馈。当观察者的位置和视角发生变化时,其深度拟合关系可以相应地发生变化,从而达到虚实深度拟合的成像效果。随着计算机技术的发展,已经可以将MR系统的各个部件集成在头戴式眼镜等可穿戴设备上,实现数据的集成和呈现,以及用户与环境的交互。

MR系统通常具有以下主要特征:真实世界和虚拟世界的深度拟合;三维虚拟模型与真实世界的精确匹配;环境与用户之间的实时交互。MR在不关闭原始现实世界的情况下打开了一个新的视野。它不仅具有相互矫正的作用,而且进一步提高了手术的安全性和准确性。与3D打印相比,MR在时效性方面也有很大优势。获得数据后,3D打印模型至少需要10个小时以上,而混合现实图像仅需要5~10分钟,并且可以进行图像的渲染、放大、切割、选择性模糊等操作,使医生能够更加准确、细致地观察病情、制定手术方案,同时,使得医患沟通也变得更加准确、高效。

目前,已经可以利用CT、磁共振等传统图像数据,通过高效、智能的图像分割算法进行三维重建渲染等图形处理,结合可视化技术获得三维重建模型。通过拟合、定位、配准、物理参数调整、模型函数设置等方法,对医学图像数据进行高维现实处理,然后将三维重建模型加载到MR设备中,构建由MR技术派生的医学模型。通过感兴趣区域的规划和渲染,临床医生可以任意改变重建器官和病变的大小、颜色、透明度,使整个三维重建模型不仅可以从任何角度浏览、缩放、调整亮度和对比度,还可以隐藏各种组织,并测量和计算组织结构的大小,使临床医生更容易区分器官的解剖结构,从而辅助临床手术方案的制定、术中定位和精确切除,提高手术成功率和疾病治愈率,并为手术诊断和治疗过程提供了新的解决方案。

(二)混合现实技术在教学与实践中的应用

1.临床教学

传统解剖学教学大多依赖于教师的讲解、人体标本和物理模型。近年来,由于医疗环境和医学伦理的限制,真正的人体标本短缺,不能满足教学需求。对于复杂的人体解剖结构,简单的理论知识和空间想象往往导致学生学习效率低,对所学知识难以深入理解。MR的应用提供了一种高效、立体的新型教学模式。它基于现有的图像数据和层析成像,构造全息数字三维解剖图像,并借助混合现实眼镜,从多个角度和层次以真实和三维的方式呈现相应的解剖部位。使学生对复杂人体标本的学习更加直观、立体、简单、有效。

2.手术培训

临床外科培训是一个高成本、长周期的过程,往往需要足够的解剖标本和连续的模拟训练,才能培养出一个基本合格的医生。外科手术培训是提高外科医生能力的基础,但由于模拟设备、手术风险和手术室条件的限制,其教学和实践陷入了瓶颈。MR基于与现实世界的互动和信息获取的及时性,可以提供理想的外科手术培训平台。通过MR模拟器,医生可以在三维视觉世界中以更加生动、自然、逼真的方式反复练习,直至掌握手术操作技术。

3.医患沟通

医患沟通是医患之间的双向互动。医患沟通不畅是造成医患关系紧张的主要原因之一。MR逐渐应用于医患沟通。医生可以将手术相关信息输入MR设备进行建模,在平台上为患者及家属演示手术流程,介绍病情及手术方法等,使患者及家属对病情有更直观、更深入的了解,增加患者对自身疾病和手术风险的认识,减轻患者的心理压力,减少医患沟通不畅造成的矛盾,从而有效解决医患之间的信息不对称和医患之间的信任危机问题。

4.术前规划

在传统的外科手术中,医生凭借自身的医学知识、临床经验和想象力,通过X线、CT、磁共振检查等二维图像对大脑中的病灶信息进行恢复和重建,从而制定手术方案。这对年轻的外科医生来说很难,需要大量的临床实践经验,同时,对解剖变异的预判偏差会影响手术方案的精确制定。通过MR技术构建组织器官模型,不仅可以使医生对病变的认识更加准确,还可以使医生之间的交流更加方便直观,多位医生可以通过MR实时共享手术规划细节,讨论制定最佳手术方案。

5.术中引导

随着现代外科智能和微创手术的发展,以及患者对手术操作要求的提高,手术操作的复杂性和难度较以前大大增加,往往需要在狭小的空间内进行精细手术,尤其是在人体某些血管、神经丰富的组织器官如心脏、大脑、脊柱和骨盆交汇的复杂部位,稍有不慎就可能造成严重后果。MR将术前CT或磁共振成像生成的三维重建虚拟模型集成到相应的患者体内,提供实时三维可视化的最佳匹配位置,使外科医生在不完全扩大手术切口的情况下,获得肉眼看不见的内脏器官的视觉和空间信息,并指导整个手术过程。借助MR辅助导航系统,医生可对手术区域进行高维透视,提高了手术的准确性和安全性。

(三)混合现实在外科手术中的应用

1.混合现实在神经外科手术中的应用

对于大多数神经系统肿瘤性疾病,手术治疗可以缓解肿瘤生长引起的占位效应,降低颅内压,保护神经生理功能,明确病理诊断。同时,由于某些肿瘤的侵袭性生长,手术的术前设计和手术切除范围的确定尤为重要。基于MR技术的全息成像的准确匹配,医生可以通过头戴式MR设备直观地观察病变的大小和位置,以及病变与周围重要解剖结构的相邻关系,并根据患者的特点设计个性化的骨瓣和手术方法。在手术视野下确认病变边缘,无须在显示器和手术视野之间反复切换,降低了手术难度,克服了神经导航系统设备组成和操作步骤的复杂性。

2.混合现实在口腔颌面外科手术中的应用

口腔颌面外科手术会影响患者的颜面部,仔细而准确的手术设计和外观预测对于手术效果至关重要。颌面部肿瘤常造成面部畸形,甚至严重损毁颜面。在实施手术之前,制定详细而严格的手术方案,保证在肿瘤广泛完整切除的前提下,最大限度地修复患者的面部形态,保留其功能,是口腔颌面外科手术最为关键的问题。利用MR技术,临床医生可以在术前重建患者颌面部区域的三维图像,使医生可以反复思考和修改手术方案,提高手术的准确性,同时可以与患者进行高质量、有效的沟通。此外,MR技术与3D打印技术相结合,可精确制备术中导板,使软硬组织的切割和复位更加准确,有效降低肿瘤复发率,最大限度地提高患者的生活质量。

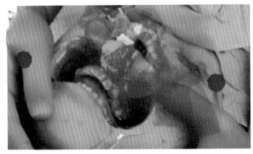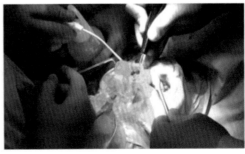

图12-4-5　混合现实在口腔颌面外科手术中的应用

3.混合现实在胸外科手术中的应用

随着微创外科和精准医疗理念的不断发展,微创肺段切除术在肺小结节切除和早期肺癌治疗中的地位不断提高。由于患者的个体差异,在胸腔镜下肺段切除术中经常会遇到肺血管变异和畸形,特别是在联合亚段切除术中,肺静脉更加复杂多变,手术难度更大。MR技术的开放状态和手术过程中的实时导航功能,可以辅助外科医生在胸腔镜下进行精确的肺段切除,可以降低手术风险,提高手术的效率和准确性。肺部手术涉及患者身体位置的变化,呼吸运动会影响数据的准确性,使后续的三维模型重建出现偏差,因此,MR在胸外科中的应用需要进一步探索。

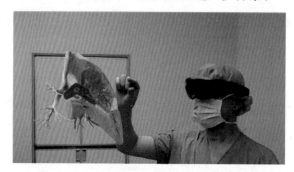

图12-4-6　混合现实在胸外科手术中的应用

4.混合现实在泌尿外科手术中的应用

肾脏复杂肿瘤常与肾血管、肾集合系统、周围器官等密切相关,肾血管常发生变异。如果仅采用常规CT检查,很难对复杂病变与肾脏、周围血管、器官的关系有清晰的认识,导致手术风险增加。MR在肾部分切除术中的应用,使肾脏内肿瘤的形态、大小、位置及病灶与周围血管及采集系统的关系更加清晰,便于手术方案的制定、手术入路的选择及肿瘤切除过程的模拟,同时评估缝合难度,优化手术步骤,使手术过程更安全、更准确,减少误判,提高手术成功率。

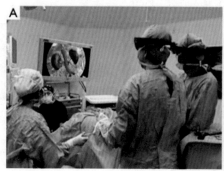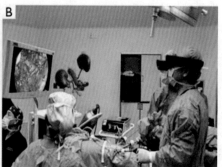

图12-4-7　混合现实在泌尿外科手术中的应用

5.混合现实在肝胆胰外科手术中的应用

传统的肝胆胰外科手术主要依靠医生的临床经验和病灶的二维影像学检查来制定手术方案,MR可以通过对二维图像数据进行三维重建获得肝胆肿瘤模型,实时交互,有助于分析病灶与周围组织器官的毗邻关系、病灶体积大小等信息。医生可以在手术前模拟手术过程,讨论并制定手术方案;在手术过程中观察三维模型,实现小误差范围内的精确定位,明确手术路径,实时导航,可以显著降低手术风险,减少术中出血量。缩短操作时间。在肝切除过程中,要明确切除范围,避免重要的管道损伤,防止大出血。解剖性肝切除术可以减少术中出血,改善部分肝癌患者的远期预后,但肝段之间没有明确的界限。术中实时超声导航可确定切除范围,避免血管损伤,减少术中出血,而MR技术可在无须超声引导的情况下确认每个肝静脉平面和肝蒂。术中操作简单易行,具有良好的应用前景。

将MR技术应用于医学领域有助于使抽象、微观、复杂的医学信息变得形象化、可视化和简单化。MR技术为医学教育培训、医学研究、医患沟通、临床治疗等带来颠覆性变化,有助于推动医学的快速发展。MR技术的巨大应用前景有望使其成为外科治疗的重要手段之一,并有助于推动个性化、精准化医疗服务的发展。

(矫文捷　刘傲)

第五节　电磁导航支气管镜在肺外科中的应用

随着医学物理学、电磁学和医学导航设备的不断发展,电磁导航支气管镜(electromagnetic navigation brontronscopy,ENB)应运而生。ENB结合电磁导航系统和常规柔性支气管镜,以电磁定位技术为基础,结合计算机虚拟仿真支气管重建技术、高分辨率螺旋CT技术和柔性支气管镜,可进行实时引导定位,准确定位或活检,到达常规支气管镜检查无法到达的肺部周围病变。

一、电磁导航系统简介

ENB系统通过胸部高分辨率螺旋CT图像建立三维重建的虚拟支气树,可以根据CT显示的病变部位预设检查路线,患者躺在磁性板上(整个胸部处于弱磁场中)。在支气管镜检查期间,引导导管到达病变部位。导管顶部携带的电磁定位传感器提供二维和三维空间坐标和方向信息,病变位置实时反映在预先设定的路线图上。支气管镜图像显示重建的三维支气管树和肺周围病变的位置,从而准确地引导导管到达病变部位。

一、电磁导航系统主要由4部分组成

1.电磁定位板

电磁定位板尺寸为长56 cm、宽47 cm、厚1 cm,可释放低频均匀电磁波。支气管镜检查时,电磁定位板放置在支气管镜床的头侧,检查时患者躺在其上方。

2.导航定位装置(locatable guide,LG)

LG由直径为1 mm、长度为8 mm的传感器探头和具有可旋转360°可弯曲金属导丝组成。一旦将探头放置在电磁场中,系统就可以捕获其方向,例如X、Y、Z轴和旋转、倾斜等运动信息。捕获的信息以

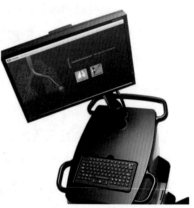

图12-5-1　电磁导航系统

每秒166帧的速率实时显示,并与先前的CT图像叠加。连接到设备的旋转手柄和控制杆可以通过4个独立的电缆控制探头以8个自由度移动。探头还具有用于连接电缆的插孔,用于将信息从传感器发送到计算机。

3.扩展操作通道(extended working channel,EWC)

EWC是一种长度为130 cm、直径为1.9 mm的柔性管。它用于插入传感器或支气管镜操作附件,并由导航定位系统引导到目标区域进行相关操作。LG可以与EWC连接。

4.计算机系统与监视器

计算机软件和监视器提供CT和导航图像处理和显示、磁导航信号接收和处理。操作者可以从冠状位、矢状位和轴向位置以及叠加在其上的病变区域的解剖位置标记查看CT图像。观察探头的位置和方向,引导和控制探头到达周围肺组织。显示屏上的探头以黄色显示目标区域的位置和距离。监视器还可以进行镜像反转显示。计算机系统安装了虚拟支气管树的重建模块,将数字化的胸部CT图像以DICOM格式导入系统后,系统会自动重建为轴位、冠状位和无状位的胸部图像及虚拟支气管树。计算机系统会根据重建的支气管树自动规划导航路径。

二、电磁导航支气管镜操作流程

ENB操作分为计划、注册和实时导航。

1.计划（术前虚拟导航）

术前，通过计算机软件将DICOM格式的高分辨率胸部CT数据导入ENB系统，以创建胸腔的轴位、冠状位、矢状位图像和虚拟支气管树。目标病变显示在每个重建平面上。操作者在相应的CT图像和支气管树图像上制作了5~7个解剖标志，然后在胸部高分辨率CT上发现了目标病变，并标记了相应的虚拟支气管树的目标区域。操作者选择目标病灶，用软件分析病灶与周围支气管的关系。计算机软件可以自动找到通往目标病变的气道，并显示带有彩色线的导航路径，以供参考和确认。操作者也可以手动设置导航路径或仅进行部分修改，并按照预设路径准确到达预定的病变位置。

2.注册（支气管镜定位）

将电磁定位板放置在患者胸部下方，首先对患者进行常规支气管镜检查和初步评估，并清除分泌物。患者平躺在检查床上，放置3个用于监测和补偿呼吸运动以及患者胸部位置的其他可能变化的传感器，将柔性支气管镜通过鼻腔放入气道，并通过EWC放入LG，进行关键解剖位置的匹配，将虚拟支气管镜图像的标记与体内探头的实际位置进行关联，从而进行叠加并配准ENB重建支气管树与患者的实际支气管树。注册成功后，系统可以显示虚拟支气管镜，全面生成导航计划地图直达目标区域，并开始导航。

3.实时导航

配准完成后，将支气管镜置于目标段支气管中，将LG插入EWC，根据监视器显示的三维重建CT图像和虚拟支气管树，操作者只需按照导航提示进行操作，导航平面图显示每个支气管分叉处的方向，绿色球是目标定位，LG探头可以按照设定的方向前进，进入目标病灶的支气管。LG探头接收电磁板释放的电磁波信息，并反馈给系统。该系统可以准确地反应探头的位置。由先前图像配准产生的5~7个标记，如果探头的位置偏离预定路径，显示屏将提示操作员通过LG手柄校正位置。当到达目标区域时，将EWC固定，然后将LG从EWC中取出，并将EWC放入活检钳和其他操作仪器中，以进行针吸、活检、刷检或药物注射等操作。

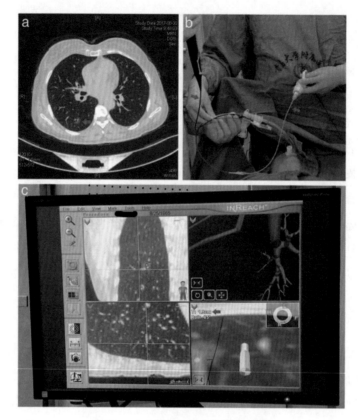

图12-5-2　电磁导航支气管镜导航

三、电磁导航支气管镜的优势

由于人体支气管的结构特点和临床常用手术方法的局限性,传统的支气管镜检查、经胸针吸活检和气道内超声引导下活检对肺周围结节的诊断仍有一定的局限性,而结节的位置和大小是影响诊断率的主要因素。ENB技术结合了仿真支气管镜与可曲式支气管镜的优点。通过对患者术前CT检查的数据收集和处理,生成虚拟支气管树,分析病变与邻近支气管的关系,建立通往病变的支气管通路,并实时引导LG准确到达常规支气管镜无法到达的周围病变部位,增加定位的准确性,同时可获得病变组织,用于进一步病理诊断。与X射线检查和CT扫描相比,电磁导航技术可以在没有放射线的情况下对肺部病变进行探查和活检。与传统的经皮穿刺活检相比,ENB的最大优势是安全。因为没有破坏胸膜,所以胸膜反应、气胸的发生率要低得多。

因此,ENB技术具有导航定位准确、无辐射损伤、使用方便、无须使用对比剂等优点。

四、电磁导航支气管镜在肺外科手术中的应用

对于早期肺癌,尤其是离胸膜表面稍远的结节很难准确定位,用常规触诊或检查很难定位肺磨玻璃结节(GGO),这对手术的定位方法提出了更严格的要求。ENB作为一种具有良好安全性和准确性的结节定位方法,在胸腔镜肺癌手术的术中病灶定位应用中具有广阔的前景。

术中定位难以到达的周围肺结节是胸外科的难题。目前的方法是CT引导下经皮Hook-wire定位,但有定位导丝移位、出血等风险。ENB的出现提供了一种新的定位方法。可通过ENB引导将染料(亚甲蓝等)注入病灶所在的支气管,标记病灶位置,然后,在胸腔镜或机器人直视下将标记的病灶切除,提高手术操作的安全性和准确性。在ENB引导下的病灶附近注射混合亚甲蓝纤维蛋白胶可以帮助定位无法触及的周围肺结节,可在手术过程中明显触摸到病灶,以提高定位精度,同时染料不影响病理诊断。然而,一些长期吸烟者的内脏胸膜染色时不容易被发现,此时,可在ENB下注射吲哚菁绿荧光染色剂,在荧光胸腔镜下更直观地切除。此外,ENB定位可以显著缩短患者等待手术的时间,尤其当CT术前定位地点与手术地点不在同一房间时,避免了在转移患者和术前等待过程中可能发生的穿刺相关并发症。

ENB可与微创胸外科优化融合,仅通过一次麻醉即可完成肺部病灶的"诊断、定位、手术"一体化诊疗模式,满足肺癌早发现、早诊断、早治疗的临床需求。

(矫文捷　刘傲)

参考文献

[1] HAMET P, TREMBLAY J. Artificial intelligence in medicine [J]. Metabolism, 2017, 69S: S36-S40.

[2] HARRIS S J, ARAMBULA-COSIO F, MEI Q, et al. The Probot--an active robot for prostate resection [J]. Proc Inst Mech Eng H, 1997, 211(4): 317-325.

[3] MENCIASSI A, QUIRINI M, DARIO P. Microrobotics for future gastrointestinal endoscopy [J]. Minim Invasive Ther Allied Technol, 2007, 16(2): 91-100.

[4] KUNISAKI C, HATORI S, IMADA T, et al. Video-assisted thoracoscopic esophagectomy with a voice-controlled robot: the AESOP system [J]. Surg Laparosc Endosc Percutan Tech, 2004, 14(6): 323-327.

[5] SACKIER J M, WOOTERS C, JACOBS L, et al. Voice activation of a surgical robotic assistant [J]. Am J Surg, 1997, 174(4): 406-409.

[6] PUGIN F, BUCHER P, MOREL P. History of robotic surgery: from AESOP(R) and ZEUS (R) to da Vinci(R) [J]. J Visc Surg, 2011, 148(5 Suppl): e3-8.

[7] TAYLOR, R. H, FUNDA, et al. A telerobotic assistant for laparoscopic surgery [J]. 1995, 14(3): 279-288.

[8] KIM H L, SCHULAM P. The PAKY, HERMES, AESOP, ZEUS, and da Vinci robotic systems [J]. Urol Clin North Am, 2004, 31(4): 659-669.

[9] MARESCAUX J, RUBINO F. The ZEUS robotic system: experimental and clinical applications [J]. Surg Clin North Am, 2003, 83(6): 1305-1315, vii-viii.

[10] RUURDA J P, VAN VROONHOVEN T J, BROEDERS I A. Robot-assisted surgical systems: a new era in laparoscopic surgery [J]. Ann R Coll Surg Engl, 2002, 84(4): 223-236.

[11] MARESCAUX J, LEROY J, GAGNER M, et al. Transatlantic robot-assisted telesurgery [J]. Nature, 2001, 413(6854): 379-380.

[12] LEAL GHEZZI T, CAMPOS CORLETA O. 30 Years of Robotic Surgery [J]. World J Surg, 2016, 40(10): 2550-2557.

[13] BALLANTYNE G H, MOLL F. The da Vinci telerobotic surgical system: the virtual operative field and telepresence surgery [J]. Surg Clin North Am, 2003, 83(6): 1293-1304, vii.

[14] NEWLIN M E, MIKAMI D J, MELVIN S W. Initial experience with the four-arm computer-enhanced telesurgery device in foregut surgery [J]. J Laparoendosc Adv Surg Tech A, 2004, 14(3): 121-124.

[15] HELLAN M, STEIN H, PIGAZZI A. Totally robotic low anterior resection with total mesorectal excision and splenic flexure mobilization [J]. Surg Endosc, 2009, 23(2): 447-451.

[16] QIU T, YU B, XUAN Y, et al. Vectorial localization of peripheral pulmonary lesion guided by electromagnetic navigation: A novel method for diagnostic surgical resection without dye marking [J]. Thorac Cancer, 2018, 9(4): 502-504.

[17] JUNG M, MOREL P, BUEHLER L, et al. Robotic general surgery: current practice, evidence, and perspective [J]. Langenbecks Arch Surg, 2015, 400(3): 283-292.

[18] ANTONIOU S A, ANTONIOU G A, ANTONIOU A I, et al. Past, Present, and Future of Minimally Invasive Abdominal Surgery [J]. JSLS, 2015, 19(3).

[19] HANNAFORD B, ROSEN J, FRIEDMAN D W, et al. Raven-II: an open platform for surgical robotics research [J]. IEEE Trans Biomed Eng, 2013, 60(4): 954-959.

[20] SIMOROV A, OTTE R S, KOPIETZ C M, et al. Review of surgical robotics user interface: what is the best way to control robotic surgery? [J]. Surg Endosc, 2012, 26(8): 2117-2125.

[21] HAGN U, KONIETSCHKE R, TOBERGTE A, et al. DLR MiroSurge: a versatile system for research in endoscopic telesurgery [J]. Int J Comput Assist Radiol Surg, 2010, 5(2): 183-193.

[22] PETERS B S, ARMIJO P R, KRAUSE C, et al. Review of emerging surgical robotic technology [J]. Surg Endosc, 2018, 32(4): 1636-1655.

[23] RASSWEILER J J, AUTORINO R, KLEIN J, et al. Future of robotic surgery in urology

[J]. BJU Int, 2017, 120(6): 822-841.

[24] LANG S, MATTHEIS S, HASSKAMP P, et al. A european multicenter study evaluating the flex robotic system in transoral robotic surgery [J]. Laryngoscope, 2017, 127(2): 391-395.

[25] MATTHEIS S, HASSKAMP P, HOLTMANN L, et al. Flex Robotic System in transoral robotic surgery: The first 40 patients [J]. Head Neck, 2017, 39(3): 471-475.

[26] REMACLE M, V M N P, LAWSON G, et al. Transoral robotic surgery (TORS) with the Medrobotics Flex System: first surgical application on humans [J]. Eur Arch Otorhinolaryngol, 2015, 272(6): 1451-1455.

[27] GUELI ALLETTI S, ROSSITTO C, CIANCI S, et al. The Senhance surgical robotic system ("Senhance") for total hysterectomy in obese patients: a pilot study [J]. J Robot Surg, 2018, 12 (2): 229-234.

[28] SPINELLI A, DAVID G, GIDARO S, et al. First experience in colorectal surgery with a new robotic platform with haptic feedback [J]. Colorectal Dis, 2018,20:228–235.

[29] FANFANI F, RESTAINO S, ROSSITTO C, et al. Total Laparoscopic (S-LPS) versus TELELAP ALF-X Robotic-Assisted Hysterectomy: A Case-Control Study [J]. J Minim Invasive Gynecol, 2016, 23(6): 933-938.

[30] LIM J H, LEE W J, PARK D W, et al. Robotic cholecystectomy using Revo-i Model MSR-5000, the newly developed Korean robotic surgical system: a preclinical study [J]. Surg Endosc, 2017, 31(8): 3391-3397.

[31] ABDEL RAHEEM A, TROYA I S, KIM D K, et al. Robot-assisted Fallopian tube transection and anastomosis using the new REVO-I robotic surgical system: feasibility in a chronic porcine model [J]. BJU Int, 2016, 118(4): 604-609.

[32] 田增民, 王田苗, 刘宗惠, 等. 机器人系统辅助脑立体定向手术 [J]. 军医进修学院学报,1998, 19(1): 3.

[33] 李群智. 机器人辅助显微外科手术系统的研究与开发 [D]; 天津大学, 2004.

[34] 王树新, 丁杰男, 负今天, 等. 显微外科手术机器人——"妙手"系统的研究[J]. 机器人. 2006, 28(2): 6.

[35] PAN X, GU C, WANG R, et al. Initial Experience of Robotic Sleeve Resection for Lung Cancer Patients [J]. Ann Thorac Surg, 2016, 102(6): 1892-1897.

[36] 李爱民, 李进华, 李建民, 等. 国产机器人妙手S系统远程手术实验研究 [J]. 腹部外科,2016, 29(6): 5.

[37] ZEMITI N, ORTMAIER T, VITRANI M A, et al. A Force Controlled Laparoscopic Surgical Robot without Distal Force Sensing; proceedings of the International Symposium on Experimental Robotics, F, 2006 [C].

[38] 付宜利, 潘博. 微创外科手术机器人技术研究进展[J]. 哈尔滨工业大学学报,2019, 51 (1): 15.

[39] 冯美, 付宜利, 潘博, 等. 腹腔微创手术机器人末端执行机构的设计和实现[J]. 机器

人, 2009, 31(1): 47-52.

[40] 唐奥林. 面向主从式微创外科手术机器人的遥操作运动控制策略研究 [D]; 上海交通大学, 2014.

[41] 安芳芳, 荆朝侠, 彭燕, 等. 达芬奇机器人的"前世, 今生, 来世" [J]. 中国医疗设备, 2020, 35(07):148-151+168.

[42] HOCKSTEIN N G, GOURIN C G, FAUST R A, et al. A history of robots: from science fiction to surgical robotics [J]. J Robot Surg, 2007, 1(2): 113-118.

[43] KIM Y T, KIM S W, JUNG Y W. Robotic surgery in gynecologic field [J]. Yonsei Med J, 2008, 49(6): 886-890.

[44] PRASAD S M. Robotic thoracic surgery: an evolution in progress for the treatment of lung cancer [J]. Mo Med, 2012, 109(4): 307-311.

[45] PALEP J H. Robotic assisted minimally invasive surgery [J]. J Minim Access Surg, 2009, 5(1): 1-7.

[46] CERFOLIO R, LOUIE B E, FARIVAR A S, et al. Consensus statement on definitions and nomenclature for robotic thoracic surgery [J]. J Thorac Cardiovasc Surg, 2017, 154(3): 1065-1069.

[47] 罗清泉, 王述民, 李鹤成, 等. 机器人辅助肺癌手术中国临床专家共识 [J]. 中国胸心血管外科杂志, 2020, 27(10): 8.

[48] NINAN M, DYLEWSKI M R. Total port-access robot-assisted pulmonary lobectomy without utility thoracotomy [J]. Eur J Cardiothorac Surg, 2010, 38(2): 231-232.

[49] 孙晓, 王浩, 高鹏, 等. 基于倾向评分匹配的两种机器人肺癌手术方法效果比较 [J]. 中国胸心血管外科杂志, .2020, 36(9): 6.

[50] MELFI F M, MENCONI G F, MARIANI A M, et al. Early experience with robotic technology for thoracoscopic surgery [J]. Eur J Cardiothorac Surg, 2002, 21(5): 864-868.

[51] QIU T, ZHAO Y, XUAN Y, et al. Robotic-assisted double-sleeve lobectomy [J]. J Thorac Dis, 2017, 9(1): E21-E5.

[52] SUDA T. Transition from video-assisted thoracic surgery to robotic pulmonary surgery [J]. J Vis Surg, 2017, 3: 55.

[53] KHULLAR O V, LIU Y, GILLESPIE T, et al. Survival After Sublobar Resection versus Lobectomy for Clinical Stage IA Lung Cancer: An Analysis from the National Cancer Data Base [J]. J Thorac Oncol, 2015, 10(11): 1625-1633.

[54] DENG B, CASSIVI S D, DE ANDRADE M, et al. Clinical outcomes and changes in lung function after segmentectomy versus lobectomy for lung cancer cases [J]. J Thorac Cardiovasc Surg, 2014, 148(4): 1186-1192 e3.

[55] JIAO W, ZHAO Y, QIU T, et al. Robotic Bronchial Sleeve Lobectomy for Central Lung Tumors: Technique and Outcome [J]. Ann Thorac Surg, 2019, 108(1): 211-218.

第十三章

人工智能技术在
肿瘤放射治疗中的应用

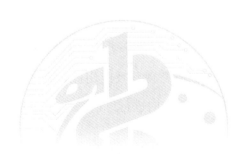

　　随着科技的进步,目前临床放射治疗技术与设备都日趋成熟与完善,但是仍然存在诸多极具挑战性的难题亟待解决。首先,我国专业的放疗技术人才严重缺乏,而肿瘤放疗靶区和危及器官的勾画又会占用放疗医师大量的时间和精力,人工勾画效率很低,进一步加剧了放疗人才匮乏的现状。第二,放疗靶区的勾画和计划设计非常依赖医师和物理师的临床经验,造成了不同经济水平地区之间的放疗水平差异很大。第三,在放疗质量控制方面,存在放疗质控内容繁冗、质控设备种类繁多、质控过程耗时耗力等难题,所以有效提高质控效率是放射治疗的重要保证。第四,在整体临床放疗过程中,由于涉及人员与环节众多,设计合理高效的一体化放疗管理流程迫在眉睫。第五,放射敏感性作为放疗结果决定性的因素之一,由于受到不同组织、局部微环境、宿主等诸多因素的影响,适用于临床的放射敏感性可靠预测存在很大困难。近年来,随着人工智能在精准放疗领域的不断深入,解决这些难题成为可能。

　　本章将从以上5个方面,围绕放射治疗流程,就人工智能在不同环节中的研究现状及应用进行介绍和分析,并对其存在的问题和未来的发展方向进行讨论。

第一节 人工智能与放疗勾画

一、引言

在图像上对感兴趣区域(region of interest,ROI)进行轮廓的勾画,是放疗计划设计的重要一步。勾画结果是计算机进行放疗计划优化计算与评估的重要依据。在标准的工作流程中,这一步通常是由临床医生在定位CT图像上逐层手工勾画靶区(targets volume)和危及器官(organ at risk,OAR),该步骤往往耗时很长,不同医生对ROI边界判断的主观性也使得勾画的结果存在较大差异,该差异直接导致了治疗计划的不确定性,人工智能辅助的勾画工具有望降低这种差异性。

最早的自动/半自动勾画工具是基于图像灰度信息的方法,如基于边缘梯度变化和区域生长的方法,但是这类方法容易受到图像伪影、图像对比度低等因素的影响。因此,有的学者开始在算法中加入先验知识,例如器官的形状及相对解剖位置,以此来抑制图像灰度变化对自动识别轮廓的影响。当前临床上最常用的结合先验知识的自动分割方法是基于At-las的分割。该方法的实质是配准算法,首先选择一个或多个与目标图像

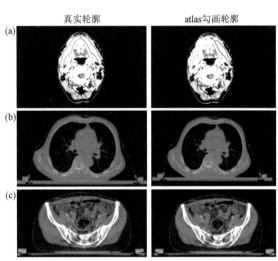

图 13-1-1 基于 Atlas 的勾画结果与真实轮廓的对比示例。(a~c)分别是下颌骨、心脏与肠袋的勾画结果

相似的参考图像,在这些参考图像中,有预先定义的器官轮廓,然后应用配准算法,将参考图像中的轮廓配准至目标图像,从而完成ROI的自动勾画。然而,基于Atlas的分割方法容易受到Atlas的选择策略、器官体积变化(如膀胱)及所采用的配准算法的鲁棒性影响(如图13-1-1所示),配准的过程通常非常耗时。

机器学习是一种参数化模型,它通过对样本数据进行分析和解释,学习其中的规律,从而实现对未知数据的预测。它对于现有知识的整合运用更具灵活性。目前比较成功的技术是卷积神经网络(convolutional neural network,CNN)。它在胸部肿瘤、头颈部肿瘤、前列腺肿瘤的OAR自动勾画中均取得了较好的结果,具有更好的时效性,它可以比Atlas技术节省更多的时间(约22%)。该方法也无须额外定制模型或使用大量数据就可以应用在不同的图像模态上。靶区勾画具有明显的个体差异性。不同患者的肿瘤常常呈现不一样的形状和大小,出现的位置各异,其模糊的边界也增加了自动勾画的难度。这使得靶区的勾画更依赖于肿瘤放射治疗科医生的临床知识和经验。尽管如此,机器学习仍然在颅脑肿瘤、乳腺癌、口咽癌、直肠癌的靶区勾画领域取得了较大进展。

二、智能勾画的研究现状

临床放射治疗涉及的勾画任务按照对象区分,可以分为靶区和危及器官两大类。深度学习是目前应用于勾画领域最为广泛的智能技术。它通常是由两个以上隐含层的神经网络构成,对输入进行非线性变换或表示学习。在近年来的研究中,全卷积神经网络(Fully Convolutional Networks,FCN)已成为智能勾画技术中的佼佼者。FCN的训练通常是采用有监督学习,即每一幅输入图像需要有一个相应的标签图像作为学习样本。学习的过程由反向传播算法实现,即模型的参数首先初始化为任意数值,输入图像通过该模型后,会产生输出结果,损失函数评估模型输出与标签样本之间的差异,反向传播算法将该差异向后传播至模型的每个节点上,并据此更新节点参数,直至损失函数值达到最小。在这整个过程中,为了保证模型的泛化性能(模型对于未知样本亦可实现较好的勾画结果),需要有充足的样本供模型进行学习。

本节旨在对智能勾画技术的研究现状进行介绍,具体包括3个方面内容:智能勾画数据库、危及器官的智能勾画、靶区的智能勾画。

(一)智能勾画数据库

1.智能勾画数据库的定义

数据库是指按照数据结构来组织、存储和管理数据的仓库。智能勾画数据库则是以智能勾画技术为核心而建立的数据库,其数据应根据肿瘤病种及相关临床信息(如乳房肿瘤切除术后、分期等)进行分类存储和管理。其组织应以单个病例为样本单位,将勾画必需的各模态图像及在统一标准下定义的ROI轮廓作为样本的数据构成。该"统一标准"宜为基于最新的肿瘤诊治推荐和规范制定的入库标准与勾画图谱。

2.智能勾画数据库的目的与作用

建立智能勾画数据库的主要目的在于提供各病种的放疗勾画标准与图谱,一方面为智能勾画技术的研究与发展提供学习训练的素材与评估的依据,另一方面凝练放疗感兴趣区域的勾画经验,特别是汇集高水平专家的勾画经验,提高基层放疗医师和物理师等从业人员的同质化水平,促进我国高水平放疗专家资源的转化与输出。随着科技的发展,该数据库构建的目的也将随之拓宽。

政府机关、研究机构和医疗单位可根据该数据库解决越来越多的相关问题和难题,包括如下3个主要方面:①根据准确的肿瘤临床诊断和分类信息,合理组织和分配有限的医疗资源,避免人力、物力的不必要浪费,加大投入进行重点地区和主要肿瘤类型的医疗和科研;②根据肿瘤高发人群的危险因素进行人群整体宣教和高危人群重点防治,以降低肿瘤的发病率;③以该数据库提供的勾画标准为参考,合理设计各种治疗措施的临床试验,计算样本量,决定临床试验中用于排除偏倚的分层因素(如年龄、病情、病理类型等),制定试验的纳入和排除标准。综上,建立智能勾画数据库可以为肿瘤研究提供参考,指导肿瘤的规范化防治,合理分配医疗资源。

3.智能勾画数据库的研究现状

勾画数据的主要存储单位是医院,因此,基于医院的数据库是最容易建立的数据库,这类数据库的特点是工作量较小、花费较少、标准易于统一,但其数据的分布受所在医院的就诊量及就诊病种限制,常常存在就诊偏倚、样本有限的缺点。随着智能技术的发展,国内各大医疗机构已逐渐开展自己的数据库建设工作。据不完全统计,中国科学院大学附属肿瘤医院(浙江省肿瘤医院)自2017年以来,已收集约3万例勾画数据,涵盖国内常见9大癌症病种(鼻咽癌、乳腺癌、直肠癌、胃癌、宫颈癌、食管癌、肺癌、胰腺癌、肝癌);中山大学肿瘤防治中心收集鼻咽癌约1000例。

基于多中心的公开数据库较少,公开数据库多见于各类"挑战赛",赛事组织方会提供标记好的训练数据,供参赛者训练新模型或者调试已有模型,再在同一测试集上进行算法的评估比较。受限于赛事组织的困难度,其数据往往不能对各病种达到全覆盖,图像模态及数量也有限。

由美国国家癌症研究所(National Cancer Institute, NCI)资助的 The Cancer Imaging Archive (TCIA)虽是肿瘤研究领域的大规模公共数据库,但它并非针对勾画任务而设,所囊括的病种类型及数量有限,许多数据的提供者是根据各自开展的研究项目为目标进行数据的收集和处理,勾画标准、命名等难以统一。

（二）危及器官与靶区的智能勾画研究现状

1.勾画评估指标

智能勾画技术是一种数字化技术。勾画结果的好坏需要以数字的形式传递给计算机系统,才能对模型的学习过程予以导向。本节将对一些常用的勾画评估指标进行介绍。

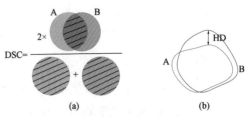

图13-1-2　勾画评估指标(a)Dice similarity coefficient(DSC)与(b)豪斯多夫间距 Hausdorff Distance (HD)示意图

（1）Dice Similarity Coefficient（DSC）

DSC衡量的是两个二值图像间的面积重合度[如图13-1-2(a)所示],若这两个图像是三维图像,则该指标衡量的是两者间的体积重合度。公式如下:

$$\mathrm{DSC} = \frac{2|A \cap |B}{|A \cup B|} \tag{13-1-1}$$

其中A表示真实值,B表示模型估计值。DSC取值范围在0到1之间,0表示两者全无交集,1表示完全重合。

（2）豪斯多夫间距（Hausdorff Distance,HD）

在智能勾画任务中,HD衡量的是模型勾画结果与轮廓真值间的边缘最大偏离程度[如图13-1-2(b)所示]。假设真实值集合A={a_1,a_2,$\cdots$,a_n},模型估计值集合B={b_1,b_2,$\cdots$,b_m},则集合A到B的HD定义为:

$$\delta_H(A,B) = \max(\tilde{\delta}_H(A,B),\tilde{\delta}_H(B,A)) \tag{13-1-2}$$

其中,

$$\delta_H(A,B) = \max_{a \in A} \min_{b \in B} \|a - b\|, \delta_H(B,A) = \max_{b \in B} \min_{a \in A} \|a - b\| \tag{13-1-3}$$

HD越趋近于0,表明模型勾画结果的边缘偏离程度越小。在研究过程中,为了避免少数离群值的存在导致HD过高而低估了模型的性能,会取95%HD作为评估指标,即A与B边缘各点相距的最小距离按照由小到大顺序排列的95%分位点。

（3）平均表面距离（mean surface distance,MSD）

与HD类似,MSD也是用于评估模型勾画结果与轮廓真值间的边缘偏离程度。区别在于,HD评估的是边缘偏离的最大值,而MSD评估的是整体偏离程度。在某些文献中,平均表面距离也译作average surface distance(ASD)。公式定义如下:

$$\mathrm{MSD} = \frac{1}{n_A + n_B}\left(\sum_{i=1}^{n_B} d(b_i,A) + \sum_{i=1}^{n_A} d(a_i,B)\right) \tag{13-1-4}$$

其中，

$$d(b_i,A) = \min_{a \in A} \left\| b_i - a \right\|_2, d(a_i,B) = \min_{b \in B} \left\| a_i - b \right\|_2 \qquad (13-1-5)$$

（4）特异度（specificity）

特异度是将非ROI区域的像素正确地判断为非ROI区域像素的比例，其衡量的是模型能正确判断非ROI区域像素的能力。在具体的临床应用中，特异度可以理解为不误诊的概率。公式如下：

$$\text{specificity} = \frac{I - A \cup B}{I - A} \qquad (13-1-6)$$

其中，I表示整幅图像，A、B的含义与DSC中的定义一致。

（5）灵敏度（sensitivity）

灵敏度是将ROI的像素正确地判断为ROI像素的比例，其衡量的是模型分割ROI的能力。在具体的临床应用中，灵敏度可以理解为模型不漏诊的概率。公式如下：

$$\text{sensitibity} = \frac{A \cap B}{A} \qquad (13-1-7)$$

其中，A、B的含义与DSC中定义的一致。

2.危及器官的智能勾画现状

OAR的解剖位置、结构及图像特征相对稳定，已有较多学术文章对人体各部位的OAR智能勾画结果进行了报道。

在所采用的智能勾画模型中，CNN与FCN均是由输入层、隐含层、输出层构成。其中，隐含层又可由卷积层、池化层、上采样层等按照一定规律衔接排布。FCN是在CNN基础上发展起来的端到端的卷积网络，两者最主要的结构差异在于：CNN在卷积层之后会接上若干全连接层，而FCN则仍是与卷积层进行连接。U-net是最受欢迎的FCN模型，其特点是采用了U型对称的编码-解码结构，通过级联编码层、解码层的特征，实现多尺度特征的融合。

根据卷积计算的维度，模型又可进一步分为2D、2.5D、3D。其中，2D模型处理的是单张二维图像，仅考虑图像中的二维特征。3D模型则通过处理三维的图像，兼顾图像二维特征以及层与层间的联系。2.5D模型是在模型内部同时对三个正交层面进行分割，最后将三个层面的勾画结果融合输出，以弥补2D模型忽略层与层之间信息的缺点，同时又不似3D模型那般，需要构建参数庞大的模型，占据较多的数据运算资源。

位于头颈部的较大体积OAR，其勾画的DSC可达0.8以上，而小体积OAR（如视神经、视交叉)的DSC则普遍偏低。胸腔部位的OAR在空气或组织边界处一般具有较高的对比度,因此,胸部OAR的DSC通常能达到0.9以上。类似地,在腹、盆腔部位,具有规则形状、固定位置或图像强度差异明显的器官(如肾、肝、股骨头)亦可取得较好的勾画结果(DSC>0.9);对于空腔脏器、肠等器官,常因位移、不同患者间的位置与形状差异,而使得这类OAR的勾画指标并不理想。

尽管如此,DSC、MSD、HD等仅是图像分割研究领域常用的评估指标,而非医学指标,这些指标的高低仅能在一定程度上给予参考。目前放疗临床领域仍缺乏针对"如何正确看待智能勾画结果,将其合理地运用到放疗实际中"的指导意见、评估体系和标准工作框架,因此,目前智能勾画的结果能否应用于放疗实践,仍有赖于医生的评估与判断。

3.靶区的智能勾画现状

与OAR勾画结果相比,靶区的智能勾画鲜少出现DSC>0.9的情况。这是因为靶区的图像特征及其所处的解剖结构位置与OAR相比具有无法忽视的不确定性。而FCN或CNN是一种对纹理敏感的模型,当所要识别的对象(如靶区)本身具有区别于训练样本的图像特征,或者其所处的解剖环境(即周围图像信息)发生变化时,都会对模型的勾画精度产生影响。

4.不同模态图像在智能勾画中的应用

CT是放疗智能勾画中最常见的图像模态,因为CT图像所包含的组织密度信息是进行放疗计划优化计算的要素。在其他模态上勾画的OAR或靶区轮廓最终仍需配准至CT图像上,才可进行放疗计划的计算。

单纯基于CT图像的智能勾画技术在勾画某些器官和靶区时会表现出不足,这主要是因为CT图像的软组织对比度不高。因此,通过结合不同模态的图像,形成信息互补,可以改进智能模型的勾画性能。

磁共振图像(magnetic resonance image,MRI)是颅内肿瘤勾画的主要模态。不同序列的MRI在勾画颅内肿瘤时所提供的信息并不一致。一般来说,T1加权图像通常用于区分正常组织。T2加权图像用于描绘水肿区域。在磁共振成像液体衰减反转恢复序列(fluid attenuated inversion recovery,FLAIR)中,自由水与结合水分别由低信号与高信号表示,从而帮助区分水肿区与脑脊液区。因此,颅内肿瘤的智能勾画模型通常是以MRI的多序列图像为输入。在勾画OAR时,结合CT与MRI的效果比单一模态更具优势。以头颈部OAR为例,眼球、视神经、全脑在CT图像上更易勾画,而颞叶则是在MRI上更加容易识别。

正电子发射型计算机断层扫描技术(positron emission tomography,PET)作为可在活体上显示生物分子代谢、受体及神经介质活动的影像技术,它在鉴别恶性肿瘤、良性肿瘤及正常组织方面具有显著优势,但由于其空间分辨率较低,在勾画靶区时会影响靶区边缘的准确度。因此,有学者提出使用PET与CT结合的双模态勾画,实验证实它比单独使用PET或CT图像的效果更好。

5.特殊的网络设计

由于CT图像的软组织对比度低,某些OAR的边缘在CT图像上并不清晰,最直接的结果就是智能勾画产生的轮廓往往与其真实边缘存在差距。这一不足可以通过在损失函数中增加形状正则项,或者多任务学习(multi-task learning,MTL)来改善。

常用的自动勾画损失函数(如DSC、交叉熵)是定义在像素域上的。它是在一副图像中,对所有像素进行独立二分类结果的评估。通过增加形状正则项,当估计轮廓与真实轮廓的形状描述因子具有较大差异时,会使得该正则项增大。所使用的形状描述因子可以是由预训练的VGG19网络的几个中间层输出的高阶拓扑特征,或是自动编码器(autoencoder)产生的形状特征。

MTL是指在网络训练的过程中,同步进行多个任务的学习,以利用这些相关任务包含的有用信息来帮助获得性能更优的模型。在Navarro等人的工作中,智能勾画模型的学习目标除了常规的分割图外,还包括距离图与轮廓图。与仅使用分割图的模型相比,该MTL模型确实提高了一些小器官(如脾脏、甲状腺和气管)的勾画结果。

三、展望

基于机器学习的自动勾画技术在准确性和时效性上具有优势,能有效地减轻医生的工作量,有望实现专家级勾画知识与经验的输出与转化,推动勾画的标准化进程,使不同医疗机构共享一个参考标准,并促使他们遵守该标准。但是,目前的自动勾画技术还不足以替代医生。这是因为学习算法只是简单地最大化模型输出与训练样本之间的相似度。当面对一个未知数据时,模型的输出与正确的勾画轮廓之间会不可避免地出现误差,特别是在勾画靶区轮廓时,"该误差能否被接受"是必须依赖专业的医学知识和丰富的临床经验才能解答的问题。若要真正实现自动化,勾画模型的输入数据不能仅仅是图像,还应包含年龄、病史等信息,根据不同的情况进行择优判断,才能产生最佳的勾画结果。

医学是一门在不断发展的学科,而目前大多数的自动勾画模型是在最大限度地模仿人类所绘制的轮廓。它所展现的"准确性"无法跳出训练数据的限制,也就不能超越人类所定义的正确性。这决定了它只能在肿瘤放射治疗学的发展过程中扮演跟随的角色。未来,随着人工智能技术的进步,希望自动勾画技术能够展现出更多的智能特性,通过对多维度信息(如患者的个体化差异信息、预后)进行分析、总结,逐渐成为专家,甚至超越专家。

(张婕 陈明)

第二节 人工智能与放疗计划

一、概述

(一)背景

近年来,随着计算机、医学影像和加速器技术的飞速发展,肿瘤放疗技术已经进入三维精准放疗时代。与传统技术相比,精准放疗的计划质量得到极大的提高,在确保肿瘤靶区获得足够照射剂量的同时,极大地降低了靶区周边危及器官的受照剂量,但是放疗计划的设计也越来越复杂并且耗费时间,非常依赖设计者的经验。

目前,国内大部分单位均采用手工计划方式进行,不同的放疗中心存在较大的差异。尤其是考虑到我国人口众多、城乡区域发展不均衡、医疗水平差距大,不同放疗中心又具有不同的计划质量标准,放疗水平差异依然很大。规模小的治疗中心由于硬件设施和人员培训的不足,治疗计划的整体设计水平低于规模大的治疗中心,这些低质量的治疗计划严重影响患者的治疗疗效,并增加了放疗副反应的发生概率和严重程度。

(二)人工智能在放疗计划设计中应用的意义

为解决上述问题,临床实践中需要发展智能化自动计划。许多针对不同部位肿瘤的自动计划研究已经表明,与人工计划相比,自动计划的质量具有更好的一致性,并且可以减少计划设计的时间,可以确保规模小的治疗中心和规模大的治疗中心在计划质量上处于相似的水平,可以缩小不同肿瘤放疗中心计划质量的差距,加快初级物理师培训的速度,扩大制订放疗计划的医疗服务半径,让更多的患者享受到规模较大肿瘤中心的服务,节省患者异地就医的费用,具有极大的社会价值和经济价值。

二、人工智能辅助放疗计划设计

(一)放疗计划设计概念

放疗计划设计是整个放疗工作流程中非常重要的环节,是根据肿瘤靶区处方剂量和危及器官剂量限值的要求,利用科室现有的技术条件,优化确定一个治疗方案的全过程。放疗计划设计的基本流程(图13-2-1)包括输入患者信息和图像,登记和图像融合,定义解剖结构,给定靶区处方剂量和危及器官剂量限值要求,根据现有技术条件选择计划方式包括正向计划和逆向计划,其中正向计划是通过调整射野参数确定计划,逆向计划是通过调整射野参数和逆向优化参数自动确定射野参数而确定计划,评价治疗计划是否满足临床要求,是否达到了最优。如果是,就可以输出计划。

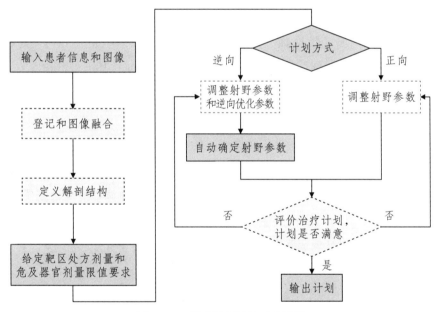

图13-2-1 放疗计划设计基本流程

(二)人工智能辅助计划设计概念

利用人工智能的方法(辅助)完成放疗计划设计的某个环节或所有环节。从放疗计划设计的基本流程图中可以看出,虚线框标记的环节是可以实现人工智能辅助完成的,包括图像配准、靶区和危及器官自动勾画、设置射野参数和设置优化条件,而其中红色虚线框部分与放疗计划设计紧密相关。

（三）人工智能辅助计划设计主要内容

人工智能辅助计划设计主要是发展智能化自动计划。放疗计划的剂量体积直方图（Dose-Volume Histogram，DVH）和剂量分布是临床上评估治疗计划优劣的重要工具。自动计划是利用建立的算法准确预测患者的DVH或者剂量分布，自动进行计划设计和优化。因此，需要从3个方面使放疗计划设计更加智能化：①智能设置射野参数；②智能设置优化条件；③智能评价治疗计划。DVH和剂量分布的预测是实现自动计划的核心。

（四）智能设置射野参数

调强放疗计划设计中，射野参数设置主要是指射野角度的选择，是影响计划质量的主要因素。尽管简单情况（如前列腺癌）下射野角度通常是固定的，但是对于复杂情况需要进行个性化的照射野设计，由于肿瘤的位置、尺寸、病人解剖结构的变化（如复杂的肺癌），射野角度的选择是计划设计中很重要的内容。临床实践中，射野角度选择通常是根据设计者的经验，经过反复尝试形成最终的射野角度组合。射野角度选择方法包括基于迭代优化算法的射野角度选择，基于人群的射野角度分类选择方案，而最有效率的射野角度选择方法应该是不涉及剂量计算、优化和反复迭代过程的，其中包括基于患者解剖特征定义评价指标选择射野方向，基于机器学习方法建立解剖结构与射野角度的关系确定射野方向。

（五）智能设置优化条件

放疗计划设计过程中的优化条件设置是治疗计划设计的关键，目前临床广泛应用的方法是手工设置优化条件，将临床肿瘤靶区处方剂量和危及器官的剂量限值要求转化为逆向计划优化条件，通过设计者手动的方式设置并调整逆向计划优化条件。目前商用计划系统应用的优化条件的类型主要包括剂量目标、剂量体积目标和等效均匀剂量等，一个调强计划通常需要调整的优化条件参数非常多，需要设计者反复多次调整参数值，是计划耗时和计划质量相差悬殊的最主要原因。

解决上述问题的途径主要包括：①使用统一的计划模版自动设置优化条件；②使用几何模型辅助设置优化条件；③使用人工智能中的机器学习方法辅助设置优化条件；④使用人工智能中的深度学习方法辅助设置优化条件。

基于模版设置优化条件是最初级的解决方式，与完全手动设置优化条件相比，计划设计的效率大幅提高，但存在无法考虑个体化差异的问题。另外3种方法是以逐层递进的方式考虑了个体化的差异，下面分别从几何模型、机器学习和深度学习3种方法辅助设置优化条件进行具体介绍。

1.几何模型方法辅助设置优化条件

几何模型方法是根据患者解剖结构相对空间位置的几何特征来估计可行性DVH曲线,根据患者的CT图像和解剖结构结合处方剂量生成基准剂量(Benchmark Dose)来进行可行性DVH估计。基准剂量模型是基于物理概念的,没有应用临床的先验知识,不要求定义射束几何形状,是一个虚构的无法实现的三维剂量分布。基于基准剂量生成的可行性DVH分为四个区域:不可能区(impossible),困难区(difficult),挑战区(challenging)和可能区(probable),根据危及器官可以实现的难易程度,从可行性DVH曲线中提取剂量或剂量体积参数设置优化条件。这种方法没有用到临床的先验知识,只是根据靶区的处方剂量虚构一个不可以实现的三维剂量分布,估计生成危及器官的DVH并从中提取初始优化条件,此方法比较粗糙地实现了计划设计时个体化设置优化条件,与临床可以实现的真实情况依然偏差较大,存在初始条件设置不合理而影响计划质量的问题。

2.机器学习方法辅助设置优化条件

利用机器学习方法预测肿瘤靶区周边需要保护的危及器官的剂量体积参数或者DVH,根据实际预测的结果辅助设置逆向优化过程的优化条件。不同算法模型预测DVH的基本思路相似,主要包括以下步骤:

(1)从专家计划数据库中提取患者的解剖结构特征、危及器官DVH的主成分特征。

(2)利用机器学习方法(支持向量回归法、核密度估计法等)建立提取的解剖结构特征与剂量体积参数或DVH主成分之间的参数化模型。

(3)将参数化模型用于预测新患者个体化剂量体积参数或DVH,根据个体化的预测结果辅助设置优化条件。

比较经典的反映肿瘤靶区与周边危及器官位置关系的解剖结构特征有重叠体积直方图(Overlap Volume Histogram,OVH)和距离靶区直方图(Distance Target Histogram,DTH),建立参数化模型过程中还包括靶区体积、危及器官体积、靶区和危及器官重叠体积比例、危及器官在射野外体积比例等特征。OVH的定义可以比较好地表征危及器官的解剖结构与肿瘤靶区的位置关系,即危及器官与靶区外放一定距离的重叠体积占危及器官总体积的比例;DTH的定义是从另外的角度比较好的表征危及器官与肿瘤靶区的位置关系,即危及器官到靶区的最近距离直方图。在危及器官与肿瘤靶区位置关系上,OVH和DTH有异曲同工的效果。

以上讨论的这些算法均需要人工手动提取肿瘤周边危及器官的解剖结构特征,这个过程耗费时间,并且这些特征不能涵盖所有解剖结构特征。同时,在临床实践中,危及器官的受照剂量受多种因素影响,例如肿瘤靶区的数量和处方剂量等,仅仅考虑上述危及器官的部分解剖结构信息OVH、DTH预测出的危及器官受照剂量往往与实际值有较大差异,尤其是对于复杂的头颈部肿瘤计划设计,降低了临床应用的准确性和适用范围。

3.深度学习方法辅助设置优化条件

随着人工智能的发展,特别是深度学习技术在医学图像处理领域表现出很好的应用前景,国内外学者试图将深度学习技术应用在自动计划上,进一步解决调强计划设计耗时和缺乏质量控制的问题,应用深度学习方法预测DVH是近几年研究的前沿热点问题之一,利用深度学习算法可以自动抽象和提取不同层次解剖结构或医学影像特征的技术优势,从专家治疗计划数据库中自动提取解剖结构或医学影像特征,并与危及器官剂量体积指标或DVH之间建立参数化的模型,实现预测新患者危及器官剂量体积参数或DVH的目标,辅助完成计划设计过程中初始优化条件的设置。

深度学习模型预测危及器官DVH主要分为两种方式:直接预测危及器官DVH和间接预测危及器官DVH,其中间接预测危及器官DVH是通过先预测剂量分布,从剂量分布得到危及器官的DVH。本小节主要介绍直接预测危及器官DVH的方法,具体流程如图13-2-2所示,主要包括四个过程:

(1)基于专家放疗计划医学影像数据库(CT图像、靶区和危及器官解剖结构、剂量分布)确定模型的输入和输出数据。

(2)基于上述获取的数据,对深度学习网络模型进行训练、验证和测试确定最终的预测模型。

(3)将新患者的放疗计划医学影像数据(CT图像、靶区和危及器官解剖结构)输入预测模型,对新患者危及器官的剂量体积直方图进行预测。

(4)根据预测的危及器官剂量体积直方图,自动生成逆向计划的优化条件。

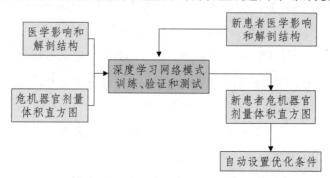

图13-2-2 深度学习方法辅助设置逆向计划优化条件示意图

以鼻咽癌为例,图13-2-3是利用深度学习模型预测的鼻咽癌危及器官DVH曲线与临床结果的比较,可以看到深度学习模型的预测效果很好。预测结果的准确度直接关系到最终的放疗计划质量,是实现自动计划和计划质控的关键。

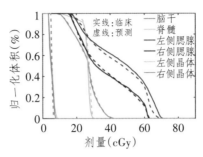

图13-2-3 深度学习模型预测鼻咽癌危及器官DVH结果示意图

图13-2-4是实现新患者的计划质量检查和自动计划的流程。将新患者扫描的CT图像、勾画的肿瘤靶区和危及器官输入到已经训练好的网络模型预测这个患者危及器官的参考DVH。计划质量检查是通过将参考危及器官DVH与计划危及器官DVH进行比较,实现计划质量检查,如果不满足判断标准,则修改常规计划设计得到新的DVH,继续进行比较直到满足判断标准,得到可执行计划。自动计划过程是根据危及器官DVH曲线得到剂量或剂量体积参数,自动设置新患者逆向计划优化条件,得到可执行计划。

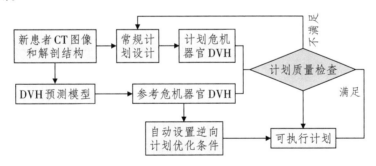

图13-2-4 基于深度学习方法的新患者计划质量检查和自动计划示意图

(六)智能评价放疗计划

评价放疗计划是放疗计划设计过程中关键的环节之一,主要方式包括人工评价、计划评分和智能化评价。

人工评价计划主要从3个方面进行考虑:①治疗计划是否可以实施和实施效率如何;②治疗计划是否满足临床处方剂量要求;③治疗计划是否已无改进余地。

计划评分是将靶区的处方剂量要求和危及器官的剂量限制标准设置相应的评分规

则,计算出评价计划质量的综合评分,评分高低反映计划质量的优劣,但计划评分只能反映DVH上部分剂量或剂量体积信息的综合结果,没有全面的DVH信息和剂量分布信息。

智能评价计划是通过人工智能的方式预测DVH和剂量分布这两个重要的临床评估治疗计划的工具,自动评价计划质量的优劣,其中DVH反映的是一维的信息,描述了肿瘤靶区和危及器官受照剂量的整体情况,剂量分布反映三维的信息,包含的信息量更丰富,DVH也可以通过剂量分布获得,因此,智能评价计划的核心是准确地预测患者的剂量分布,主要方法包括:①机器学习方法预测剂量分布;②深度学习方法预测剂量分布。

1.机器学习方法预测剂量分布评价计划

机器学习方法预测剂量分布基本原理是将已有专家计划数据库中的CT图像、解剖结构和剂量分布通过机器学习的算法(图谱法、简单人工神经网络等)构建参数化模型,将参数化模型用于预测新患者剂量分布评价计划质量或辅助完成自动计划。这些参数化模型中用到的不同算法分别从不同的角度实现了预测剂量分布的目标:①图谱法是利用算法将新患者的图像与图谱库中的图像进行比对,找到与新患者接近的图谱来预测剂量分布的方法;②简单人工神经网络模型是利用已有专家放疗计划数据库,手动提取几何特征和计划参数,通过训练神经网络模型将提取的几何特征和计划参数与剂量分布之间进行关联。

2.深度学习方法预测剂量分布评价计划

应用深度学习方法预测剂量分布是近几年研究的前沿热点问题,国内外的专家学者进行了广泛的探索,深度学习算法具有自动抽象和提取不同层次解剖结构或医学影像特征的技术优势,从专家治疗计划数据库中自动提取解剖结构或医学影像特征,从而将提取的特征与剂量分布之间进行关联并建立参数化的模型,利用建立的参数化模型对新患者的三维剂量分布进行准确预测,可以实现放疗计划的有效评价,判断临床处方剂量要求的合理性,间接获得逆向优化条件辅助设置计划设计过程中的初始优化条件,并且评价已有计划的计划质量。主要过程与预测DVH相似,具体步骤(图13-2-5)如下:

(1)基于专家放疗计划,医学影像数据库(CT图像、靶区和危及器官解剖结构、剂量分布)确定模型的输入和输出数据。

(2)基于上述获取的数据,对深度学习网络模型进行训练、验证和测试确定最终的预测模型。

(3)将新患者的放疗计划医学影像数据(CT图像、靶区和危及器官解剖结构)输入预测模型,对新患者的剂量分布进行预测。

(4)根据三维剂量分布预测结果可以生成肿瘤靶区和危及器官的剂量体积直方图,用于判断临床处方剂量要求的合理性,间接获得逆向计划的优化条件,评价已有计划的计划质量。

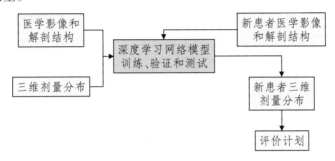

图13-2-5 深度学习方法预测剂量分布评价放疗计划示意图

(七)机器学习和深度学习方法比较

表13-2-1对机器学习和深度学习方法预测DVH和剂量分布进行了比较,与机器学习方法相比,深度学习方法建立预测模型过程中不需要人工手动提取特征,是一个自动提取特征的过程,并且提取的这些特征涵盖的解剖结构更加丰富,对于复杂的头颈部肿瘤预测准确度更高,并且预测的时间更短(一般<10 s),临床应用的适用范围更广。

表13-2-1 机器学习和深度学习方法预测DVH和剂量分布比较

	机器学习	深度学习
特征提取	手动	自动
特征范围	有限	全面
复杂病种准确性	低	高
预测时间	长	短
临床适用范围	有限	全面

三、讨论与展望

(一)讨论

放疗计划的设计过程是一个复杂的系统工程,依赖设计者的经验和设计时间,不同肿瘤中心差异较大,如何让高质量的放疗计划惠及更多的肿瘤患者是需要解决的问题。本节重点讨论了什么是智能化自动计划技术,以及具体的实现原理、国内外的进展情况等。

(二)展望

随着近些年人工智能在放疗领域的发展,特别是深度学习技术在整个放疗过程中的成功应用,让我们看到了未来放疗计划设计的可能场景(图13-2-6),接受放疗的患者只需要采集多模态影像数据(CT、MRI、PET等),基于对患者解剖结构的全面分析,设想人工智能可以实现替代全部或大部分人工操作和逻辑判断过程,即通过人工智能算法实现图像的自动融合配准和核查,自动进行肿瘤靶区和危及器官勾画以及核查。肿瘤靶区的处方剂量、危及器官的剂量限值和照射技术等由放疗医生输入人工智能的模型,系统会自动设计放疗计划以及核查,自动评价放疗计划是否满足临床要求甚至自动选择最优计划,自动计划验证以及核查,生成可执行计划传输到加速器。

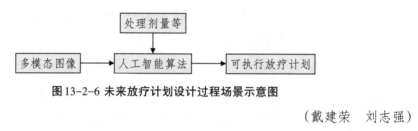

图13-2-6 未来放疗计划设计过程场景示意图

(戴建荣　刘志强)

第三节 人工智能与放疗质量控制

一、引言

放射治疗,其目的在于利用不同的射线束照射肿瘤部位,达到一定的剂量以保证治疗效果,同时避免肿瘤周围的正常器官和组织接受额外照射。为了实现肿瘤的精准辐照,质量保证和质量控制是保证放疗过程安全性和有效性不可或缺的环节。本章首先介绍质量控制在放疗中的地位和作用,进一步介绍现行的质量控制方案的不足之处,最后重点阐述人工智能在放疗质量控制中的应用。

二、质量控制在放疗中的地位与作用

(一)质量控制(Quality Control)

质量控制是放射治疗流程中的重要内容,涉及流程中的每一个步骤。

严谨的质量控制是放射治疗成功达到预期效果的基石,同样也是实现放射治疗水平提升的重要步骤。其作用是通过减少放疗过程中模拟定位、计划设计、计划实施等流程产生的误差和错误,提高治疗的精确性、安全性和有效性,以降低错误率,避免医疗事故。在多中心统一质量保证标准的前提下,良好的质量控制也有利于多中心临床研究之间进行交流和经验分享,从而实现放射治疗水平的进步。

(二)现行质量控制的不足之处

放疗质量控制的措施主要分为针对临床方面的质量控制和针对物理技术方面的质量控制。临床部分包括了人员、系统等控制措施,物理技术方面涵盖了设备、技术流程、辐射防护等相关内容。

临床上,需要对涉及流程的所有相关人员进行统一的操作规范,相关人员包括但不限于医生、物理师、技术员、工程师等,对放疗处方、记录、报告、报错等有规范的操作流程和处理方式,以支持不同中心、地区甚至国家之间的临床交流,从而达到质量保证的标准。然而,这是一个漫长的过程,需要大量的人力、数据和时间,目前未能形成一套完整的体系。

物理技术方面,一是对设备的质量控制,例如对加速器、CT模拟定位机的机械质量控制和剂量测定,或者对计划系统设备的剂量预测、测试、验证等。二是技术流程的质量控制,对放射治疗的流程进行风险分析,制定可行的质量控制规章制度与方法。三是辐射防护,要求工作人员在操作过程中遵循相关放疗防护的法则。

当下放疗质量控制存在着一些问题,一是效率方面,尽管技术一直在进步,但是放疗质量控制的许多流程仍需要耗费大量的时间和人力;二是在人工操作的情况下,并不是每一次的过程都是完全相同的,往往每次操作中的一些人为造成的变化会给最终的治疗带来负面的影响;三是目前放射治疗的质量控制规范并不统一,造成了一些规范与临床结合不够紧密,缺乏操作性。

(三)人工智能在质量控制中的优势

放射治疗领域涵盖了大量的医学影像数据和治疗计划数据的处理工作,且高度依赖计算机技术。结合人工智能卓越的数据处理能力,放疗质量控制的自动化程度得到提高,质控流程更加高效。同时,对于一些高度复杂的治疗方法,人工智能相较于人而言,更能够发现罕见的错误事件。

目前人工智能在放疗质量控制中的应用广泛,例如通过预测剂量体积直方图(dose volume histogram,DVH)审核、评估治疗计划是否符合质量保证标准;通过预测剂量验证环节2维/3维γ通过率来验证计划的可行性,以此完成患者的剂量验证;实现MLC位置监测和设备性能的预测等。接下来将重点阐述人工智能在放疗质量控制中的应用。

三、基于人工智能的放疗质量控制的方法

(一)基于人工智能勾画的质量控制研究现状

放疗医生人工勾画靶区和危及器官耗时耗力,且勾画差异因人而异;应用AI的深度学习(Deep Learning,DL)方法,采用能够模仿人类大脑视觉中枢神经元的连接方式、在图像识别领域表现优异的卷积神经网络(Convolutional Neural Network,CNN),让人工智能从医院相关数据中学习规律从而实现自动勾画临床靶区和危及器官。

1.自动勾画临床流程

AI勾画途径有两类:基于Atlas的勾画和基于model的勾画。目前商用AI勾画软件主要有10种,包括Varian的Eclipse(Smart Segmentation)软件、MIM Software的MIM Maestro 6+软件,以及Velocity的VelocityAI 3.0.1软件等,均以基于Atlas的勾画为主。

AI勾画流程:①通过调用脚本或直接导出DICOM发送病人CT数据;②将CT影像进行预处理后发送至深度学习服务器进行勾画预测;③将预测的结构勾画数据发送至DICOM服务器进行后处理,生成RTStructure文件,回传至TPS进行显示和评估。见图13-3-1。

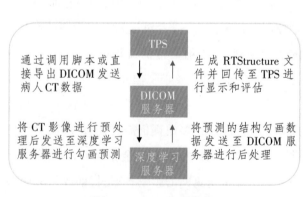

图13-3-1 AI勾画流程

Dice相似性系数(Dice Similarity Coefficient,DSC)和Hausdorff距离(Hausdorff Distance,HD)是AI勾画的主要评价指标。AI勾画的准确性与DSC值呈正相关,与HD值呈负相关。

2.自动勾画临床应用分析

AI勾画基于大数据智能的国际领先算法,目前已完成多种常见肿瘤的建模与临床应用,如头颈部肿瘤、胸部肿瘤(乳腺癌、肺癌)和腹部肿瘤(直肠癌、前列腺癌)等,临床医师勾画时间节省40%~60%,且正在进一步扩大病种。

AI勾画头颈部肿瘤NN架构有DDNN、3D U-Net、VGG-16等。DDNN方法在所有勾画中都优于VGG-16,DDNN能准确勾画GTVnx和CTV,平均DSC值对于肿瘤体积(GTVnx)为80.9%,对于CTV为82.6%。由于患者转移淋巴结的位置、形状和体积差异较大,DDNN勾画转移淋巴结肿瘤体积(GTVnd)准确性相对较低,DSC值为62.3%。OAR勾画的断面DSC值可达95%,体积DSC值约81%,除外脑干和晶状体,OAR的AI勾画已达到临床可接受的程度。基于MRI图像进行的AI勾画和基于CT图像进行的AI勾画与人工勾画相比均具有较好的一致性。头颈部肿瘤中50%的AI勾画在临床使用中无须进行人工修正,每个计划平均可节省112分钟。

AI勾画直肠癌:目前已应用的CNN架构有DDCNN和U-Net,均为端到端的体系结构,可以进行快速的训练和测试。基于CT图像,DDCNN方法在所有勾画方面均优于U-Net,DDCNN的DSC平均值比U-Net高3.8%,其中CTV的DSC平均值为87.7%,膀胱、左右股骨头均在92%以上(分别为93.4%、92.1%、92.3%),小肠、结肠分别为65.3%、61.8%。对所有CTV,每位患者的膀胱、左右股骨头、左右结肠和肠道进行勾画的勾画时间大致为45 s。

AI勾画乳腺癌:目前已应用的CNN架构有DD-ResNet、DDCNN和DDNN。基于CT图像对左右侧乳腺癌进行勾画,DD-ResNet的平均DSC值均为91%,平均HD值分别为10.5mm和10.7mm,均高于其他两个网络。不同架构患者的勾画时间不同,DDCNN架构所需时间最短,平均为4 s,DDNN和DD-ResNet分别为21 s和15 s。

AI勾画前列腺癌:基于MR图像勾画的轮廓明显优于CT图像,前者平均DSC值约为88%,最高可达94%,每位患者进行勾画的勾画时间大致为288 s。

AI勾画肺癌:基于CT图像对肺癌进行勾画,CTV的平均DSC值>90%,脊髓略差83%;相比人工勾画,基于深度学习的器官勾画用时显著低于人工勾画用时,单器官轮廓勾画用时节省10 min(5.2~15 min)。

3.质量控制

人工智能在靶区勾画质量控制中的一个应用是充分利用机器学习技术对海量高维度、多模态数据进行分析挖掘,则可以对靶区勾画提供更为精确、稳定的技术。CT

模拟机的多种因素会影响图像质量,如扫描条件、窗宽窗位、肿瘤及周围组织密度等,进而影响靶区勾画,故需要严格的质控把关。目前常用方法有通过数字化方式进行CT-MRI图像数据传输和转换、改进扫描技术、应用增强CT扫描技术、选择最佳的扫描条件等。然而,基于积累的大量数据,通过人工智能自动学习数据中的特征,放疗技师可以快速精准地确定扫描参数,以避免人工选择的耗时和不确定性。

常规勾画过程中,不同医生或物理师在认识靶区和正常结构上存在差异,为保持勾画的一致性,需对相关人员进行规范培训,同一患者必须由同一名医生和物理师按统一标准勾画,但即使如此,人工勾画仍存在一定差异性。人工智能在放疗领域的应用,可有效解决上述问题,现已证明其在整个放疗流程中,特别是靶区及危及器官勾画中具有显著的应用价值。

使用自动勾画软件来辅助,精确迅速地分割正常组织,是实现放疗计划自动设计的第一步,分割结果直接影响放疗计划设计、评估的准确性;将深度学习与全局和局部的形状先验信息结合,在相同数据集进行评价,各项差异性指标均显著下降。诸如CNN等有监督的深度学习网络,对于多维多通道数据能更好地处理,同时能更好地捕获输入和输出的非线性映射,具有图像处理和分类的优势,可完全不需要人工初始化,由非专业人员执行分割过程即可。使用手工提取特征,结合无监督的堆叠去噪自编码器,分类速度显著提高,且分割时间大大减少。机器学习方法辅助肿瘤靶区勾画有助于提高执行效率,基于图谱(atlas)进行CT图像或MRI图像的分割,采用形状先验信息以提高分割精度,网络结构随研究正不断深入,但并不增加计算成本。应用体膜固定、浅呼吸、腹部加压等方法可控制呼吸运动,应用四维CT可提供更准确的靶区运动和形变信息,由此减小对勾画的影响;人工智能采用迁移学习方法自动描绘肿瘤区域,提高了准确性,缩短了网络的再训练时间,当呼吸幅度在 5~10 mm 时,匹配指数(matching index, MI)超过综合弹性形变配准技术,平均提高36.1%。综上,人工智能辅助肿瘤勾画在执行效率、一致性和规范性方面相较人工勾画均有显著提高,降低质量控制成本。随着精准放疗的推行,靶区和危及器官的自动勾画成为研究热点。AI勾画主要在多时序CT或MRI影像上,采用点或灰度配准方式进行影像配准。首先选定勾画图像的灰度值范围,然后在单幅或多幅图像中,找到符合选定范围的像素点,完成勾画。应用专病大数据平台,未来可将多模态数据(放疗)、多组学数据(影像、基因),以及放疗团队的经验数据进行整合和集成,更高水平的自动化、智能化放疗流程有望实现。

(二)基于人工智能治疗计划的质量控制研究现状

人工智能为放射治疗计划带来了巨大变革,其中在治疗计划设计方面的主要应用有:预测最佳剂量分布;确定实现该分布所需的参数,最终实现自动计划。

1.预测最佳剂量分布

精确的空间剂量分布预测可以在人工制作治疗计划过程中为医生和物理师提供决策指导,如判断临床处方剂量要求是否合理、间接获得逆向计划的优化条件和评价现有计划的质量,来提高计划质量与执行效率。剂量分布预测包含剂量体积直方图(dose volume histogram,DVH)预测和三维剂量分布预测。Zhu等利用支持向量回归(support vector regression,SVR)算法构建了前列腺癌中直肠与膀胱的DVH预测模型,模型训练入组了184例患者数据,14例用于模型测试,研究发现其中11例临床实际计划中OARs的DVH均在预测范围内。Stanhope等通过机器学习实现了前列腺癌单弧VMAT计划中PTV和OARs的DVH预测模型的构建,入组了198例患者数据,结果发现计划PTV DVH分布预测差异小,而OARs DVH剂量差异较大。Yuan等研究分析了106例头颈部肿瘤和88例前列腺癌IMRT计划中OARs的DVH变化情况,发现OARs的DVH分布主要与OARs体积及OARs与PTV的空间位置有关。Skarpman等采用密度估计来构建肺癌立体定向放射治疗(stereotactic body radiation therapy,SBRT)OAR DVH预测模型,使用了较少的样本数训练模型,得到较好的DVH预测精度,降低了人工智能模型构建与使用的难度系数。此外,基于DVH的剂量建模方法在不同治疗部位也有大量研究报道,包括前列腺、脑、头颈、肺、肝、骨盆等。

虽然基于DVH的预测普遍存在,但由于缺乏空间信息可能无法揭示某些剂量学终点,如剂量适形性和梯度变化。研究者们开始着手基于体素的预测方法,利用保留的空间信息预测患者体素的剂量值,实现三维剂量分布的精准预测。Campbell和Miften开发了一种用于胰腺SBRT空间剂量分布预测的神经网络剂量模型,Campbell和Miften开发了一种用于胰腺SBRT空间剂量分布预测的神经网络剂量预测模型,该网络的参数是基于临床影像和剂量图中体素的几何参数训练获得的。研究结果发现预测的三维剂量分布准确性良好。Nguyen等人对U-net结构进行了改进,用于共面前列腺IMRT剂量分布预测。在基于二维的预测中,PTV的绝对剂量差平均值约为2%,OARs的绝对剂量差小于处方剂量的5%。同样,Kearney等人提出了一种全卷积体积剂量预测神经网络(DoseNet)实现前列腺SBRT的三维剂量分布的预测,可用于非共面治疗方案。与U-net相比,DoseNet由于包含了残差块而减少了网络冗余。Chen等人采用了一个卷积残差网络模型(ResNet)构建鼻咽癌同步放化疗中的剂量分布预测,模型输入包含每个靶区和OARs结构标签的图像,输出为相应的剂量图。该预测模型为了提高模型的预测效率,最后采用高斯低通滤波卷积将下采样的低分辨率剂量图恢复到原始分辨率。Barragan-Montero等人基于DenseNet和U-net的组合架构,在肺调强放疗中加入了光束角度的变化,并开发了一个可以预测随光束排列变化的空间剂量分布的模型。

2.实现自动计划

放射治疗计划,特别是复杂的计划,制作过程会花费数小时甚至数天。人工智能技术在不久的将来有可能大大改善放射治疗工作流程,首先通过预测可实现安全的放疗剂量分布,为放射肿瘤学家选择最佳的治疗方法提供可能;随后,确定实现该分布所需的治疗机参数,生成最佳放疗剂量的治疗计划,从而实现治疗计划过程的完全自动化。

DVH曲线或三维剂量分布的预测结果,可作为人工计划过程中选择DVH约束条件的参考,也可以作为自动化治疗计划工作流的输入。一些研究已经探讨了生成自动计划(automatic treatment planning,ATP)的可行性。Long等人提出了基于参考DVH的自计规划阈值驱动优化框架,该框架根据基于体素的剂量分布,从预测的参考DVH集自动生成治疗计划。Mahmood等人提出了用于计划生成的基于知识经验的计划(knowledge-based planning,KBP)工作流程。对于口咽IMRT计划,利用基于DVH的优化方法,在预先确定的剂量-体积坐标系下设置一组约束条件,进行三维剂量分布的预测,同时正向生成实际方案。在Fan等人最近的一项研究中,基于ResNet的框架首次预测了头颈部癌的三维剂量分布。在计划生成方面,用预测剂量分布和实际剂量分布之间的L2范数问题代替了基于DVH的逆优化问题。一个开源的通量图优化软件被用于这个L2范数问题,并且生成了临床上可接受的计划。

直接预测计划参数可能成为另一个潜在的研究领域。如果某些平面参数可以转换为二维/三维空间目标(等效图像),则可以使用基于CNN的算法进行预测,从而实现平面图的自动生成。潜在地,静态IMRT光束的2D通量图、步进和发射的2D控制点序列以及VMAT的动态多叶准直器序列可能是此类预测的候选对象。

目前的ATP技术并没有提高计划的质量。虽然有研究发现人工智能生成的计划在临床上是能够被接受的,但是亦有研究表明ATP需要必要的人为调整或操作,以确保可接受的质量和安全性。虽然为了方案的安全和质量,应该保持人类在治疗计划的中心地位,但基于人工智能的治疗计划算法的一个重要目标是提高治疗计划的质量。目前正在这一领域探索许多新的方法。

(三)基于人工智能放疗剂量的质量控制研究现状

治疗计划被批准以后,物理师将执行该计划检查以及其他质控程序,以确保将预期的剂量准确传输给患者,使用人工智能能够很大程度上地减少物理师在质控中的重复和耗时的手动测量,提高质控效率。下面主要介绍基于人工智能的放疗剂量质控在处方剂量核查、剂量验证以及剂量监测方面的应用。

1.处方剂量核查

为了捕获处方剂量等放疗计划的错误信息,Kalet等人设计和开发了贝叶斯网络(Bayesian Network,BN)模型,用于检测放疗计划中的参数错误。贝叶斯网络由联合概率分布组成,能够表示临床特征、剂量处方和放疗计划之间的关系。在给定一组初始临床信息的情况下,使用BN网络能够计算出某些放射治疗参数的概率。然后,将网络中的低概率参数对应标记为潜在错误。将BN网络性能与人为检测进行比较发现,在颅内肿瘤中,BN网络表现优于人为推测。

处方剂量、治疗分次、治疗方式、患者定位、复位以及机载图像引导等治疗决策参数都与放疗的医师的处方有关,医师处方错误常表现为给予参数错误值或次优值(例如总处方剂量)或多个参数之间的逻辑矛盾。Chang等人的研究结果表明,BN网络方法可用于检测放疗医生的处方错误。使用BN网络方法检测出错误的平均正确率和错误率分别为98.72%和1.99%,与人为错误检测方法相当。

2.剂量验证

针对患者计划的剂量验证,使用剂量仪结合体膜进行传输剂量测量,检查包括人为、机器软硬件等潜在错误,验证计划执行可行性。

Valdes等人基于498个包含不同病种的放疗计划以及对应的二维剂量验证结果,提取了每个计划的78个独立特征,主要包括:直线加速器类型、射线能量、MU因子(MU/ Gy)、铅门位置、准直器角度、MLC叶片间隙分布、MLC小孔径评分、MLC孔径不规则度等,开发了一种带有Lasso正则算法的Poisson回归模型,以学习计划的特征与γ通过率之间的关系,γ通过率的标准为3% / 3 mm(剂量/距离一致性)。结果表明该模型能够在3%误差内准确预测实际IMRT计划的二维剂量通过率。Valdes等随后在多个机构的不同直线加速器上,采用不同的QA设备和方法,对该预测模型进行了验证。将78个计划指标提高为90个,其结果显示该模型能够在3.5%误差内准确预测γ通过率,证明了该虚拟IMRT QA框架可用于预测不同放疗机构和不同测量技术的γ通过率。

对于相同的498个数据集,Interian等人通过使用深度学习卷积神经网络(CNN)建立了基于人工智能的有效预测模型。该模型已不需要额外提取计划的78个特征,而是基于每个计划射野的通量图,从通量图中自动提取特征来预测IMRT QA通过率,而无须人工监督。同样是基于通量图,Mahdavi等人使用人工神经网络(ANN)开发了一种基于EPID通量图的预测模型,ANN架构的性能显示同一组训练数据和测试数据之间有足够的收敛性,该ANN模型可用作快速有效的IMRT剂量验证工具。

TG218报告中建议使用更严格于3%/3mm的通过率标准,Nelms等人的报告指出2%(局部)/2 mm能够更敏感地检测出临床相关错误。为了对比不同标准下的γ通过率(3%/3 mm,3%/2 mm,2%/3 mm,2%/2 mm)以检测临床相关错误的准确性,Tomori等人利用60例前列腺患者的治疗计划以及其二维剂量验证结果,开发一种基于CNN的新颖预测模型,该模型的输入为治疗计划的平面剂量分布、靶区和危及器官体积,以及每个射野的MU。结果表明CNN可用于预测前列腺癌治疗计划剂量验证,并指出更严格的标准(即2%/2 mm)可能比3%/3 mm的标准更适合机器学习。

3.剂量监测

众所周知,危及器官剂量与治疗靶区之间的距离有关,但当这种关系在治疗期间改变时,危及器官剂量将难以估计。Malone等人研究了左侧乳腺癌患者在放射治疗期间心脏偏离其计划位置时,使用深度神经网络预测深吸气屏息(Deep Inspiration Breath Hold,DIBH)期间平均心脏剂量的变化,该模型基于剂量处方、DIBH幅度、心脏体积、肺体积、处方剂量的$V_{90\%}$以预测平均心脏剂量的变化。结果显示训练神经网络能够预测危及器官在放疗期间因位置变化而导致的剂量改变,可以方便医生和物理师评估危及器官是否在安全剂量范围内,是否需要在治疗开始之前采取行动。

(四)基于人工智能放疗设备的质量控制研究现状

人工智能在放疗质量控制中的另外一个应用是基于机器性能监测数据和定期QA测量数据开发用于预测机器性能动态趋势的模型,从而触发预防性维护和/或减少执行不必要的QA所花费的时间。

目前一些商业剂量传输软件收集了大量关于机器性能和故障率的数据,将这些数据进行可视化,可以帮助物理师预测随时间推移加速器的在役情况,并允许适当的调整,以保持加速器工作在正常阈值内;同时也可以帮助放疗物理师或工程师制定设备维护和维修计划。例如,Chan等人应用阵列式电离室收集了加速器5年的数据,应用数据可视化技术对光子和电子束的日常QA结果进行分析,重点关注光束可能的趋势,及时监控设备运行情况。该加速器装备双光子能量和5个电子能量,对于每个能量,导出测量数据并使用内部Matlab程序进行可视化处理,使用ML模式识别进行检查,或使用影像放射组学进行检查。结果发现:这些日常监测数据与月检、年检结果以及预防性维护记录相互关联,数据可视化后明确地显示了该加速器的输出漂移现象。另外,尽管国内各大肿瘤放疗中心加速器与验证设备具有差异,但是数据能真实反映加速器运行情况,通过数据可视化,允许执行数据比较、警告故障和潜在识别故障原因,帮助不同放疗中心的物理师进行数据化管理。

常规成像QA程序的自动化可以提高效率和准确性。一名有经验的放疗物理师进行影像QA日检需要14.3±2.4 min,相同的测试,如果以开发人员模式编写XML脚本完成数据的自动获取,再使用机器学习完成数据的自动处理和自动分析,所需时间仅需4.2±0.7min;同样的,QA月检,人工70.7±8.0 min,自动化后21.8±0.6 min。此外,定量数据分析可以通过机器学习算法自动进行,消除了QA过程中数据解释的主观性。例如,支持向量机算法可以正确地识别光束硬化、环和散射伪影。

利用机器学习技术训练模型可预测MLC的到位精度,评估放疗实施的准确性,并检查这些偏差对QA程序和剂量测量的影响。从平面文件中计算和预测叶片运动参数,如叶片位置和速度、叶片是向MLC等中心线移动还是远离等;把同步的DICOM-RT计划文件和在QA执行中生成的日志文件之间的位置偏差作为模型训练的目标响应,建立模型以预测在剂量传输期间的MLC位置,以提高准确性。对于移动MLC叶片,与计划位置相比,预测位置更接近实际传输位置。通过将预测位置纳入TPS的剂量计算,在QA执行期间测得的γ通过率有所增加。例如,头颈计划1%/2 mm指标下γ通过率平均增加4.17%(SD = 1.54%)。这表明,在剂量计算中纳入预测可以使剂量实际传输更加真实。计算剂量传输时的DVH,并将其与计划的和预测的比较,发现:在所有病例中,预测的DVH参数比计划的更接近于剂量传输时的DVH,特别是对于靶区周围的危及器官。

此外,Valdes等研究学者发现,在评估QA计划时,虚拟QA模型可以预测不同传输系统和不同误差来源下的计划通过率,表明模型训练本身对测量结果中的系统差异很敏感。作为质量保证的一部分,该结果对于自动检查机器的基线变化是有意义的。

四、展望

当前许多的研究表明,人工智能在放疗质量控制方面的应用已经取得了初步的成果。然而还有更多亟待解决的问题需要进一步的探索。

人工智能在整理分析临床数据时,其关键在于如何选择合适的特征参数。样本过多会使计算的难度和工作量增大,同时容易出现对本地数据的过拟合,不利于其他数据集的迁移学习,但是样本过少也不利于模型的训练,容易训练出不理想的模型,无法用于临床使用。因此,在预处理数据时,排除不需要的特征,选择与预测目标相关的特征是必要的,为了保证数据的有效性和平衡数据集,可以对样本进行数据清洗、增强、归一化操作。

目前人工智能建模正处于研究阶段,缺乏对模型标准的定义,而不同的使用群体对模型都有不一样的要求,一个完整的优秀的人工智能算法的完成需要包括算法专家、物理师、医生等不同领域的专业人员合作,以达成共识。

人工智能模型建立后,需要迁移到不同中心、不同设备上进行多中心验证,然而,目前的研究中,大多数的模型仍然存在其他中心验证时准确率下降的情况。因此当前的技术难题之一是如何扩大模型的适用范围,解决多中心准确率下降的问题,使其能够在多中心、多种设备训练时仍保持较高的准确率,从而进一步推广到临床使用。

（靳富　罗焕丽　彭海燕　李师　谭霞　邓文婷　杨鑫　冯彬）

第四节 人工智能与放疗流程优化

一、引言

近30年,我国放射治疗学科建设取得了突飞猛进的发展,放疗单位数量逐步增加,整体放疗从业人员、设备明显增长,主流放疗技术逐渐普及,先进放疗技术稳步开展。同时,三维适形放射治疗(three-dimensional conformal radiotherapy,3D-CRT)、调强放射治疗(intensity modulated radiotherapy,IMRT)等主流技术逐渐普及,容积旋转调强放射治疗(volumetric modulated arc therapy,VMAT)、立体定向体部放射治疗(stereotactic body radiation therapy,SBRT)、螺旋断层放射治疗(tomotherapy,TOMO)等放疗新技术较既往调查稳步增加。放射治疗涉及人员及环节众多,流程复杂,需要医生/护士、物理师/剂量师和技师高效合作。随着放疗技术的精细化和多样化,以及放疗设备与人次的大幅增加,临床放疗对流程和数据管理的需求急剧增加;放疗工作人员的相当一部分时间要花在这些琐碎的业务流程上,给繁忙的工作增添了额外的负担。因此,设计合理高效的一体化放疗管理流程,实现智能化管理,也是智能放疗领域不可或缺的一部分。

二、放疗流程一体化管理

(一)放疗信息管理系统设计思路

为解决"放疗资源分散,缺乏统一的信息收集、公布及调配"问题,建立"医嘱、收费、记录(文档)"三者相互关联的一体化流程,实现"以医嘱为核心的收费、记录"信息整合,设计基于放疗流程的放疗信息整合平台,该平台主要特点包括:①梳理放疗流程,确立以"申请至执行"为本:基于放疗流程中各个岗位间的工作流转,以结构化为手段、以无纸化为目的,废弃人工送单和电话通知的方式。②医嘱触发医疗文书,确立以"开立医嘱到执行记录"为纲:基于信息整合平台生成全流程的放疗医嘱单/记录单,能自动回传到电子病历系统;选项式填写采用国际标准(ICD-10),从而保证各个环节的医疗文书标准化和结构化。③医嘱触发收费,确立以"开立医嘱到划价/扣费、执行医嘱到确费"为源:基于信息整合平台实现电子医嘱,建立医嘱与收费对应关系,取消人工划价,实现与医院信息系统(hospital information system,HIS)的对接,进而自动生成收费项目进行划价/扣费,医嘱执行后自动确费。

(二)放疗信息管理系统实例

以医科达公司为中山大学肿瘤防治中心放疗科定制的基于放疗流程的放疗信息整合平台(MOSAIQ Integration Platform,MIP)为例,介绍利用放疗信息管理系统实现放疗资源的高效利用和放疗科室的全面信息化管理。利用MIP能够实现设备资源的预约、电子化医嘱、任务流转、流程质控、收费及与医院HIS集成等工作,真正做到无纸化办公。

1.系统硬件架构

硬件架构满足"安全、稳定、宜用"的要求,利用中央服务器、终端工作站、网络交换机等核心硬件,组成专用局域网,通过MOSAIQ系统实现与放疗科各设备(加速器、CT/MR模拟机)的连接。应用客户端连接采用云架构的模式进行部署,方便用户在不同的应用中切换。

2. 系统软件架构

系统软件架构采用标准C/S三层架构;底层为数据层(MIP数据处理服务器位于底层),负责记录和存储放疗流程管理中产生的全部数据;中间为业务逻辑层,交互式工作平台负责各个应用模块与数据库之间的通信和功能调用;上层为应用层,实现系统应用。MIP包括15个核心功能模块,软件界面承担应用层的各个功能模块与中央数据服务器的交互访问操作。

3. MIP系统的网络安全和系统安全

从以下4个方面保障MIP系统的网络安全和系统安全:①MOSAIQ和MIP应用运行环境通过云端发布,工作站通过Citrix Independent Computing Architecture(ICA)协议获取MOSAIQ/MIP应用的运行界面,不需要和后台数据库及应用服务器直接通信。②所有的外部数据集成及通信都是通过数据接口服务器(external server interface,ESI)来完成的,ESI和外部的通信有防火墙保护。③Data Router作为互联网通信的端口,手机APP服务器通过虚拟专用网络(virtual private network,VPN)通道同Data Router建立连接,Data Router作为通信媒介和安全堡垒主机,为互联网应用服务器和ESI服务器交互数据。④数据库、MOSAIQ应用服务器、MIP服务器都是运行在放疗科内网,对外部接口都是建立在严格监控的通信信道上,以确保数据安全。

4. MIP权限管理

MIP系统采用分权限管理,主要分为管理员、医师、物理师、技师(模拟技师、治疗技师)、护士等权限。管理员在系统设置模块中,可添加、更改相关系统参数。MIP采用操作者的角色识别登录方式,可以使用近射频卡、用户名及密码登录MIP,系统按预设的角色身份,自动进行信息数据浏览和操作权限管理。

5. MIP放疗收费管理的实现

基于医院电子化收费管理的需求,MIP设计了独有的放疗收费管理模块。MIP系统通过外部接口与HIS进行信息交换,实现放疗申请、执行等信息与收费信息的互联互通;通过与HIS的收费系统连接,将独立于医院信息系统的放疗收费项目,集成到MIP的工作流程中加以优化、管理,使得放疗流程中相关收费项目规格、单价、数量、次数等自动关联。在放疗流程中各项目申请单、计划单、执行单、医嘱等提交完成后,即时自动生成清晰小计和总计电子表单,简化了众多收费项目的核查工作,杜绝错收费、漏收费现象,极大地方便了患者及家属对相关费用的查询、未执行项目的退费及医护人员和科室管理者的管理。

6.放疗流程管理

通过明确科室放疗流程顺序和权责分配,保证每一步工作的合理性与有序性,依据不同角色的不同操作,自动实现岗位间工作流转。具体来说,放疗流程涉及3个部门、5种角色、17个步骤,主要包括患者接诊、体位固定、模拟定位、靶区勾画、计划设计、剂量验证、位置验证、加速器治疗、病历书写、总结记录等过程(表13-4-1)。根据权限管理,每个角色都有相应的使用权限,流程中各环节用户仅能处理本人对应权限相关的信息数据,且不同角色间相互审核把关,避免流程混乱和工作差错。

表13-4-1 基于放疗流程的放疗信息整合平台(MIP)的功能说明

放疗流程	流程描述	MIP对应功能
患者接诊	医生接诊患者,录入患者信息	就诊卡、电子条码
体位固定	预约体位固定(医师提交体位固定申请、模拟机技师确认并执行)	体位固定预约登记单/记录单
模拟定位 (CT/MR)	定位预约登记(医师预约登记、模拟机技师确认并执行)	定位预约登记单/记录单
靶区勾画与计划申请	医生在工作站上勾画靶区并提交计划申请单	计划申请单
计划设计和确认	物理师在计划系统上依据申请单设计计划,医师确认计划	计划执行单
计划核查与传输	物理师核查计划,并导出计划及计划文档	核查表
计划复核与对比	高级物理师复核计划,并签名确认计划文档(Plan Report以PDF上传到Mosaiq,物理师电子签名)	复核与对比报告
复位验证	复位验证预约登记(医师预约登记、模拟机技师确认并执行)	复位申请单/记录单
调强放疗计划验证	MapCheck、MatriXX、Delta 4、ArcCheck、PTW等验证设备的剂量验证结果和记录	QA执行单
图像引导放疗摆位验证	加速器放疗师录入图像引导放疗记录,医师查看和确认	图像引导放疗记录单
放疗执行	加速器放疗师录入治疗信息	治疗记录单
加速器治疗时间	自动记录开机、关机、出束时间	加速器治疗时间统计
后装治疗预约	后装治疗预约(医师预约登记、放疗师确认并执行)	后装治疗预约登记单/记录单
收费记录	申请单或医嘱执行后自动确认收费信息	收费记录单
治疗结束小结	治疗结束,医生完成治疗结束小结	电子病例

放疗流程	流程描述	MIP对应功能
病历打印	病案室打印治疗结束小结并归档	电子病历
随访	随访随诊(移动端)	问卷列表
数据统计和科室管理	个人账号管理与权限设置	账号管理
	历史收费、退费记录统计	收费统计
放疗流程	历史工作量统计	工作量统计
	历史治疗时间统计	治疗时间统计
	历史患者预约情况统计	预约统计

三、智能化放疗流程优化

(一)放疗资源实时动态反馈

1.放疗资源管理现状

放疗的体位固定、CT/MR模拟定位、复位、验证、放疗实施等环节都需要用到设备资源,传统的管理方式采用治疗时间段、总治疗人次、名额等手段进行管理。这种管理模式针对加速器1~2台,医生10人左右的科室规模仍能起到一定的作用;但加速器3台以上,治疗人次超200人的时候,就会出现资源短缺的场景,且"交通拥堵"会带来患者等待时间延长等新的问题,甚至一票难求的情况下催生"黄牛"的出现。

加速器通常可执行3DCRT/IMRT/VMAT/SBRT/TOMO等放疗技术,因设备特性及技术的差异性,不同技术的执行时长会有差异,不同设备执行同一技术的时长也不尽相同。因此单纯通过治疗人数这个指标来约定设备的饱和度就会出现偏差,特别是IMRT、VMAT、TOMO这些技术的执行时间差异较大的情况。另外,常规预约机制只是对待上机的患者进行管理,计划设计阶段物理师依据当前设备的负荷进行经验分流,这也容易导致计划设计阶段设备不饱和,计划完成时设备已经满负荷运转的问题。

2.智能化放疗资源实时动态反馈

利用人工智能数据挖掘方法对设备每种技术涉及的摆位和出束所对应的耗时进行分析,得到正常治疗下每种技术的最优耗时值。

得到最优耗时数据后,对比分析设备在一段日期范围内的工作负荷、预约总时长、工作总时长等信息,以此来验证耗时值的合理性。

在完成上述分析及验证工作后,软件即可实时展示设备资源情况,如开关机、空间时间、爽约情况、设备间负载均衡等。并能根据医生的需求,自动优化并反馈最佳可用资源情况。

(二)智能化自动核查

在放疗过程中,正确的病人、正确的部位、精准的放疗是三大核心点,其中正确的病人是放疗的基本前提。

1.正确的病人

目前大多数放疗单位,技术员通过人工核对的方式进行患者治疗前的身份确认,患者身份的准确性依赖工作人员的责任及工作状态。

人脸识别作为人工智能领域的研究应用热点,具备非接触性、自然性等优势。目前的人脸识别系统集成了机器识别、机器学习、模型理论、专家系统、视频图像处理等多种专业技术,广泛应用于身份识别、门禁系统、网络应用等领域。

在患者接诊预约阶段,采集大头照,用于后续治疗环节身份对比认证;技术员在治疗环节,通过呼叫系统对患者治疗的先后顺序进行引导;当患者进入治疗机房通道,人脸识别系统自动识别当前患者,并进行以下对比:①患者是否已登记;②患者与治疗室是否匹配;③患者与治疗软件当前选中的患者是否一致。

利用人工智能的人脸识别技术,能快速高效地对患者的身份进行识别、校验及预警,根本上避免了潜在风险的发生。

2.计划核查

计划设计阶段有计划申请单、TPS计划及报告单、网络系统的排程等环节。信息在医生和剂量师、物理师多个角色间多次往返。

计划核查有命名规范、数据在多个节点的一致性校验、计划参数合理性校验、危及器官受量核查等类别。为了确保放疗的安全,放疗流程上通常有核查/复核等质控,且由高年资的人员担任。

利用工程学方法的传统编译技术(如文字识别法),对计划申请单、计划报告单进行文字识别,然后与质控项进行逐一对比校验,并根据条件给出核查的结果。

(孙颖　林丽)

第五节 人工智能预测放射敏感性

一、放射敏感性的概念

在放射治疗中,如何在尽可能根治恶性肿瘤的同时尽量减少对周围正常组织的损伤,既延长患者生存期又保证患者的生存质量,是肿瘤放射治疗中最为核心的问题之一。

近几十年来,放射治疗物理学和技术的发展极大地提高了肿瘤放射治疗的应用范围。质子、重离子的物理学特性决定了其通过Bragg峰可以在更精确地聚焦于肿瘤的同时,尽量减少邻近正常组织的损伤。相比于三维适形放疗,IMRT能将剂量更精准地集中于肿瘤组织中,更好地保护危及器官,尤其是在头颈部、胸部和胃肠道肿瘤的放疗中。IGRT和自适应放疗也被认为是提高放疗精确性的方法。此外,在某些情况下,近距离治疗和术中放疗也是保护正常组织的一种很好的方法。

然而,需要注意的是,任何物理剂量分布的改善并不意味着都会带来临床相关的获益。从一定程度上来说,在影响患者治疗结局的各种因素中,肿瘤组织和正常组织本身的特性,即其对放射的敏感性,作为内因是更为关键的因素。对肿瘤组织和正常组织的放射敏感性的认识始终是放射治疗的核心问题之一。

放射敏感性这一概念目前被放射肿瘤学家、放射生物学家、放射物理学家、放射影响学家和放射防护学家广为使用,其最早于X射线发现后的几年,即20世纪初被首次使用。放射敏感性是指肿瘤组织或正常组织接受电离辐射作用后发生死亡、损伤或其他反应的快慢程度。生物体不同组织、器官、细胞,以及不同生育阶段和生理状态的放射敏感性均有明显差异。

二、影响放射敏感性的因素

放射敏感性受到众多因素的影响。从宏观角度,影响因素包括肿瘤或正常组织的内在因素、局部微环境因素和宿主因素。内在因素包括:肿瘤或正常组织的组织学来源、分化程度、生长部位与方式、病程早晚等;局部微环境因素包括:血供或乏氧状态、局部炎症状态等;宿主因素包括:患者自身合并症情况,如是否存在心肺疾病、贫血、糖尿病等。

从微观角度,众多分子机制均参与放射敏感性的调控。包括:细胞周期调控机制、DNA损伤应答机制、肿瘤干细胞相关机制、自噬、circRNAs、lncRNAs和microRNAs等。

(一)影响正常组织放射敏感性的分子机制

单核苷酸多态性(single nucleotide polymorphisms,SNPs)是指个体间单核苷酸的变异。在放射基因组学研究中,常采用候选基因或全基因组关联分析的方法对SNPs和正常组织放射敏感性之间的关系进行研究。

既往通过候选基因的方法发现并证实了SNPs与乳腺癌放疗后皮肤晚期毒性反应、纤维化和整体毒性相关。一项大型荟萃分析证实了DNA双链断裂修复基因ATM与乳腺癌和前列腺癌放疗的几种急性和晚期毒性相关,引起类似共济失调-毛细血管扩张综合征的较温和表型的症状。Liao等发现SNPs可用于预测肺癌放疗后≥3级毒性的发生,包括热休克蛋白HSPB1的SNPs与放射性肺炎和放射性食管炎的发生相关,以及促纤维化细胞因子TGFB1中的rs1800469与放射性食管炎的发生相关。近来通过全基因组关联分析发现了一些新的与正常组织放射敏感性相关的SNPs,如编码肌肉损伤修复蛋白的TANC1,以及与尿频及尿液流量减少相关的KDM3B、DNAH5等。

此外,研究证实,基因拷贝数变异(copy number variations,CNVs)、基因突变、基因表达谱改变等也都与正常组织的放射敏感性相关。

(二)影响肿瘤组织放射敏感性的分子机制

肿瘤放射基因组学的重点在于寻找和分析与放射敏感性相关的基因,以确定放疗是否能使个体获益。

Moffitt癌症中心开发了放射敏感性指数(radiosensitivity index,RSI)来预测几种肿瘤细胞系的放射敏感性。RSI是10个基因(AR、cJun、STAT1、PKC、RelA、cABL、SUOM1、CDK1、HDAC1、IRF1)表达的线性回归,这些基因与DNA损伤反应、组蛋白脱乙酰化、细胞周期、凋亡和增殖有关。RSI能预测哪些乳腺癌、肺癌和前列腺癌患者能从辅助放疗中获益。最近,Scott等将RSI与线性二次模型相结合,建立了基因组调整的放疗剂量(the Genome Adjusted Radiation Dose,GARD)模型,该模型将通过基因组预测放疗反应,决定个性化的放疗剂量。

三、预测放射敏感性的研究现状

正因为放射敏感性如此重要,又受到众多因素的影响,所以,几十年来,如何精准预测肿瘤组织和正常组织的放射敏感性以开展个体化治疗,一直是放射肿瘤学家和放射生物学家最具挑战的任务之一。

然而,对个体的放射敏感性的可靠预测存在如下困难:①放射敏感性或者说放射性损伤不是全有或全无的二者选一,而是一种从无到轻度到重度甚至引起死亡的连续变化过程,预测需要将这种程度的变化体现出来;②放疗引起的组织反应是剂量依赖性的,预测需要将剂量与程度间的关系体现出来;③不同组织的放射敏感性截然不同,针对不同的个体和放疗部位而言,预测模型应该全面考虑并纳入最具代表性的组织进行个体敏感性预测;④需要在临床结局、细胞变化和分子机制间建立定量关系,以加深预测分析模型的可靠性。

传统上认为,克隆细胞存活试验是鉴别放射敏感性的最可靠方法,然而,这种方法耗时太长,不能常规用于临床。因此,放射肿瘤学家和放射生物学家也在尝试运用一些相对快速的分子检测方法,但要可靠地预测放射敏感性,就需要对所选的终点进行许多限制,因此尽管一些分子检测方法似乎很有前途,但大多数文献并没有提供所有必要的数据来公正地对其检测结果进行评估,因而这些方法不一定更可靠和更有效。

如上所述,在进行放射敏感性预测时,需要对大量的变量进行处理和回归分析。机器学习为解决分类和回归中的高维预测问题提供了一个广泛的框架。已有研究证明,使用非线性机器学习模型似乎能获得更好的风险预测,从而有助于临床决策。例如,对于确诊时年龄≤40岁并且接受了散射辐射剂量>1 Gy的乳腺癌患者,有研究通过机器学习的方法对这些患者的单核苷酸多态性进行分析,预测放射相关的对侧乳腺癌的发生风险,研究提示,机器学习/生物信息学方法应用于全基因组基因分型数据,有很大潜力揭示与放射相关的对侧乳腺癌发生风险的生物学关联。另有研究表明,基于深度学习等方法对放疗患者的肝功能进行预测,提高了对治疗相关毒性预测的准确性,并可结合患者的肿瘤恶性程度、解剖部位、肝功能和危险因素制定个性化的放射治疗计划。因此,在人工智能时代,如何将深度学习等手段运用于肿瘤组织和正常组织的放射敏感性的预测,并将预测结果运用于个性化放射治疗方案的制定,是值得探索的方向。

四、运用人工智能建立放射敏感性的研究模型

(一)传统的放射敏感性研究模型

传统上,我们采用正常组织并发症概率(Normal Tissue Complication Probability, NTCP)模型预测放疗引起的特定正常组织副反应的风险,这类预测模型几乎完全依赖于剂量-体积数据来理解放射性损伤。目前,在此基础上,也将生物相关因素例如SNPs整合到这类模型中,以便使预测模型更加准确。

为了生成NTCP曲线,有两种主要的建模方法:机械化方法和数据驱动方法。机械化方法是通过提出一个简化的假设模型来反映实验观察的结果;而数据驱动方法是建立在经验和频率分析的统计技术基础上,通过对数据进行统计分析得出模型。基于两种方法的原理,数据驱动方法更容易整合连续数据,其稳健性更好,获得的模型可能比通过机械化方法获得的模型更好,并且数据驱动模型的可推广性也更强。因此,与机械化模型相比,数据驱动模型的性能更高。

(二)可解释的机器学习研究放射敏感性

机器学习是计算机科学和统计学交叉融合的产物,大多数机器学习模型都采用了数据驱动技术,它们不会像机械化方法那样试图模拟简化的机制,而是在统计上将输入数据转换为概率曲线。但也因如此,许多机器学习被认为缺乏可解释性。机器学习中的一些数据驱动模型试图提供更多的可解释性,例如贝叶斯网络(Bayesian networks)模型可以合并来自不同领域的变量而无须进行广泛的预处理,并基于图的形式将各变量间的概率关系(各节点)表示出来,节点间的关系可以分解为一系列的联合概率,因此具有相对可解释性。在放射基因组学中,贝叶斯网络的节点代表基因或蛋白质,而它们之间的联系则代表概率相似性或相互作用。基于这些优点,贝叶斯网络被用于结合临床和基因组变量来预测局部控制和/或毒性。

例如,Oh等在两个独立的局部晚期非小细胞肺癌患者队列中使用贝叶斯来预测肿瘤的局部控制,第一个队列(n=56)包括临床和剂量数据,第二个队列(n=18)除了包括临床和剂量数据外,还包括一些生物标志物,如转化生长因子β、白细胞介素6、血管紧张素转换酶和骨桥蛋白等。研究发现,当同时使用临床、剂量和生物标志物数据时,预测效果更佳。同时,该贝叶斯网络也被用于预测局部晚期非小细胞肺癌患者的放射性肺炎的发生,通过分析54例患者的临床、剂量和生物标志物数据建立了预测模型,其预测性达到了ROC曲线下面积(Area Under the Receiver Operating Curve, AU-

ROC)＞0.80。上述研究分别通过机器学习建立了肿瘤控制模型和毒性预测模型。最近,Luo等通过分析118名接受放疗的非小细胞肺癌患者,建立了同时预测肿瘤控制和毒性反应的贝叶斯网络模型,这项工作证明了建立多目标的机器学习模型的可行性,提示未来建立治疗比率模型,即预测肿瘤控制与正常组织损伤的相对概率,是可行的。这更便于理解个体患者的治疗获益/风险比,具有重要的临床意义。

(三)高维度的机器学习研究放射敏感性

计算能力的指数级增长使得高维机器学习模型能够逐步实现。在放射敏感性的研究中,由于基因组学存在大量的数据,并且代表了各种复杂的生物学功能,这种复杂性会影响信噪比,使得预测模型难以训练。因此,基因组学中的特征选择依赖于过滤、打包、嵌入和降维等方法的综合使用。这些方法各有优缺点(详见表13-5-1)。

表13-5-1 基因组学中的特征选择的方法及其优缺点

特征选择的方法	优点	缺点
过滤(t-检验,卡方检验)	迅速,统计推断	忽略交互作用
打包(逐步回归)	多变量交互作用,可广泛实施	慢,存在推理问题
嵌入(Lasso回归,弹性网络)	平衡复杂性与性能	模型特异性的,假设稀疏,存在推理问题
降维(主成分分析,流形学习)	信息部分保留,使用无标签的数据	解释性不明确

Oh等将几种特征选择方法应用于全基因组关联研究(Genome-Wide Association Studies,GWAS)数据,创建预处理随机森林回归(preconditioned random forest regression,PRFR),以预测前列腺癌放疗后的直肠出血和勃起功能障碍。最初对SNPs进行过滤以进行质量控制,结果在368名患者中产生约60万个SNPs。随后,通过打包(逐步回归)和降维(主成分分析)的方法将1~2个主成分输入logistic回归中,对放疗副反应的预测结果进行二元输出。通过将转换后的SPNs输入logistic回归预测放疗副反应,得到一系列连续的"训练前结果",这与发生的放疗副反应高度一致。利用这种方法,一些涉及离子转运和血管调节的基因被发现分别与放疗后直肠出血和勃起功能障碍相关。该方法也被用于预测泌尿生殖系统的放射性毒性,并寻找相关的基因集。

GWAS的高维性和低信噪比一直是一个挑战,但相信通过努力,包括多学科合作和开发新的研究方法,未来能逐渐解决此类问题。

五、运用人工智能整合放射敏感性的研究数据

整合已发表的有关放射敏感性的数据具有重要意义,但其数据量惊人,整合需要耗费大量人力。Komatsu 等通过深度学习的方法,利用深度卷积神经网络等技术,开发了一个从文献中提取并分析克隆形成试验所获得的放射敏感性的数据的方法。

作者通过系统性回顾192份有关克隆形成试验的文献后发现,绝大多数(98.4%)的数据以半对数图(92.2%)或条形图(5.7%)或文本(0.5%)的形式呈现,其余1.6%的数据以非半对数的线形图的形式呈现。因此,作者构建了三个不同的分类器,分别识别前三种形式的数据。分类器#1(C1)识别含有半对数图的相关数据,分类器#2(C2)识别含有条形图的相关数据,分类器#3(C3)识别含有相关关键字(文本)的数据。C1、C2和C3独立运行。

在构建 C1 的过程中,作者利用深度卷积神经网络的 Inception Resnet v2 模型(fRCNN-IRv2),预先训练了大约250万张图片,将训练数据集(n=826)随机分成训练集(80%)和验证集(20%)进行迁移学习。迁移学习后,fRCNN-IRv2模型的平均精度为96.6%,总训练损失为0.019,验证损失为0.040。此后,作者利用VGG-16对2014年ImageNet大规模视觉识别挑战赛的1 000个对象类别的大约120万张图像进行了预训练,即通过迁移学习来重新训练模型辨别半对数图和其他线图。迁移学习后,VGG-16模型的最终训练精确度为0.999,验证精确度0.988,分别有0.042的训练损失和0.400的验证损失,训练组的敏感性和特异性分别为99.7%和100%,验证组的敏感性和特异性分别为98.0%和99.1%。同时,作者利用Google云的光学字符识别(Optical Character Recognition,OCR)开发了一个程序,识别图像数据中的关键字"Gy""存活分数"〔"survival fraction(s)"或"surviving fraction(s)"〕。类似的,C2由fRCNN-IRv2和OCR组成。作者通过Xpdf和Python构建C3. Xpdf将PDF文档转化为Unicode格式的文本,随后利用Python的Natural LanguageToolkit将Unicode格式的文本分割为单词,之后通过Python的Collections module模块识别与克隆形成试验及放射敏感性相关的关键词,如SFn、D10、D50等。

此外,作者还利用Mask-RCNN、OCR和Python NumPy构建了iSF2,用以从包含半对数生存曲线的图形中识别SF2(SF2:2Gy照射后的存活分数)。其中Mask-RCNN从图形中提取半对数生存曲线、X轴和Y轴;OCR识别轴标签;NumPy根据Mask-RCNN和OCR提取的数据计算SF2。

作者首先使用7个数据集对C1、C2和C3的有效性进行了评价,发现C1、C2和C3分别在7个数据集中表现出了大致相当的敏感性和特异性,表明这3个分类器的性能是稳定的。

同时,研究发现,联合使用C1、C2和C3,能获得91.2%±3.4%的敏感性和90.7%±3.6%的特异性,因此,C1、C2、C3联合使用时,对候选文献的筛选的精确度超过90%,筛选后文献的数量能减少69.3%(从1805篇减少到554篇)。此外,这些算法识别出6份被人工(放射肿瘤学家)错误标注为不包含相关数据的文献。C1、C2、C3联合使用时,在筛选速度方面超过人工筛选的17倍(每篇文献0.3 min vs. 5.1 min)。

此外,研究发现,对于测试数据集,iSF2返回的SF2值与人工确定的SF2值相差较小(2.9%±2.6%),同时iSF2的筛选速度优于人工筛选速度32倍(每篇出版物0.083 min vs. 2.7 min)。

综上,以上数据表明C1、C2、C3和iSF2可以帮助科学家挖掘放射敏感性相关的数据文献。

六、展望

利用人工智能理解和预测放射敏感性的研究方兴未艾。放射敏感性的研究涉及多维度的数据处理,人工智能为解决高维数据问题提供了一个广泛的框架,同时能够更加高效地处理数据,因而可以相信,在理解和预测放射敏感性方面,人工智能具有广泛的应用前景。但同时也存在一些需要思考的问题:

第一,在利用人工智能处理分析临床数据时,选取哪些合适的参数?放射敏感性涉及的参数众多,但参数过多会使数据处理的难度加大,同时容易出现对本地数据的过拟合,不利于其他数据集的迁移学习,参数过少则容易造成模型准确度低,因而在选择参数时应审慎思考。

第二,如何提高个体化预测的准确性?人工智能在将各研究数据整合处理后,在用之于个体预测时,需要尽量保证准确性,才能利于临床决策,而目前数据有限,难以对其准确性有更客观的大规模的评价。

第三,如何将定性研究转为定量研究?放疗引起的组织反应是剂量依赖性的,放射损伤是具有不同程度的,人工智能研究应该能够助力在放射敏感性的研究中将剂量和程度的动态变化反映出来。

(谭志博　陈敏　刘雅洁)

参考文献

[1] DURANTE M, ORECCHIA R, LOEFFLER J S. Charged-particle therapy in cancer: clinical uses and future perspectives[J]. Nat Rev Clin Oncol, 2017,14(8): 483-495.

[2] ALLEN C, BORAK T B, TSUJII H, et al. Heavy charged particle radiobiology: using enhanced biological effectiveness andimproved beam focusing to advance cancer therapy[J]. Mutat Res, 2011,711(1-2): 150-157.

[3] STERZING F, STOIBER E M, NILL S, et al. Intensity modulated radiotherapy (IMRT) in the treatment of children andadolescents--a single institution's experience and a review of the literature[J]. Radiat Oncol, 2009,4: 37.

[4] ASKOXYLAKIS V, HEGENBARTH P, TIMKE C, et al. Intensity modulated radiation therapy (IMRT) for sinonasal tumors: a singlecenter long-term clinical analysis[J]. Radiat Oncol, 2016,11: 17.

[5] GUCKENBERGER M, KRIEGER T, RICHTER A, et al. Potential of image-guidance, gating and real-time tracking to improve accuracy inpulmonary stereotactic body radiotherapy[J]. Radiother Oncol, 2009,91(3): 288-295.

[6] NICOLAY N H, RADEMACHER J, OELMANN-AVENDANO J, et al. High dose-rate endoluminal brachytherapy for primary and recurrent esophagealcancer : Experience from a large single-center cohort[J]. Strahlenther Onkol, 2016,192(7): 458-466.

[7] ROEDER F, LEHNER B, SALEH-EBRAHIMI L, et al. Intraoperative electron radiation therapy combined with external beam radiationtherapy and limb sparing surgery in extremity soft tissue sarcoma: aretrospective single center analysis of 183 cases[J]. Radiother Oncol, 2016,119(1): 22-29.

[8] RUHLE A, HUBER P E. [Normal tissue: radiosensitivity, toxicity, consequences for planning][J]. Radiologe, 2018,58(8): 746-753.

[9] BRITEL M, BOURGUIGNON M, FORAY N. The use of the term 'radiosensitivity' through history of radiation: from clarityto confusion[J]. Int J Radiat Biol, 2018,94(5): 503-512.

[10] 李晔雄, 王绿化, 高黎, 等. 肿瘤放射治疗学第5版上[M]. 北京: 中国协和医科大学出版社, 2018: 889.

[11] 李晔雄, 王绿化, 高黎, 等. 肿瘤放射治疗学第5版下[M]. 北京: 中国协和医科大学出版社, 2018: 1880.

[12] XIN Y, JIANG F, YANG C, et al. Role of autophagy in regulating the radiosensitivity of tumor cells[J]. J Cancer Res Clin Oncol, 2017,143(11): 2147-2157.

[13] PODRALSKA M, CIESIELSKA S, KLUIVER J, et al. Non-Coding RNAs in Cancer Radiosensitivity: MicroRNAs and lncRNAs as Regulatorsof Radiation-Induced Signaling Pathways[J]. Cancers (Basel), 2020,12(6).

[14] TALBOT C J, TANTELES G A, BARNETT G C, et al. A replicated association between polymorphisms near TNFalpha and risk for adversereactions to radiotherapy[J]. Br J Cancer, 2012,

107(4): 748-753.

[15] ZHU J, CHEN S, YANG B, et al. Molecular mechanisms of lncRNAs in regulating cancer cell radiosensitivity[J]. Biosci Rep, 2019,39(8).

[16] SEIBOLD P, BEHRENS S, SCHMEZER P, et al. XRCC1 Polymorphism Associated With Late Toxicity After Radiation Therapy inBreast Cancer Patients[J]. Int J Radiat Oncol Biol Phys, 2015,92(5): 1084-1092.

[17] PANG Q, WEI Q, XU T, et al. Functional promoter variant rs2868371 of HSPB1 is associated with risk ofradiation pneumonitis after chemoradiation for non-small cell lung cancer[J]. Int J Radiat Oncol Biol Phys, 2013,85(5): 1332-1339.

[18] ANDREASSEN C N, ROSENSTEIN B S, KERNS S L, et al. Individual patient data meta-analysis shows a significant association between theATM rs1801516 SNP and toxicity after radiotherapy in 5456 breast and prostatecancer patients[J]. Radiother Oncol, 2016,121(3): 431-439.

[19] LOPEZ G J, WEI Q, YUAN X, et al. Functional promoter rs2868371 variant of HSPB1 associates with radiation-inducedesophageal toxicity in patients with non-small-cell lung cancer treated withradio(chemo)therapy[J]. Radiother Oncol, 2011,101(2): 271-277.

[20] GUERRA J L, GOMEZ D, WEI Q, et al. Association between single nucleotide polymorphisms of the transforming growthfactor beta1 gene and the risk of severe radiation esophagitis in patients with lungcancer[J]. Radiother Oncol, 2012,105(3): 299-304.

[21] FACHAL L, GOMEZ-CAAMANO A, BARNETT G C, et al. A three-stage genome-wide association study identifies a susceptibility locus forlate radiotherapy toxicity at 2q24.1[J]. Nat Genet, 2014,46(8): 891-894.

[22] KERNS S L, DORLING L, FACHAL L, et al. Meta-analysis of Genome Wide Association Studies Identifies Genetic Markers ofLate Toxicity Following Radiotherapy for Prostate Cancer [J]. EBioMedicine, 2016,10: 150-163.

[23] YARD B D, ADAMS D J, CHIE E K, et al. A genetic basis for the variation in the vulnerability of cancer to DNA damage[J]. Nat Commun, 2016,7: 11428.

[24] STORY M D, DURANTE M. Radiogenomics[J]. Med Phys, 2018,45(11): e1111-e1122.

[25] EL N I, KERNS S L, COATES J, et al. Radiogenomics and radiotherapy response modeling[J]. Phys Med Biol, 2017,62(16): R179-R206.

[26] ESCHRICH S A, FULP W J, PAWITAN Y, et al. Validation of a radiosensitivity molecular signature in breast cancer[J]. Clin Cancer Res, 2012,18(18): 5134-5143.

[27] KANG J, COATES J T, STRAWDERMAN R L, et al. Genomics models in radiotherapy: From mechanistic to machine learning[J]. Med Phys, 2020,47(5): e203-e217.

[28] SCOTT J G, BERGLUND A, SCHELL M J, et al. A genome-based model for adjusting radiotherapy dose (GARD): a retrospective,cohort-based study[J]. Lancet Oncol, 2017,18(2): 202-211.

[29] FERLAZZO M L, BOURGUIGNON M, FORAY N. Functional Assays for Individual Radiosensitivity: A Critical Review[J]. Semin Radiat Oncol, 2017,27(4): 310-315.

第十四章

人工智能技术与肿瘤康复治疗

　　康复(Rehabilitation)指的是一系列干预措施或过程,旨在优化机体功能并减轻患者身心及社会功能障碍。人工智能和自动化技术正在逐步改变康复实践的方法和疗效,在肿瘤临床康复治疗中的应用也越来越多。这些康复技术在提高机体能力与独立性、增进人的生命活力和提高生活质量等方面都发挥着重要作用。本章重点介绍与临床康复密切相关的智能环境、智能移动设备和可穿戴设备的人工智能技术原理及发展趋势。

第一节　康复治疗相关的人工智能技术

一、基本原则

人工智能辅助康复治疗的主要目的是能够最大限度、最快速度地恢复机体功能，因而必须对肿瘤治疗后相关器官和机体功能缺失的范围及其相应的康复方案进行整合分析。这些系统应该遵循康复治疗的规范并将所有康复治疗师和患者的需求纳入考虑。从治疗师的角度来看，每个康复机器人的迭代设计和改进的关键特性必须仔细研究并在临床实践中验证。应根据多种康复相关因素制定个性化康复系统，这些因素包括患者年龄、个性特征、受训机体的结构和功能，以及康复的目标阶段、运动受限范围、初始运动障碍的严重程度等。运动障碍不能及时恢复可导致多种功能障碍，如影响运动范围、速度、协调性、节奏（步数/分钟）、平衡性、精确性、调节力量的能力、肌肉力量和能量效率。康复期间生理指标的监测，包括心率、血压、体温等，有助于评估患者在治疗期间运动能力的恢复水平，从而为制订个性化康复训练方案提供基础参考。监测生理指标还可以用来评估使用康复设备的患者在情绪、依从性和参与度等方面的心理状态，并进行相应的疗程优化。目前，很多机器人康复系统纳入了各种神经康复策略，这些策略包括约束诱导运动治疗（Constraint-Induced Movement Therapy，CIMT）、重复运动训练（Repetition Training Method）、外显学习范式（Explicit Learning）等。

与康复相关的人工智能技术几乎包含了该领域所有的相关技术，如计算机视觉、语音识别、人机交互、计算机图像、虚拟现实等。因为许多技术已在第二章中有详细介绍，所以在此不再一一赘述。

二、普适计算

普适计算（Ubiquitous Computing）是将计算和通信能力融入环境及日常物品中，以便人们可以随时随地获取信息数字化服务。随着电子设备（如微处理器和传感器技术）的体积不断缩小，以及无线技术的普及，研究人员可以通过完全集成的方式来达到此目的，并通过被动感知或定期调查人群（如通过导诊台、智能移动设备或语音处理)的方法捕捉数据,并对数据进行分析。

三、环境智能

环境智能(Ambient Intelligence,AmI)是智能电子环境,可以对其中的人的存在和变动进行响应。举例来说,普适计算系统嵌入在一个人的家里或其他康复设施可以"感知"客户的需求、偏好和功能,通过分析实时数据来提供帮助。情境感知(Context Awareness)技术可以"推断"用户当前的活动状态和环境特征,从而梳理信息内容和传递信息,以便提供最适合的服务。近年来,语音识别技术、自然语言处理、模式识别(眼睛和面部跟踪以及手势识别等)等方面的发展提供了多种与智能技术进行交互的可能。例如,对于不能有效使用键盘或屏幕作为输入设备的患者,语言互动可以让身体或视觉受损的人与设备交流,并控制设备。使用呼吸机的患者可以利用人工智能辅助的眼动仪设备完成与外界的交流。人工智能还可以起到一些重要的"幕后"功能,例如通过感知实际情况来保持电池电量(当设备不使用时关闭)。尤其在一些关键健康环境中,电池电量等基本功能尤其重要,例如监测患者的生命功能、监测摔倒和实施心肺复苏。

(莫雅琪　徐波)

第二节　智能移动和可穿戴设备

一、智能移动和可穿戴设备

智能移动和可穿戴设备是康复相关数据采集的重要平台。目前,多种可穿戴设备可用于收集来自生理、行为、环境(例如环境传感器)等方面的数据并进行自我评估并提供报告。可穿戴设备(如智能手表)的一个主要优势是,它们可以长时间与用户进行身体接触,并且在佩戴时不需要用户与键盘或触摸屏进行交互。

摔倒检测系统(Fall Detection System,FDS)是人工智能在康复治疗领域应用的典型案例。该技术将智能传感器放置在环境中或作为可穿戴设备用以检测患者是否摔倒,并在需要援助时自动向医务人员、急救服务人员或家属发出警报提醒。该系统通过在智能手机应用程序和智能手表中嵌入加速度计和陀螺仪,并设计摔倒检测算法来跟踪和分析模拟患者的运动。该系统旨在通过同时分析来自两台独立设备（可以通过蓝牙连接进行交互）的数据，来区别日常生活中的传统活动和突发事件。机器学习算法使得这些类型的系统可以随着时间的推移学习个人的行为模式和特征，因此有助于减少误报。此外，该项技术还可以设计用于评估环境风险的系统，如在有坠落危险时（如楼梯井）发出警报。

用于康复治疗的移动应用程序包括获取患者健康相关信息的临床决策支持工具、医学成像工具、情绪和行为跟踪器（如疼痛日记）、生理监视器和辅助工具。移动设备还可以提供一种方式促进与医疗保健或其他专业人员的实时聊天、短信干预（如行为提醒）、日程安排和预约提醒，以及同步视频远程康复服务。

二、智能虚拟助理

智能虚拟助理（Intelligent Virtual Assistant，IVA）是一种计算机生成的人工智能动画虚拟角色，可以被设计成具有人类、动物或任何其他形式的视觉外观。它们的设计可以从卡通形象到非常详细和逼真的三维形象。IVA可以放在个人电脑、手机和平板电脑，甚至机器人上。语音识别和自然语言处理技术可以让IVA通过基本的文本界面或语言对话与用户进行交流。IVA通常带有包含信息的知识库，以使其在对话中能够被理解，甚至还能表达情感。

虚拟情感助理是指能够通过对人类情绪的识别和情绪的表达进行情感交互的IVA。其系统设计主要通过分析语言和通过传感器检测非语言信息两部分来检测患者的情绪状态，非语言信息包括面部表情和眼睛注视两种方式。情感助理也可以具有模拟情绪的能力。这种功能使IVA具有一定能力维护与用户的关系，以及实时适应用户不断变化的状态和需求。

IVA也可以被称为虚拟人，未来必将成为康复和医疗保健的重要方式。例如，模拟病人的IVA可以快速提升患者康复训练效果。它们可以模拟各种在康复训练过程中可能遇到的障碍或状况，以便让患者锻炼如何应对并获得经验。已有研究测试使用患有抑郁症和具有自杀念头的虚拟人，以提高临床医生和其他人员识别自杀风险的能力。研究表明，与传统教育方法相比，

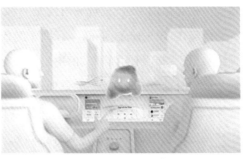

图 14-2-1　IVA 示意图

教学中使用虚拟患者模拟可以获得更好的学习效果。

IVA也可用于提供临床护理相关的任务。例如，Bickmore开发并测试了一个虚拟护士用于办理出院手续。该研究发现患者更喜欢在虚拟人那里办理出院申请，因为IVA可以花更多的时间与患者交流。其他研究表明，IVA可以让用户的需求被更好地理解，同时还能减少患者的社交焦虑。

IVA不会出现职业倦怠或疲劳，他们可以被编程并具有持续学习应用的技能，同时也更适应患者的需求和喜好。同时，它们对患者文化方面具有敏感性和适应性，如种族/民族或社会经济地位。例如，一个虚拟的人类康复心理学家可以通过更改它的物理外观和习性（如目光接触）、方言、口语使用习惯和其他特征，以匹配特定文化的人群。这种能力可以促进与患者的融洽关系，有助于提高康复的效果。

三、虚拟现实与增强现实

虚拟现实（Virtual Reality，VR）技术可以使人们沉浸在计算机生成的三维模拟环境中并与之互动。VR可以用来创造虚拟人或其他虚拟生命形式（如虚拟宠物），人类可以在虚拟环境中与之互动。在医疗及康复领域的应用中，VR提供了创造和控制环境变化的能力，这样患者对于环境变化的行为反应就可以被反复练习和记录，用于临床评估、干预和制定康复目标。增强现实（Augmented Reality，AR）可以将计算机生成的虚拟现实叠加在"真实世界"视频图像上。这使得用户周围环境的信息可以用于交互和数字化操作，从而增强用户对周边环境的感知。

虚拟现实和增强现实系统已被用于运动功能训练和恢复以及疼痛管理。例如，镜像疗法需要使用一面玻璃镜子向大脑提供视觉反馈。增强现实镜面系统使用高分辨率的视频屏幕和摄像机来模拟镜面反射。因此，这项技术可以让人从模拟的镜子中看到计算机生成的图像或其他增强现实创建的图像。Sato等开发并测试了一种虚拟镜像视觉反馈系统，发现它可能是一种有效替代治疗区域疼痛综合征的方法。

严肃游戏（Serious Games）有别于纯粹为娱乐目的而设计的游戏，是为了机体康复训练和以学习为目的而开发的电脑游戏。严肃游戏已被广泛被用于医疗专业人员（例如急诊室分诊、护理、外科）的培训和教育，以及病人和客户的治疗和培训（例如饮食和锻炼教育、增加身体活动的指导、疼痛管理、社交技能训练）。未来的趋势是可以根据用户特定的学习需求或治疗目标进行私人定制。康复治疗相关的严肃游戏中最常见的是运动游戏。这是一种类似电子游戏的系统，允许用户在虚拟环境中通过练习来重新学习基本的运动技能。通过结合虚拟镜像治疗组件,这些模拟可以让用户观察自己在"游戏中"的动作。Desai提出了一种用于康复治疗的运动游戏,该游戏使用低成本、商用摄像头,来创建人的3D模型,并使模型沉浸在交互式虚拟环境中,其中包括保龄球模拟游戏、铅球游戏,以及需要肘部旋转的虚拟益智游戏。对参与者(已知没有残疾)的初步测试结果显示,这种运动游戏有趣、真实,同时可以吸引和激励参与者进行练习。该技术仍处于用于康复的初步探索阶段,但在办公室和家庭康复尝试中显示出了效益比较高的前景。

(莫雅琪　徐波)

第三节　机器人在康复治疗中的应用

机器人通常基于传感器数据来做决定行动,而大多数系统都具有混合主动或共享自主功能。它们的自主程度可以从完全自主(机器人自己做所有的决定)到完全遥控(操作员为机器人做所有的决定)。康复机器人技术包括了一系列的辅助系统,如相关传感器、处理数据的算法等。

尽管机器人技术始于工业领域,但研究"感知和行动之间的智能联系"已经在很多医学相关的研究领域中开展,并且特别专注于探索与现实世界中的自然人合作的相关问题。这个新兴领域被称为人机交互(Human-Computer Interaction,HCI)。在医疗保健领域,机器人有巨大的潜力来帮助人们接受康复治疗。机器人可以为这些个体提供身体和认知支持,跨越多种类型的护理环境,并贯穿整个生命周期。

一、机体辅助机器人

机器人已广泛应用于多个临床领域的康复治疗,包括帮助患者恢复术后或卒中后的运动能力,恢复或补充丧失的生理功能,以及帮助躯体的移动。Lancioni等展示了几项基于机器人的干预研究,目的是提高患有机体和认知严重残疾的患者的活动参与能力和行走能力。研究中使用的移动机器人有助于增加参与者与周围环境的互动,同时也提高了他们的独立性。近期其他研究还包括可增大患者环境接触范围,如安装在轮椅上的机器人手臂或智能假肢;以及更强的移动能力,如通过外骨骼或无障

533

碍的个人运动设备。

机体辅助机器人的另一个关键领域是辅助医护人员本身的工作以提高工作效率。例如,机体辅助机器人可以帮助医护人员完成如转运清除医疗废物、取送用品、清洁房间和运输患者等工作。机器人还可以在治疗强传染性疾病患者时提供帮助,保护医护人员的安全。在新冠疫情流行期间,已有这方面的多种尝试。最近已经有工作探索了机器人实时采集医患的行为方式等信息,机器人通过对人的行为进行建模,学习并模拟相应的运动,以期预测或提供相应的辅助。

二、社交辅助机器人

社交辅助机器人可以被设计成拟人的、拟动物的或拟机器的形象。这些机器人可以在康复方面扮演重要的角色,包括陪伴、教练或游戏伙伴(在游戏治疗中)。例如,Paro是一只机器海豹宝宝,用于为痴呆症患者提供治疗;而RoboKind的Milo是一个拟人化的小型机器人,用于教自闭症患者社交行为。

社交辅助机器人的应用领域包括对老年人、有康复和训练需求的个人,以及有认知、发育和社交障碍的个人提供支持。社交辅助机器人对于促进主动康复训练非常有用。例如,Erickson测试了一个"不干涉"的治疗机器人,它可以帮助、鼓励中风患者,并与他们进行社交互动。试验者指出,共享的物理环境和机器人的物理运动、鼓励和持续监测提高了患者对康复训练的依从性。

(莫雅琪　徐波)

第四节　人工智能在假肢矫形康复中的应用

一些肿瘤患者可能因截肢、脊髓损伤、臂丛损伤或占位性、创伤性脑损伤导致脑对肢体的高级控制功能的丧失,残余的肢体不能像健康完整的肢体那样发挥正常功能。这些失去结构和功能的肢体可被假肢、矫形装置或康复辅助设备所取代。传统的假体是一种机械装置,只能提供基本的功能;同样的,矫形器也不能完全模仿失去的部分来恢复正常的生理功能。生物机电一体化是机电一体化的一个分支学科,与开发辅助或恢复人体的机电一体化系统有关,它使义肢和矫形学的概念有了新的发展方向。生物机电系统有4个单元：生物传感器、机械传感器、控制器和执行器。生物传感器利用来自神经或肌肉系统的生物反应来探测人类的意图。机械传感器测量生物机电设备的数据，并传递给生物传感器或控制器。控制器充当生物和电子结构之间的转译器，并监测生物机电设备的活动。执行器是一种人造肌肉（机器人机构），它产生力或运动来辅助或替代人体原有功能。生物机电一体化的应用领域包括矫形、假肢、外骨骼和康复机器人，以及神经假肢。机器人可以很容易地满足康复治疗中循环运动的要求，更好地控制引入的力，在重复练习中准确再现所需力量。

人工智能在假肢控制中的应用越来越广泛，从而使患者能够更理想地操纵假肢。自适应控制可以通过反馈系统的帮助来调整输入，使系统的输出更接近于预期。人工智能辅助控制系统的最新进展是一种神经控制肢体（肌电控制类型）。一个模块化假肢由植入大脑的传感器控制，甚至会通过发送电脉冲到肢体感觉皮层来恢复触觉。

人工智能在义肢矫形术中的应用，根据受影响区域的不同，分为下肢矫形术、上肢矫形术和假肢，以及机动运动装置等康复辅助设备。

一、人工智能在上肢假体矫形中的应用

人工智能在上肢假体中通过各种信号、传感器、控制器和算法实现对神经网络的直接控制和间接控制。上肢假体手术的控制信号有肌电图（Electromyogram，EMG）和脑电图（Electroencephalogram，EEG）两种形式。早期对假体成分进行自主控制的尝试研究，侧重使用来自自主控制的肌群的肌电图信号。这方面的工作主要集中在上肢假肢的控制系统上。基于肌电模式识别的控制策略，允许用户以多个自由度控制假肢。传统的肌电图技术使用双表面电极，放置在目标肌肉群的肌腹上。这些表面电极有一定的局限性，比如不能同时记录来自不同肌肉群的信号，由于生理和环境修饰相关的皮肤电极界面的变化，以及肌电图信号可能会遇到来自其他组织的噪声和干扰，导致信号大小和频率不一致。但是除了这些局限性之外，它很容易为截肢者使用且无风险。肌电图信号的幅度主要与剩余肌肉的收缩成正比。为了提高信号的质量，假体或其他系统的肌电控制也可以利用残肢肌肉在肌肉收缩时发出的动作电位。这些动作电位在皮肤表面可以测量到微伏水平的变化。发射信号由一个或两个电极采集，经过带通滤波、整流和低通滤波处理，得到肌电信号的包络幅值，作为假肢功能元件的控制信号。同时控制（肌肉协同收缩）和比例控制（快、慢肌肉收缩）是控制手腕到终端设备的两种不同模式。

模式识别技术可对传统的肌电信号转换方法进行改进。使用模式分类技术,可以通过肌电模式的不同特征来识别各种不同的意图动作。一旦模式被分类,运动就可以通过发送给假肢控制器的命令来实现。基于肌电模式识别的假肢控制方法包括进行肌电测量(捕捉可靠且相对一致的肌电信号)、特征提取(从肌电图中回忆最重要的鉴别信息)、分类(预测有意动作子集之一),以及多功能假肢控制(通过预测运动等级来实现假肢的操作)。在多功能假体的模式识别控制中,需要多通道的肌电记录来获取足够的肌电模式信息。电极的数量和位置主要取决于多功能假体需要多少类运动,以及截肢者有多少残余肌肉可用于肌电控制。对于肌电信号的采集,可以使用50hz~60hz或更低的低频,以提高多功能肌电假体的控制稳定性。

重叠分析窗口技术常被用于假肢的肌电信号采集,以最大限度地利用持续产生的数据做出决策。一般来说,由于数据缓冲操作会延迟实时控制,所以实时嵌入系统一般采用50 ms的重叠持续时间和50%的重叠程度。特征窗口可分为时域(TD)、频域(FD)和时频域(TFD)。肌电特征被从每个分析窗口提取出来作为肌电信号模式的表示。对每个分析窗口和所有记录通道提取特征集,生成1维特征向量。计算所有通道的特征集后,整个肌电图特征矩阵(L×C×W,L,C和W为数量特征、数量的渠道和数量的分析窗口)还提供了训练集分类器的训练。例如,体表肌电信号的4个通道在每个窗口提取的特征量为44,对3个窗口长度的数据进行分析,得到对应的肌电信号特征矩阵L×C×W = 44×4×3,L = 44,C = 4,基于模式识别的分类器的目的是尽可能准确地从肌电图记录中识别出预期的运动。

线性判别分析(Linear Discriminant Analysis,LDA)、贝叶斯统计方法、人工神经网络和模糊逻辑等多种分类技术已经在肢体康复的人工智能技术中得到应用。在准确率(>93%)不低于其他方法的情况下,LDA分类器的实现更简单,训练速度更快。然后利用测试数据集评估训练好的分类器识别运动的性能,并以分类精度来衡量。衡量标准为:利用卷积神经网络对识别所有运动类别的分类精度进行平均统计,以计算受试者的整体分类精度。基于肌电模式识别的假体控制策略不适用于肩关节截肢患者,因为残臂上的肌肉较少,无法提取肌电控制信号。为了应对这一挑战,芝加哥康复研究所提出并开发了一种名为"目标肌肉再生"(Targeted Muscle Reinnervation,TMR)的新型神经机器接口技术,该技术能够提高多功能上肢肌电假体的控制性能。TMR使用截肢的剩余神经,将它们转移到替代肌肉群上,替代肌肉群没有生物力学功能,因为它们不再附着在截去的手臂上。在这个转移过程中,目标肌肉被截肢前附着于手臂的残余神经再支配。神经移植后的肌肉可作为截肢神经运动指令的生物放大器。另一种控制多功能肢体的先进技术基于虚拟现实的平台,其目的是开发和性能量化多功能肌电假肢控制系统。这些虚拟现实平台旨在创建一个高效、灵活和用户友好的环境。该平台的主要功能模块包括多电极肌电图记录(多达16通道)、离线训练和测试分类器、虚拟和物理假体实时控制调节性能。

智能假体最好的控制方式是通过脑电信号相关的人工神经网络。除肌电信号外,脑电图是一种广泛使用的将电极置于头皮上采集脑信号的无创方法,已应用于脑机接口(Brain Computer Interface,BCI)。与其他脑波测量方法,如皮层电图(ECoGs)、脑磁图(MEG)、功能磁共振成像(fMRI)和近红外光谱(fNIRS)相比,它具有较高的时间分辨率(约1ms)。与手臂运动相关的神经信号作为人工神经假体的控制信号,可以直接从大脑皮层采集,也可以从残余神经采集。Jafarzadeh 2019年报道了利用新型深度卷积神经网络(6层卷积和2层深度)和FIFO算法实时操作假手。新的卷积神经网络是在 Python 3.5 版本上使用 Tensorflow 实现的。Chih-Wei-Chen 等人开发了基于BCI的手形矫正器,使用光标控制接口和简单的LDA分类器,将脑电图信号分类,控制手形为右、左、零3种状态,对应的命令为+1、−1和0。这3个命令可以控制抓取、打开、握住和待机4种活动状态。+1和−1命令表示抓取和打开,命令"0"为待机模式。

二、人工智能在下肢假肢矫形中的应用

下肢是承担身体重量的主要肢体,在设计相关智能假肢时需要考虑这一因素。采用微处理器控制的膝关节与液压或气动执行机构相结合,可应用于下肢智能假体的构建。微处理器处理第一个膝关节角度传感器接收到的信号,提供有关膝关节屈伸角度以及横向和角度运动速度的信息。传感器通过一个磁性植入物来确定移动方向,第二个传感器收集重量位置的信息。

处理器通过截肢者的动作接收数据或信号,并对数据进行分析和解释,使其更接近于自然步态。这些数据向微处理器提供有关设备位置及其运动程度的信息。这些信息本质上是本体感觉,数据通过循环神经网络(Recurrent Neural Network,RNN)存储在微处理器的内存中,以备将来使用。RNN是与人体神经系统功能相似的网络,使传感器、微处理器、服务电机和液压缸之间相互通信。这些网络将两个传感器连接到微处理器上,微处理器传输感觉数据,就像上行的感觉通路向大脑发送信息一样。从微处理器到服务电机的电线携带着"运动指令",模仿下行运动路径,指导肌肉收缩并

产生所需的动作。

与人的神经纤维一样,导线是传感器、微处理器、服务电机和液压系统之间的特定通信电路。计算得到的数据用于控制液压缸,通过感知小阀进出液压缸产生的阻力,从而调节膝关节在步态周期的不同子阶段的伸展和屈曲。它控制膝关节从0°到最大70°的运动。这个机制帮助截肢者做各种各样的活动,比如爬楼梯、跑步和在不平的地面上行走。

2014年,研究者开发了一种能使截肢者在不同角度的斜坡上行走的自愿性EMG控制机器人跨胫假体。肌电和内在控制器的结合,减少了行走时肌肉的疲劳和注意力。自2011年以后,部分人工智能假足产品逐渐出现,其基本原理是使用人工智能机制模拟正常的脚和脚踝运动。这些假足与踝关节传感器集成在一起,可以感知不同阶段所需的地形、角度和力量,模仿正常的相关运动。

下肢矫形器是一种帮助因外伤、神经系统及先天性异常而丧失功能的患者的辅助设备。随着功能电刺激、脑机接口、肌电控制器等人工智能技术的应用,偏瘫、截瘫、外伤性脑损伤等患者的矫形器工作原理发生了巨大的变化。人工智能技术将机器学习的概念应用于一些传感器内嵌的姿态控制矫形器中,帮助患者在一定限制下实现接近正常步态。功能性电刺激(Functional Electrical Stimulation,FES)将电刺激应用于瘫痪的神经或肌肉以恢复或达到以往的功能。FES最常用于神经康复,通常与特定任务的练习联合进行。神经假体在矫正替代领域是一个常见的应用。控制系统可以是开环或前馈控制、闭环或后馈控制,前馈和后馈控制器都可以采用自适应控制。在开环控制的FES中,电刺激器控制输出;闭环FES则使用关节或肌肉位置传感器,以增强对肌肉疲劳或环境中的响应。电极充当电刺激器和神经系统之间的接口,利用电流刺激激活一组特定的神经纤维,通常是周围神经纤维,来刺激运动反应(肌肉收缩),使瘫痪的肌肉恢复收缩。FES采用自适应逻辑网络(Adaptive Logic Network,ALN)和归纳学习算法(Inductive Learning,IL)。ALN作为一种监督学习的人工神经网络,是一种特殊类型的前馈多层感知器,信号局限于布尔逻辑。IL是一种监督学习产生的决策树。用于脊髓损伤患者的人工智能步态矫形器包括动力踝足矫形器和外骨骼。将矫形器与肌电图控制器结合,控制比目鱼肌活动,实现足跖屈动作,抑制背屈。

三、移动设备中的人工智能

轮椅及助行器是残疾人进行日常活动的重要工具,智能轮椅和智能助行器大大

减少了因为肢体残疾而出现行动范围的受限。智能机器人轮椅是使用逆强化学习
(Inverse Reinforcement Learning,IRL)技术开发的。与操纵杆控制轮椅相比,它具备最
大限度的安全性,并可轻松完成一系列任务。视觉摇杆控制智能轮椅是"手势"控制
轮椅原型机,将循环神经网络融入摇杆控制中,使其成为一种针对不同类型残疾具有
灵活性驾驶的智能摇杆。

智能手杖是另一种移动智能设备,可显著提升视障人士的行走和物体识别,结合
智能手机及超声波传感器进行障碍物检测,识别模块进行录音固定语音回放,GPS/
GSM模块等保存不同位置的信息。

（莫雅琪　徐波）

第五节　人工智能辅助的康复实践与研究的意义

康复治疗相关的人工智能技术的发展、评估和实际应用需要精确地识别和测量
相关结果。但是康复领域的数据非常复杂且主观性强,同时在不同的康复环境和人
群中使用的大量新兴技术增加了这种复杂性。因此,未来评估人工智能辅助康复实
践的研究及应用需要简化(优化)数据。

一、概念模型的需要

概念模型有助于对调查领域和结果进行分类,评估设计和备选方案,并分析不同
人群和情境下的数据。辅助技术(Assistive Technologies,AT)是一个概括性术语,在康
复中主要包括可以辅助维持或改善个人的功能和独立性的相关技术及设备,涵盖从
步行等简单技术设备到复杂的智能房间环境等高科技设备。人类运动辅助技术模型
(Human Activity Assistive Technology HAAT)是一个涉及辅助技术的长期概念模型。
HAAT模型有4个组成部分:人、活动、AT和这3个组件存在的环境。在设计、选择、应
用和评估AT设备时,每个组件都应独立考虑,也应与其他组件结合考虑。A.M. Cook
和Hussey指出,人的因素是指参与者的身体、认知和情感。身体因素与一个人的身体
属性和功能有关,比如他们的协调性、力量、平衡和身体结构。认知因素包括注意力、
警觉性和解决问题的能力,判断力与洞察力。情感因素包括与经验相关的态度(如沮

丧)及与精神疾病相关的情感症状(如抑郁)。活动指的是做某事的过程,如日常生活活动(如穿衣、做卫生、行动)、工作活动(如家庭管理、教育、职业活动)或游戏和休闲活动(如享受、放松和自我表达相关的活动)。AT技术组件被描述为具有人机界面、处理器(通常是电子计算机或机械设备)的信息接收与控制系统。语境是指社会和文化语境,以及环境和身体状况。

二、康复治疗质量和卫生经济学考虑

智能康复技术的发展可以提高健康质量,因此具有重要的社会效益。如前所述,智能手机和智能环境技术等移动设备可以实时收集数据,从而提供更丰富的数据来衡量功能改善和治疗效果。这些技术还可以通过向用户提供行为提醒(例如,进行日常锻炼方案)和关于使用和目标进展的反馈来提高治疗和康复计划的依从性。此外,AT还可以在需要医疗援助时提供实时监测和警报,从而改善安全性。

智能康复技术也可以为医护人员和患者带来极大的经济效益。提供服务的智能技术的普及性可以促进长期治疗的开展。因此,人工智能在康复治疗领域的应用可以使患者以更低的成本进行长期治疗,并接受定期检查,改善治疗效果。

虽然智能康复系统的初始开发成本可能很高,但随着系统的优化,它们可以提供重要的经济效益,如可以提高治疗获益比,并成为分层诊疗的一部分——在这个过程中,患者可以寻求初步咨询,由虚拟人进行评估或筛选,并在需要时转到重症监护,使医疗资源进一步合理化分配。

三、隐私和数据安全的考虑因素

智能康复技术的广泛应用需要遵循个人隐私和电子数据安全的法规要求。基于对数据安全与个人隐私的考虑,我国颁布了首部数据安全领域的基础性立法——《中华人民共和国数据安全法》并于2021年9月起开始正式施行,《中华人民共和国个人信息保护法》也于2021年11月1日起施行。对数据的处理,包括数据的收集、存储、使用、加工、传输、提供、公开等各个环节作出了严格的管理规定。其中,《个人信息保护法》将生物识别、医疗健康、行踪轨迹等信息列为敏感个人信息,并规定在只有在具有特定的目的和充分的必要性,采取严格保护措施,取得个人的单独同意,向个人告知必要性以及对个人权益影响的前提下,个人信息处理者方可处理这些信息。2022年6月,国家市场监督管理总局、国家互联网信息办公室开展数据安全管理认证工作,进一步规范网络数据处理活动,加强网络数据安全保护。由于数据安全法律法规尚在起步阶段,更加具体的、针对医疗健康的大数据及人工智能立法有待进一步完善。发达国家(如美国)制定了相关法案(如HIPAA)对此进行限制与要求。根据HIPAA,每当用户将受保护的健康信息传递给医疗健康提供者(如果他们被认为是受保护群体)时,他们必须确保遵守HIPAA。虽然需要签订商业合作协议,但如果消费者的隐私受到侵害,将追究临床医护人员或医院的相关责任。由于广泛的数据收集、存储和传输,这些医疗数据还可以用来识别具体的人,远远超出了视频和音频数据的能力,即使是基本的活动检测仪也可以显示可识别的健康信息,甚至"匿名"数据也可以很容易地被去匿名化。因此,收集此类数据的系统,无论是移动应用程序、环境智能系统还是机器人,在用于医疗行为时都应该受到相同的监管要求。此外,康复智能相关技术也带来了与第三方(例如,旁观者、家庭成员)相关的隐私问题。例如,智能环境中的摄像头或麦克风也可以从周边人员那里收集图像和声音,而并未经过相关人员的知情同意。

有关人工智能技术隐私及伦理法律问题,本书将在第十七章和第十八章具体讲解。我们也期待更多的研究人员开发伦理与隐私相关技术。

尽管在包括康复医疗在内的许多行业有越来越多的人担心人工智能将在不同程度上取代人类专业人员的相关工作,但是我们相信智能康复设备广泛使用的主要目的是帮助康复治疗专业人员并提高他们的工作效率,而非取而代之。

(莫雅琪　徐波)

参考文献

[1] AARTS E, DE RUYTER B. New research perspectives on Ambient Intelligence[J/OL]. Journal of Ambient Intelligence and Smart Environments, 2009, 1(1): 5-14.

[2] AARTS E, WICHERT R. Ambient intelligence[M/OL]//BULLINGER H J. Technology Guide. Berlin, Heidelberg: Springer Berlin Heidelberg, 2009: 244-249. http://link.springer.com/10.1007/978-3-540-88546-7_47.

[3] ABOWD G D, DEY A K, BROWN P J,et al. Towards a Better Understanding of Context and Context-Awareness[M/OL]//GELLERSEN H W. Handheld and Ubiquitous Computing: 卷 1707. Berlin, Heidelberg: Springer Berlin Heidelberg, 1999: 304-307. http://link.springer.com/10.1007/3-540-48157-5_29.

[4] AJIBOYE A B, WEIR R Fff. A heuristic fuzzy logic approach to EMG pattern recognition for multifunctional prosthesis control[J/OL]. IEEE Transactions on Neural Systems and Rehabilitation Engineering, 2005, 13(3): 280-291.

[5] AKDOGAN E, ADLI M A, TAÇGIN E,et al. A Human‐Machine Interface Design to Control an Intelligent Rehabilitation Robot System[C/OL]//Soft Computing Applications for Database Technologies. 2010:247-270. http://services. igi-global. com/resolvedoi/resolve. aspx? doi=10.4018/978-1-60566-814-7.ch013.

[6] COOK D J, AUGUSTO J C, JAKKULA V R. Ambient intelligence: Technologies, applications, and opportunities[J/OL]. Pervasive and Mobile Computing, 2009, 5(4): 277-298.

[7] AWAD M I, DEHGHANI-SANIJ A A, MOSER D,et al. Inertia Properties of a Prosthetic Knee Mechanism[M/OL]//DIXON C, TUYLS K. Towards Autonomous Robotic Systems: 卷 9287. Cham: Springer International Publishing, 2015: 38-43. http://link.springer.com/10.1007/978-3-319-22416-9_5.

[8] BAILENSON J N, YEE N. Digital Chameleons[J/OL]. Psychological Science, 2005, 16 (10): 814-819.

[9] BELTER J T, SEGIL J L, DOLLAR A M,et al. Mechanical design and performance specifications of anthropomorphic prosthetic hands: A review[J/OL]. The Journal of Rehabilitation Research and Development, 2013, 50(5): 599. DOI:10.1682/jrrd.2011.10.0188.

[10] ACAMPORA G, COOK D J, RASHIDI P,et al. A Survey on Ambient Intelligence in Healthcare[J/OL]. Proceedings of the IEEE, 2013, 101(12): 2470-2494.

[11] KRAFT K, CHU T, HANSEN P,et al. Real-time contamination modeling for robotic health care support[C/OL]//2016 IEEE/RSJ International Conference on Intelligent Robots and Systems (IROS). 2016: 2249-2254. http://ieeexplore.ieee.org/document/7759352/.

[12] BEYROUTHY T, AL KORK S K, KORBANE J A,et al. EEG Mind controlled Smart Prosthetic Arm[J/OL]. 2016 IEEE International Conference on Emerging Technologies and Innovative Business Practices for the Transformation of Societies (EmergiTech), 2016: 404-409.

[13] BEZZI P, VOLTERRA A. A neuron‐glia signalling network in the active brain[J/OL]. Current Opinion in Neurobiology, 2001, 11(3): 387-394.

[14] BHATIA D, BANSAL G, TEWARI R P,et al. State of art: Functional Electrical Stimulation (FES)[J/OL]. International Journal of Biomedical Engineering and Technology, 2011, 5(1): 77.

[15] BICKMORE T W, MITCHELL S E, JACK B W,et al. Response to a relational agent by hospital patients with depressive symptoms[J/OL]. Interacting with Computers, 2010, 22(4): 289-298.

[16] BOULOS M N K, BREWER A C, KARIMKHANI C,et al. Mobile medical and health apps: state of the art, concerns, regulatory control and certification[J/OL]. Online Journal of Public Health Informatics, 2014, 5(3): 229.

[17] BOWER P, GILBODY S. Stepped care in psychological therapies: access, effectiveness and efficiency[J/OL]. British Journal of Psychiatry, 2005, 186(1): 11-17.

[18] BRIDGES M M, PARA M P, MASHNER M. Control System Architecture for the Modular Prosthetic Limb[C]. 2011.

[19] BRYNJOLFSSON E, MCAFEE A. Race against the machine: how the digital revolution

is accelerating innovation, driving productivity, and irreversibly transforming employment and the economy[M]. Lexington, Massachusetts: Digital Frontier Press, 2011.

[20] CARD A J. Physician Burnout: Resilience Training is Only Part of the Solution[J/OL]. The Annals of Family Medicine, 2018, 16(3): 267-270.

[21] CASILARI E, OVIEDO-JIMÉNEZ M A. Automatic Fall Detection System Based on the Combined Use of a Smartphone and a Smartwatch[J/OL]. PLOS ONE, 2015, 10(11): e0140929.

[22] CAUDELL T P, MIZELL D W. Augmented reality: an application of heads-up display technology to manual manufacturing processes[J/OL]. Proceedings of the Twenty-Fifth Hawaii International Conference on System Sciences, 1992, ii: 659-669.

[23] CHAN M, ESTÈVE D, ESCRIBA C,et al. A review of smart homes—Present state and future challenges[J/OL]. Computer Methods and Programs in Biomedicine, 2008, 91(1): 55-81.

[24] CHATILA R, FIRTH-BUTTERFLIED K, HAVENS J C,et al. The IEEE Global Initiative for Ethical Considerations in Artificial Intelligence and Autonomous Systems [Standards][J/OL]. IEEE Robotics & Automation Magazine, 2017, 24(1): 110.

[25] CHEN B, WANG Q, WANG L. Adaptive Slope Walking With a Robotic Transtibial Prosthesis Based on Volitional EMG Control[J/OL]. IEEE/ASME Transactions on Mechatronics, 2015, 20: 2146-2157.

[26] CHEN C W, LIN C C, JU M S. Hand orthosis controlled using brain-computer interface [J]. Chinese Journal of Medical and Biological Engineering, 2009, 29(5): 234-241.

[27] CLEMENT R G E, BUGLER K E, OLIVER C W. Bionic prosthetic hands: A review of present technology and future aspirations[J/OL]. The Surgeon, 2011, 9(6): 336-340.

[28] COLOMBO M. Why build a virtual brain? Large-scale neural simulations as jump start for cognitive computing[J/OL]. Journal of Experimental & Theoretical Artificial Intelligence, 2017, 29(2): 361-370.

[29] COOK A M, POLGAR J M. Assistive technologies: principles and practice[M]. Fourth edition. St. Louis, Missouri: Elsevier/Mosby, 2015.

[30] CRAIG A B. Understanding augmented reality: concepts and applications[M]. Amsterdam: Morgan Kaufmann, 2013.

[31] DEDIC R, DINDO H. SmartLeg: An intelligent active robotic prosthesis for lower-limb amputees[C/OL]//2011 XXIII International Symposium on Information, Communication and Automation Technologies. 2011: 1-7. http://ieeexplore.ieee.org/document/6102090/.

[32] DEMIR M H. 1 Rehabilitation Technologies ∎Biomechatronics Point of View[C]. 2018.

[33] DESAI K, BAHIRAT K, RAMALINGAM S,et al. Augmented reality-based exergames for rehabilitation[J/OL]. Proceedings of the 7th International Conference on Multimedia Systems, 2016. https://dl.acm.org/doi/10.1145/2910017.2910612.

[34] ERIKSSON J, MATARIC M J, WINSTEIN C J. Hands-Off Assistive Robotics for Post-Stroke Arm Rehabilitation[J/OL]. 9th International Conference on Rehabilitation Robotics, 2005.

ICORR 2005., 2005: 21-24.

[35] ERNST M, ALTENBURG B, BELLMANN M,et al. Standing on slopes - how current microprocessor-controlled prosthetic feet support transtibial and transfemoral amputees in an every-day task[J/OL]. Journal of NeuroEngineering and Rehabilitation, 2017, 14(1): 117.

[36] FOGG B J. Persuasive technology: using computers to change what we think and do[J/OL]. Ubiquity, 2002, 2002(December): 2.

[37] GASPARRINI S, CIPPITELLI E, SPINSANTE S,et al. A Depth-Based Fall Detection System Using a Kinect® Sensor[J/OL]. Sensors, 2014, 14(2): 2756-2775.

[38] GONZALES M, HENRY J, CALHOUN A,et al. Visual TASK: A Collaborative Cognitive Aid for Acute Care Resuscitation[C/OL]//Proceedings of the 10th EAI International Conference on Pervasive Computing Technologies for Healthcare. Cancun, Mexico: ACM, 2016. http://eudl.eu/doi/10.4108/eai.16-5-2016.2263328.

[39] HERR H M, GRABOWSKI A M. Bionic ankle - foot prosthesis normalizes walking gait for persons with leg amputation[J/OL]. Proceedings of the Royal Society B: Biological Sciences, 2012, 279(1728): 457-464.

[40] GRABOWSKI A M, D'ANDREA S. Effects of a powered ankle-foot prosthesis on kinetic loading of the unaffected leg during level-ground walking[J/OL]. Journal of NeuroEngineering and Rehabilitation, 2013, 10(1): 49.

[41] KANG S H, GRATCH J, WANG N,et al. Does the contingency of agents' nonverbal feedback affect users' social anxiety?[C]//AAMAS. 2008.

[42] GRATCH J, WANG N, GERTEN J,et al. Creating Rapport with Virtual Agents[C/OL]//Intelligent Virtual Agents. 2007: 125-138.

[43] HAKONEN M, PIITULAINEN H, VISALA A. Current state of digital signal processing in myoelectric interfaces and related applications[J/OL]. Biomedical Signal Processing and Control, 2015, 18: 334-359.

[44] HARGROVE L J, ENGLEHART K, HUDGINS B. A Comparison of Surface and Intra-muscular Myoelectric Signal Classification[J/OL]. IEEE Transactions on Biomedical Engineering, 2007, 54(5): 847-853.

[45] HAUSCHILD M, DAVOODI R, LOEB G E. A Virtual Reality Environment for Designing and Fitting Neural Prosthetic Limbs[J/OL]. IEEE Transactions on Neural Systems and Rehabilitation Engineering, 2007, 15(1): 9-15.

[46] HERSH M A, JOHNSON M A. Assistive Technology for Visually Impaired and Blind People[M/OL]. London: Springer London, 2008. http://link.springer.com/10.1007/978-1-84628-867-8.

[47] HIRUMI A, KLEINSMITH A, JOHNSEN K,et al. Advancing virtual patient simulations through design research and interPLAY: part I: design and development[J/OL]. Educational Technology Research and Development, 2016, 64(4): 763-785.

第十五章

人工智能技术在
肿瘤护理中的应用

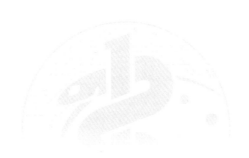

　　人工智能在肿瘤领域的应用主要聚焦于肿瘤风险评估、诊断、治疗及护理等方面,致力于为肿瘤患者提供更便捷、高效、精准的医疗卫生服务。本章从智能病房、临床护理、延续护理等方面阐述了人工智能技术在肿瘤护理领域中的应用现状。

第一节　人工智能与智能病房

智慧医院主要包括面向患者的智慧服务、面向医护人员的智慧医疗、面向医院管理的智慧管理三大领域(图15-1-1)。在建设智慧医院的过程中,智能病房的建设是重要组成部分。智能病房(亦称智慧病房)是医疗设备、移动终端显示和互操作设备、监控设备与医院信息系统进行数据共享、交互而形成的各种闭环管理质控的结合体。智能病房通过患者信息服务平台、临床医护平台、医院管理

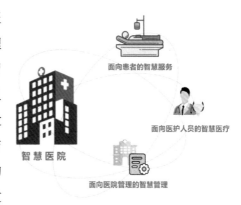

图15-1-1　智慧医院的三大领域

平台实现患者与医护人员、智能医疗设备紧密联接。各平台通过对医疗大数据的采集、筛选、整合,为临床诊疗、护理提供智能辅助决策,为患者提供安全、便捷的医疗护理服务,有效提高医护工作效率,为医院创造更多服务价值。

一、患者信息服务平台

患者信息服务平台是以患者为中心,借助医院信息系统(Hospital Information System,HIS)中患者数据,以互联网技术为手段,以提升服务质量为根本目的的综合信息平台,主要包括智能卡应用、智能导航定位、智能问诊等信息化技术。

1.智能卡应用

医院根据医务人员、患者、家属及来访者等人员的多重需求设计多功能智能卡(图15-1-2),满足医院科学化、现代化、精细化管理需求。智能卡通过与HIS系统连接,绑定患者信息,实现预约诊疗、入院办理、自助缴费、智能诊疗、远程会诊、患者随访等功能,充分满足患者多层次、多元化的全程自助服务需求。

2.智能导航定位

智能导航定位结合患者就诊流程,为患者智能化规划路径和目的地,实现医院内部跨楼层和楼宇导航(图15-1-3)。患者进入导航系统后,系统将患者从出发地引导

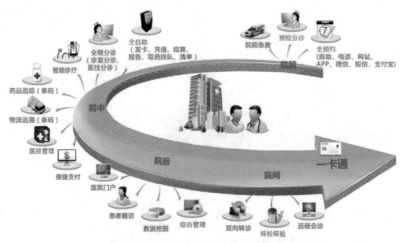

图15-1-2 医院智能卡应用的服务内容

至目的地位置,并规划患者需要的院内路径。患者通过地图箭头指向、声音提示和实际场景前往指定地点完成诊疗。导航系统可根据患者的医嘱信息或二维码,指引患者依次完成缴费、检查、检验、取药等诊疗全过程。当患者偏离路线时,该系统可根据患者的行走路径在导航过程中实时修正导航方案。

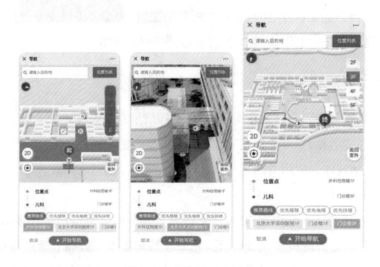

图15-1-3 医院导航系统

3.智能问诊机器人

智能问诊机器人(图15-1-4)采用领先的语音识别、语音合成和自然语言理解等信息技术,支持语音、触控、图像等多种交互方式交流,提供住院流程、病房环境和住院医疗保健知识等咨询。患者可通过机器人获得基于个人健康数据分析的个性化评价及建议,自助选择图片、视频、音频等健康宣教服务,增强自我健康管理能力。

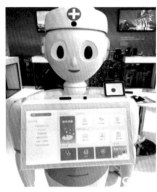

图15-1-4 智能问诊机器人

二、临床医护平台

临床医护平台是"以医护患为中心"的智能开放式平台。平台充分利用信息技术,完成对医院病房、护士站、医生办公室、会议室等区域的数字化终端规划建设。下面主要介绍智能床旁交互系统、智能病房监控系统、智能病房感知系统、智能输液监控系统、护士站电子白板系统、医护一体化移动工作站、移动护理工作站及移动医生工作站。

1.智能床旁交互系统

智能床旁交互系统是一款集医疗服务、娱乐休闲、资讯、支付为一体的智能服务平台。交互系统通过"智能融合"和"触手可及"实现智慧病房管理,为患者提供便捷、舒适的病房环境。通过系统服务终端,医护人员进行信息采集、信息查询、风险评估、护理记录等操作,患者进行信息查询、床旁缴费、电视播放、订餐购物等。

2.智能病房监控系统

智能病房监控系统通过单片机、传感器、无线通讯等技术采集患者数据,并进行智能监控、分析和预警。系统通过采集并监控患者体温、脉搏、血压等生命体征数据,对患者在输液或注射过程中发生的异常反应,以及跌倒/坠床等异常情况进行自动报警,提醒医务人员及时处理。

3.智能病房感知系统

智能病房感知系统通过传感器实时反馈病房的温度、湿度、光线等数据,识别、监控患者在床状态,并利用云端大数据分析相关指标对患者生理健康的影响。医护人员根据数据分析结果调节病房环境、协助患者翻身、帮助患者如厕等。

4.智能输液器

智能输液监控系统(图15-1-5)包括心率检测模块、滴速检测控制模块、报警模块等,依托无线网络将输液信息传送到护士站,实现输液速度的智能调节、残余液量检测、输液异常情况报警等功能。心率检测模块将心率信号作为生物信息的反馈量,根据患者心率情况控制输液速度,实现输液速度的智能调节,当心率信息与初始心率有显著差异时,输液报警将被激活。滴速检测控制模块通过检测液滴数检测残余液量,并通知医生和护士提前更换液体。同时,还可以检测输液管内是否有空气进入。报警模块包括气泡报警、疑似输液反应报警等功能,提醒医务人员及时处理输液异常情况。

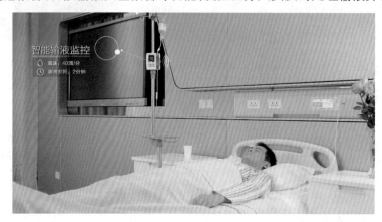

图15-1-5　智能输液监控系统

5.护士站电子白板系统

护士站电子白板系统采用触控屏幕结合工业计算机或触控一体机的方式,与医院综合信息系统连接,实时显示患者检查、手术、风险提示和智能预警等信息(图15-1-6)。通过电子白板系统,医护人员实时掌握床位管理、人力配置、患者状态等信息,实现护理管理的数字化、智能化和可视化。

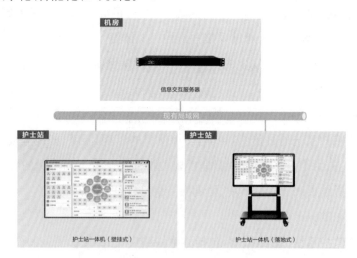

图15-1-6　护士站电子白板系统的架构体系

6.医护一体化移动工作站

医护一体化移动工作站依托HIS系统,实现医院各类信息化办公系统延伸到手机、平板电脑等移动终端,形成实时、动态的移动工作平台。医护一体化移动工作站的建设由多个具体的模块组成,如医护工作板块、患者板块、统计分析板块等,各模块信息交互,分别承担不同工作任务,实现快速移动办公、工作流程优化、工作效率提升、医护信息共享等目的。

7.移动护理工作站

移动护理工作站(图15-1-7)是护理工作站在患者床旁的扩展和延伸。它以HIS系统为支撑平台,以掌上电脑(Personal digital assistant,PDA)、移动护理推车等移动终端为硬件平台,实现了HIS系统向病房的扩展。移动护理工作站的应用使医护之间实现资源实时共享,护士可床旁完成患者入院评估、医嘱执行、护理记录、健康宣教等工作,极大地提高了工作效率。

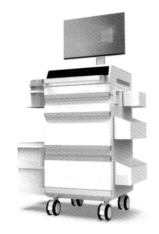

图15-1-7　移动护理工作站

8.移动医生工作站

移动医生工作站(图15-1-8)可通过移动手推车或平板电脑帮助医生实现以患者为中心的移动办公,实现床旁医嘱管理、检验查验管理、信息查询等操作,提高医生工作效率。医生可实时在线查看患者住院信息,完成院内会诊,全程随访患者复诊情况并及时调整诊疗计划。

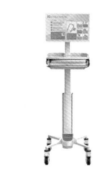

图15-1-8　移动医生工作站

9.远程会诊系统

远程会诊系统(图15-1-9)通过通信技术、计算机技术、多媒体技术与医疗技术相结合,为患者完成疾病诊断、病历分析、确定治疗方案等远程医疗服务。目前,VR技术、3D技术、AR技术、可穿戴设备、医学遥测技术等已运用于远程会诊中,便于医护人员远程了解患者病情及需求,及时进行诊疗处置。

三、病房管理平台

随着人工智能技术的崛起,基于信息化的智能病房管理系统,实现了病房在药品、抢救车、资产、医疗废物等方面的自动化、精细化、科学化管理。

1.抢救车管理系统

抢救车管理系统(图15-1-10)是将全院抢救车纳入信息化监管范畴,以物联网技

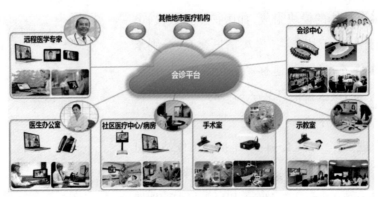

图 15-1-9　远程会诊平台架构

术精准管控抢救车内药品与器材的数量、位置及近效期的系统。系统采用一物一码实现车内药品和器材规范化统一管理,具备近效期和最大使用剂量智能提醒、自动统计、核对提醒、定期盘点等功能,有效降低医疗风险和成本,保障患者用药安全。

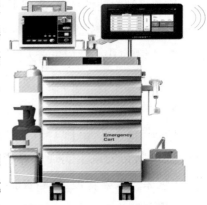

　　2. 智能药品管理系统

　　智能药品管理系统将药品从中心药房延伸到住院病区,实现药库、药房、病区三级药品闭环式管理。系统具备面部识别、权限锁定、自动报警等

图 15-1-10　抢救车管理系统

功能,智能提示药品位置、数量、库存、有效期,自动生成预警清单,保障用药安全。

　　3. 资产定位管理系统

　　资产定位管理系统(图 15-1-11)是基于医疗专用无线物联网平台及医疗定位网设计,使用自动识别定位技术达到房间级定位精度的应用系统。该系统以医院为单位部

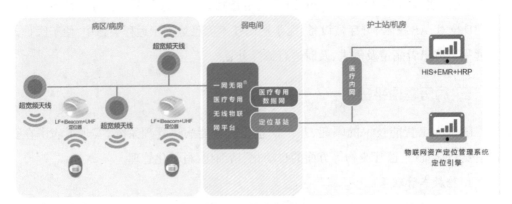

图 15-1-11　资产定位管理系统

署系统服务器、定位引擎、资产定位管理系统等应用软件,以病区为单位安装定位信号接收基站,将固定资产、移动资产和基础资产分别绑定资产标签,并分别匹配归属具体责任人和科室,病区资产管理者可查找、分析设备资产的具体位置和使用情况。

4.医疗废物管理系统

医疗废物管理系统利用"互联网+物联网"技术,实现医疗废弃物产生、收集、转运、暂存等全程跟踪管理。交接人员使用移动端进行身份核对、医疗废物标签自动打印、信息自动录入等,如有异常情况,系统自动识别报警。管理者通过定位标签实时监测医疗废物位置信息,通过后台数据采集引擎及管理软件系统互联,实现医疗废物全生命周期的追踪、查询和监管。

(张照莉　丁丽　陈月梅)

第二节　人工智能与临床护理

人工智能技术在临床护理领域的应用贯穿于护理实践的全环节,其中以护理评估、治疗与护理、健康教育和护理管理几方面的应用最为广泛。

一、护理评估

(一)实施背景

临床护理评估是一个多要素的实践行为。根据评估内容的属性,可系统地划分为健康信息数据的全面采集、庞杂数据集的科学处理、数据核心的特征抓取及数据表征的内容分析四个逻辑模块(图15-2-1)。在传统的临床肿瘤护理实践中,护理人员在采集数据信息的体量、分析数据规律及数据特征信息解读方面,会因为护士个人的知识积累、实践经验和技术本能产生局限性和主观性,从而影响临床护理质量。人工智能技术与护理评估的融合,可实现评估结果的科学、全面、高效和

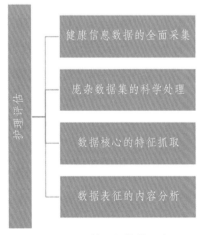

图15-2-1　护理评估的要素

准确,保证临床护理实践的有效性和安全性,促进临床护理整体质量改进与提升。

（二）应用实践

在肿瘤护理评估实践过程中,将人工智能技术与电子化健康记录、移动计算技术、传感器技术等具有云储存功能的技术相融合,护士通过对患者数据的实时采集、分析和处理,掌握患者的个体化信息和差异性数据,及时、高效、精准地完成护理评估,为护理计划的制定与实施提供依据(图15-2-2)。

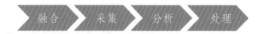

图15-2-2　人工智能技术在护理评估中的应用程序

1.信息采集

目前,为弥补传统护理信息系统(Conventional nursing information system,CNIS)无法实时记录和反映患者疾病与医疗信息的不足,我国大部分医院已配置移动护理工作站。该工作站以HIS系统为基础,借助局域网实现互联,通过移动护理PDA完成临床护理信息采集工作(图15-2-3)。PDA能够实时采集和保存患者的生命体征、医疗照护信息等,并将采集的信息上传至HIS系统。医疗信息数据无纸化共享处理有助于护士对患者病情进行及时的评估、判断和决策,提高患者照护的安全性和患者参与医疗护理活动的积极性。我国台湾某大学早在2012年就研发了基于移动人机交互作用模式(Mobile human-computer interaction,M-HCI)的移动护理信息系统(Mobile nursing information system,MNIS),护士使用手持终端完成实时数据采集与上传,系统动态地完成信息的综合管理与分析。该系统显著提高了接诊信息采集的时效性,同时降低了传统模式下信息采集偏差等风险。美国研发的患者服药自动监控软件,以ARM STM 32和无线射频模块nRF24AP2搭建的ANT无线网络为核心,通过传感器网络节点采集老年人生理及生活环境数据,并将各数据通过射频模块实时发送到监护人手机APP客户端,从而实现客户端对老年人健康情况分析监控、危险预防警报、突发状况监控等功能。

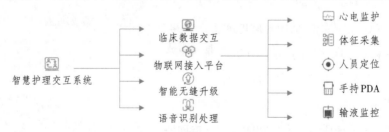

图15-2-3　基于移动人机交互作用模式的移动护理信息系统

2.风险识别

人工智能技术在大数据处理、分析及预测建模等方面独具优势,然而其在临床护理评估中的应用尚不广泛。目前国外在肿瘤护理评估领域已有成型的人工智能评估系统,国内的研究尚处于起步阶段,部分研究建立了基于大数据的肿瘤护理风险预测和评估的理论模型,与互联网技术融合得到进一步发展和应用。

国外部分医院的ICU护士利用人工智能技术,通过呼吸机收集患者数据,识别各种类型的人机不同步状况,实时传送给医师或呼吸治疗师,实现"人机对抗"的早期识别,保障患者的生命安全,有效缓解患者的焦虑和痛苦。癌症护理软件通过数据挖掘及移动互联网技术,实时、准确地收集患者健康相关数据,如生命体征、症状及用药情况等,有助于护理团队动态识别患者健康状况并提供个性化的管理。国内多聚焦于预测或评估的理论模型构建,如部分医院采用回归模型、决策树模型、神经网络模型等,构建肿瘤患者心理困扰风险、肿瘤患者难免性压力性损伤风险、消化系统肿瘤患者术后疲劳风险等预测模型和筛查系统。

3.护理决策

计算机临床决策支持系统(Clinical decision support system, CDSS)是信息化发展的高级阶段,是信息系统与决策过程支持技术相结合的产物,其已被证实有助于改善不同环境下的医疗质量。CDSS在护理领域越来越受到重视,一些学者开始关注护理决策支持系统(Nursing decision support system, NDSS)的构建和应用。人工智能决策支持系统将人工智能与NDSS相结合,可自主制定患者个体化管理路径,规划和管理患者的护理方案,并通过返回信息完成决策的后效评价。

目前,基于结构化电子病历的智慧NDSS已广泛应用于临床,可以为护士自动推送标准化的护理诊断和管理措施,提高护理诊断的准确性,有效引导护士管理患者。该系统通过对患者的评估数据整理、分析与利用,及时反馈患者病情变化趋势,并协助护士动态地评估决策的转化效应,从而准确把握患者需求变化,有效提升护理质量。由于护士实践安全照护行为极大依赖于医院配备的技术信息系统,因此搭建可靠的决策支持系统数据平台至关重要(图15-2-4)。尽管移动互联网技术和人工智能技术的快速发展促进了决策支持系统的构建与实践应用,但目前国内外仍缺乏独立完善的NDSS,CDSS在护理实践中的应用也面临着许多尚未解决的问题。目前推荐的路径是基于证据基础识别护理决策的相关要素,构建基于CDSS框架的NDSS或独立的NDSS。

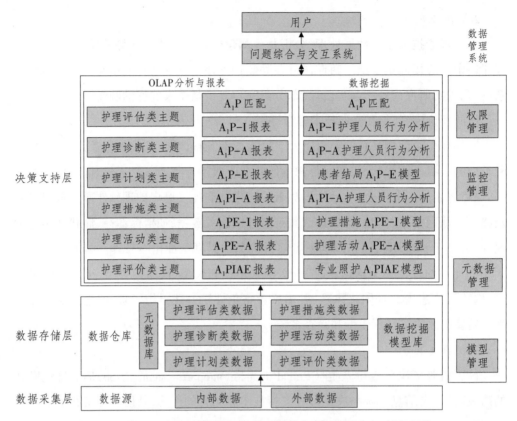

注:A1=护理评估;P=护理诊断;I=护理措施;A=护理活动;E=护理评价

图15-2-4 智能化综合评估决策支持系统数据平台框架

二、治疗与护理

(一)实施背景

人工智能技术在采集和分析海量信息方面优势明显,通过对目标个体或亚组人群信息的分析处理,帮助护士制定个体化的患者健康干预措施。目前,基于人工智能技术的研发,可辅助护士实现病情观察、药物配置、智能输液及采血、康复护理、生活护理等诸多护理工作,提高工作效率,节省人力资源成本。

(二)应用实践

1.病情观察

人工智能技术在识别患者健康问题方面发挥着重要作用,帮助医务人员及患者早期识别健康问题,做到早发现、早诊断和早治疗。人工智能预测系统可以早期识别患者病情变化,并在病情恶化之前提示护士紧急实施更高级别的护理。在临床实践中,人工智能技术可以通过人脸识别来分析患者的面部表情,判断分析其情绪,并通过聊天、音乐或视频互动等辅助患者的情绪管理,从而促进心理健康。人工智能信息技术与医疗设备、移动计算技术、健康传感器技术等相结合,利用可移动装置和可穿戴设备对健康数据进行实时采集、分类与管理,评估疾病风险,制定个性化、精准化的基本健康管理方案。

人工智能机器人在临床护理病情观察中的应用日益广泛。监管机器人可以监测并记录患者的生命体征和出入量,还可以检测检验标本,当指标达到危急值时自动报警,并根据导航前往发出预警信息的病房。智能避障机器人在捕捉到障碍物信息后形成相应避障决策,更有利于机器人在特殊的医疗环境中代替护士巡视。智能机器人广泛应用于隔离病房、核医学科等高危工作场所,协助医务人员检测生命体征和巡视,在减少医务人员工作量的同时降低了职业暴露的风险。

2.药物配置

随着科技的进步,配药机器人(图15-2-5)已逐渐在临床中使用,尤其是化疗药物的配置。静脉配药机器人可以利用医院的HIS系统,通过互联网将传感器、控制设备、结构模块和药物紧密连接,识别和配置各种规格的静脉药物。机器人进行药物配置工作时,能严格做到无菌作业,准确地进行消毒、开瓶、抽吸、灌注等操作。配药机器人的应用使配液变得安全、精准、高效、可追溯,可以降低化疗药品等高风险药物对环境和人员健康的危害。

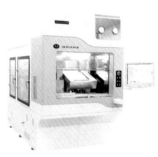

图15-2-5 配药机器人

3.智能输液及采血

智能输液监测和智能采血已逐渐运用于临床。护士可以通过智能化输液监测系统(图15-2-6)控制输液速度,并实时监控病区内的输液情况(图15-2-7,图15-2-8),进一步改善病区环境,提高工作效率,确保输液安全。智能采血可通过智能采血机器人,利用智能交互技术和智能生物识别技

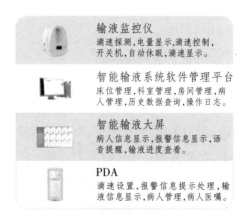

图15-2-6 智能化输液监测系统原理与组成

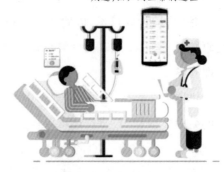

自动卡止报警
输液完成未及时拔针自动卡止，防止病人回血

自动识别液体规格
自动计算滴速，滴速过快自动减速，回归到正常滴速值

输液管进空气报警
自动判别是否有空气进入，一旦检测到有空气自动报警

输液完成报警
输液即将结束提前报警，提醒护士拔针

图15-2-7　智能化输液监测系统功能

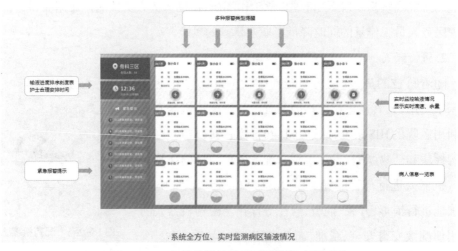

系统全方位、实时监测病区输液情况

图15-2-8　智能化输液监测系统监视功能页面

术，融合智能导航控制技术和自动穿刺技术，完成比人工操作更精准的全自动穿刺采血。

4. 生活护理

在生活护理方面，各类机器人逐渐运用于临床，主要辅助或代替护士为患者提供日常生活护理。如饮食护理人工智能机器人，可为患者提供精准的营养建议，协助患者智能识别食物和进食，帮助患者养成健康良好的饮食习惯。洗浴机器人可智能调节水温，帮助患者洗浴、按摩、自动烘干等。转运机器人可以协助将卧床患者转移到轮椅上，帮助其站立或进行其它活动。陪伴机器人可以陪伴患者，满足患者安慰、倾诉等精神和心理需求，有效缓解患者焦虑、孤独等负面情绪。目前，多功能的综合智能机器人还处于研究和实验阶段，该机器人的投入使用，既可以给患者带来方便，又可以减轻护理人员压力。

5.健康教育

在临床护理工作中,通过智能床旁交互系统、智能机器人等可实现智能健康宣教。智能床旁交互系统(图15-2-9)根据临床需求建立健康宣教资料库,支持文档、图片、视频、音频等多种方式,精准推送宣教内容,接受患者的宣教效果反馈,优化医疗服务流程,有效提升住院患者就医体验和医护工作效率。同时,机器人可根据患者诊疗需求一对一精准推送健康教育知识,实时解答患者问题,实现个体化宣教。机器人的健康咨询功能,可以解决患者日常遇到的疾病、用药问题等。患者通过机器人的语音推送和提醒,合理规划和管理饮食、运动、作息等,增加主动参与程度与自我管理能力。

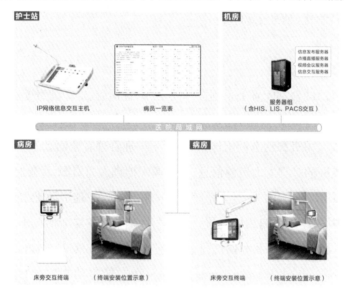

图15-2-9 智能床旁交互系统

6. 康复护理

随着康复医疗与康复护理的发展,人工智能技术在促进患者康复领域中的运用日益深入,对患者身心康复产生了积极的影响。人工智能技术与传统康复相结合,替代患者身体某些缺陷功能或辅助患者活动,可显著改善疾病导致的肢体运动功能障碍,为患者提供更精准、高效的康复服务。

智能康复机器人可配合患者常规治疗和辅助患者生活康复。患者根据自身情况选择不同的运动强度和康复模式,开展个体化的康复训练,促进患者肢体功能康复,改善认知功能和提高生活质量,最大限度减少照护者的工作强度。欧美、日本、以色列等国家研发的多种智能康复机器人,能够协助患者完成关节、肢体的活动康复与步态锻炼,进而改善肢体机能。目前,按照其功能用途分为上肢康复机器人、下肢康复机器人、手指康复机器人、步态康复机器人等。康复机器人在医学中的运用获得了各国学者的极大关注,其与多种形式的健康医疗相结合是未来康复发展的必然趋势。

三、护理管理

(一)实施背景

护理管理的主要任务是通过计划、组织以及对人力、物力、财力等资源进行指导和管理,以达到为患者提供有效、经济的护理服务目的。智能护理管理利用人工智能、大数据分析、云计算技术和网络等信息技术,建立自主决策和大数据分析功能,使护理管理更加科学化、精准化和智能化。

(二)应用实践

1.人力资源管理

护理人力资源的合理配置关系到护理安全、患者预后、工作满意度和医院整体运营效率等。利用信息系统大数据,建立基于工作量、工作难度、岗位风险系数、岗位能级等为基础的护理人力资源动态调配体系,有利于护理管理者全面动态掌握高危时段、高风险科室及可支配的护理人力资源信息,合理调配护理人力资源,保障临床护理安全。

以色列多家医院采用了机器人系统,将医疗机构的护理资源配置数字化,该系统能在任务调配中找到资源的最佳配置,协助护理管理者在复杂情况下做出科学决策。美国某医学院设计的智能手术预约排程系统(the coordinated appointment scheduling policy considering indication and resources, CASPIR),能自动匹配亚专业组护理人员,实现准确调度,最大化合理利用手术间和护理人力资源。

2.质量与安全管理

(1)不良事件管理

不良事件智能监测平台通过 AI 智能技术,实现对不良事件的主动预测、漏报监测提醒以及不良事件分析等功能。该平台与医院 HIS、图像存档和传输信息系统(Picture archiving and communication systems, PACS)、电子病历系统(Electronic Medical Record, EMR)等对接,通过主动监控,协助医务人员对移动电子病历、医嘱、检验、检查、用药、护理、治疗等进行数据分析比较、分类、筛选,及时发现安全隐患,并多种途径警示管理人员,实现不良事件的智能化管理。人工智能系统能完成护理不良事件的指标采集,同时支持不良事件的环比、同比、趋势、分布等分析,运用柏拉图、鱼骨图、决策树等管理工具自动化生成数据,分析问题产生的根本原因,辅助生成不良事件分析报告,同时根据不良事件级别启动持续改进项目，并进行跟踪和改进。

（2）风险预警管理

人工智能技术已逐步应用于护理领域的风险预警管理，并获得较好成效。如北京某肿瘤医院研发的大数据技术下静脉血栓风险智能预警系统，实时提取评估内容，实现静脉相关血栓风险的自动评估、自动推送和提前预警。四川某三甲医院通过机器学习研发的肿瘤患者外周置入中心静脉导管相关静脉血栓（Peripherally inserted central catheter-related deep vein thrombosis，PICC-RVT）风险评估系统，实现了高危患者的精准评估和识别。美国某医院自主研发的重症监护室智能病房，开展早期风险预警管理，实时监控儿童的病情，极大提升了医疗管理品质。

智能风险预警管理系统的建立促进了护理实践中风险事件的识别和管理，有利于护理管理者进行针对性的安全质量改进。同时，基于不良事件的结果分析，对护士进行分层级培训，提高了护士的安全意识和专业技能，为患者创造安全的康复环境，提高管理效率。

（3）护理质量评价

护理质量评价是护理实践有效性和安全性的统称。目前，人工智能技术在临床护理效果评价方面的研究处于起步阶段，研究成果主要集中在数据挖掘技术在护理服务质量评估方面的探索和运用。武汉某高校引入决策树法，基于医院信息系统提取护理工作难度数据，构建护理质量管理综合评价系统，对全院护理人力资源配置、护理工作量、护理技术难度等进行多因素分析与分类分析，根据分析的分级分布结果，将各病区归属于不同的病区集群，建立系统的护理质量评价平台。该系统的推行有效地提高了护理质量评价的客观性与科学性，对激发护士工作积极性，改进护理工作质量，提升护理服务品质等方面有积极的作用。

（张照莉　唐玲　田旭　蒋娟）

第三节　人工智能与延续性护理

人工智能技术在延续性护理领域中有着广泛的应用前景，它通过物联网、移动互联网、云计算、传感器等技术，融合"互联网+"模式，延伸了护理服务的范围和内涵，实现患者从医院到家庭全程、连续、动态、精准的智能化护理服务。

一、实施背景

随着科学信息技术的日益发展，人工智能开始作为一种新型医疗护理辅助方式，受到了国内外广泛关注。在"健康中国"战略实施目标下，我国明确提出探索推进可穿戴设备、智能健康电子产品、健康医疗移动应用服务等。2018年6月，国家卫健委联合发展改革委、教育部、民政部等11个部门印发了《关于促进护理服务业改革与发展的指导意见》，明确提出增加护理服务供给，推动护理服务行业快速发展。基于人工智能打造的远程随访系统、健康监测系统、智能机器人等技术在延续性护理领域应运而生，促进了延续性护理与信息技术融合，实现了延续护理的智能化创新发展。

二、"人工智能与延续性护理"服务实践

(一)远程随访系统

远程随访系统以患者为中心，融合数字技术和创新服务，突破时间和地域的限制，打破传统的电话随访、门诊随访及居家随访等模式，实现医护对话、指标反馈、病情评估、患教推荐等延续性护理服务。

目前该系统已被广泛用于居家肿瘤患者的症状管理，以提升患者行为管理水平。欧洲一项研究采用高级症状管理系统对5个国家的肿瘤患者实现了化疗相关症状的实时随访监控。患者可通过该系统完成症状自评及信息传输，系统可借助人工智能技术进行决策分析并将症状报告传送给医护人员复核。如症状异常，系统将自动生成不同级别的警报，以便及时干预。山东某医院研发的造口并发症远程护理系统，为居家造口患者提供离线咨询和远程视频就诊。河南省某医院构建的一款集资料采集、提醒、居家照护、医患交流、监测评价等五大模块于一体的甲状腺癌患者远程居家照护平台，实现了居家患者照护信息推送、用药提醒、复诊提醒、症状自评监测、24h医患在线沟通等。

(二)可穿戴健康监测系统

可穿戴健康监测系统(Wearable Health-monitoring Systems, WHMS)通过穿戴式生物传感器采集人体运动与生理参数，对人体进行无创、连续的诊断监测，实现对穿戴者运动与健康的管理。WHMS在慢性疾病居家远程监控中得到广泛应用，有助于早期发现和诊断心血管、神经和肺部等疾病。WHMS包括各种类型的微型传感器，如生

理指标监测传感器、微型运动传感器等。其中,生理指标监测传感器可测量心电图、肌电图、心率、体温、皮肤电活动、动脉血氧饱和度、血压和呼吸频率等;微型运动传感器基于微型机电系统(Microelectronechanical Systems,MEMS)测量与活动有关的信号,对跌倒检测、步态模式和姿势分析具有重要作用。

1. 心血管监测系统

近年来,许多国家和地区利用心血管监测系统,在心血管事件预防、心律失常、心肌缺血、心脏术后等各个方面开展远程心电监护,取得不错的效果。

意大利的SMARTA项目创建的远程监控系统将个人数据与环境变量合并,助推老年人健康管理。SMARTA可穿戴装置由定制的感应T恤组成,该T恤设计有3个集成的纺织电极,用于监测居家老年人的心电图(Electrocardiograph,ECG)、心率和R-R间期(心电图上两个R波的之间的距离)。我国台湾某大学研发的可穿戴式移动心电图监测系统(Wearable Mobile Electrocardiogram Monitoring System,WMEMS)主要由可穿戴式ECG采集设备,移动电话平台和医疗保健服务器组成。可穿戴式ECG采集设备由弹性织物制成背心,该背心采用新型干式泡沫电极,无需导电凝胶便可提供良好的导电性获取有效心电图,还适用于不规则的皮肤表面以减少皮肤电极的阻抗和运动下的运动伪影。此外,当用户处于全球移动通信系统(Global System for Mobile Communications)蜂窝网络的覆盖范围内,WMEMS便可通过移动电话平台,连续监测用户的ECG状态,实现远程测试。

2. 体温监测系统

体温是反映机体功能状况的重要指标之一。基于人工智能的体温监测系统可实现体温监测的连续性和准确性。Boano等研究团队研发了一个可长期佩戴的无线体温监测系统,将系统传感器装置放置于皮肤上,身体中央装置可自动接收测量数据,从而形成星形身体传感器网络(Body Sensor Network,BSN),该监测系统在16~42℃的温度范围内精度达到0.02℃。土耳其研发了一种无创、双通道体温测量系统,该系统具有两个温度探头,每个温度探头都包含一个数字温度传感器,可同时测量两个耳道的温度,计算出平均温度,并通过蓝牙通信平台将数据传输至数据处理中心。马来西亚设计了一种体温无线监测系统,该系统可将实时数据通过微控制器发送至健康监控数据库,医生可以远程实时监测患者体温,并查看警报系统中出现异常情况的历史数据。

3. 心率血氧监测系统

心率和血氧饱和度是反映人体健康状况的重要生理指标。随着信息技术的发展，智能健康佩戴设备普及度提升，为居家患者远程监测心率和血氧饱和度提供极大便利。新加坡国立大学机械工程系研发了一种新型长期可穿戴生命体征监测系统，该装置配备LED和光电探测器的耳探针，可实时测量血压、心率和血氧饱和度，并将这些生理信号传输到PDA、电话等手持设备上。不列颠哥伦比亚大学研发了一款血氧仪，通过耳机插孔音频接口将传统的临床血氧仪手指传感器与智能手机相连接，并基于模拟器的验证系统，自动验证不同智能手机和媒体上的传感器接口设备，实现血氧饱和度实时监测。

4. 日常活动监测系统

日常活动监测对早期识别老年人肌肉骨骼或认知疾病，评估老年人运动、跌倒、平衡和康复等方面意义重大。活动监测系统可用内置传感器对使用者日常活动进行实时评估和数据采集。美国某大学设计了一种基于鞋子的活动监控系统，该系统根据五个鞋垫压力传感器和安装在鞋跟上的加速度计进行测算，以区分承重和非承重活动（例如坐位、站位、步行和骑行等）。该鞋可准确评估穿戴者能量消耗、测量步态参数和预测体重，已被用于识别健康人群和脑卒中患者的姿势和活动。美国另一所大学研发了一种活动识别系统，该系统通过可穿戴设备能监测19种复杂的日常活动，包括清洁、烹饪、就餐、沐浴等日常活动，其准确性高达80.48%。此外，意大利设计了一款跌倒监测系统，该系统通过惯性传感器（由三轴加速度计、陀螺仪和磁力计组成）实现数据融合和跌倒监测计算，当加速度达到设定的阈值时就会触发报警。

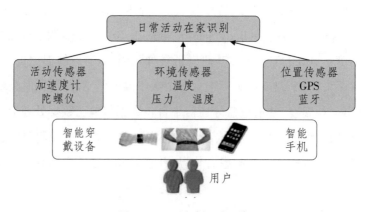

图15-3-1　活动识别系统

5. 其他

可穿戴健康监测系统陆续在血压、血糖监测等领域应用。利用无线通信技术及传感技术原理研发的智能化血压计及血糖仪,可实现血压计及血糖仪的数据智能化采集、记录、处理、分析和反馈,使慢性病监测更便捷、高效。

(三)智能护理机器人

智能护理机器人集智能控制、动态感知、智能护理等多功能为一体,其核心技术主要涉及软件工程、电子与信息技术、计算机视觉等多个领域,能实现专业化、全程化、智能化护理。

1. 生活护理机器人

生活护理机器人可协助患者进食、转运物品、沐浴更衣等日常生活,实现全程、延续性照护,有效减轻照顾者压力,提高患者生存质量。

(1)饮食护理

饮食护理是日常生活护理的重要组成部分。随着人口老龄化程度进一步加深,体质虚弱的高龄老年人及失能老年人的饮食护理问题日益凸显,居家老年人饮食需求、减少呛咳、误吸的发生是老年人居家护理中亟须解决的问题。助餐机器人由桌面旋转、机械手旋转、升降及取餐等部件组成,可预先设定各类程序,使用者只需点击进餐开关即可实现选餐、进餐等。目前,针对肢体功能障碍的患者,已有专门的辅助饮食机器人,为其家庭饮食提供了切实可行的解决方法。

(2)辅助转运

智能辅助转运机器人可实现搬运物品、转移卧床患者的功能。法国研发的小型搬运机器人"NAO"由中央处理器、触摸传感器和声纳系统组成,可识别影像及声音并侦测周边环境,还能完成各种复杂动作。美国研制的搬运机器人"Herb"通过感应器及信号装置精准识别周围物体及环境,实现搬运和转移患者。机器人"Robear"由日本研发,目的是辅助行动不便的患者进行转移。该机器人表面覆盖有机材料,机械臂和躯体上设有传感器,利用传感器高精度的触觉感知,通过触摸患者可迅速获得被搬运对象的体质量数据,既充分考虑了搬运过程中的舒适度,也保证了搬运过程的安全。

(3)陪护

陪护机器人不仅可以监测患者心理变化,还可以提供居家陪护。由美国某公司推出的社交伴侣机器人"Elli.Q"可在与患者进行日常交流时收集相关信息,并借助AI

及大数据分析处理技术,了解患者爱好与生活习惯,推荐活动方案并监测患者身体情况。北京某研究所研发的保姆机器人可通过语音识别或触摸屏控制命令,实现自动传递物品、日程事件提醒等辅助功能。台湾研究团队研发的居家照护智能机器人拥有语音识别、自然对话等功能,通过寻声辨位、人脸追踪等技术准确辨识主人身份和所在位置,当主人发生意外事件、生理监测信号异常时,机器人可发出求救信号,并上传影像资料。随着科技发展及市场需求的多样化,机器人类型也不局限于单一的拟人形态,还开发了拟物形态的机器人,如"PARO"是一款针对空巢老人设计的海豹型陪伴机器人,通过肢体对机器的触觉刺激做出兴奋、难过等各种回应。

2. 慢病管理机器人

慢病管理机器人既能协助患者进行疾病管理,还可为医护人员在慢病管理过程中提供连续性监测的客观指标。某研究团队设计的慢性病管理机器人,通过语音采集器进行慢病患者声音采集,能和患者进行沟通和互动,并收集有关数据,实现精准管理。国内学者研发的智能化机器人在缺血性脑卒中患者的康复管理中起到了重要作用,能够及时有效地提高患者的肢体肌力和平衡能力;口服药机器人具备服药提醒、用药安全监测等功能,使老年患者居家口服用药的安全性得到了提高。

3. 残障护理智能机器人

残障护理智能机器人主要用于因手术、摔伤等原因造成的短期或长期行动不便的卧床患者。美国某大学研制了一款智能轮椅机器人,可根据患者运动需要,采用如话筒语音、操纵杆或屏幕触控等多种方式操作轮椅上的机械臂,协助患者处理日常生活事务。瑞典公司研制的智能电动轮椅适用于长期行动不便的老年患者,它按照人体结构设计,符合人体生理尺寸,贴合人体轮廓,最大程度的考虑了舒适性和实用性。为方便肢体功能障碍患者,北京某大学推出一款移动护理机器人,可辅助老年人或高位截瘫患者日常生活。深圳某研究院研制了一款机器人轮椅,具有口令识别、语音合成、自动定位、动态随机避障、实时导航控制及多传感信息融合等交互功能。河北某大学设计的多功能智能护理床,可通过机器人语音操作和控制技术,及其搭载的ARM多参数监察系统,实时反馈老年人的身体状态,适用于自理能力缺乏的残疾人和老年人。

四、智能机器人在化疗药物调配中的应用

近年来,各大医院多采用静脉用药调配中心(Pharmacy Intravenous Admixture Services, PIVAS)对化疗药物进行集中调配,但由于配药环境及人工操作等因素的影响,

调配过程中仍存在职业暴露、药品或剂量误差、药物污染、环境污染、效率低等问题。随着人工智能技术的不断发展,更安全、精准、高效且智能的配药机器人逐步成为化疗药物调配领域的发展趋势。

20世纪90年代中后期,国外已有研究者在进行智能配药机器人的研发。2002年,美国研制出世界上第一台配药机器人,之后意大利、加拿大等多个国家陆续研制出针对化疗药物配制的机器人。2007年配药机器人首次在意大利和美国投入临床应用,主要用于肿瘤化疗药物与儿科用药的配制。目前较为普遍的全自动配药机器人系意大利某公司生产的APOTECA配药机器人(图15-4-1)。

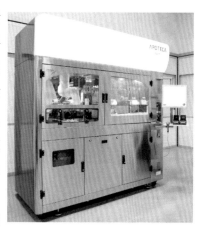

图15-4-1 APOTECA配药机器人

众所周知,化疗药物品种繁杂,且大多数具有细胞毒性。当人工配制化疗药物时,溢出的药物会形成肉眼看不见的有毒性气溶胶,导致配药环境及药袋污染,对调配药师、护士、患者、陪护等存在伤害风险。同时配制人员必须穿戴防护服,在生物安全柜中连续工作数小时,劳动强度大。配药机器人的投入使用,可智能识别并复核处方与药品,保证调配医嘱信息准确无误,采用高效双向过滤系统,持续提供无菌调配环境。调配过程中,利用软件控制、精密传感、视觉及算法等技术,建立闭环质量控制及检测系统,确保调配药品质量,实现药剂调配全自动、全流程、全智能质量控制。此外,药物和调配材料的装卸载、药物的制备均在洁净、无污染、安全可控的百级洁净环境下进行,用后的药瓶、注射器、针头等医疗废弃物可自动分类、密封处理,避免对环境及人员的伤害(图15-4-2)。

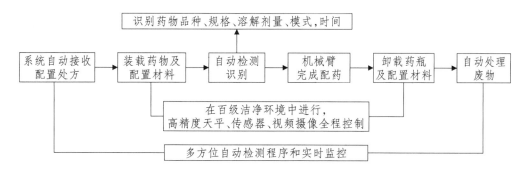

图15-4-2 配药机器人操作流程图

　　智能配药机器人的临床应用，不但有效降低调配人员工作量，提高调配效率，且在一定程度上解决了传统调配方式存在的安全隐患，优势明显。由于各类机器人技术参差不齐，尚不能完全取代所有人工操作。因此，如何让配药机器人更加智能化、自动化、独立化还需要更多的学者们进一步探索研究。

（张照莉　唐榕英　伍青　刘晓宇）

参考文献

[1] LU YA, CHEN LC. Smart Medicine and Healthcare[J]. Journal of Nursing, 2017, 64(4): 26-33.

[2] LI CZ, BORYCKI EM. Smart Homes for Healthcare[J]. Studies in Health Technology and Informatics, 2019, 257(34): 283-287.

[3] PAIK SH, KIM DJ. Smart Healthcare Systems and Precision Medicine[J]. Advances in Experimental Medicine and Biology, 2019, 1192(123): 263-279.

[4] LEWIS SJ, GANDOMKAR Z, BRENNAN PC. Artificial Intelligence in medical imaging practice: looking to the future[J]. Journal of Medical Radiation Sciences, 2019, 66(4): 292-295.

[5] HAUX R. Health Information Systems-from Present to Future?[J]. Methods of Information in Medicine, 2018, 57(S01): e43-e45.

[6] HELM JM, SWIERGOSZ AM, HAEBERLE HS, et al. Machine Learning and Artificial Intelligence: Definitions, Applications, and Future Directions[J]. Current Reviews in Musculoskeletal Medicine, 2020, 13(1): 69-76.

[7] WINTER A, STAUBERT S, Ammon D, et al. Smart Medical Information Technology for Healthcare (SMITH)[J]. Methods of Information in Medicine,2018,57(S01): e92-e105.

[8] DING BF, CHANG P, WANG P, et al. Design of an Intelligent Nursing Clinical Pathway and Nursing Order Support System for Traditional Chinese Medicine[J]. Studies in Health Technology and Informatics, 2017, 245: 1014-1018.

[9] KOSHY AN, SAJEEV JK, NERLEKAR N, et al. Smart watches for heart rate assessment in atrial arrhythmias[J]. International Journal of Cardiology, 2018, 266: 124-127.

[10] JING LI, PENGFEI DONG, YONGXIN LAI, et al. Intelligent infusion controller with a physiological information feedback function[J]. Technol Health Care. 2020, 28(Suppl 1): 37-46.

[11] MANDEL JC, KREDA DA, MANDL KD, et al. SMART on FHIR: a standards-based, interoperable apps platform for electronic health records[J]. Journal of the American Medical Informatics Association, 2016, 23(5): 899-908.

[12] RYU B, KIM S, Lee KH, et al. Inpatient satisfaction and usage patterns of personalized smart bedside station system for patient-centered service at a tertiary university hospital[J]. International Journal of Medical Informatics, 2016, 95: 35-42.

[13] TANIOKA T. Nursing and Rehabilitative Care of the Elderly Using Humanoid Robots[J]. Journal of Investigative Medicine, 2019, 66(12): 19–23.

[14] SHAO P, DING H, WANG J, et al. Designing a wearable navigation system for image-guided cancer resection surgery[J]. Annals of Biomedical Engineering, 2014, 42(11): 2228–2237.

[15] ZHANG Z, PEI J, WANG D, et al. A wearable goggle navigation system for dual-mode optical and ultrasound localization of suspicious lesions: validation studies using tissue-simulating phan-toms and an Ex vivo human breast tissue model[J]. Plo S One, 2016, 11(7): e0157854.

[16] CAFFERY LJ, SMITH AC. Investigating the quality of video consultations performed using fourth generation (4G) mobile telecommunications[J]. Journal of Telemedicine and Telecare, 2015, 21(6): 348.

[17] ALMEIDA JP. A disruptive Big data approach to leverage the efficiency in management and clinical decision support in a Hospital[J]. Porto Biomedical Journal, 2016, 1(1): 40–42.

[18] TOPAZ M, PRUINELLI L. Big Data and Nursing: Implications for the Future[J]. Studies in Health Technology and Informatics, 2017, 232: 165–171.

[19] 杨莘, 韩斌如, 应波, 等. 基于信息数据中心决策支持平台构建护理质量评价体系[J]. 中华护理杂志, 2015, 50(1):10–13.

[20] MESKO B, HETENYI G, GYORFFY Z. Will artificial intelligence solve the human resource crisis in healthcare?[J]. BMC Health Services Research, 2018, 18(1): 545.

[21] MCGROW K. Artificial intelligence: Essentials for nursing[J]. Nursing, 2019, 49(9): 46–49.

[22] MAGTIBAY DL, CHESAK SS, COUGHLIN K, et al. Decreasing Stress and Burnout in Nurses: Efficacy of Blended Learning With Stress Management and Resilience Training Program [J]. J Nursing Admistration, 2017, 47(7–8):391–395.

[23] SHOREY S, ANG E, YAP J, et al. A Virtual Counseling Application Using Artificial Intelligence for Communication Skills Training in Nursing Education: Development Study[J]. Journal of Medical Internet Research, 2019, 21(10): e14658.

[24] MEHTA N, PANDIT A, SHUKLA S. Transforming healthcare with big data analytics and artificial intelligence: A systematic mapping study[J]. Journal of Biomedical Informatics, 2019, 100: 103311.

[25] REDDY S, FOX J, PUROHIT MP. Artificial intelligence–enabled healthcare delivery[J]. Journal of the Royal Society of Medicine, 2019, 112(1): 22–28.

[26] FRITH KH. Artificial Intelligence: What Does It Mean for Nursing?[J]. Nurs Educ Perspect, 2019, 40(4): 261.

[27] ZHANG B, LIU P, XIAO Q. Nurses' Interest,Readiness and Absorptive Capacity to Information Technology:A Survey in China[J]. Studies in Health Technology and Informatics, 2017, 245(3): 1245.

[28] SHEN LQ, ZANG XY, CONG JY. Nurses' satisfaction with use of a personal digital as-

sistants with a mobile nursing information system in China[J]. International Journal of Nursing Practice, 2018, 24(2): e12619.

[29] CLANCY TR. Artificial Intelligence and Nursing: The Future Is Now[J]. Journal of Nursing Administration, 2020, 50(3): 125-127.

[30] Organizing Committee of the Madrid 2017 Critical Care Datathon, Núñez RA, Martínez SF, et al. Big data and machine learning in critical care: Opportunities for collaborative research [J]. Med Intensiva, 2019, 43(1): 52-57.

[31] ALEXANDER Z, MIGUEL CA, MARIA CPP, et al. Building a Decision Support System for Inpatient Admission Prediction With the Manchester Triage System and Administrative Check-in Variables[J]. CIN: Computers Informatics Nursing, 2016, 34(5): 224-230.

[32] 杨青, 王国蓉, 江宾, 等. 基于决策树的肿瘤患者难免性压伤风险预测模型研究[J]. 护理学杂志, 2019, 34(13):4-7.

[33] 徐欣怡, 许勤, 花红霞, 等. 基于预测模型的消化道肿瘤术后疲劳风险筛查评分量表的构建与应用[J]. 中国全科医学, 2020, 23(14):1819-1826,1832.

[34] 田旭,唐玲,刘晓玲,等. 基于结构方程模型构建肺癌患者心理困扰影响因素模型[J]. 重庆医科大学学报, 2021, 46(01):111-119.

[35] SARIA S. A 3 Trillion Challenge to Computational Scientists: Transforming Healthcare Delivery[J]. IEEE Intelligent Systems, 2014, 29(4): 82-87.

[36] BRIGANTI G, LE MO. Artificial Intelligence in Medicine: Today and Tomorrow[J].Frontiers in Medicine (Lausanne), 2020, 7: 27.

[37] LI J, MAHARJAN B, XIE B, et al. A Personalized Voice-Based Diet Assistant for Caregivers of Alzheimer Disease and Related Dementias: System Development and Validation[J]. Journal of Medical Internet Research, 2020, 22(9): e19897.

[38] BAKSHI SK, LIN SR, TING DSW, et al. The era of artificial intelligence and virtual reality: transforming surgical education in ophthalmology[J]. Br J Ophthalmol. 2021, 105(10): 1325-1328.

[39] SCHIFF D. Out of the laboratory and into the classroom: the future of artificial intelligence in education[J]. Artificial Intelligence & Society, 2020, 22(19): 35-63.

[40] KOUMPOUROS Y. A Systematic Review on Existing Measures for the Subjective Assessment of Rehabilitation and Assistive Robot Devices[J]. Journal of Healthcare Engineering, 2016, 2016:1048964.

[41] SERVATY R, KERSYEN A, BRUKAMP K, et al. Implementation of robotic devices in nursing care. Barriers and facilitators: an integrative review[J]. BMJ Open, 2020, 10(9): e038650.

[42] 樊翊凌, 张继东, 贾昊, 等. 人工智能语音系统在日间手术患者术后随访中的应用[J]. 华西医学, 2019, 34(2): 164-167.

[43] ORLANDO IJ. The Meaning and Purpose of Nursing[J]. American Journal of Nursing, 1963, 63(08): 59-59.

第十六章

智能肿瘤学技术的临床应用评估

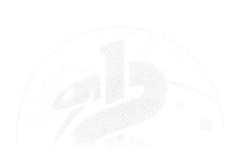

医学人工智能作为人工智能最重要的应用领域之一,具有数据驱动、快速迭代等特点,传统监管方法难以实现有效监管,其安全有效性评价问题已成为全球监管难点,评估方法亟须建立,需要进行全生命周期的监管。本章首先介绍了智能肿瘤学技术评估的内涵与外延;随后,介绍了辅助诊疗类人工智能临床应用评估指导原则;最后,针对目前发展面临的问题提出相关建议。

第一节 智能肿瘤学技术评估的内涵与外延

一、评估的内涵和外延

卫生技术是指对用以解决健康问题和提高生命质量的系统化知识与技能(包括器械、药品、疫苗、医疗过程和系统等形式)的应用,也可以说是一种干预措施,用于预防、诊断或治疗疾病,促进健康,提供康复服务,或组织医疗服务,包括检测、设备、药物、疫苗、过程、程序或系统。

卫生技术临床准入、卫生技术临床应用评估(Clinical Application Assessment)和卫生技术评估三者相辅相成,既保持紧密联系又相对独立。

卫生技术临床准入旨在对产品进行临床安全有效性的审核,以降低风险,确保在正常使用的条件下的患者受益大于风险。

卫生技术临床应用评估是基于卫生技术的规划、配置、采购、管理、支付等不同决策目的进行综合评价的方法。

卫生技术评估是一个多学科的过程,它使用明确的方法来确定卫生技术在其生命周期的不同阶段的价值。目的是为决策提供信息,以促进公平、高效和高质量的卫生系统。其价值维度包括临床有效性、安全性、成本和经济影响、伦理、社会、文化和法律问题、组织和环境方面,以及对病人、亲属、医护人员和人群的更广泛影响等。其中,经济学评价是卫生技术评估的重要组成部分,但并非强制维度,包括成本效益分析、成本效用分析、成本效果分析、成本最小化分析,以及预算影响分析等。

随着卫生技术和政策决策研究的不断发展,卫生技术临床准入、卫生技术临床应用评估和卫生技术评估之间协同作用于卫生技术全生命周期,将会成为未来监督管理体系的方向之一。在某种程度上,临床准入是对所有的卫生技术的强制性监督管理,而临床应用评估可以是对已经通过药监部门审评审批的技术进入医疗机构应用和(或)医疗保险报销目录提供系统评价依据;可以是对已经进入临床应用的新技术进行上市后效果跟踪评价,也可以是对未来技术的前瞻性评价;可以是自评,也可以是他评。应用评估可以基于多个重要目的,可以是一个持续的过程,用于指导医学人工智能的发展,并对它给卫生系统带来的影响提供评估。评估结果可以指导产品使用的全过程,从而提高产品质量,增加获得预期积极成果的可能性;也可以指出应用医学人工智能存在的风险,并指导解决这些问题。

二、智能肿瘤学技术的评估(图16-1-1)

随着健康医疗大数据总量呈指数级增长,以及算法不断优化和算力不断提升,人工智能加速与卫生健康领域融合,在肿瘤领域也已经开始崭露头角。人工智能,其本质是研究如何使计算机借助超强的算力,通过算法或推理路径学习数据库或者知识库,对决策信息进行输出或者执行的过程,具备类似于人脑的能力。智能肿瘤学技术,是临床问题介导的临床肿瘤学与计算机科学的医工交叉技术,基于大数据及肿瘤多学科诊疗的大型特色学科群,包含基础肿瘤学、临床肿瘤学、肿瘤影像学、肿瘤病理学及人工智能等相关学科。

作为新兴技术领域,智能肿瘤学技术的发展带来肿瘤领域从基础研究、筛查、诊断、治疗到预后全周期的智能化革新,包括肿瘤流行病学、肿瘤基因组、蛋白组、代谢组等组学大数据挖掘、肿瘤影像学和病理学数据识别的辅助诊断系统和预后预测模型的建立、智能手术机器人的应用和新药智能筛选平台等。这些智能肿瘤学技术的不断涌现,显著提升了肿瘤领域研究水平和临床能力。

依据人工智能医疗器械的定义和分类,智能肿瘤学技术可分为人工智能医疗器械和非人工智能医疗器械。其中,人工智能医疗器械包括计算机辅助医学诊断系统、计算机辅助医学识别系统、计算机辅助医学分诊系统、临床决策支持系统、患者决策辅助系统、医学知识库、医疗器械软件、医用机器人和人机交互。

属于人工智能医疗器械的智能肿瘤学技术进入临床使用前需要经过准入监管,对其有效性和安全性进行审评审批;通过审评审批后,需要持续开展临床应用评估,以对其实际临床使用效果、投入产出、准确性再验证、医保定价、支付,以及对整个卫生服务体系带来的影响进行动态评估。

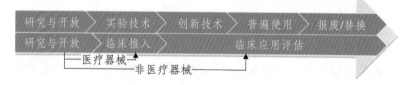

图16-1-1　智能肿瘤学技术的评估

三、国内外监管管理政策研究

(一)我国医学人工智能相关监管政策

1.人工智能相关政策

从2013年开始,我国相继出台了《国务院关于推动物联网有序健康发展的指导意见》《国务院关于印发〈中国制造2025〉的通知》《国务院关于积极推进"互联网+"行动的指导意见》《关于促进和规范健康医疗大数据应用发展的指导意见》和《"健康中国2030"规划纲要》等。在2017年7月,国务院印发并实施《新一代人工智能发展规划》,构筑我国人工智能发展的先发优势,加快建设创新型国家和世界科技强国。这意味着人工智能上升为国家战略。(表16-1-1)

表16-1-1　人工智能相关文件

年份	文件
2013	《国务院关于推动物联网有序健康发展的指导意见》
2015	《国务院关于印发〈中国制造2025〉的通知》
2015	《国务院关于积极推进"互联网+"行动的指导意见》
2016	《"健康中国2030"规划纲要》
2016	《关于促进和规范健康医疗大数据应用发展的指导意见》
2017	《新一代人工智能发展规划》
2020	《国家新一代人工智能标准体系建设指南》

2020年8月,国家标准化管理委员会、中央网信办、国家发展改革委、科技部、工业和信息化部关于印发《国家新一代人工智能标准体系建设指南》。标准体系由8个部分组成,包括基础共性、支撑技术与产品、基础软硬件平台、关键通用技术、关键领域技术、产品与服务、行业应用和安全/伦理。值得注意的是,智慧医疗列入其中,提出围绕医疗数据、医疗诊断、医疗服务、医疗监管等,重点规范人工智能医疗应用在数据获取、数据隐身管理等方面内容,包括医疗数据特征表示、人工智能医疗质量评估等标准。重点开展医疗数据监测与获取、医疗数据隐私与数据交换、医疗数据标注、医疗数据特征识别、医疗数据噪声识别与质量评价、医疗辅助诊断与风险评估诊断、医疗监管智能化等标准制定工作。

2.临床准入

我国国家药监局于2017年8月31日发布《医疗器械分类目录》,自2018年8月1日起施行。与2002年版《医疗器械分类目录》相比,一级产品类别中新增决策支持软件、康复训练软件等其他产品目录,其中,决策支持软件提供辅助诊断或者用药建议等决策。

新版目录对诊断功能软件风险程度判定基于算法的风险程度、成熟程度、公开程度等为判定依据,不仅仅依据处理对象(如:癌症、恶性肿瘤等疾病的影像)为判定依据。根据目录要求,对于提供诊断建议,仅具有辅助诊断功能,不直接给出诊断结论的软件列为Ⅱ类;对病变部位进行自动识别,并提供明确的诊断提示的软件列为Ⅲ类。

2017年底,医疗器械技术审评中心牵头成立了人工智能研究工作组,已确定了数据集、算法的评估、临床评估、验证确认、境外相关AI产品上市情况的分析研究、数据安全、注册变更等7个医疗AI的重点研究方向。

2017年11月,中国食品药品检定研究院(中检院)光机电室成立了AI小组,该小组主要承担了医疗AI产品质量评价与研究工作。AI医疗器械检验体系主要包括标准数据、体模测试、软件性能、模拟对抗。在数据库构建方面,根据广泛性、兼容性、标准化的原则明确了数据收集、图像标注,以及数据管理的3个步骤。目前,已经建立起了彩色眼底图像和肺部CT影像2个数据库。眼底图像标准数据库于2018年3月26日建设完成;肺部影像标准数据库于2018年2月启动建设工作,24位标定专家及15位仲裁专家于6月共同完成病例的标定。作为人工智能医疗器械标准化归口单位,中检院2020年6月完成起草《人工智能医疗器械质量要求和评价 第1部分:术语》《人工智能医疗器械质量要求和评价 第2部分:数据集通用要求》两项基础通用行业标准。

国家药监局于2019年7月发布了《深度学习辅助决策医疗器械软件审评要点》。该文件包含适用范围、审批关注要点、软件更新、相关技术考量等内容,明确了基于深度学习辅助决策类人工智能产品安全有效性评价的基本考量,用于指导相关产品研发和注册申报。2021年6月,发布《人工智能医疗器械注册审查指导原则》(征求意见稿),旨在指导注册人建立人工智能医疗器械生存周期过程和准备人工智能医疗器械注册申报资料,同时规范人工智能医疗器械技术审评要求。

截至2021年9月,已有20个AI医疗器械产品通过审评审批获得注册证,包括冠脉血流储备分数计算软件、心电分析软件、颅内肿瘤核磁共振影像辅助诊断软件、糖尿病视网膜病变眼底图像辅助诊断软件、冠脉CT造影图像血管狭窄辅助分诊软件、肺结节CT影像辅助检测软件、骨折CT影像辅助检测软件、肺炎CT影像辅助分诊与评估软件等。(表16-1-2)

表16-1-2 AI医疗器械三类证获批情况

序号	产品名称	领域	企业名称
1	冠脉血流储备分数计算软件	心血管	北京昆仑医云科技有限公司
2	心电分析软件	心血管	深圳市凯沃尔电子有限公司
3	冠脉CT造影图像血管狭窄辅助分诊软件	心血管	语坤(北京)网络科技有限公司
4	心电图机	心血管	深圳市凯沃尔电子有限公司
5	糖尿病视网膜病变眼底图像辅助诊断软件	眼科	上海鹰瞳医疗科技有限公司
6	糖尿病视网膜病变眼底图像辅助诊断软件	眼科	深圳硅基智能科技有限公司
7	肺结节CT影像辅助检测软件	肺炎	北京推想科技有限公司
8	肺结节CT影像辅助检测软件	肺炎	杭州深睿博联科技有限公司
9	颅内肿瘤磁共振影像辅助诊断软件	肿瘤	安德科技有限公司
10	骨折CT影像辅助检测软件	骨科	上海联影智能医疗科技有限公司
11	儿童手部X射线影像骨龄辅助评估软件	骨科	杭州依图医疗技术有限公司
12	肺炎CT影像辅助分诊与评估软件	肺炎	杭州深睿博联科技有限公司
13	肺炎CT影像辅助分诊与评估软件	肺炎	北京推想科技有限公司
14	肺结节CT影像辅助检测软件	肺炎	上海联影智能医疗科技有限公司
15	冠状动脉CT血流储备分数计算软件	心血管	深圳睿心智能医疗科技有限公司
16	骨折X射线图像辅助检测软件	骨科	慧影医疗科技(北京)有限公司
17	糖尿病视网膜病变眼底图像辅助诊断软件	眼科	北京致远慧图科技有限公司
18	冠状动脉CT血流储备分数计算软件	心血管	北京心世纪医疗科技有限公司
19	肺炎CT影像辅助分诊及评估软件	肺炎	腾讯医疗健康(深圳)有限公司
20	肺炎CT影像辅助分诊与评估软件	肺炎	上海联影智能医疗科技有限公司

3.卫生技术管理

2017年2月14日,原国家卫生计生委办公厅印发《15个"限制临床应用"医疗技术的管理规范和质量控制指标》(国卫办医发〔2017〕7号),其中4个文件与人工智能辅助诊疗有关[同时,废止了《人工智能辅助诊断技术管理规范(试行)》(卫办医政发〔2009〕196号)],分别为《人工智能辅助诊断技术管理规范(2017版)》《人工智能辅助诊断技术临床应用质量控制指标(2017版)》《人工智能辅助治疗技术管理规范(2017版)》和《人工智能辅助治疗技术临床应用质量控制指标(2017版)》,上述文件规范了医疗机构及医务人员开展风险高、操作难度高的人工智能辅助诊断和治疗(手术机器人)技术的最低要求(机构设置、人员资质、培训等)。

（二）美国FDA对人工智能医疗器械监管进展（图16-1-2）

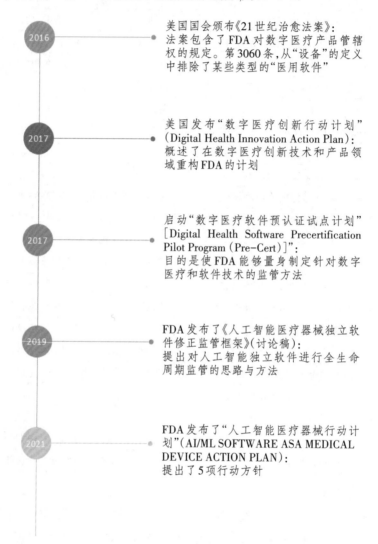

2016　美国国会颁布《21世纪治愈法案》：法案包含了FDA对数字医疗产品管辖权的规定。第3060条，从"设备"的定义中排除了某些类型的"医用软件"

2017　美国发布"数字医疗创新行动计划"（Digital Health Innovation Action Plan）：概述了在数字医疗创新技术和产品领域重构FDA的计划

2017　启动"数字医疗软件预认证试点计划"［Digital Health Software Precertification Pilot Program（Pre-Cert）]"：目的是使FDA能够量身制定针对数字医疗和软件技术的监管方法

2019　FDA发布了《人工智能医疗器械独立软件修正监管框架》（讨论稿）：提出对人工智能独立软件进行全生命周期监管的思路与方法

2021　FDA发布了"人工智能医疗器械行动计划"（AI/ML SOFTWARE ASA MEDICAL DEVICE ACTION PLAN）：提出了5项行动方针

图 16-1-2　美国FDA对人工智能医疗器械监管进展

1.《21世纪治愈法案》

《联邦食品、药物和化妆品法案》（*Federal Food,Drug,and Cosmetics Act*，"FD&C"）是美国国会在1938年通过的一系列法案的总称，赋予美国食品药品监督管理局（FDA）监督监管食品安全、药品及化妆品的权力。20世纪70年代的医疗器械，大多基于硬件，迭代技术设计变化相对较少。随着经济的发展和科技的进步，计算能力和新数字平台的进步正在重新定义现代医疗：从移动医疗应用和"软件作为医疗器械"（Software as a Medical Device，SaMD）到高级分析和人工智能，数字产品占据了器械经济的很大一部分,带来新的市场参与者和新的制造流程。现有的监管框架已不适合这些流程。

美国国会于2016年12月颁布《21世纪治愈法案》。法案包含了FDA对数字医疗产品管辖权的规定。第3060条,从"设备"的定义中排除了某些类型的"医用软件"。

《治愈法案》第3060条修改了FD&C法案,增加了FD&C法案第520(o)节,将某些软件功能从201(h)节中的医疗器械(medical devices)定义中排除。FD&C法第520(o)(1)(E)节从设备的定义中排除了满足以下5个条件的软件功能。

(A)为医疗机构提供行政支持,包括处理和维护财务记录、理赔或账单信息、预约时间表、业务分析、有关患者人数、入院、执业和库存管理的信息,分析历史理赔数据,以预测未来的利用率或成本效益,确定健康受益资格,人群健康管理和实验室工作流程;

(B)维持或鼓励健康的生活方式,与疾病或状况的诊断、治疗、缓解、预防或治疗无关;

(C)作为电子病历,包括患者提供的信息,此类病历旨在传输、存储、转换格式,或显示与纸质病历相当的内容,因此,

(Ⅰ)此类记录由卫生保健专业人员或在此类专业人员监督下工作的个人创建、存储、转移或审查;

(Ⅱ)此类记录是根据《公共卫生服务法》第3001(c)(5)条认证的卫生信息技术的一部分;

(Ⅲ)此类功能不旨在解释或分析患者记录,包括医学图像数据,以诊断、治疗、缓解、预防或治疗疾病或状况;

(D)用于传输、存储、转换格式或显示临床实验室测试或其他设备数据和结果,除非旨在解释或分析临床实验室测试或其他设备数据、结果和发现;

(E)除非该功能旨在获取、处理或分析来自体外诊断设备的医学图像或信号,或来自信号采集系统的模式或信号,以便,

(Ⅰ)显示、分析或打印有关患者的医疗信息或其他医疗信息(如同行评审的临床研究和临床试验);

(Ⅱ)支持或向医疗保健专业人员提供有关疾病,病症的预防,诊断或治疗的建议;

(Ⅲ)使此类医疗保健专业人员能够独立审查此类软件提供的建议的依据,从而避免此类医疗保健专业人员主要依靠任何此类建议来针对个别患者做出临床诊断或治疗决策的意图。

根据《治愈法案》，这类设备是否被排除在FDA监管范围之外，取决于医疗从业专业人员使用时，独立审查临床推荐依据的能力。对使用人工智能技术研发的产品是否在FDA监管范围提供了参考依据。

2.《治愈法案》后时代FDA的改革进展

2017年7月，美国发布"数字医疗创新行动计划"（Digital Health Innovation Action Plan），概述在数字医疗创新技术和产品领域重构FDA的计划。具体的整合的措施包括：改善政策，提供指导，发布与《治愈法案》中与软件条款相一致的指导文件，为《治愈法案》中排除出医疗器械的产品修改条例；为软件探索新型精简的流程，启动创新的"数字医疗软件预认证试点计划"，建立新型的数字医疗技术认证方法，与客户合作，利用国际对软件监管的协调原则；增强机构力量和专业技能，成立具有正确技术专业技能的数字医疗部门，启动数字医疗企业家驻留计划，建立新范例。

2017年9月，美国启动"数字医疗软件预认证试点计划"[Digital Health Software Precertification Pilot Program（Pre-Cert）]。这是一个自愿计划，目的是使FDA能够量身定制针对数字医疗和软件技术的监管方法。计划要求首先考虑软件开发人员和/或数字医疗技术开发人员，而不是主要关注在产品上，同时给具有研发实力和行业诚信的企业或机构以市场"准入制"。2017年，FDA已从100家制造商中选出9家参与首期项目。

《"软件作为医疗器械（SaMD）临床评估"指南》提供了基于各国的监管框架进行调整的个性化决策协调原则。目的是为国际监管者提供一个统一术语的路径，一个基于风险的框架，一份对质量管理系统原则的解读，以及使得医用软件对使用者（包括患者、医疗健康服务提供者、特殊职业群体、大众和消费者）发挥临床意义的途径。该指南为筹划临床评估SaMD的过程描述了统一的方法，从而确定：SaMD输出的结果与目标临床状况间存在有效的临床关联，以及SaMD可提供预期的技术和临床数据。（表16-1-3）

表16-1-3　FDA临床评估过程

临床评估		
有效临床关联	分析验证	临床验证
SaMD输出的结果与该软件的目标临床状况间是否存在有效的临床关联？	SaMD是否能够正确地处理输入的数据，从而产生准确的、可靠的和精确的输出结果？	使用SaMD所输出的准确的、可靠的和精确的输出结果是否能够为目标人群在临床护理中达到预期的用途？

国际医疗设备监管论坛(IMDRF)目前已发布的风险框架文件给出了SaMD的风险评估方法。基于对用户行动影响程度可分为治疗或诊断、驱动临床管理和为临床管理提供信息3大类;基于软件使用医疗情形可分为危重情形、严重情形和非严重情形。风险分类则基于上述两种维度分为4类,其中Ⅰ类为风险最低,Ⅳ类风险最高,风险类型越高将需受到越严格的风险控制措施。(表16-1-4)

表16-1-4 "软件作为医疗器械"(SaMD)分类

医疗情况和状态	SaMD提供的信息对医疗决策的意义		
	治疗/诊断	推进临床管理	告知临床管理
危急	Ⅳ	Ⅲ	Ⅱ
严重	Ⅲ	Ⅱ	Ⅰ
非严重	Ⅱ	Ⅰ	Ⅰ

同时,国际医疗设备监管论坛成立了包含全球范围内的专业人士的工作组,为实现人工智能医疗设备管理的统一方法。此项目将涵盖以AI技术为代表的基于机器学习的医疗设备,并进一步标准化基于机器学习的医疗设备的术语。

3.人工智能医疗器械全生命周期监管探索

2019年2月,FDA发布了《人工智能医疗器械独立软件修正监管框架》(讨论稿),提出对人工智能独立软件进行全生命周期监管的思路与方法。FDA认为人工智能软件持续的改进和迭代可以遵循以下原则。

① 制造商需要建立质量标准监管系统,以及包括数据管理、特征抽取、训练和评价在内的机器学习质量管理规范。

② 制造商可以在提交上市申请时同时提交产品在使用时发生"学习"后,性能等方面预期发生的变化,并提供产品发生预期变化后仍保持安全性和有效性的方法。

③ 当产品发生预期变化后,收集资料做好记录,如产品发生预期外变化则需与FDA沟通,将变化控制在预期之内或提交新的预期变化申请。

④ 加强管理透明度和产品真实世界性能监测,并提交周期性报告。

2021年1月,FDA发布了"人工智能医疗器械行动计划"(AI/ML SOFTWARE AS A MEDICAL DEVICE ACTION PLAN),提出了5项行动方针:

①为基于AI/ml的SaMD量身定制一套监管框架;

②鼓励协调良好的机器学习实践;

③提倡以病人为中心的方法,为用户提供足够的透明度;

④支持监管科学工作,开发评估和改进机器学习算法的方法,包括识别和消除偏

差,以及评估和提升算法的稳健性;

⑤注重真实世界性能的评估(RWP)。

(三)欧洲对数字医疗技术产品的认证

1.欧盟对医疗器械的定义

与美国基本一致,即任何单独或组合使用的仪器、设备、器具、软件、材料或其他物品,包括其制造商意图专门用于诊断和/或治疗目的的软件,以及其正确使用所必需的软件,制造商意图用于以下目的:

——诊断、预防、监测、治疗或缓解疾病;

——对伤病或残疾的诊断、监测、治疗、缓解或补救;

——检查、置换或改变解剖结构或生理过程;

——控制妊娠。

且没有通过药理学、免疫学或代谢手段在人体或体内实现其主要预期作用,但可以通过这些手段来辅助。

2.《在医疗器械的监管框架内用于医疗健康的独立软件的资格和分类指南》

针对软件,欧盟委员会发布了《在医疗器械的监管框架内用于医疗健康的独立软件的资格和分类指南》[*Guidelines on the Qualification and Classification of Stand Alone Software Used in Health within the Regulatory Framework of Medical Devices*(MEDDEV 2.1/6)],并于2016年7月进行了修改。该指南旨在帮助制造商确定其产品是否是医疗器械/体外诊断医疗器械软件,并接受监管。

指南规定,如果软件是医疗器械,则需通过欧洲CE合格认证方可上市。欧盟市场"CE"标志属强制性认证标志,不论是欧盟内部企业生产的产品,还是其他国家生产的产品,要想在欧盟市场上自由流通,就必须加贴"CE"标志,以表明产品符合欧盟《技术协调与标准化新方法》指令的基本要求。此外,CE授权并非政府颁发,制造商经由合规评估流程对其产品自行贴上CE标签。

指南规定:低风险的医疗器械(Ⅰ类)和体外诊断医疗器械,只需制造商的自评过程和发布合规声明,即满足CE标准,在合规声明中,制造商保证其产品符合相关医疗器械指令附录Ⅰ中规定的基本要求;中等或高风险的医疗器械(Ⅰa类,Ⅱb类和Ⅲ类医疗器械),须由欧盟成员国官方指定的有资格进行合格评定程序的机构评估制造商和/或器械与有关指示应用规定的一致性。尽管需要指定机构的参与,但医疗器械是否符合相关法规的最终决定,以及没做到的相关责任,完全由制造商决定。

3.建立"可信赖的人工智能框架"

2019年,欧盟委员会发布人工智能道德指南——《可信赖AI的伦理准则》,提出了实现可信赖人工智能全生命周期的框架,从技术和社会视角提出道德、法律和稳健性原则推荐。指南包括一份评估清单,用于指导AI系统的开发。该准则目前不具有法律约束。

2020年,欧盟发布《人工智能白皮书——通往卓越和信任的欧洲路径》(以下简称《AI白皮书》),提出一系列人工智能研发和监管的政策措施,并提出建立"可信赖的人工智能框架"。

欧盟目前没有针对AI的单一监管体系。欧盟各部门都在敦促对AI实施具体监管,在医疗卫生领域,卫生部门现有的法规,如医疗器械法规及其认证程序,可适用于AI技术的监管。医疗器械第2017/745号法规于2020年5月全面实施,法规中明确将用于医疗目的的软件视为医疗器械。

《AI白皮书》提出将AI技术分为高风险和非高风险2类进行监管。

(1)高风险类

如果同时满足以下2个条件,人工智能应用应被认定为高风险。

①人工智能应用被部署在特定行业,而根据这些行业内一般活动的特点,可以预见会存在重大风险。比如,医疗健康、运输、能源,以及部分公共行业。

②除了部署在第一点中提到的行业外,使用人工智能应用的方式可能引起重大风险。

对于高风险类人工智能,需要遵守人工智监管框架的强制性要求,具体如下。

1)训练数据

①要求合理保证使用训练后人工智能系统的产品和服务的安全性。

②要求采取合理措施保证使用训练后的人工智能系统不会导致禁止性歧视。

③要求确保隐私和个人数据在使用人工智能的产品和服务中被合理保护。

2)数据和记录留存

监管框架可以规定下列事项需要留存。

①关于用来训练和测试人工智能系统的数据集的准确记录,且应包括数据集的主要特征和筛选方法。

②一些有正当目的的场景下,数据集本身。

③关于编程和训练的方法论,以及编写、测试和验证人工智能系统的采用的流程和技术的书面记录,包括与安全性和可能引起禁止性歧视的偏见的有关记录。

3)需要提供的信息

①确保提供有关人工智能系统的功能和局限性的明确信息,尤其是系统的预期用途,预期它们可以按预期运行的条件以及达到指定目的的预期精度。

②如果公民在与人工智能系统而不是人类互动,公民应当被清楚的告知。

4)稳健性和准确性

①保证人工智能系统在全部生命周期稳定且精确的要求,或者至少可以正确反映出其精确程度。

②保证产出是可复现的要求。

③保证人工智能系统可以恰当地处置其生命周期中出现的所有错误和不一致的要求。

③确保人工智能系统对操纵数据或算法的公开攻击或不易察觉的攻击具有弹性,并在这种情况下采取缓解措施的需求。

5)人类监管

①只有在事先由人类审核和确认后,人工智能系统的输出才会有效。

②人工智能系统的输出结果立即生效的,应当保证人工后续的干预。

③对运行过程中的人工智能系统进行监控,以及实时干预和停用人工智能系统的能力。

④在设计阶段对人工智能系统的操作施加限制。

(2)非高风险类

如果不能满足以上高风险类所定义的条件,则归为非高风险类。对于不属于"高风险",不受上述强制性监管要求约束的人工智能应用,可以选择自愿认证计划。

①在自愿认证体系下,不受强制性规定规制且对这一体系有兴趣的经营者,可在自愿的基础上,成为强制性规定或特别为自愿体系而设定的类似规定的规制对象。有关经营者的人工智能应用将获发认证。

②自愿认证将表明人工智能产品和服务是值得信赖的,让用户更容易地识别出其考虑购买的产品和服务符合欧盟的特定客观和标准化基准。

3.可信赖人工智能生命周期框架

首先,可信赖人工智能应该尊重基本权利、规章制度、核心原则及价值观,以确保"道德目的";其次,应该在技术上稳健且可靠。基于此,高级别专家组建立了"可信赖人工智能"框架,提供具体实施和操作指导。

（1）基本条件

可信赖人工智能在全生命周期中需要满足3个基本条件。

①合法性。AI应该遵守所有使用的法律法规。

②伦理性。AI应该与伦理准则和价值观相一致。

③稳健性。从技术和社会角度来看，AI可能会造成意外伤害。AI的每个组件都应该满足可信赖AI的要求。

（2）伦理准则

尊重人自主性、预防伤害、公平性和可解释性。

（3）关键要素

人的能动性和监督，技术鲁棒性和安全性，隐私和数据管理，透明性，多样性、非歧视性和公平性，社会和环境福祉，问责。

（四）日本在医疗AI领域监管探索

与欧洲类似，日本目前还没有出台针对AI的全面的规章制度。目前，AI的法律监管主要按照各类现行法律进行。日本对针对AI医疗程序及AI医疗器械也尚无特殊规定，基本依照日本药品和医疗器械法进行监管。厚生劳动省（MHLW）和日本药监局（PMDA）需要依次审查及评估使用适当的临床/非临床数据来评估优化医疗AI的有效性和安全性。

PMBA的人工智能及其在医疗领域的应用小组委员会则针对AI辅助医疗影像诊断和AI手术机器人提出了更具体的规范建议。

在医疗AI技术的评估方面，日本厚生劳动省提出，在评估的过程中，需要以更符合医疗AI特性的形式将其作为医疗设备进行评估。除了上市前审查之外，上市后的评估与跟进也很重要。针对医疗AI技术的特性与可能出现的问题，不断收集使用数据，更新适用的学习数据集，在医疗机构进行持续的评估，同时保证及时更新重要信息。未来可能会考虑根据开发进度，建立医疗设备上市前和上市后综合评估系统，从设备的全生命周期进行监管。

2019年5月，日本厚生劳动省发布了AI-P34号文件，这份文件对于下一代医疗器械的评估指标进行了说明。

（1）基本事项

①需阐明技术的开发过程，项目设计、使用，技术原理，具体的使用方法（功能和作用）等。

②需标明安装和操作系统时的注意事项（例如：平台细则，维护和检查要求，技术

培训计划,执行环境要求,等等)。

(2)非临床研究

①对技术性能的评估(例如:检测其算法、模态通用/特定用途数据的属性、检测性能等);

②对技术安全和质量的评估(例如:一般要求、规格、设计计划、验证计划等)。

(3)临床试验

①明确临床试验的必要性。

②进行疗效和安全性评估(注意CAD技术的特性,应用范围,操作人员的熟练程度所带来的影响等)。

③检查临床试验中的病例数(验证受试者的有效性)。

四、开展临床应用评估的意义

1.促进与完善医学人工智能应用的法律法规建设

虽然我国在人工智能应用探索方面已走在世界前列,但针对人工智能,尤其是医学人工智能领域的法律、法规尚处于空白。辅助诊疗类医学人工智能应用评估体系贯通人工智能的数据采集、算法设计、产品开发,以及产品应用的全流程,在可能引发人工智能不可预知性与风险的领域为技术应用提供指导与规范,防控人工智能技术带来的潜在风险,同时为相关政策决策的制定提供借鉴与依据。一方面,应用评估体系为辅助诊疗类医学人工智能技术全生命周期监管提供抓手,关注患者信息与隐私的保护、个人数据合法使用,以及人工智能算法的失效监控等,以真实世界评估研究结果来奠定立法依据;另一方面,应用评估体系的建立将加速相关部门整理前沿技术负面清单,从技术底层上杜绝新技术滥用与技术灾害的发生,促进医学人工智能产业的健康发展与合理运用。

2.打通从技术研发向应用转化的商业闭环

目前,我国人工智能领域尚无成熟的应用评估机制来考核人工智能产品应用,因此医学人工智能产品难以在真正意义上进入临床应用环节,从"技术—产品—应用—商业"的技术流通转化通道缺失了重要一环,致使医学人工智能产业发展受到巨大限制。虽然国家高度重视并鼓励人工智能在医疗卫生领域的发展,探索辅助诊断和治疗的新模式新手段,但正常商业变现模式的缺乏使众多高科技企业望而却步。辅助诊疗类医学人工智能应用评估体系的建立将有望成为弥合产业缺陷的重要版图,彻底打通从技术研发向应用转化的商业闭环,彻底颠覆纯靠投资补贴研发的畸形业态,吸引更多良性高科技企业进入医学人工智能生态,催生更多医学人工智能产品应用,促进医学人工智能产业健康有序的发展。

3.助推产、学、研、用相结合模式的产生

由于人工智能发展存在不确定性,如果放任发展将扩大技术潜在风险发生的可能,因此需要以谨慎的态度,以积极引导为主,以预防监管为辅,确保人工智能技术应用的安全性、有序性。而辅助诊疗类医学人工智能应用评估体系的建立将有效推进医学人工智能全生命周期监管体系的搭建,并逐步完善以政府为主导、以健康需求为导向的产学研用相结合的模式,引领和指导相关人工智能技术的研发,避开存在严重技术风险的红区;强化对抗性学习算法研究,降低人工智能发展隐患,进一步推进医学人工智能技术的合理、有效、安全的应用。

(游茂　田雪晴　任平)

第二节　辅助诊疗类人工智能临床应用评估指导原则

随着科技的发展,越来越多人工智能技术运用到预防、诊断、治疗、康复等医疗卫生服务体系的各环节中,如提供诊断或者治疗的建议,促进疾病预防和健康管理的实施,优化诊疗资源的匹配性,以及助力医院精细化管理等。国家高度重视新一代人工智能在医疗健康领域的发展。国务院发布的《新一代人工智能发展规划》指出,推广应用人工智能治疗新模式新手段,建立快速精准的智能医疗体系。

可以说卫生健康领域正在从数字化走向智能化。与此同时,人工智能算法更新迭代、算法偏见、数据质量、数据安全和隐私保护等问题也给现有的监管管理体系带来了巨大的挑战。国务院多次提出按照"鼓励创新、包容审慎"原则,审慎出台新的准入和监管政策。国家卫生健康委和国家药品监督管理局都在研究完善监督管理体系。本指导原则适用于指导各类人群,如政府人员、医院管理者、医生、患者、开发方等。

本指导原则用于指导开展辅助诊疗类人工智能临床应用评估,以进一步规范辅助诊疗类人工智能临床应用评估临床应用,为推广应用、定价和报销提供参考证据,改善医疗质量和安全,充分利用卫生资源,促进医学人工智能产业健康稳步发展。

一、目的和适用范围

本指导原则的目的是为决策者在应用、支付和监管方面提供决策参考。

"辅助诊疗类人工智能临床应用评估"是指运用"新一代人工智能技术"提供诊断治疗活动建议以辅助医务人员,包括但不仅限于诊疗决策、诊疗执行、疗效评价、动态优化和流程管理。其中,"新一代人工智能技术"指以深度学习、神经网络为代表的采用数据驱动方式训练算法的技术。以下不在本次评估范围之内,但可以参考本评估指导原则:产品未采用上述新一代人工智能技术的;将新一代人工智能技术用于产品研发或生命周期管理,而不是产品本身的。

1. AI辅助疾病诊断

临床常规病理诊断需要依靠专家经验与大量的人力劳动,且结果仍然缺乏质量保证。从基因序列到影像图片分析,病人会产生大量的数据,而人工智能将分析技术与机器学习技术相互结合,使病理诊断更加精确和具有可预测性,同时可大幅缓解医生对医疗数据处理的压力。

2. AI辅助治疗

人工智能技术可以通过机器学习的方式参与辅助临床决策,例如用药剂量审核,制订安全有效的个体化治疗方案;同时,人工智能还可以为医学生及医护人员提供医术帮助,例如病理数据库与知识图谱的搭建。

3. AI辅助问诊和分诊

辅助问诊和分诊系统:通过分析医生–患者实际问诊对话语言模式,模拟专业医生问诊模式及诊断流程,引导患者将自己的身体状况描述清晰、全面。通过对问诊信息采集,结合全科医学知识图谱,对患者病情进行自动评估,根据患者病情的轻重程度,引导患者下一步检查项目或就医去向,从而实现患者向各级医疗结构的智能分级诊疗模式。

4. 医院辅助管理

在医院里,人工智能技术可用于优化医疗服务流程和资源配置,通过实时数据分析提高医护效率和质量,降低医疗成本,能够协助医院管理人员进行有数据支撑的管理决策,并给出辅助性意见。

5. 精准医疗

人工智能技术可有效支撑生物信息技术在组学数据(基因组学、蛋白质组学、代谢组学等)研究中的风险评估,例如,全基因组关联分析与基因测序等,促进个性化医疗与精准医疗。

二、一般原则

(一)以人为本

人工智能技术日新月异,但究其本源,仍是以人为本。"以人为本"的概念,不仅仅体现在以"医生为本"上,以医学人工智能作为强大的助手,人机结合,提高工作效率,降低医疗损耗;更是体现在以"患者为本"上,辅助诊疗类人工智能临床应用评估将协助医生为患者提供最适合患者症状、病情的检查,提供最精确的诊断结果,以及最行之有效解决患者疾病痛苦的治疗方案和路径。以人工智能为辅助,真正体现"以人为本"的医疗理念,让医生更得到尊重,让患者更享受健康。

(二)值得信赖

信任是开发、部署和使用辅助诊疗类人工智能的先决条件。如果辅助诊疗类人工智能临床应用评估没有得到医务人员和患者的信任,这就可能会阻碍它们发挥巨大的社会和经济价值。为了更好地为临床服务,有必要确保医学人工智能"值得信赖"。努力实现"值得信赖",不仅要关注人工智能技术本身的可信赖性,而且还需要采用整体和系统的方法关注整个生命周期中的社会技术背景、所有参与者和过程的可信度。

(三)创新驱动

目前的辅助诊疗类人工智能更多是由概念驱动以及资本驱动,能真正改变医疗关系、医患关系的产品尚未浮现。而辅助诊疗类人工智能的发展将从资本驱动市场转向技术创新引领资本整合,真正从医疗本质困境入手,找到创新型解决方案,以技术创新改变医疗健康产业。同时,进一步驱动医疗产业从信息化向数字化、智能化方向进化,挖掘更多深层次的医疗与技术衔接缺口,促进人工智能技术的创新迭代。

(四)规范应用

面对目前辅助诊疗类人工智能发展的核心瓶颈,未来将从人才支撑、医疗数据优化、医学人工智能产品准入监控、人工智能技术保障四大方面发力,夯实人才基础,健全医疗数据的采集、使用等相关的标准规范,同时建立起辅助诊疗类人工智能产品的准入评估与应用实施监管条令等,切实扫清医学人工智能产业发展中的瓶颈问题,使产品能够安全、可靠、有效、有保障地被使用。

(五)经济适用

辅助诊疗类人工智能产业的发展,离不开核心四大类主体,必须从经济性上满足

4类客群的切身需要：对患者而言，实现"用得起"，应以较低的费用提供患者使用，起到辅助诊疗的作用；对医生而言，实现"用得好"，应起到高效率、高质量的辅助功能，配合医生开展临床工作；对企业而言，实现"有盈利"，可作为医疗费用科目收取使用费用，确保企业有适当的盈利性；对资本而言，实现"有回报"，企业需具有巨大的市场潜力，体现良好的资本成长性。

（六）普惠基层

辅助诊疗类人工智能的发展将为各级医疗机构都带来福音，对三级医院而言，更多是在医疗效率上，实现降本增效；对二级医院而言，将进一步提升医疗服务质量，同时有效提高医疗效率；对基层医院而言，其意义最为深远，现有基层医院的医疗资源最为不足，而辅助诊疗类人工智能的出现，将优质三甲医院的临床诊疗实践经验通过人工智能为媒介实现普及，将有效实现优质医疗资源下沉，大幅提升基层医疗服务的质量，强化基层医生的诊疗能力。

三、评估框架

本评估框架的理论基础基于多那比第安（Avedis Donabedian）提出的医疗质量管理经典模型——"结构—过程—结果"模型，和DeLone与Mclean提出的效益评估框架。

（一）理论框架

1.医疗质量管理模型

美国医疗质量管理之父多那比第安于1966年提出的"结构—过程—结果"模型用于评价医疗质量。结构指医疗机构中各类资源的配置和投入，反映提供医疗服务的基础、规模和潜在能力，静态评价医疗服务质量。结构质量影响医疗实践的类型和实施，对环节质量有好或坏的影响。过程质量评价医疗服务部门开展的工作，反映医疗服务的具体活动，过程是将结构这一输入转化为输出的相互关联或相互作用的活动，动态评价医疗服务质量，所以过程质量的优劣直接关系到结果质量的高低。结果质量是指医疗人员为服务对象提供各种医疗服务行为后，服务对象呈现的反映与结果，反映医疗服务后对服务对象所产生的影响、对公众健康的影响。

2.效益评估框架

效益评估框架是由加拿大医疗资讯公司提出的一种高水平循证模型，目的是指导当地政府和企业对项目执行中所实现的效益进行衡量以及必要的调整。

加拿大医疗资讯公司借鉴了DeLone和Mclean(2003)运用在商业环境中检查信息系统模型(IS成功模型)、van der Meijden等人(2003)基于IS成功模型提出的在住院患者临床信息系统模型(CIS成功模型),以及对医疗信息系统(HIS)评估相关文献做了系统综述后提出效益评估框架模型。

在效益评估框架中主要包括系统质量、信息质量、服务质量、使用情况、满意度,以及净收益6个维度,在该框架下,总共有20个类别以及60个子类别评价指标。图16-2-1是框架的展示,但是展示的部分并不是全部的效益评估框架的内容,需要结合实际情况、可操作性等因素进行调整。

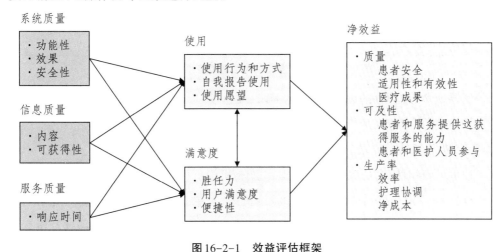

图16-2-1　效益评估框架

(二)评估维度

本指导原则给出了一套辅助诊疗类人工智能应用评估框架,包含4个层级和9个维度。(图16-2-2)在实施评估过程中,应根据评估对象选取相应指标。

1.机构/设施/设备

在"机构/设施/设备"这一层级,主要是考虑技术有效性、技术可及性和技术可负担性。

技术有效性,主要关注辅助诊疗类人工智能在真实世界的实际使用效果,包括患者安全、产品质量、临床责任、网络安全、主动反馈安全事件等。该部分不包括产品在上市前的测试阶段的效果。

技术可及性,主要关注患者可及性、医护人员可及性和医疗机构可及性。患者可及性应充分考虑患者在使用辅助诊疗类人工智能时所需的时间、距离等成本。医护人员可及性应充分考虑医护人员在提供辅助诊疗类人工智能所需的时间、距离和费

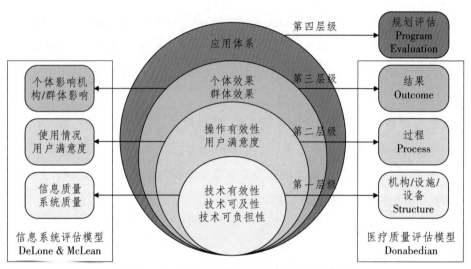

图16-2-2　辅助诊疗类人工智能应用评估框架

用等资源成本,对额外的设备、系统的需求,便携度,以及使用难易度等方面。医疗机构可及性,主要考虑医疗机构提供服务对额外的场地、设备、系统的需求和花费,预约排期,安装/放置地点要求。

技术可负担性,主要关注个人负担和群体/机构负担。个人负担,主要考虑对患者的额外经济负担,对医护人员的额外经济负担,医患是否能够及愿意接受潜在的成本。群体/机构负担,主要考虑对社区、医疗机构、支付体系的负担,是否能够及愿意接受潜在的成本。

2.过程

在"过程"层级,主要关注操作有效性和用户满意度2个维度。

操作有效性,主要关注场景契合度、易用程度和操作管理。场景契合度,要考虑与应用场景的过程是否紧密结合,是否便于用户适应。易用程度,充分考虑简便易用性,如是否需要用户接受何种培训或获得何种资质。操作管理,包括对正确安全使用的管理和应急保障监督管理的要求,以及协同协调的难易度。

用户满意度主要关注用户接受度、医患体验、使用习惯和医患角色。使用接受度,反映了患者、医护人员对新的概念、产业,以及技术的接受或排斥程度。医患体验,关注的是在评估用户体验的基础上(例如有用性等范畴),与传统医疗服务提供方式相比,医患的感受。使用习惯,反映了对服务质量和效率的提升与用户掌握使用操作需付出努力的平衡,以及培养使用习惯的机制。医患角色,关注了医护人员和患者的权责,特别关注患者的参与性。

3.结果

在"结果"层级,主要关注个体效果和群体效果2个维度。

个体效果,主要关注了患者的临床有效性和医护人员的服务有效性。患者临床有效性反映了患者情况的改变,包括现在的改变和可能对未来带来的改变。医护人员服务有效性反映了医护人员提供服务的质量和效率,不良事件发生频率。

群体效果,主要关注服务体系有效性、经济效益和社会效益。服务体系有效性是指医疗卫生服务体系的质量和效率。经济效益是指资源占用、成本支出与有用服务效果之间的比较。社会效益是指利用有限的资源满足群众日益增长的医疗健康需求的程度。

4.应用规划评估(政策评估)

在"应用规划评估"层级,分析政策影响层面,包括对我国资源供应体系、监管体系、医保支付体系等影响,主要关注过程和结果。

过程中主要关注投入、活动和产出。投入即资源,包括经费、人员和实物等。活动为实现预期结果而开展的活动,即要做的工作。产出是活动产生的直接、具体的结果。

结果主要考虑短期结果、中期结果和长远影响。短期结果为直接影响,侧重于目标受众的知识和态度。中期结果是指行为、规范、政策的变化。长远影响包括该规划的预期结果,可能需要数年或更久才能达到效果。

(三)重要评估指标

1.临床使用评价

临床使用评价包括真假阳性率/阴性率、灵敏度/特异度、诊断符合率等。

(1)灵敏度(sensitivity,Se)

灵敏度是指真实患者中被待考核试验诊断为阳性的概率,也称为真阳性率、敏感率,反映了正确诊断某种疾病的能力。

(2)假阴性率(false negative rate,FNR)

假阴性率指真实患者被待考核试验诊断为阴性的概率,也称为漏诊率,即实际患病但检测结果为阴性。

(3)特异度(specificity,Sp)

特异度是指非患者中被待考核试验诊断为阴性的概率,也称之为真阴性率,反映了疾病不存在时正确排除疾病的能力。

（4）假阳性率（false positive rate，FPR）

假阳性率是指非患者中被待考核试验诊断为阳性的概率，也称为误诊率，即实际未患病但检测结果为阳性。

（5）诊断符合率（diagnostic accordance rate）

诊断符合率是指一种诊断试验（或标准）对一组受试者判定的结果与根据金标准诊断的结果相比较时，两种方法结果相同的百分率。

2.人工智能技术评估

人工智能技术评估包括算法鲁棒性、可靠性、可解释性。

（1）鲁棒性（robustness）

鲁棒性指系统在不调整其初始稳定配置的情况下抵抗变化的能力。

（2）可靠性（reliability）

可靠性是指在规定的条件下和规定的时间内，算法正确完成预期功能，且不引起系统失效或异常的能力。

（3）可解释性（explainability）

可解释性涉及解释人工智能系统的技术过程和相关的人类决策（例如系统的应用领域）的能力。技术上的可解释性要求人工智能系统所做的决定可以被人类理解和追踪。

3.经济评价

经济评价包括成本效果分析、预算影响分析等。

成本效果分析是将两种不同的医疗措施的成本和效果的比值进行比较。

预算影响分析是比较其可及性。

4.伦理和公平性

公平性是指社会成员获取卫生保健服务机会的均等性，社会成员对卫生服务应该享有相同的可及性，卫生服务的分配不应取决于社会地位的高低与收入的多少，而应该取决于其需要水平，即卫生服务的按需分配与按能力支付。

四、评估流程

评估流程见图16-2-3。

（一）组建评估工作小组

评估工作小组由多个领域的专业人士构成，包括人工智能技术专家、数据科学家、医院管理专家、临床专家、卫生公共政策研究专家、医疗健康消费者(病人)等。

人工智能技术专家,从事人工智能技术的研究和开发,最好具有参与辅助诊疗类人工智能研发的经验,了解健康医疗数据标准。人工智能专家可以帮助评估算法的可行性、可靠性、可移植性和效率,以及产品的技术基础架构等。

数据科学家,应具有统计学、机器学习、数据挖掘、数据库等领域专业知识,

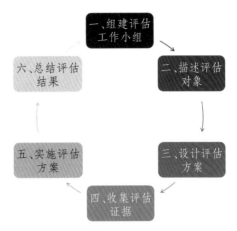

图16-2-3　评估具体流程

同时了解健康医疗业务,来帮助评估算法训练所需要的数据集,以及哪些数据可用于评估,并估计收集和处理所需的工作量等。

医院管理专家,从事医院和医疗健康业务的管理工作。这类专家了解在医疗机构中使用辅助诊疗类人工智能对人、财、物、信息、时间等资源的影响,从医院和医疗效果的管理角度,来确定评估指标。

临床专家,长期从事临床工作,具有临床理解和专业知识,了解临床医生的需求和面临的挑战。而且辅助诊疗类人工智能的预期效果几乎都与改进临床疗效的有关。因此,临床医生的参与可以确保临床评估指标有意义,将是本项评估工作的成功和可持续性的主要决定因素。

卫生公共政策研究专家,具有丰富的卫生政策研究经验和卫生经济学知识,了解国际公共政策研究进展和我国卫生服务体系,可以帮助确定哪些评估在资源和方法受限的背景下是合理和适当的。

患者及群众代表。这些是患者或照顾患者的个体,他们可以把患者视角带入评估团队。在理想情况下,患者代表应该具有影响力和受人尊重,在HIE的参与者中熟悉HIE的医疗消费者体验,并能够分享作为病人或看护者的第一手经验。

(二)描述评估对象

描述评估对象是评估过程中很重要的环节,决定了评估的内容和范围。尽可能全面地收集描述性文件,形成一份描述报告,包括辅助诊疗类人工智能研发的背景、需求、预期效果、所需要的资源(比如时间、人才、资金、设备、数据等)、逻辑模型、技术的使用细则、各发展阶段(规划、执行和效果)的情况、适用环境、适用人群、对照技术

的描述、临床结果测量、成本测量,以及其他一些信息,包括相关政策法规、指南、标准规范等。报告初稿由各利益相关者评审后,最终生成正式的描述报告。

(三)设计评估方案

设计评估方案,包括评估目的、选择评估指标、评估结果的使用者、用途、方法和协议。

明确评估目的。评估目的根据辅助诊疗类人工智能的发展阶段(需求、设计、运行、维护等)和应用场景来确定。比如,分析辅助诊疗类人工智能的主要技术特点和临床推广应用特性等,为决策者在定价、医保支付方式和服务提的组织模式方面提供决策证据。

细化评估指标,确定了评估的维度和边界。通过查阅文献和头脑风暴法,编写评估指标集。再通过专家咨询法,了解利益相关者认为本次评估需要回答哪些问题,以及这些问题的优先级,从而围绕评估框架,选择可用的评估指标。

评估结果的使用者直接影响评估的重点,他们的参与使评估人员更加明晰地认识评估的预期用途,确定目标和方法的优先级,以及防止评估结果与用途不符。

用途是指如何应用评估信息,与评估结果的使用者息息相关。

评估方法基于评估指标来选择,也决定了证据的类型、来源、收集工具,数据的管理、分析、表达方法等。比如,对于辅助诊疗类人工智能的准确度再验证可以采用考试评价法,临床效果分析可以通过系统综述方法,患者满意度可以通过专家打分法等。

协议内容包括分配人员的职责,如何充分利用有限的人力、物力、财力等资源来执行评估方案。

(四)收集评估证据

针对待评估产品,制作证据收集量表,从评估指标、来源、质量、数量,以及获取方式等角度考虑证据的可信度,从而提高评估的质量。证据包括产品说明书、产品认证报告,文献(来自 PUBMED、EMBASE、The Cochrane Library、中国生物医学文献库、中国期刊全文数据库、中国科技期刊数据库、万方数字化期刊全文数据库,以及国内外卫生技术评估单位网站)、真实世界证据(电子病历、电子健康档案)、算法的模型相关信息(运行条件与环境约束、功能说明、设计说明、源代码等)、训练集相关信息(来源、规模、标注来源等),还包括技术的可接受程度、适宜性、患者倾向性、可行性和公平性等方面的证据。这些证据通过文献综述、调查问卷、专家咨询等途径获取。

(五)实施评估方案

采用考试评价法、专家打分法、系统综述等方式系统地评估辅助诊疗类人工智能应用的临床效果、成本效果、公平性,以及对卫生系统的影响等,并形成评估报告初稿。

1.专家打分法

基于辅助诊疗类人工智能的特征,对评估指标进行赋值研究,以形成基于价值的评分标准。聘请若干代表性专家凭借自己的经验按此评价标准给出各项目的评价分值,然后对其进行结集。

2.考试评价法

采用考试评价法测算辅助诊疗类人工智能的准确度。拟从国家级医学中心抽取已确诊的病历,由此对辅助诊疗类人工智能的准确度进行测算。

3.系统综述法

利用关键词搜集检索国内外相关文献,分析、国内外辅助诊疗类人工智能的应用情况、费用信息、配置情况、支付情况、临床安全性和有效性、卫生经济学评价情况等。

(六)总结评估结果

评估工作小组组织多方参加的会议,解释说明评估结果,并进行讨论,形成最终的建议,生成最终正式的评估报告,并确保评估结果的分享和使用。

(游茂 田雪晴 任平)

第三节 面临的困难和挑战及相关政策建议

一、面临的困难和挑战

1.数据质量和标准化程度参差不齐

作为广泛应用的技术之一,监督学习需要大规模高质量标注数据。因此,算法训练与产品测试使用的数据对医学人工智能产品全生命周期的质量控制和风险管理有着重要意义。在肿瘤领域,涉及病种繁多、检验检查手段多样等特征对肿瘤数据的标准、质量等提出了更高的要求。一方面,多数进行标注的专家团队对参与人员进行从采集数据到标注数据的统一培训,并对标注的数据进行了严格的质量控制。但也有个别企业为了加快研发进度、降低研发成本,会通过多种渠道获得标注数据,如非法购买低质量标注数据、采用非专家医生、实习生标注的数据等。另一方面,当前各医院、企业训练模型时所使用的多源异构数据的采集、标注、质控标准各不相同,模型对数据兼容性和可拓展性受到制约,导致算法模型泛化能力较弱,在实际应用难以达到其声称的效果,严重阻碍进一步应用推广。

2.个人隐私保护问题凸显

随着健康医疗数据电子化,通过个人电子健康档案、医院就诊记录等个人健康信息就可以勾勒出完整的个人健康信息图谱。用于算法模型训练时,个人数据要经过脱敏处理,以达到无法识别特定个人程度,但是在实际训练过程中,难以对医疗健康数据进行彻底清洗。同时,我国尚未有法律明确界定医疗健康数据资源使用权到底是属于患者个人还是医院,这导致了医院再利用患者数据进行模型研究时患者往往处于弱势的地位,进一步提升了个人隐私保护的难度。此外,在大数据时代,数据将被永久性保存并且反复利用,由于医疗机构数据处理能力有限或数据存储能力不足等原因,隐私泄露风险不仅限于患者本人,也包括其家庭甚至族群。

此外,随着人工智能技术在筛选基因靶向药物的探索与应用,个人基因组学数据的地位也越来越重要。随之而来的另外一个潜在风险是基因歧视,如果不能合理地利用或存储相关基因数据,一旦泄露或将对携带某些"不利基因"或"缺陷基因"者的升学、就业、婚姻等社会活动产生不利的影响,而对于携带有肿瘤、心血管病等疾病高发基因在社会活动中受到不利影响和歧视是不公正的。

3.医学人工智能的可解释性较弱

医学人工智能的应用日趋广泛,但多数结论依据数据与经验,缺乏系统化理论支撑,存在"黑箱"问题,人工智能的系统非常复杂,虽然从理论上依照深度神经网络处理,但即使设计者也难以对部分计算机的"思维逻辑"进行解释。此外,由于人工智能模型潜在的偏倚也会阻碍产品认证和用户信任。一方面,受医疗数据的时效性的问题所限,所用于训练医学人工智能产品的数据集都是历史数据,此类数据并不能很好地反映观察对象的当前情况;另一方面,由于医学人工智能产品训练时所用的数据自身的限制,导致其应用时可能有潜在的偏倚风险,特别是在监管严格、关乎人群生命健康的医疗行业,如果其给出错误的诊断意见,将会带来无法估量的后果。

4.应用场景同质化严重

对比中美已上市的医学人工智能产品分布:目前,美国医学人工智能产品上市品种较多、分布较为广泛;而中国医疗人工智能产品大多集中在影像方面,如肺肺结节CT影像辅助检测软件、糖尿病视网膜病变眼底图像辅助诊断软件等。其原因一方面是AI影像识别技术已经相对成熟;另一方面是医院影像科对CT平扫、磁共振检查等工作多为重复性劳动,对AI的需求也很迫切,这导致了由资本、技术驱动的医学人工智能应用发展。

医学人工智能在肿瘤领域的应用不仅仅局限于影像学,对后续开发肿瘤人工智能产品时应尽可能覆盖其他场景,如病理检测、辅助用药等。

5.应用评估体系尚未建立

当前,我国对医学人工智能相关产品上市审批正处于起步阶段,取得上市许可相关产品也仅代表着该产品满足了上市要求的最低标准,对于该产品实际应用效果还缺少科学的应用评估。医学人工智能产品评估,既涉及数据治理、软件工程、算法模型、硬件配件等维度,也涉及医疗质量、诊疗流程等范畴,对监管部门审核评估会带来巨大挑战。

仅依靠分散、割裂的监管方法难以满足医学人工智能全生命周期动态监管需求。真实世界的情况更为复杂多变,即使通过临床准入环节,医疗人工智能产品也需要持续应用评估,对其重复性、泛化能力等再验证。

二、进一步发展智能肿瘤学技术临床应用评估的政策、法规制定建议

1.建设标准体系,完善已有法律法规

借鉴国际认可的法律法规和标准规范,建立并完善人工智能在医疗领域应用相关的基础共性、互联互通、网络安全、隐私保护等技术标准;鼓励有关部门、研究机构、标准化组织、行业组织、企业积极参与国际标准化制定工作。加快健康医疗数据标准化建设,规范数据主体的权利、处理数据的基础原则、违规行为的执行与处罚,制定推动数据开放的政策体制与完善数据共享的管理模式,建立健康医疗大数据共享与开放模式机制等。建立医疗数据伦理委员会,设定人工智能伦理准则,制定人工智能进入该行业的准入标准和行业规则,减少盲目尝试造成的资源浪费、市场混乱。

2.建立肿瘤学科医学人工智能应用评估体系

加快建设医学人工智能技术临床应用评估和保障体系,根据技术、场景的风险进行分级分类界定,开展临床应用评估路径和指南研究,逐步完善评估指标的建立,建立标化的可靠的评估平台,建立人工智能应用评估第三方机构,保障人工智能健康快速发展。加强数据共享的安全性防控规范,建立数据安全和隐私保护的法律法规、信息安全保障机制,提高信息系统的患者数据的安全性。

3.鼓励医院科研成果转化,建立肿瘤学科医学人工智能科研示范基地

鼓励医院与人工智能相关科研院所合作共同建设医学人工智能技术应用平台,

不断拓宽智能肿瘤学技术应用场景,为医务人员研发提供技术支持;激励各科室医生参与人工智能研发,使人工智能更好地满足临床需求。这不仅能提升临床效率,将医生从简单重复的工作中释放出来,更能加深对疾病的认识。

依托优势学科建立国家级标准数据库和评估基地。基于某一个或者几个医院建立某一领域的医学人工智能评估基地,建设标准数据库,向社会开放,鼓励医院与社会共享科技成果,规范医学人工智能的发展。

(游茂　田雪晴　任平)

结语

本章梳理国内外医学人工智能技术监管管理体系进展,介绍了辅助诊疗类人工智能临床应用评估框架和评估流程。针对评估过程中的数据标准缺位、隐私保护不足、应用场景同质化等问题,提出了完善标准体系,构建评估体系,加强科研转化的建议。

参考文献

[1] WHO. World Health Assembly resolution WHA60[EB/OL]. http://www.who.int/medical_devices/resolution_wha60_29-en1.pdf.

[2] O'ROURKE B, OORTWIJN W, SCHULLER T. The new definition of health technology assessment: A milestone in international collaboration [J]. International journal of technology assessment in health care, 2020, 36(3): 187-90.

[3]《人工智能医疗器械质量要求和评价 第1部分:术语》等2项行业标准征求意见[EB/OL].http://www.cnpharm.com/c/2020-07-03/740021.shtml

[4] 五部门关于印发《国家新一代人工智能标准体系建设指南》的通知[EB/OL]. https://www.miit.gov.cn/xwdt/gxdt/sjdt/art/2020/art_9be2b8102b284905979b91d66b06fffd.html.

[5] USA, 21st Century Cures Act[EB/OL].. https://www.congress.gov/114/plaws/publ255/PLAW-114publ255.pdf

[6] FDA. Software as a Medical Device (SAMD): Clinical Evaluation[Z].https://www.fda.gov/regulatory-information/search-fda-guidance-documents/software-medical-device-samd-clinical-evaluation?source=govdelivery&utm_medium=email&utm_source=govdelivery.

[7] FDA. Artificial Intelligence and Machine Learning (AI/ML) Software as a Medical Device Action Plan[Z]. https://www.fda.gov/media/145022/download.

[8] White Paperon ArtificialIntel ligence:a European approach to excellence and trust [EB/OL].https://ec.europa.eu/info/publications/white-paper-artificial-intelligence-european-approach-excellence-and-trust_en.

第十七章

智能肿瘤学技术
的隐私安全策略

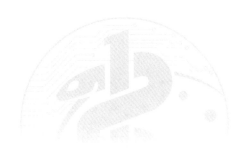

在信息技术助力人工智能高速发展的今天，人类社会正逐步向人工智能时代转变。这一转变也意味着生产力发生了本质上的改变。数据这一新兴生产要素，在转变的过程中扮演着至关重要的角色。但与此同时，新的问题和挑战也随之而来。人工智能领域正处于野蛮生长的初始阶段，各个环节还不具有统一的规则与标准，行业难免乱象丛生，其中，隐私安全问题尤为显著。本章将从数据共享中的隐私安全问题、数据共享和隐私安全保护技术，以及我国现有隐私保护制度的构建这3个方面对智能肿瘤学发展中的隐私安全策略进行探讨。

第一节　人工智能时代的隐私危机

一、数据共享中的隐私安全问题

近年来,信息技术的不断发展使生产力及生产要素发生了本质上的改变。目前,全球社会已经正逐渐由传统的农耕社会及工业社会转变为信息化和数字化的社会。而在全球社会正逐步迈向人工智能和信息化的今天,数据这一新兴生产要素早已被广泛应用于各个领域。在零售行业,数据导向的精准营销可以为商家节省推广成本及帮助用户过滤无用广告干扰;在金融领域,基于大数据可以建立全民信用体系,可以帮机构进行科学资金投放,减少坏账,从而优化社会资源配置。大数据在行业中的应用从最初销售分配环节逐渐往生产研发环节渗透,在工业领域,大数据、AI技术驱动的机器视觉、智能调度的应用可以提高生产效率及替代人力资源。而在医疗行业中,大到如智慧医疗、新药研发、分级诊疗等整体公共卫生层面布局,小到如智能肿瘤、智慧医学影像等具体临床诊疗技术,都是在传统行业的基础上,结合大数据,衍生出的新兴领域。例如,在新冠疫情中,大数据的应用使得疫情监控和救治工作更加便捷高效,正因如此,我国的疫情蔓延才能得到迅速有效的控制。显然,在这些领域中,数据是决定一切的基石,如果没有足够的数据作为支撑,一切都只能是纸上谈兵。

然而,大数据的应用面临着诸多挑战。数据源离散的分布在机构或平台之中,场景导向的数据应用需要多个数据源的价值融合,而跨机构跨团队的数据应用合作往往因为各自经济利益、商业机密,以及数据隐私安全等问题,很难顺利地开展。尤其是数据的隐私安全问题,在传统的数据共享中,似乎很难得到真正的解决。共享就意味着流通,数据持有方需要交出原始数据,才能完成从小数据变成大数据的过程。然而数据流通会带来不安全的风险,数据一旦脱离数据源控制就有可能泄露,即便受信第三方再可靠,在数据流通过程中的风险依然是不可控的,依然会有被攻击从而导致泄露的风险。在医疗领域中,数据隐私保护对患者尤为重要,医疗数据包括病患历史病例、检验检查报告、基因等数据,这些隐私信息涉及患者的人格和尊严,一旦泄露会对患者的声誉造成影响,甚至会引发伦理道德问题。而医疗数据中附带的姓名、家庭住址等个人敏感数据一旦泄露会对他的个人生活造成干扰,严重情况会被不法分子利用。

在肿瘤的临床诊断中,医生的诊疗结论必须建立在相应的诊断数据上,影像是重要的诊断依据,八九成的数据来源于医疗影像。而肿瘤的发生往往伴随着基因的突变,对基因数据的研究可以对肿瘤的发生、发展趋势进行预测,从而提前进行干预治疗。因此,医学影像和基因是肿瘤诊断中极为重要的两类数据,由于这些医疗数据具有高度敏感以及包含大量隐私信息的特点,其对于隐私保护的要求也更高。通常情况下,这些数据在被进行共享前会进行去识别化处理以保护患者隐私。然而,已经有多项研究表明,对基因数据进行的去识别处化理无法完全保护患者隐私,通过结合其他公开信息,仍然可以推断出被隐去的信息,继而重新追溯回具体的个体。综上所述,本章节将着重对于基因数据和影像数据在其分享和分析过程中的隐私风险进行讨论。

二、基因数据

基因数据在肿瘤学上的应用十分广泛,对基因数据的挖掘能帮助理解肿瘤发生和发展的机制,而这种理解又能够促进相关诊断和治疗手段的发展。例如,近几年得到迅速发展的液体活检技术就是通过识别体液(血液、痰或唾液)中的肿瘤细胞和肿瘤衍生物进行相关肿瘤的诊断。这也得益于基因测序技术的进步。如今,高通量测序技术能够对几万到几百万条DNA分子序列进行一次性测定,使基因数据的获取难度和成本大幅降低,基因相关的研究得到了迅速推进。由于基因数据具有个人识别性、预测疾病风险等特性,因此通过分析大样本人群的基因组,鉴别特定肿瘤类型的生物标记物,可以精确寻找到治疗的靶点,最终实现个性化精准治疗的目的,提高疾病诊断与治疗的效率。基因数据的积累已经并将进一步对各类临床医学的研究、诊断和治疗产生重大且深远的影响。因此,各个国家都非常重视建设及完善基因数据库。

国际上的数据库主要为起步较早的三大库,均是在20世纪八九十年代已开始搭建,分别为美国国家生物技术信息中心(National Center for Biotechnology Information, NCBI)、欧洲生物信息研究所(European Bioinformatics Institute, EBI)和日本DNA数据库(DNA Data Bank of Japan, DDBJ)。它们对常用的生物数据类型已经积累到了PB(Peta Byte)级的数据量。结合生物信息的免费共享政策,这些数据库已经成为获取、存储和交换国际生物信息数据的核心机构。我国也构建了多个国家级的基因数据库,比如国家基因组科学数据中心数据库和国家基因库等。癌症数据集成与整合分析平台就是针对肿瘤学领域而搭建的,其目的正是为肿瘤学相关研究奠定基础,使研究有数据可用。

　　尽管我国已经建立了多样化、多维度的基因数据库,但这些基因库中的基因数据大多单独存在,缺少互联互通,未能发挥出本身的完整价值,因此这些基因库难以实现真正的"共有、共为、共享"。而造成这一现象的最主要原因无外乎"安全"二字。作为一种数据资源,基因数据不仅拥有个人识别性、预测疾病风险等其他数据资源所没有的特性,还拥有巨大的商业价值。基因数据自身蕴含的巨大价值决定了它所需的隐私保护方式和方案也应达到前所未有的高标准。此外,由于基因组数据的特殊性,一旦数据泄露,将为数据所属者带来难以预计的负面影响,比如求职过程中可能被歧视,购买商业医保可能被拒绝等。同时,这些负面影响还可能蔓延至数据被泄露当事人的亲戚,因为他们拥有相似的基因片段。因此,基因数据安全性的重要程度可见一斑。那么,如何妥善保存、利用这些数据,避免它们成为"食之无味,弃之可惜"的无用资源,便成了新的挑战。

　　目前在基因组数据的共享中,主要有2种数据访问机制:开放访问机制(Open-access Mechanisms)和受控访问机制(Controlled-access Mechanisms)。与受控访问机制相比,开放访问机制由于数据获取便捷,更有利于推进与诊断、治疗手段相关研究的发展,因此在基因组数据共享中的应用更为广泛。相应地,这一机制也存在很明显的隐私安全问题。虽然对外开放的基因数据都进行加密、脱敏等"去识别化"处理,但已经有多项研究表明,通过这类机制分享的基因组数据可能面临被重新识别的风险。这里重新识别是指通过基因数据结合外部数据源可以重新识别一个个体的身份。由Gymrek团队进行的一项研究报告称,在1000个基因组项目(1000 Genomes Project)中,利用一个在线系谱数据库,可以重新识别大约50个个体,即参与者的姓名。Sweeney团队也在个人基因组计划项目(Personal Genome Project,PGP)中发现了类似的风险。同样地,其他人类基因组研究(Human Genome Studies,HGS)的参与者也可能面临基因组数据被泄露的风险,即使这些数据已经经过"去识别化"的处理。

　　为了保护这些研究项目参与者的隐私安全,美国国家卫生研究院(National Institutes of Health,NIH)转而使用另一种受控访问机制进行基因组数据的共享,比如,通过仅分享基因数据的统计信息而非个体的原始基因序列,以保证这些参与者的身份能够不被重新识别。然而Homer团队在使用database of Genotypes and Phenotypes(dbGaP)数据进行基因数据泄露风险评估实验时发现,参与者的等位基因频率可以用于确定他/她是否存在某一特定病例组中,而这一数据集和HGS一样,在数据共享的过程中使用了受控访问机制。另一项研究则显示,一些公开信息,例如GWAS中的p值等统计数据,会暴露大量个人信息,其中包括识别特定个体以及推断其部分基因组数据。因此,这类访问机制并不足以保护患者或是基因项目参与者的隐私安全。不仅如此,由于在受控访问机制下获取数据需要事先获得许可,它还可能增加研究人员获得数据的难度和时间成本。

而在肿瘤的预防与治疗相关研究中,通过全基因组关联分析,找出与肿瘤相关的突变,可进行疾病的预防与采取对应的措施。而这些需要依赖于基因库中大样本的特定肿瘤疾病患者基因数据的开放共享。这势必会对数据库中基因数据的安全性保障提出挑战。基因数据在肿瘤早筛等应用中发挥着巨大的作用,在肿瘤诊疗过程中,与基因数据互补的另一种数据便是医学影像数据,它在肿瘤确诊、病灶识别、放疗剂量设计等领域被广泛应用。我们将在下一节进一步讨论医学影像学数据中的隐私安全问题。

三、医学影像数据

医学影像数据包括但不限于X线透视、摄片、造影、断层扫描、超声波检查、放射性核素扫描,以及血管造影,等等。医学影像在肿瘤的研究、诊断及治疗中都有着广泛的应用,例如它可为肿瘤提供确切的定位诊断,在放疗中提供剂量设计的数据支持等。健康医疗大数据时代,大量医疗数据被源源不断地采集,并被应用到具体的生物医学研究中。尤其在肿瘤及癌症相关问题上,医学影像学数据是医疗大数据的一个非常重要的组成部分。人工智能技术可以帮助医务工作者迅速精准地勾画出病灶区域,避免人工操作带来的失误,并且可以节约人力成本,为医生的诊断提供快速、可靠和精准的辅助诊断参考。然而,在实际应用中,人工智能模型的效果往往是由训练样本的数据量及其质量决定的。为了使医学影像数据能够为智能化的肿瘤临床决策提供支持,使模型具有更好的泛化性,需要更大量的影像和临床数据对模型进行训练。但仅仅依靠志愿者参与的大规模横断面人口研究,很难填补这一空白。不过,这并不意味着没有数据可用,而是由于已存储在各个数据库中的医学影像数据没有实现互联互通,难以访问或使用。造成这一局面的主要原因有二。一是缺乏标准化的电子病历和医疗数据。尽管电子病历的普及程度已经远超以往,但仍然有很多小型医院或是偏远地区的医院无法负担使用电子病历所需要的成本。这使得大量数据没有形成有效的数据共享网络。第二个原因则是国家或者机构层面对于患者数据的严格监管和保护。上文中已经提到,医疗数据拥有其他数据资源所没有的特质,因此也需要更严格的标准以确保其中的隐私不会泄露。特别是医学影像数据清晰地勾勒了人体骨骼信息,很容易通过轮廓重构进行个体重识别。美国《健康保险流通与责任法案》(*Health Insurance Portability and Accountability Act*/1996,HIPAA)和欧洲《通用数据保护条例》(*General Data Protection Regulation*,GDPR)对于个人身份数据和健康相关数据的存储和交换都有着严格的规定,要求在数据交换时进行认证、授权,且GDPR还要求这一交换行为具有AI可解释性。我国的《中华人民共和国网络安全法》等法律法规也严格限制了涉及个人信息的数据以及医疗健康相关数据的交互和共享。尽管这些规定为保护个人的隐私安全做出了贡献,但也同时限制和增加了数据共享的难度。目前的研究表明,即便是符合上述法律法规的数据交互仍然存在隐私泄露的隐患。比如,对数据交换时需要认证、授权的规定,只是限制了数据交换的条件,本质上还是存在着数据源之间的数据流转,没法做到不同参与方之间的数据隔离。因此,这种处理方式在数据融合共享后对用户身份的重识别风险是非常大的。

　　目前,去识别化是使用最广泛的医疗隐私保护技术。在医学影像中,主要有2种去识别化的方式:匿名化和假名化。匿名化是指从医疗记录或电子病历中删除有关隐私信息的条目,假名化则是指利用人工生成的条目替换这些敏感条目,同时仍然可以使用查找表对条目重新进行归属。其中,匿名化由于操作简单,在具体实践中的应用更为广泛。假名化由于需要对数据进行处理,因此其过程不仅更复杂,也带来了更多风险。首先,技术错误会使保护失效,在某些特殊情况下,例如保留机构名称时,导致整个数据集中的数据都是可识别的。其次,根据影像数据的类型,去识别的要求也有所不同。腿的射线照片比头部的计算机断层扫描更难连接到个人,因为人们可以根据头部的CT图像直接重建脸部轮廓,进而识别出这份图像所属的个体。这种重新识别已经被证明在表格数据和医学影像数据中都很容易实现。因此,易于识别的数据集必须进行更严格的处理。例如,头部的计算机断层扫描图像在被共享时,应当从图像中删除面部或颅骨区域,以避免重新识别。然而,即使这样的处理也不足以完全消除数据集的标识。有些经过处理的数据虽然不能识别该个体的身份,但可以推测出他的某些特征,从而被一些机构利用。比如,对于一些医疗保险公司来说,有意识地筛选出患有某些疾病的个人能有效降低财务风险。因此,医疗数据的重新识别是有利可图的,他们也因此更有意愿进行类似的尝试。大规模的重新识别以及出售这些经过重新识别的医疗记录已成为一些数据挖掘公司的一种业务模式,这又给医学影像数据的交互共享造成了更多阻碍。

肿瘤的诊断需要基于大量科学的检验检查数据,医学影像数据对于肿瘤的确诊有着至关重要的作用。医学影像学现阶段的发展已从提供宏观信息拓展到提供微观信息,这对医生的诊断精度与效率提出了一定挑战。通过数据建模,利用深度学习可以实现对X线、MRI、CT等生物学图像进行分析识别,发现病灶信息,可以辅助医生实现科学医学诊疗。而AI模型的实现需要大量样本数据的共享,这对数据源融合时的数据安全提出了挑战,尤其是如何解决个体身份重识别问题。需要一种新的隐私保护技术,在绝对保障个体隐私安全的前提下实现样本共享。

(陈肖雅)

第二节　数据共享和隐私安全保护技术

一、计算数据的隐私保护:数据脱敏/消隐

数据隐私保护的目的是访问者在对数据库进行查询的过程中无法获取任意个体的确切信息。数据脱敏是一种重要的数据隐私保护手段,其中最具代表性的标准就是美国《健康保险流通与责任法案》(HIPAA)中提到的安全港(Safe Harbor)方法。HIPAA规定了18种在数据脱敏过程中需要剔除的标识符(表17-2-1)。这些标识符包含的信息可用于识别、联系或定位一个人,或者可与其他信息来源一起用于识别和定位个体的确切信息。通过HIPAA安全港方法脱敏后的数据,可以在HIPAA法律所涵盖的实体间进行法律认可的匿名数据共享。但是大量研究表明,即使通过安全港方法进行数据脱敏后,依然存在敏感数据泄露的风险。针对这种情况,可以采用其他数据消隐技术来提供额外的保护,这些技术包括但不限于早期的K-匿名、L-多样性、T-亲密度以及近年流行的差分隐私等。

表17-2-1 美国HIPAA法案中规定的18种需要剔除的个人信息标识符

序号	标识符	序号	标识符	序号	标识符
1	姓名	7	社会安全号码	13	设备标识符和序列号
2	地址(所有小于州的地理分区,包括街道地址、城市县和邮政编码)	8	病历号	14	网址
3	日期(年份除外、包括生日、入院日期、出院日期、死亡日期和确切年龄)	9	健康计划受益人编号	15	互联网协议(IP)地址
4	电话号码	10	账号	16	指纹或声纹
5	传真号码	11	证书或许可证号	17	摄影图像,不仅限于脸部图像
6	电子邮件地址	12	车辆标识符和序列号,包括车牌号	18	可以唯一识别个人的任何其他特征

二、多中心数据合作下的隐私保护:联邦学习

联邦学习是一种在计算过程中分享中间统计结果而不泄露原始数据的分布式算法和框架,实现了数据在多中心协同计算中的隐私保护。其特点是在保证计算结果准确性(Accuracy)和精度(Precision)的前提下,实现了对各个数据中心患者原始数据的隐私保护。因此,联邦学习被广泛应用于生物医疗大数据的协同研究分析和隐私保护中。同时,联邦学习也适用于各种不同数据格式(结构化电子病历、基因数据,以及医学图像数据等)。

联邦学习一般认为有2种架构:客户端/服务器模式[图17-2-1(a)]和去中心化模式[图17-2-1(b)]。客户端/服务器模式一般适用于预测全局模型参数和开展各种统计学检验。基于不同的联邦算法设计,各个客户端在本地进行基于原始数据的隔离计算,然后将本地计算的模型参数(中间结果,不涉及原始隐私数据)发送到服务器进行汇总计算。服务器根据各个客户端的本地统计结果更新全局模型参数,如有需要,服务器发送更新的全局模型参数到各个客户端进行多次迭代计算,进而得到具有可靠准确性和精度的最终计算结果。去中心化模式主要使用于各种分布式算法,比如稀疏线性回归、主成分分析以及支持向量机等等。其特点在于不需要中心服务器,各个相邻的客户端不断交换本地计算的中间结果,进而得到进度可靠的全局计算结果。无论哪种架构,联邦学习实体之间只传输中间结果,中间结果不涉及任何原始数据信息,从而实现了敏感数据的隐私保护。

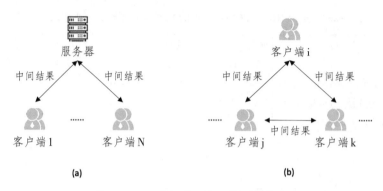

图17-2-1 联邦学习的两种架构模式：

(a)客户端/服务器模式；(b)去中心化模式

联邦学习模式下,各个数据中心可以具有2种数据格式:水平分割数据格式(各个数据中心持有相同的特征、不同的样本)和垂直分割数据格式(各个数据中心持有相同的样本、不同的特征)。前者适用于各个数据中心持有不同的患者群体,每个患者具有相同数据特征的应用场景。例如,针对罕见病的跨中心数据合作研究,其优点在于增大了数据量,使得研究计算结果更具普遍性。后者适用于各个数据中心同一患者不同数据特征的应用场景,如PCORnet临床数据研究网络,其优势在于丰富了样本的数据特征,使得研究结果更加准确。

需要注意的是,近期的研究表明,联邦学习在某些应用场景下可能造成部分隐私泄露。比如,在某些图片处理的联邦学习框架中,中间结果包含了图片数据的梯度信息,通过不断监控和分析计算过程中的梯度信息,研究者发现可以部分恢复一些原始图片。因此,联邦学习的应用(例如,肿瘤图片的联合分析研究)应该根据实际情况结合不同的安全技术手段实现更严格的隐私保护,比如,中间结果的交换使用传输层加密协议(SSL/TLS)、对中间结果进行加噪声处理,以及在中心服务器部署可信计算环境等。

三、计算过程中的隐私保护:安全多方计算/同态加密/可信计算环境

针对越来越多的医疗大数据研究需求,以及越来越严格的数据隐私保护要求,针对计算过程中数据隐私保护的各种技术应运而生。例如,多方安全计算、同态加密、可信计算环境等。

安全多方计算(Secure Multiparty Computation)技术不需要受信任的第三方,适用于各种不同应用场景,比如,生物医疗大数据的研究、金融商务和电子政务等。其思

想起源于图灵奖获得者、中国科学院院士姚期智先生1982年提出的百万富翁问题：两个百万富翁如何在不暴露各自财富的前提下比较出谁更富有？其基本理念在于保护各方数据隐私安全的前提下实现数据的协同分析，其技术架构如图17-2-2所示。根据计算参与方的数量不同，安全多方计算可分为两方计算（Two Party Computation）和多方计算（Multi-party Computation），涉及的关键技术分别为混淆电路和秘密分享。另一方面，安全多方计算具有通信量过大的突出缺点。

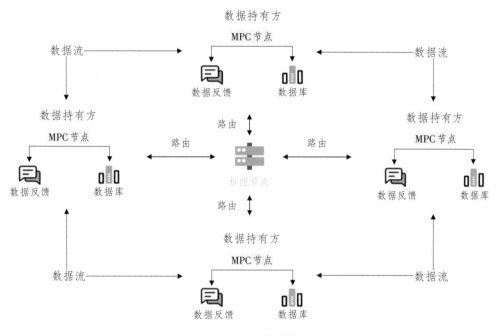

图17-2-2　MPC技术框架图

同态加密（Homomorphic Encryption）的思想首先由Rivest、Adleman和Dertouzos于1978年提出，其理论上的可行性在2009年被证明。其特点在于使用加密数据进行计算并进行解密后的计算结果与传统计算结果一致。这种特性使同态加密特别适用于云计算的应用场景，使用者可以将自己的敏感数据加密后传输至不受信任的云计算服务中心进行加密计算生成加密的计算结果，然后将其下载到本地再进行解密查看。其他应用包括电子选举、远程文件存储、密文检索、版权保护等。根据不同的技术特点，同态加密可以分为部分同态加密（partial homomorphic encryption）、类同态加密（somewhat homomorphic encryption）和全同态加密（fully homomorphic encryption）。其中，全同态加密支持任意次数的加法和乘法运算操作，部分同态加密仅支持加法或乘法运算，类同态加密支持有限次数密的乘法计算。

可信计算环境(Trusted Execution Environment)是指计算机处理器的一块隔离安全区域。它可以确保在其内部加载的代码和数据在机密性和完整性方面得到保护,有效防止了底层操作系统或虚拟平台被挟持后对数据和代码的攻击。同时,可信计算环境还提供了对于不授信第三方安全计算环境的远程验证功能。其实现主要包括安谋科技的可信域、英特尔软件防护扩展和超微半导体公司的安全加密虚拟化等等。另一方面,可信计算环境的缺点包括安全计算内存大小受限以及针对特定算法的旁路攻击(side channel attack)等。

四、计算结果中的隐私保护

对于数据结果的发布、查询和分享通常涉及隐私保护问题,数据里通常包含着个人的敏感隐私信息,例如诊断结果、消费习惯等。早期基于K-匿名,L-多样性,以及T-亲密度的数据保护方法的安全性通常与攻击者所掌握的背景知识相关,很难被定义,无法提供一种有效且严格的方法来证明其隐私保护水平。作为一种严格的数学可证明的隐私保护技术,差分隐私近年来受到了广泛关注和研究,其数学定义如下:

随机算法K满足差分隐私,如果对于任何一个输出集合S和任意临近集合D_1,D_2总有:

$$Pr[K(D_1)\in S]\le exp(\in)\quad Pr[K(D_2)\in S]$$

通过在数据结果上加入不同类型的噪音(例如拉普拉斯机制和指数机制)是实现差分隐私主要方法。差分隐私的优势在假设攻击者能够获得除目标记录外所有其他记录的信息,将攻击者的背景知识最大化。其次,差分隐私具有数学上的严格定义并提供了量化评估方法。

(窦佐超　郭兰停)

第三节　我国现有隐私保护制度的构建

一、法律层面以及行业标准

近年来,随着国家政策的提出,数据被首次定义为新的生产要素,并与传统生产要素,如土地、劳动力等,一同参与市场分配。2020年4月,中共中央、国务院在《关于构建更加完善的市场化配置体制机制的意见》中进一步强调了将数据这一新兴生产要素作为信息化建设有力抓手的重要性,并对未来的市场化配置改革方向做出指示。这标志着主要生产力从工业化向信息化迈进的过程已经开始,同时也意味着,数据的重要性和价值将被重新定义和认识。

首先,随着信息技术的发展,人们逐渐意识到数据的重要性和数据挖掘所带来的价值使数据拥有方不再有意愿将数据进行无偿赠予或转让。而当数据作为一种市场资源进行交换时,它就具有了与传统财产所拥有的相同的特性即财产权专属性、不可随意移转性、不可无利益的交易性等。这也是数据的所有方倾向于将数据把控在手里,当作财产保护的重要原因之一。其次,数据作为一种载体,与其本身相比,更重要的应当是其中含有的信息和信息所转化成的价值,尤其是有关隐私安全的部分,例如,上文所提到的基因数据所关联的个人及其血亲的健康状况等。因此,由于数据的性质已发生变化,数据已切实转变为一种可交易、可产生价值的市场资源及生产要素,数据及其所含有的信息、信息安全等应当被纳入法律保护。

随着技术的不断进步和市场的迫切需要,我国有关信息安全保护方面的立法在不断地加强和细化,但总体来说仍处于探索阶段。2009年,隐私权法律地位得到确立,被写入《侵权责任法》中,这也是隐私权首次被纳入相关法律。同年,《刑法修正案(七)》新增加了非法获取公民个人信息罪以及出售、非法提供公民个人信息罪,对相关的违法行为提供量刑参考。2012年,《关于加强网络信息保护的决定》颁布实施,文中对个人信息的范围和内涵提供了更清晰明确的界定。这也是我国第一次较为系统地在法律层面对个人隐私信息安全保护方面进行规定。2013年,国家工业和信息化部发布《电信和互联网用户个人信息保护规定》,随后又对《消费者权益保护法》进行了修订。这一阶段,相关法律着重强调个人信息权的基本法律地位,即个人信息权应当作为消费者保护的一项基本权利,同时进一步细化了个人信息权利保护方面的内容。2016年,全国人大及其常委会制定了《中华人民共和国网络安全法》,它明确规定网络运营商有义务对用户的隐私安全提供保护,并应当建立健全的用户信息保护制度,这也是迄今为止关于公民个人信息保护最为全面的立法。2017年,全国信息安全标准化技术委员会发布了《信息安全技术个人信息安全规范》,这一标准主要针对个人隐私信息所面临的安全问题,旨在遏制包括非法收集、滥用、泄露等乱象。该标准规范了个人信息收集者和控制者在收集、保存、使用、共享、转让、公开披露等信息处理环节中的相关行为。2019年发布的《信息安全技术个人信息去标识化指南》则提出了个人信息去标识化的过程和管理措施,从技术角度提供了个人信息去标识化的指导,为相关组织、机构的个人信息去标识化工作提供指导,同时也帮助网络安全相关主管部门、第三方评估机构等组织开展个人信息安全监督管理、评估等工作。2020年,中国信息通信研究院为解决数据流通的瓶颈问题,联合隐私计算行业内20余家企业共同制、修订了3项隐私计算行业标准。其中,《基于多方安全计算的数据流通产品 技术要求与测试方法》标准于2019年6月首次发布。2020年6月,项目组对标准进行了第一次修订,对原有内容进行了精简合并,更新了技术架构,提高了技术门槛。另2项首次发布的标准分别为《基于联邦学习的数据流通产品技术要求与测试方法》和《基于可信执行环境的数据计算平台技术要求与测试方法》。其中,《基于联邦学习的数据流通产品技术要求与测试方法》标准明确了联邦学习的技术概念和架构视图,从多个方面对基于联邦学习的数据流通产品的能力提出建设规范,并明确了34项测试案例。《基于可信执行环境的数据计算平台技术要求与测试方法》提出了基于可信执行环境的数据计算平台的建设目标和架构体系,从多个角度对产品能力提出规范要求。

相关法律的颁布和行业标准的设立和细化都表明我国在隐私安全领域的发展正逐渐走向成熟,然而其中仍然存在一些问题。其中,最明显的是相关法律规定中,宣示性条款数量明显多于具有法律技术性的条款,导致相关法条的可操作性和可实施性不足。也就是说,当遇到具体问题或案件时,由于相关条款过于笼统、模糊,可能导致司法机关难以界定责任。同时,宣示性过强的法律法规也很难对相关主体给出详细明确的行为指导。

二、伦理道德层面

出于对隐私安全和个人意愿的考虑,数据收集者或者挖掘者在收集数据时需要征求数据提供者(例如,患者或是手机应用软件使用者)的同意,目前已有几种同意模式来满足不同需求。

第一种是非同意模型。在这种模式下,数据挖掘者可以在未经患者许可的情况下使用特定患者的所有医疗数据。但通常受限于法律规定和技术限制,这些数据尤其是医疗数据将不会被进行共享,以防止隐私信息泄露。另外两种同意模式则允许人们做出自己的选择。其中一种同意模式允许人们选择是否将自己的数据提供给医护人员、研究人员或者其他感兴趣的机构。另一种更复杂,但同时给患者留有更多的空间以及选择自由。在这种模式下，他们可以选择可以公开的数据类型，例如，允许公开性别但不能公开年龄。这3种同意模式中，非同意模式更有可能发掘医疗健康数据的全部潜力，但同时隐私泄露的可能性更大。另外2种类型有利于保护隐私，然而可能导致数据可用性降低。不仅如此，因为患者或用户在选择是否同意之前需要自己主动地去了解具体的隐私条款，并理解这其中所包含的风险，继而做出选择。所以，从某种程度上来说，这2种模型还变相地将个人隐私保护的责任和义务转嫁到了个人身上，而这原本是属于数据收集者的责任和义务。这就造成了一种两难的局面，需要开发更先进的技术，同时优化相关法律政策，以同时满足隐私保护和数据共享这两个目的。

（弓孟春　王爽）

三、总结

随着大数据及人工智能领域不断发展，隐私安全问题不断显现，人们对这一问题的重要性也有了新的认知。相关行业的需求仍然在不断快速增长，人们迫切地需要一套完善的解决方案来解决这一问题，从而实现其他技术和行业的进一步发展。由此发展出了包括隐私计算在内的新兴技术以解决相关的问题，同时我国政府也从法律层面对相关行业进行了规范。尽管如此，总体来说，我国在这隐私安全的保护上仍处于探索阶段，还有很多问题尚待解决。比如，产业技术和数据管理标准化、规范化、互联互通的问题，相关法律法规细化并落实的问题，以及产品大规模应用的基础软硬件设施落地等问题。

参考文献

[1] Fleurence, Rachael L., et al. Launching PCORnet, a national patient-centered clinical research network[J].Journal of the American Medical Informatics Association 21.4 (2014): 578-582.

[2] Rivest, Ronald L., Len Adleman, and Michael L. Dertouzos. On data banks and privacy homomorphisms[J]. Foundations of secure computation 4.11 (1978): 169-180.

[3] Sweeney, Latanya. k-anonymity: A model for protecting privacy[J]. International journal of uncertainty, fuzziness and knowledge-based systems 10.05 (2002): 557-570.

[4] Machanavajjhala, Ashwin, et al. l-diversity: Privacy beyond k-anonymity[J].ACM Transactions on Knowledge Discovery from Data (TKDD) 1.1 (2007): 3-es.

[5] Li, Ninghui, Tiancheng Li, and Suresh Venkatasubramanian. t-closeness: Privacy beyond k-anonymity and l-diversity[C]. 2007 IEEE 23rd international conference on data engineering. IEEE, 2006.

第十八章

智能肿瘤学技术临床应用的伦理与法律问题探讨

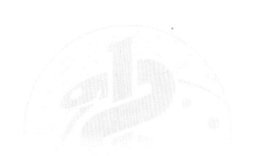

人工智能技术在肿瘤预防、精准诊疗及康复中有越来越多的应用场景。通过机器学习、人机互动等技术服务肿瘤患者和健康人群。虽然这些应用的目的是帮助患者或医护人员,但大数据采集与存储涉及的环节存在着许多伦理与隐私相关问题。如何建立制约人工智能医学应用的伦理原则,如何实施所涉及的伦理、法律法规和管理,如何建立可评价的伦理框架并深入探讨其伦理问题等,都是亟待讨论和解决的问题。本章的内容着眼于通过生命伦理学的研究方法分析这些问题,并提出可行的伦理治理建议。

第一节 人工智能医学应用的若干伦理问题讨论

一、评价人工智能医学应用的伦理框架

伦理学也称为道德哲学,是一门哲学学科,主要探讨道德价值;在此,"道德"被定义为一群人或一种文化所认可的所有行为准则。伦理学的目的是从理论层面建构一种指导行为的法则体系,并且对其进行严格的评判。伦理学涉及捍卫并鼓励对的行为,并劝阻错的行为。其中生命伦理学是一门实践伦理学,其原则来源于实践中提出的伦理问题,生命伦理学原则应在特指领域环境下针对具体伦理问题进行具体分析。系列原则构成评价行动的伦理学框架。基于智能肿瘤学技术医学应用的现状及诸多伦理挑战,评价人工智能应用的伦理框架应该包括有益/不伤害、尊重自主性、隐私保护、公正和透明等原则。

(一)有益/不伤害原则

有益原则指医护人员或医学相关科研人员的行为必须以治疗疾病、拯救生命、促进健康、维护受试者和患者生命安全为前提的义务。

伤害是指从研究到治疗再到最终应用的一系列过程中对受者(包括患者、受试者以及治疗对象)所产生的实际伤害。风险是指从研究到治疗再到最终应用的一系列过程中对受者(包括患者、受试者以及治疗对象)所可能产生伤害。伤害主要表现在身体、精神以及社会3个层面。身体伤害主要体现在疾病、创伤、疼痛和残疾等肉体层面的伤害,而精神伤害主要表现在抑郁、暴躁、紧张、焦虑、生气等心理或精神层面的损伤,而社会伤害主要呈现在对于受者社会属性的损耗,例如污名化、歧视等。不伤害原则是要求在其他条件一致的情况下,避免产生对患者、受试者以及使用对象等个体的伤害。该原则要求不能使个体产生伤害并且降低个体产生伤害的风险。我们从生物伦理学的角度评估某一行动时,第一步是要判断这一行动的风险与伤害;第二步是按照一定标准评估这些风险与伤害,包括发生伤害的概率以及实际产生伤害的严重程度等;第三步是采取改善措施使其风险和伤害达到最小化。此外,我们还要根据不同领域的特点,制定相应的风险和伤害判断评估标准。

有益/不伤害原则要求行为有助于权衡医学领域行为的利害关系。在临床上,要求医生的决策必须有利于维护患者的生命和改善健康状况,不能伤害患者。在生物医学研究中,要求在保证受试者不受任何伤害的前提下,所参与的研究能够促进科技进步,为后代谋福祉。研究人员也有义务研究有利于个人、群体和社会的预防措施。在公共卫生方面,政策制定者应制定有益于公众生命安全的公共卫生政策。在人工智能医学应用方面,任何技术的推进以及新型发明都应有利于维护健康、挽救生命、提升公众生活质量。

根据有益/不伤害原则,为避免智能肿瘤学技术应用为人类带来的风险和伤害,要求研发和生产的主体做到:第一,智能肿瘤学技术应用的目的应以提升肿瘤诊疗水平、提高患者健康等有利角度出发。第二,研发智能肿瘤学技术应用的整个实践过程必须严格遵守使用对象的有益/不伤害原则,可通过一些方法降低风险,以避免伤害。在临床上,医护人员每次手术前对仪器进行全面检查,做到定期维护和检修仪器耗材,以防止故障问题,手术室配备备用电源、制定各类紧急备用方案以应对突发风险。与此相类似,智能肿瘤学技术应用应满足肿瘤诊疗相应的健康需求。无论在研发还是实践阶段,都应评估它的受益/风险,权衡受益与风险后方可开展研究和实践。

(二)尊重自主性原则

尊重自主性是指允许一个行为主体按照自己意愿做出行动决策的权利。自主性就是人可以根据自身条件遵照自身真实意愿做出决定,不受他人的干扰,包括威逼利诱。自主性适用于有能力进行理性决策的人。而如何尊重自主性原则是要求我们对行为主体的自由决定表示尊重并且不加以干涉。尊重自主性有利于维护人的权利。

在智能肿瘤学技术应用方面,自主性主要体现在以下3个方面:其一,在获取数据主体的医疗健康数据时应取得数据主体的知情同意;其二,智能肿瘤学技术应用在相关技术层面是可解释的和透明的,数据主体在理解有关信息后,可以根据自身情况做出自主选择;其三,医生有义务向患者提供充分且真实的信息,并且允许患者或者使用者自由决策。比如,医生充分告知患者人工智能外科手术机器人、传统的医疗手术以及其他诊疗手段的信息,建议患者综合考虑做出自主选择。

尊严是用以表明人固有的价值属性和拥有受到他人尊重的权利,是人类享有独特的和不可剥夺的道德地位。智能肿瘤学技术应用必须符合社会倡导的价值观,通过制定使用标准,来保护人的权利、维护个人尊严和自主性,并允许用户掌握最终控制权。例如,人工智能研发人员设计护理机器人时应包含自主控制和用户控制模式,允许用户控制护理机器人。此外,必须保证个体对智能肿瘤学技术应用有充分清晰的认识,可预估其可产生的伤害及风险,因此人工智能技术的可解释性和透明性是不可或缺的元素。

(三)隐私保护原则

隐私在现代具有3重含义,包括身体隐私、空间隐私和信息隐私。身体隐私是指不可侵犯的个人的身体私处,如未经允许搜身,就是侵犯了个人身体隐私。空间隐私是指不能接触个人身体或心理的状态,如未经知情同意采集生物样本和指纹信息,就是侵犯了个人空间隐私。信息隐私是指不允许他人知晓的个人信息,如未经知情同意获取、利用、披露他人的隐私信息,就是侵犯了个人信息隐私。在临床中,隐私主要是指患者的个人健康信息。医护人员有义务避免因泄露患者个人隐私引起的歧视和污名化。在生物医学研究中,隐私是指受试者的健康信息、用药记录等,研究人员保护受试者的隐私是必要的。在公共健康领域中,隐私包括群体信息(群体成员健康/疾病情况、环境、行为、经济等),对群体信息的保护同样重要。

智能肿瘤学技术应用涉及的医疗信息隐私主要存在于医疗健康大数据:第一,医疗相关机构所采集的个人的生理数据和行为偏好数据多由医疗机构或软件公司掌握。患者作为数据主体常常无访问权限,也无法以个人形式保存自己的医疗健康数据。但这些数据却可能未经数据主体知情同意的情况下转让甚至出售给其他机构,导致隐私泄露,为数据主体带来伤害。第二,存储在云端的数据,一旦服务器出现故障或遭受网络攻击,也会导致隐私泄露、篡改等,也会给数据主体带来不利影响。

隐私保护是指保护数据主体个人信息不被他人知晓,是尊重数据主体的行为,它有利于加强保护患者或者受试者的自身信息,使其可真实全面地向医生或者研究人员袒露自身健康问题,促进患者积极就医,促进医护人员或者研究人员推动整体治疗或研究的进度。保护隐私就意味着能够保护数据主体的尊严和自由,能够使保护数据整体的声誉,免遭污名化和歧视。与此同时,隐私保护有利于确定信息边界,从而维护个人的社会关系,保障个人利益,避免个人物质和精神损失,实现社会公正。

为避免医疗健康隐私泄露带来的风险和危害,医疗健康信息必须采取一系列措施来监管。智能肿瘤学技术应用在隐私保护方面应做到以下4方面:第一,严格保护个人的医疗健康数据,未经患者的知情同意和授权,不得收集、使用、传播、销售、转让数据,不能干涉个人生活,患者享有不受该应用监视、评估、分析等权利;第二,患者和公众有权选择不分享和退出分享自己的医疗健康隐私;第三,遵循知情同意,明确使用这些隐私数据的机构、方式、时间信息等;第四,智能肿瘤学技术应用必须遵守隐私和数据保护的法律法规。

(四)公正原则

公正原则包括分配公正、程序公正、回报公正和补救公正。分配公正是指权利及资源在分配上的公正性。程序公正是指做出决策过程中的公正性。回报公正是指奖惩的公正性。补救公正是指补偿受害者的公正性。

歧视是指违背公正性也就是不平等的对待。具体表现在因个人或某个群体的特点,对其施加不利的影响或剥夺他们应有的权利,使其处于不利地位。对个人和群体而言,歧视会引起歧视性的判断,使个人或群体的利益及贡献等受到损害和轻视,导致他们受到侮辱和社会排斥、丧失平等的机会、被剥夺原本应享有的权利、严重影响个人或群体的日常生活。智能肿瘤学技术应用中的算法偏倚可能会强化歧视问题,如人工智能医保系统相关的决策有可能歧视特定人群,拒绝报销被歧视者的账单。

智能肿瘤学技术应用的非歧视原则可以促进健康公平,在未来的实践中遵循分配公正原则是一个有效的促进健康公平的路径。此外,我们需要采取行动推动智能肿瘤学技术应用在社会内部的公正分配,尤其关注弱势群体和地区,如通过社会互助系统和社会医保,加强社会凝聚力。

(五)透明原则

透明原则是指信息开放和透明地呈现给公众。透明原则包括3部分内容:第一,开放有关信息;第二,公众有权接触到这些信息;第三,保证这些信息的真实度。信息不透明会导致患者对智能肿瘤学技术应用中的未知领域产生怀疑甚至恐惧,或对其过度信任或不信任,而在智能肿瘤学技术应用中贯穿透明原则的目的就是揭开其神秘的面纱,使人们在充分理解评估的情况下,做出最真实的决策,同时提高人类对技术的信任感与认同感。

智能肿瘤学技术应用在透明原则上存在的问题主要体现在不可解释以及不透明两个层面。不可解释方面,智能肿瘤学技术化应用的整体决策机制具有较强的领域知识壁垒,在不做解释的前提下,人们难以理解,因此需要将智能肿瘤学技术应用的决策过程不断简化、清晰化,并且坦诚提供给大众。不透明方面,则是体现在智能肿瘤学技术应用的主体,包括技术公司、医疗卫生机构以及医护人员,没有及时向患者解释整体过程信息,导致信息交流障碍,从而产生不透明的问题。使得患者和公众对人工智能医学应用的愈发不信任,缓解医患关系愈加困难。

因此,透明原则要求向公众解释智能肿瘤学技术的决策机制,同时解释的信息要求是必要的、简洁的、易得的和易懂的信息,以促进公众和患者在充分了解后,对智能肿瘤学技术做出理性的判断,并进行自主决策。

二、智能肿瘤学技术应用的伦理问题分析

(一)安全性问题

医疗风险可分为4类:第一类,风险概率高,后果严重,如器官移植;第二类,风险概率低,但后果严重,如酒精中毒;第三类,风险概率高,后果轻微,如大气污染;第四类,风险概率低,后果轻微,如轻微疾病门诊治疗。智能肿瘤学技术的应用仍有很多不成熟之处,如果大规模进行临床应用可能具有高风险。

肿瘤学和人工智能同时都作为一门实践学科,各专科门类复杂和精细化,专业壁垒高。因此,目前智能肿瘤学技术应用主要由人工智能专家研发。在技术层面需要设计专业的医学知识图谱、医学算法模型,但由于人工智能与医学交叉专业人才少,所以单纯地依靠人工智能专家研发应用可能面临较高风险,并且可能存在设计缺陷,亦会导致较高风险。因此,基于目前智能肿瘤学技术应用的情况,容易产生风险大且后果严重的问题。

(二)隐私问题案例

2019年,某公司的后台源码被上传至 GitHub,短短6小时泄露6000多的 Star 和 Fork,代码包含了个人敏感信息。此外,某视界公司的数据在2019年大规模事故,约250万人的680万条信息被泄露,泄露数据包括个人重要敏感信息。根据中国互联网络中心的报告,我国28.5%的网民经历过隐私信息泄露,其中也包括医疗健康隐私泄露的情况。健立完整隐私安全法规迫在眉睫,但同样面临着巨大挑战。

智能肿瘤学相关的医疗健康大数据在国家、企业、家庭和个人层面具有重要意义,它关乎国家安全、个人的重要信息和财务安全。医疗健康信息泄露对个人、群体甚至是国家带来不利影响,尤其在国家和社会安全方面,可能严重损害国家利益。2019年,中国14个未受保护的 PACS 服务器泄露了近28万条数据记录,包括诸多个人和医疗健康隐私信息。2012年,境外一家医疗信息公司通过分析其资助的医院信息系统,获取我国多家医院的医保信息,分析我国公民的疾病谱和患者信息等以达到不法目的。由此,我们可以看出保护医疗健康大数据的重要性。

(三)歧视问题

算法是整个人工智能系统解决问题的策略机制。算法偏倚是指算法中存在的偏见,算法是医学应用的引擎,亦存在偏倚情况。商业化的AI算法可以识别和帮助患者。但Ziad Obermeyerr、Brian Powers 等的研究发现广泛使用的某种算法(行业通用的典型方法且影响数百万患者)产生了明显的种族偏见:在给定的风险评分下,黑人比白人患者的病情要严重得多,这是因为该算法预测的是医疗保健费用而不是疾病,与白人患者相比,为黑人患者提供的护理费用更少。因此,即使预测准确,仍会出现较大的种族偏见。

算法的偏倚可能会放大歧视,主要源于以下3方面:第一,算法根据所学习的内容进行决策,若这些内容带有偏倚或歧视性,深度学习的"黑箱理论",虽然算法如何决策我们无法得知,但是算法所产生的决策可能会放大歧视;第二,算法的编写者可能会有意或无意地将歧视性观念加入到整个算法中,编写出具有歧视性的算法;第三,算法自学习之前的决策的歧视内容,这些歧视被固化在算法中,循环往复。所以说算法并不是完全中立的,加重歧视、不公正,甚至为个人和群体带来物质、精神伤害。

(四)可及性和可负担性问题

健康是每个人良好发展的基础,智能肿瘤学技术应用的目的是保护生命健康,促进人们健康生活。人们有权获得满足基本医疗卫生需求的产品或服务,以保障个人的良好发展。

可及性和可负担性是指人们能够以可承担的价格实际地、方便地获取某一产品或服务。智能肿瘤学技术应用的可及性问题主要包括数字裂沟和分配不公正挑战,而可负担性涉及国家或机构的垄断情况。自然人需要公平地享有生命健康权,而公民健康权的平等保护与人工智能医学应用的服务公平相关。智能肿瘤学技术应用的不可及和不可负担对健康公平不利。可及性和可负担性有益于实现分配公正,推动更全面更公平的个人生命健康权益的保障。

(五)可解释性、透明性和信任问题

1. 可解释性

可解释的人工智能技术是指能够决策、自学习以适应环境的人工智能系统以及人工智能系统使用和创建的数据来源和动态能够被描述、核查和再现的能力。不具有可解释性的人工智能无法让我们了解其决策机制,会导致安全、信任问题。

人工智能并非都可解释,这主要源于人工智能技术,尤其是深度学习的"黑箱"效

应。"黑箱"是其最深不可测的秘密。人工神经网络能够模拟人的大脑神经的方式,同时处理信息和非线性转换,由神经元连接组成,结构非常复杂。人工神经网络具有脑源性,它有并行的分布式信息处理结构,通过连接的单项信号通路,将一些处理单元互联。人们特别注重人工神经网络的可解释性主要有以下两个原因:第一,它是许多人工智能医学应用图像识别、语音识别、自然语言处理和机器翻译等的关键;第二,当需要确切地说明智能肿瘤学技术应用的结果是如何产生的时候,它们如同一个"黑箱",人工智能设计人员也不了解它如何做出决策机制。

2011年,沃森系统在智力竞赛节目Jeopardy击败两位人类冠军。它是一个具有强大的自然语言处理能力,在速度、精确度和置信度上能与人类匹敌的计算系统。2015年,沃森肿瘤医生开始应用于医疗领域,如临床辅助诊断、病历、文献分析、给药等方面,这是一种认知计算系统,使用大约3000个并行处理器处理180个不同的软件模块,且这些软件模块专为并行处理器编写。沃森系统最颠覆性的成就是它能够自我学习。沃森系统和人脑基于证据决策的概率都是一种编码,区别在于系统人脑是自然的,沃森系统是机器的。事实上,沃森系统设计团队并不理解其在智力竞赛中决策的每一个细节。所以用户和公众同样也无法理解沃森系统的决策机制。我们发现一些人工智能技术功能简单,但是我们想知道它如何得出决策结果是极其困难的。为了解机器在做什么,如同显微镜显示细胞一样,研究人员正在寻求可以深入了解神经网络的决策机制的方法。

2.透明性

人工智能的透明性具有两个维度:技术透明性和商业模式透明性。技术透明性是指人工智能被不同理解水平和具有不同知识的人理解。可理解的人工智能意味着我们充分理解其决策所基于的模型。因为研发者的视角和理解能力可能与公众是不同的,所以我们需要思考由谁来解释、向谁解释、怎样解释才能让人工智能技术真正地被人理解。商业模式透明性是指人类有意识地了解人工智能系统开发者和技术使用者的意图。如果人工智能利用个人数据或影响个人生活或带来其他伦理重大影响,科学家、公司需明确公开该系统的模型信息,包括开发过程、选择和决策数据,以促进人工智能的透明性。

不透明问题涉及医疗和人工智能领域的信息不对称:医疗领域早已存在信息不对称的情况。患者是指寻求医疗帮助的人,医生是指具备专业医学知识和技能的人。在医患关系中,由于知识拥有上的不平等,患者具有脆弱性和依赖性,依赖医疗健康服务。

在我国,随着互联网的普及,公众可以在互联网上搜索医疗健康信息,这可以满足公众和患者的部分需求。但对多数无法判断情况的、更加个性化的复杂病情,患者高度依赖医生专业知识,获得专业建议和诊治。由于医患有接受医学教育和培训的差异,医患信息不对称问题就非常突出。传统的医患关系基于信任,医患关系的本质在于满足为双方需求而相互产生信任。患者寻求医生帮助的行动意味着他们信任医生,我们可以得出医患关系是一种信(任)托(付)关系,这是一种双向互动的关系。但这种信任也蕴含风险,由于医学诊疗的不确定性,医患双方都可能受到伤害。在我国,患者对医生的不信任主要源于三方面:其一,我国医疗卫生资源分配不公正导致医患矛盾,而医患矛盾的导火索在于高昂的医疗费用。例如,患者的预后和预期值不一,患者和家属可能会怀疑医生提出的治疗建议是否符合患者的最佳利益,因此他们产生了不信任。其二,超负荷工作导致医生和患者缺乏沟通。其三,媒体的负面报道加深了这种不信任。

人工智能面临的不透明问题主要体现在:一是由于有意保密而不透明;二是由于技术盲点而不透明,三是由于机器学习算法的特征、算法应用所需规模而产生的不透明。人工智能医学应用的不透明问题涉及信息不对称。信息不对称是指一方拥有比另一方更多或更好信息的交易决策的研究。这种不对称造成双方的权力不平衡,如知识垄断。由上可知,智能肿瘤学技术应用的不透明问题源于设计者、研发公司、医生和患者之间的信息不对称,主要是知识垄断。

3. 信任

人类对智能肿瘤学技术应用的信任是指人类相信它是值得依赖的、尊重自主性的、有益/不伤害人的、保护隐私的、公正的、透明的系统。而公众对人工智能的态度是多元的。一些人对它带来的益处表示欢迎,因为它为人类带来了节省劳力的便利,提升了生产和生活效率。一些人担忧它会替代自己工作。这种人力移交人工智能的过程是渐进的、无痛的、有趣的。而一些人可能认为人工智能存在巨大风险,人类的决策力量最终会由它代替。一些人认为如果任由它无限制地发展,人类要付出的代价就是依赖。这种依赖将可能导致人类技能丧失。我们可以从公众的态度发现人类对未知的事物感到担忧和恐惧。担忧和恐惧的原因是公众不了解人工智能技术和应用,所以他们抱有这种态度。

人们对智能肿瘤学技术应用的态度也是多样化的,主要可以概括为三方面:一是过度信任。一些人认为人工智能在医学上的应用能帮助改善医疗情况,完全相信它。二是不信任。一些人认为人工智能医学应用的价格比传统医疗服务高,担忧它的诊疗效果是否好于传统医疗服务,能否真正满足患者和公众的需求。比如利用外科手术机器人的价格高于传统人工手术。此外,人们也会担忧它会泄露自己的医疗健康隐私,而医生也会怀疑它的服务质量,担心难以界定医疗责任。举例来说,利用人工智能进行药物推荐的建议如果被医生采纳,对患者造成了不利后果,谁来承担相应的责任是一个值得讨论的法律问题。三是合理信任。一些人认为我们可以总体上信任智能肿瘤学技术应用的决策,但也应保持警惕和合理存疑态度。

智能肿瘤学技术的不可解释和不透明问题增强了不信任问题,有可能加深医患矛盾。在我国,医患矛盾主要源于医疗卫生资源紧张、区域分配不均衡、医疗卫生人才不足等问题。因此,改善医疗环境、提高医疗效率和缓解医患的紧张关系是我国面临的重大挑战。随着人工智能医学应用在我国的各级医疗机构的推广,越来越多患者能够接受有关服务。但不可解释和不透明的人工智能技术导致公众不了解其决策过程。此外,一些人工智能医学应用服务的价格高于传统医疗服务,患者质疑医生决策的合理性和公正性,亦会导致患者的不信任,激化医患矛盾。

(六)责任归属问题

责任主要包括道德责任以及法律责任。道德责任是指人类行动者做出的对道德实体具有一定影响的行为,并承担相应道德后果。法律责任是指因违反某项义务或侵犯某项权利而承担法律规定的法律后果。智能肿瘤学技术的责任人包括设计者、研发者、生产者、销售者、使用者(包括医生、医院)、使用对象等。因为目前智能肿瘤学技术不具有意识,所以它不是道德和法律主体,无法承担责任,所以不是责任人。

明确责任归属是指根据某些规范或价值观判断承担后果的责任主体、内容和程度。智能肿瘤学技术的责任归属问题涉及诸多领域。因此倘若出现重大事故后果,无法确立责任主体则无法引起所有参与者的足够重视。

基于具体状况,责任应该由不同利益相关者承担。若外科手术机器人手术时的错误源于医生的错误指示和操作、由医生或医院导致的断电和故障等,则由医生和医院承担责任;若源于机器人自身结构缺陷或公司研发、生产问题导致的机器断电、故障等,则应由研发公司和生产公司承担责任。但这种责任应结合实际情况具体分析。

在不同情况下,责任归属是不同的,谁导致了错误,谁就应当承担责任。当侵权行为发生时,研发公司、生产公司、医院、医生谁来承担责任?智能肿瘤学技术的决策机制将会更加复杂。因此我们判断侵权责任时,在尚不理解它的决策过程时,如何判断因果关系、过错要件等让明确责任归属更加复杂。此外,这些应用已对患者造成了严重伤害,如并发症、残疾或死亡,患者该怎么办? 面对这种混乱情况,我们亟需有效办法来保护患者的生命健康。另外,我们也需要思考医生和患者应如何保护自己,以及避免由其带来的侵权问题。

明确责任归属对被侵权人是有益的,具有必要性,这主要包括两个原因:第一,人工智能技术可能对个体造成严重伤害,但由于目前尚未清晰地明确责任,因此难以大规模投入使用拯救患者。第二,明确责任归属充分体现以人为本原则,维护患者权益。因此,重视智能肿瘤学技术的责任归属、规范责任主体行为迫在眉睫。

(翟晓梅)

第二节 智能肿瘤学技术的伦理治理

鉴于法律法规和监管政策的实施具有滞后性,一些新兴技术的推广应用现如今越来越谨慎。人工智能应用于临床医学,尽管有提高就诊效率、降低临床医生的负担等优势,然而,基于保障人类尊严及权力的考虑,这类新兴技术的推广存在许多治理问题。

一、国外伦理治理规范和政策例举

截至目前,人工智能技术主要应用于无人驾驶技术、人脸/自然语言/声纹识别技术、智能机器人、个性化推荐以及临床医学影像中。其中一些国家在推广人工智能技术之前,综合分析技术本身和推广的伦理、法律法规、社会经济、政治等问题,出台了对应的政策和规范。这些经验为我国推行人工智能技术在医学方面的应用提供了依据。

(一)欧盟伦理治理规范和政策

1.欧盟议会《机器人民法规则》

2017年颁布的《欧洲机器人民法规则》(民法规则),是欧盟法律事务委员会以民法视角针对未来机器人所涉的伦理问题和法律问题所作的研究。民法规则的提出是基于评价机器人的伦理框架、保障人类权益和隐私,指导机器人伦理原则和价值观。

以机器人劳动代替人类劳动是发展趋势。在交通和医疗等领域,机器人已被证实可以提高机械工作的工作效率和服务水平。对于老龄化日益严重的现代化社会,工业化流水线工作,生产力亟需保证供应。然而人类技能退化,大批量失业造成的社会恐慌,使得人工智能的透明性和可解释性显得尤为必要。此外,欧盟议会还指出在以数据为基础的人工智能技术的应用过程中,维护人类尊严、保护隐私安全和限制人工智能的"自主性"是目前需要达成一致的问题。

针对机器人技术发展的一般原则,民法规则规定,为了人的生命、健康和隐私的安全,它应该遵循自由、正直、尊严、公平和隐私保护。该文件建议监督机构应承担与科学家、伦理学家和其他人合作建立最佳实践标准的责任。人工智能技术的快速发展需要数据具有一定的灵活性和流动性,数据的隐私保护是需要被高度重视的。在临床研究人员的技能培训中,需要减少患者隐私问题的提及,同时提升医务人员的技能,提高人类生活质量和预期寿命,保障生命安全。由于医疗过程涉及到许多医疗设备,医疗用机器人的使用其安全性需要高度重视,同时对于后续的软硬件提供支持,防止不法分子的恶意入侵。在审查方面,医疗相关机构需要增设机器人伦理委员会来审查伦理问题。在公平正义方面,欧盟委员会强调技术创新和干预措施的必要性,以确保所有人的平等。此外,欧洲议会提议完善相关机构和配套服务,如保险、设立特殊类型的保险计划或设立单独的基金。

2.《通用数据保护条例》

2018年5月,欧盟《通用数据保护条例》生效,该条例是一项涵盖多个行业的广泛立法。对其影响的任何考虑都需要针对特定行业,以便与特定的实践领域相关。即使在特定部门内,深入到特定领域也可以更细致地考虑该法规在该特定领域的影响。《条例》第四条第一款对数据的定义如下:"个人数据"是指与已识别或可识别的自然人("数据主体")有关的任何信息;可识别的自然人是可以直接或间接识别的人,特别是通过参考标识符,例如,姓名、身份证号码、位置数据等多个因素。

该条例规定了以下基本原则:①以合法、公平和透明的方式;②为特定、明确和合法的目的而收集,并且不会以与这些目的不符的方式进一步处理(目的限制);③充分、相关且仅限于就其处理目的而言是必要的(数据最小化);④准确并在必要时保持最新(准确性);⑤以允许识别数据主体的时间不超过必要的形式保存(存储限制);⑥以确保适当安全性的方式(完整性和机密性);⑦以证明合规性的方式(问责制)。这些原则促进了数据保护文化,旨在鼓励处理个人数据的组织确保将数据保护措施纳入计划和运营的各个方面。

因其在数据主体的隐私保护方面有了详细的规定,并且规定科学研究的目的是在公共卫生领域为公共谋利益的任务,因此一些公司对此做出一些产品调整。尽管这项法律复杂,在实行的初期可能出现一些问题,但它确实是一项有利于帮助监管机构和公司走上保护隐私的正轨的条例。

(二)德国《自动驾驶法》

德国于2017年颁布《道路交通法(第八修正案)》,2021年通过《自动驾驶法》并再次修订《道路交通法》和《机动车强制保险法》。这些法案对人工智能技术的应用提供了伦理规范。在《自动驾驶法》中明确责任主体,明确驾驶员在使用自动驾驶时的权利和义务,将责任主体扩大到系统制造商和设计者,提高责任人最高赔偿额。创设了技术监督员制度,将其纳入保有人强制责任保险的被保险人之列,即智能汽车保有人有义务采取必要措施,维护道路安全和车辆的环境相容性,并承担相应法律责任。这将对我国的人工智能技术在医学方面推广应用提供借鉴意义,如在立法前对技术进行测试,探究其示范运营和商业运营的局限之处;以立法积极应对技术进步;保障与某技术市场化相适应的保险制度,逐步建立与经营责任认定相关的责任保险和产品保险制度,完善现有保险制度等相关方面。

(三)美国的计算机和人工智能的治理规范和政策

2017年,《阿西洛马人工智能原则》的推出,涉及人工智能相关科学研究和研究人员需要遵守的相关原则,目的是为了研发对人类有益的人工智能技术,落实保护人类生命安全,个人隐私和自由。这一原则的提出,涉及人工智能相关的科学研究的目的、经费、政策、竞争等不同方面;在伦理标准和价值观的规范中,明确人工智能的安全隐患、责任判定、专业共同体伦理意义的职责和价值观。这为我国制定专业共同体体制伦理准则提供参考。

2018年由美国计算机协会颁布该协会的伦理规范和职业行为准则,这一准则共四个层面,涉及一般主旨、工作人员、组织领导、协会会员层面。分别制定了计算机工作人员的工作价值观,明确指出计算机工作人员应为社会和人类幸福做出贡献、减少伤害与歧视,同时遵循个人隐私的保护。在专业工作人员方面,既要保证推行的计算机类产品具有有效性,遵循法律法规,评估风险和专业审查。在组织领导阶层,需要明确企业的社会责任,更要以维护人类尊严为己任。

二、我国治理现状和面临的挑战

我国在推广人工智能在医学方面的应用中所涉及的安全标准、风险监管准则方面,目前仍处于探究阶段。

(一)亟需健全人工智能医学应用的相关法律

1.人工智能在医疗器械和产品监管法律的探究

人工智能在医学领域的应用,包括在医学影像方面,通过优化人工智能算法,优化成像;在影像学基础上,应用于肿瘤放射治疗的环节中,以标准化的人工智能算法优化放疗靶区勾画、剂量验证等环节,减少由于放疗环节和参与的医师过多而导致的不可避免的系统误差。在肿瘤的诊断和治疗方面,基于现今的多模态临床数据,构建疾病转归、治疗效果、预后预测模型;在骨科方面,以人工智能技术构建模型并进行数据挖掘,辅助3D打印技术精确地使内固定物和实际骨折部位相重叠,从而提升手术的成功率等方面。人工智能的终极应用——智能机器人进行手术。

这些应用的推广、合法化和产品化,需要符合《医疗器械监督管理条例》,从而保障医疗过程的安全,保护人类健康。

2.《中华人民共和国个人信息保护法》

我国于2021年11月正式实施《中华人民共和国个人信息保护法》(以下简称《个人信息保护法》),标志着中国在个人信息保护上开启了一个全新的纪元。医疗卫生机构由于涉及大量患者个人信息,属于例法强监管的领域和对象。伴随医疗信息化与智慧医院的建设,电子病历、远程医疗、互联网医院、医联体、数字疗法、APP应用、分级诊疗、公共卫生数据直报、药物临床试验的深度推进,患者个人信息在机构内不同科室或部门的收集、存储、使用、加工、传输、提供等情形越来越多。这给患者的个人信息保护带来了巨大的挑战。《个人信息保护法》中对于敏感个人信息的定义,是指一旦泄露或者非法使用,可能导致个人受到歧视或者人身、财产安全受到严重危害的个人信息,包括种族、民族、宗教信仰、个人生物特征、医疗健康、金融账户、个人行踪等信息。

在人工智能的技术推广应用方面,如果从事医疗行业工作者不熟悉个人隐私相关问题,则难以依法履行保护患者个人信息的义务,故医疗卫生机构应建立个人信息保护的系列内部管理制度和操作规程,采取相应的安全技术措施,设定相应的操作权限,并面向医师完成培训与考核,以便于避免或降低医师操作不当而导致的患者个人信息泄露事件。

3.可及性和可负担性面临巨大挑战

可及性是指不同经济水平、不同受教育程度的地区、个体所使用的网络环境各不相同,这在一定程度上限制了人工智能在医学方面的应用推广。由于我国资源分配不平衡、经济水平发展不均衡,导致医学人工智能的可及性极度困难。可负担性是指由于医学人工智能的研发过程时间长、需要的人才多,且需要与国内顶级水平的医院进行合作并通过患者知情同意和伦理审查,中小型的企业难以完成如此规模的实施,从而使这类资源掌握在互联网巨头手中,尽管近年来人工智能的研究课题已被国家科技部高度重视但是投入仍然有限。为确保医学人工智能尽早为人类健康做出贡献,项目进行中应增加成本-效益分析,即比对人工智能医学应用和传统医疗服务的成本受益比,在保证患者医疗健康的需求下,促进资源的合理分配。除此之外,鼓励企业与高校合作,促进医学人工智能产-学-研的快速转化也是发展方向之一。

4.决策机制透明性法规

基于人工智能的"黑匣子"性质,有时难以从专业角度解释人工智能算法的结果。我国尚无明确的法规要求医学人工智能的推广需要阐明其决策机制和透明性,根本原因是难以解决医患信任问题。因此提高人工智能算法结果的可解释性,是提高算法信任的策略之一。

5.法律责任

医学人工智能的应用,其责任需要更加明确的界定。由于医学人工智能是基于临床多模态大数据进行分析的,其环节涉及不同厂家的电子信息系统、人工智能算法公司以及不同的医学影像、放射治疗、病理检验等多种系统,每一个环节都与患者隐私、伦理法律高度相关。因此这类问题必须受到高度的重视,加强风险-收益评估,形成完整的安全评估和监管体系。

德国的《自动驾驶法》和我国的《侵权责任法》《产品质量法》《消费者保护法》明确了医疗损害责任、医疗产品侵权责任等问题。需要根据民事、刑事责任确认、隐私和产权保护、信息安全利用等问题研究,确立法律主体责任、权利和义务。目前,医学人工智能的研究,应用推广案例较少,难以形成一个法律主体,所以现有的法律关系难以制定。可以确定的是,人工智能研发者、生产者、销售者、医疗卫生机构、医生等利益相关者的责任值得详细界定。

总之,本节分析的我国医学人工智能应用的机遇与挑战,及其可能面临的法律问题,主要归因于医学人工智能推广应用案例较少,与之配套的侵权责任和隐私保护的法律惩罚力度难以确定。另外,关于伦理问题,如人工智能医疗风险分担机制、人工智能医疗数据标准和使用规则,以及相关的人类权益保障等问题需要着重规划。

(二)应用监管标准不够完善

医学人工智能技术的应用,归根结底是医疗器械的范畴。但目前人工智能医学应用的监管机构、监管对象、监管范围、监管方式等内容的规定尚不明确。此外,我国关于《医疗器械监督管理条例》(2021年国务院令第739号)尚未对人工智能领域进行界定。由于监管机制有待完善,监管路径尚不明晰,人工智能技术迭代快,监管与技术和应用的发展脚步存在着鸿沟。

(三)缺乏专业共同体专家共识

医学人工智能的推广和应用,是需要专业的共同体专家达成共识的。尽管我国有关于各个疾病领域的研究协会,但形成的专业共识有限。专家共识对于新技术和新方法的推广应用较法律法规提前,有益于指导人工智能医学应用的研发和生产。

此外,由于人工智能类的公司性质,难以形成一套医疗行业的伦理规范和准则。目前,只有公司根据国家现行的诸如个人信息、专利保护相关的法律法规,形成一套自律准则。而临床科研人员如果缺乏人工智能医学应用的科学、伦理和法律知识,会导致不利于公众健康的技术产生。若这些问题不能得到重视,人工智能医学应用的伦理问题可能损害人类利益。

目前,我国的科技创新正处于快速发展的阶段,高等院校的科学研究与企业的结合促进产-学-研的快速转化,与此同时所带来的科技伦理方面的问题日益增多,但由于科技伦理治理的相关体制尚不完备,导致产-研-学的确实转化存在一定的限制。为进一步完善科技伦理体制,提升科技伦理治理能力,有效防控科技伦理风险,不断推动科技向善、造福人类,实现高水平科技自立自强,中共中央办公厅、国务院办公厅于2022年3月20日印发了《关于加强科技伦理治理的意见》,对我国以医学人工智能科学应用的伦理治理提供了治理思想和指导规范。

(翟晓梅)

第三节　智能肿瘤学技术的科技伦理治理

一、科技伦理治理概念

科技伦理是指在开展科学研究、技术研发等科技创新型活动过程中,需要遵守的价值理念和行为规范,明确人与社会、人与自然和人与人关系的社会责任和行为准则。对于科技伦理的治理,是促进科技事业健康发展的重要前提。

二、科技伦理治理的总体要求

(一)指导思想

以习近平新时代中国特色社会主义思想为指导,深入贯彻党的二十大精神,坚持和加强党中央对科技工作的集中统一领导,加快构建中国特色科技伦理体系,健全多方参与、协同共治的科技伦理治理体制机制,坚持促进创新与防范风险相统一、制度规范与自我约束相结合,强化底线思维和风险意识,建立完善符合我国国情、与国际接轨的科技伦理制度,塑造科技向善的文化理念和保障机制,努力实现科技创新高质量发展与高水平安全良性互动,促进我国科技事业健康发展,为增进人类福祉、推动构建人类命运共同体提供有力科技支撑。

(二)治理要求

治理要求是以伦理先行,依法依规,敏捷治理,立足国情,开放合作为主的五个方面。

伦理先行。是指以科技伦理为源头,注重预防,并将伦理要求贯穿在科学研究和技术研发等科技任务的全过程。从而实现科技伦理和科研活动的良性互动,达到有责任的创新目的。

依法依规。坚持依法依规开展科技伦理治理工作,加快推进科技伦理治理法律制度建设。

敏捷治理。加强科研伦理的风险预警,在审批结束后跟进项目研究进展并进行伦理判断,及时调整动态的治理方式和伦理实施的规范,力求快速灵活的应对相关挑战。

立足国情。立足我国科技发展的历史阶段、社会文化、科技发展等方面的特点,遵循科技创新规律,根据不同方面的科技创新,建立健全符合我国国情和科技发展科技伦理体系。

开放合作。坚持开放发展理念,除了加强对外交流,国内不同领域的协会之间的交流亦尤为重要。建立学术界、产业界的多方协同合作机制,凝聚共识,形成合力。积极推进全球科技伦理治理,贡献中国智慧和中国方案。

三、科技伦理治理的原则

增进人类福祉。科技活动应坚持以人民为中心的发展思想,有利于促进经济发展、社会进步、民生改善和生态环境保护,不断增强人民获得感、幸福感、安全感,促进人类社会和平发展和可持续发展。

尊重生命权利。科技活动应最大限度避免对人的生命安全、身体健康、精神和心理健康造成伤害或潜在威胁,尊重人格尊严和个人隐私,保障科技活动参与者的知情权和选择权。使用实验动物应符合"减少、替代、优化"等要求。在医学人工智能的应用推广道路上,由于其是基于大数据的基础上开展的科学研究,建立在全流程的临床生命组学之上,因此人工智能技术的应用原则需要将尊重生命权利置于首位,保证科学研究中的参与者、研究者的知情权和选择权。

坚持公平、公正。科技活动应尊重宗教信仰、文化传统等方面的差异,公平、公正、包容地对待不同社会群体,防止歧视和偏见。由于我国的地区发展不平衡,人工智能技术的普及程度有限,但是对医学人工智能的需求却是一致的,让不同地区的患者享受到一流水平的治疗是最终目标。

合理控制风险。科技活动应客观评估和审慎对待不确定性和技术应用的风险,力求规避、防范可能引发的风险,防止科技成果误用、滥用,避免危及社会安全、公共安全、生物安全和生态安全。基于人工智能是建立在临床生命组学的全流程之上的,医疗信息具有高度的隐私性;此外,由于人工智能技术的"黑匣子"性质,研究者难以解释部分结论;同时,人工智能算法具有一定的"脆弱性",不法分子可能对其计算过程进行攻击。诸如此类的风险需要在制定伦理准则和风险控制中进行严格把关。

保持公开透明。科技活动应鼓励利益相关方和社会公众合理参与,建立涉及重大、敏感伦理问题的科技活动披露机制。公布科技活动相关信息时应提高透明度,做到客观真实。

四、健全科技伦理治理体制并加强制度保障

制定完善的科技伦理规范和标准,完善政府科技伦理管理体制。国家科技伦理委员会负责指导和统筹协调推进全国科技伦理治理体系建设工作,各成员单位分别负责制定规范、审查监管和宣传等工作。由专业的生命科学、医学、人工智能等重点领域的专家学者参与,针对上述重点领域撰写相关规范和指南,完善科技伦理相关标准和伦理需求。各相关行业主管部门按照职责权限和隶属关系具体负责本地方、本系统科技伦理治理工作。

建立科技伦理审查和监管制度,压实创新主体科技伦理管理主体责任。建立科技伦理审查、风险处置、违规处理等规则流程,明确科技伦理审查和监管职能。高等

院校、科研机构、医疗卫生机构等单位要履行科技伦理管理主体责任,建立常态化工作机制,加强科技伦理日常管理,主动研究判断、及时化解本单位科技活动中存在的伦理风险。

提高科技伦理治理法治化水平,引导科技人员自觉遵守科技伦理要求。推动基础立法对科技创新的伦理监管、违规查处等治理工作,做出明确规定。科学研究的参与人员需要将科技伦理学作为必修课,在科研工作中自觉践行科技伦理原则,增强科技伦理意识,坚守底线。高等院校、科研机构、医疗卫生机构等单位需要定期对团队和项目进行科技伦理监管,及时引导和调整科研工作。

加强科技伦理理论研究,发挥科技类社会团体的作用。专业的生命科学、医学、人工智能等重点领域的专家学者参与科技伦理相关规定的制定和撰写,同时科技伦理委员会也应参与到各个学科的相关协会之中,强化学术研究的支持。促进科研伦理的促进行业自律,加强与高等学校、科研机构、医疗卫生机构、企业等的合作,开展科技伦理知识宣传普及,提高社会公众科技伦理意识。

五、深入开展科技伦理教育和宣传

提高对科技伦理教育的重视,将其纳入相关专业学科专科生、本科生、研究生教育的重要内容,积极培养学生正确的科技伦理意识。推动科技伦理培训机制化,将科研伦理培训纳入人员的基本培训和学术交流的重要环节之中。促进开展相应的科研伦理宣传活动,增强意识。同时,各个高等院校、科研机构、医疗卫生机构等单位高度重视科技伦理的治理,深切落实党中央、国务院关于健全科技伦理体系,加强科技伦理治理的各项部署,并对伦理审查工作实施监管和审查。

六、总结

科学技术不断发展迭代,医学人工智能应用和需求亦日趋广泛,它的产品化将对人们的就诊带来颠覆性的改变。可及性和可负担性的人工智能医学应用可有效缓解我国医疗卫生资源不均衡的情况。但同时也存在许多的伦理和治理挑战。

本节内容主要讲述中共中央办公厅、国务院办公厅对科技伦理的治理意见,医学人工智能的伦理治理应在此基础上加强。由于人工智能是基于临床全生命组学数据进行分析和开发的,有关于算法的安全性问题是重中之重。它导致的错误将会带来致命后果,因此具有较高的优先级。受限的和鲁棒的人工智能值得我们进一步研究。

与之相关的是患者的隐私问题亦是值得关注的,我们应加强信息安全保护以充分地保护隐私。同时,为保证医学人工智能的公平、公正地应用,标准化科技伦理规则可以避免歧视和污名化。由于"黑匣子"性质,医学人工智能的不透明性是带来不信任的根本原因,严重影响其发展,因此明确规范人工智能自动决策的解释权、开发人工智能和设计值得信任的人工智能医学应用,以及对结果的全面阐释是全社会共同努力的方向。

参考文献

[1] 章越松. 耻感伦理的思想基础与内容含量[B]. 绍兴文理学院学报,2016,05:14-19.

[2] 王延光. 论比彻姆和邱卓思生命伦理学的共同道德观[R]. 医学与哲学,2016,03:2-6.

[3] 化盈盈,张岱墀,葛仕明. 深度学习模型的可解释性的研究发展[TP]. 信息安全学报,2020,03:1-12.

[4] 刘抒悦,高上知,商瑾等. 美国《健康保险携带和责任法案》中关于生物医学研究的规定和影响及其影响[R]. 中国医学伦理学,2016,06:1011-1014.

[5] Grzybowski A, Brona P, Lim G, Ruamviboonsuk P, Tan GSW, Abramoff M, Ting DSW. Artificial intelligence for diabetic retinopathy screening:a review. Eye (Lond). 2020 Mar;34(3): 451-460.

第十九章

智能肿瘤学人才培养

21世纪以来随着计算机算法、算力的不断提升,人工智能迎来了历史上第三次发展。医疗人工智能正在加速走上引领医学理念、医疗行为、医疗卫生政策、医学伦理、医学教育等诸多方面的道路上,人工智能在医教研防的应用将持续产生深刻的变革。为了顺应学科交叉与整合的发展趋势,培养医工融合人才势在必行。与传统学科相比,该类人才的培养战略尚未成型,目前主要依赖部分高校的自主探索实践,尚没有建立与产业、行业需求相适应的医工交叉学科复合型人才培养体系。目前无论是临床医护人员、生物医学科研人员以及其他相关医学产业的从业者,多未通过在校教育接受与人工智能相关的系统学习。由于医工交叉学科相关技术更新速度极快,建立规范化的智能医学本科与研究生教育和人才成长协作生态体系来适应智能肿瘤学的发展需求刻不容缓。由于智能肿瘤学属于智能医学的一部分,本章将侧重讨论智能医学的人才培养现状及未来。

第一节　智能医学高等教育现状

一、智能医学培养体系现状

随着交叉学科的快速发展,传统的医疗模式都在进行不同程度的改革试验。目前,中国医学生的培养模式趋向于专业化,目的是输出精通专业领域的应用型人才,但该模式容易造成专科分化的现象和医学人才能力的浪费。医学生在钻研自己执业和研究的医学方向的同时,应打破学科内部屏障与外部鸿沟,系统学习医学知识的同时还应突破现有学科的藩篱,与其他学科逐步走上融合的道路,以期将其他学科作为强有力的工具应用在医学研究与实践场景中。中国特色的新医学体系正在快速形成中,以人工智能为代表的新一轮科技革命正在推动着医学发展进入"新医科"时代,"新医科"的特点是新兴和智能,是传统医学与人工智能、大数据、机器人等技术的融合。

目前人工智能技术已经广泛应用到医学教育中,人工智能技术已经在各种场景下用于医学研究和医疗培训,从自然语言处理在电子病历中的探索,到计算机视觉和图像识别技术在影像组学和病理组学中的应用,再到外科手术机器人的普及和大数据健康管理的逐渐完善,无处不见人工智能的身影。与此同时,以肿瘤的智能诊疗为特点的多学科合作已成为主流方向。智能肿瘤学虽然暂未形成成熟的产学研体系,但目前已在科研与肿瘤专科临床上有了深入的探索和初步的应用,如肿瘤病理组学、肿瘤影像组学、肿瘤智能外科手术、肿瘤智能放疗、肿瘤智能康复等领域均与人工智能保持着持续协同发展。传统医学教育培养的医学人才对人工智能在实际场景中的应用能力接纳不足,部分传统医务工作人员在心理上对人工智能抱有担心或抵触的情绪,未完全体现出医护工作人员对人工智能这一工具的真实需求。这就要求对新一代医工交叉学科人才的培养首先需要从思维方式上发生转变,建立对智能医学的正确认识,树立正确的人工智能理念是该交叉学科发展的第一步和坚实基础。

智能医学首先要求树立学科交叉融合的理念,在医学与人工智能融合创新理念下培养具备较高创新创业能力和跨界整合能力的临床医师或者医学科研工作者;其次要有动态发展的思维,智能医学人才成长生态建设是动态的过程,医学领域的各个分支一直呈现快速更新,人工智能技术作为前沿工具也在不断推陈出新,因此智能医学的教学也应该是一个动态的过程,学校和医院不仅要关注当下智能医学等热点方向的发展,还应着眼于互联网革命、新技术更迭,预测未来的学科发展方向,提前进行人才培养布局,并及时调整人才培养方案和人才培养模式;最后要坚持培养创新型多样化人才,创新是交叉融合人才培养的内在要求,特别是智能医学的人才培养,更要实现从"标准化"到"多样化"的转化,培养符合智能医学领域需要的应用型人才。

二、国内智能医学工程开设情况

智能医学工程专业(Intelligent Medical Engineering,IME)于2018年3月通过国家教育部审批,是全国首个智能方向的医学类本科专业,天津大学和南开大学率先在全国开设智能医学工程专业。自2019年起,重庆大学、东北大学、山东大学、哈尔滨工业大学、东南大学、北京航空航天大学、华中科技大学、成都中医药大学等高校也相继增设该专业。智能医学工程面向医学影像、生物医学信号、医学检验、医学信息、疾病诊疗等医学技术革新的需求,以电子技术、计算机技术、互联网与物联网技术、人工智能技术、3D打印、虚拟现实、增强现实、脑机接口等一系列工程技术为基础,发展医学智能感知、医学大数据分析、医学智能决策、精准医疗、医学智能人机交互等核心医学技术,并面向智能医学仪器、智能远程医疗、智能医学教育、新药研发、智能医学图像分析、智能诊疗、智能手术、精准放疗、神经工程、康复工程、组织工程、基因工程等医疗相关领域应用。智能医学工程专业面向国际前沿,以国家重大健康需求为引领,旨在建立一个跨学科、多元化的教学和科研模式,培养适应时代变化、技术创新大趋势的医工交叉复合型人才。

2022年6月底,在天津召开的"第六届世界智能大会数字健康高峰论坛暨第三届全国智能医学工程教育联合体年会"上,国内80余所高校和30余所高水平三甲医院的代表、院士、高等教育专家、业内专家等共计百余人,共同讨论并发布了《智能医学工程专业建设共识》("天大共识")。"天大共识"以智能赋能医学、增进人类福祉为宗旨,针对智能医学工程专业的学科内涵、知识体系和未来发展方向提出了以实际需求为导向,聚焦构建新时代卓越医学人才培养模式的五大共识,包括:①现代医学已进入智能医学时代,新的医学模式和产业形态正在形成;②新兴产业的人才需求将推动医学高等教育向"新医科"+"新工科"融合的方向发展;③智能医学工程,开中国"工程医学"专业,培育"新医科"人才之先端;④全国智能医学工程教育联合体将成为制定和完善专业培养的质量标准,开展专业建设研究与实践,开展国际化合作的关键组织;⑤智能医学工程专业建设存在挑战,需要政府部门、产业界和全社会的共同支持。"天大共识"的发布,将成为推进人工智能时代"新医科"发展的纲领性文件,为医工交叉学科建设的落实与发展指明了方向。

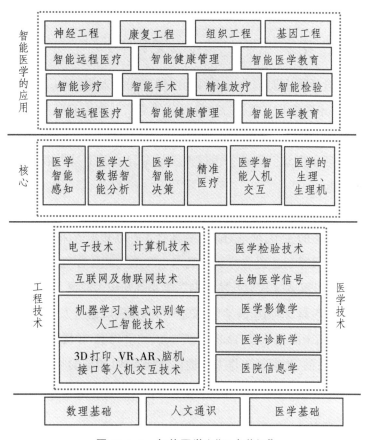

图19-1-1 智能医学之"天大共识"

2022年首届智能医学工程本科学生从校园毕业走进工作岗位,目前就业情况尚无发表的统计数据,需要继续追踪调研该专业的就业情况,并根据实际情况从培养模式上做出调整。智能医学工程专业的开设是我国医工融合特色专业发展的开端,目前学科的建设需要更加明确学科定位和就业方向等问题,希望通过教育联合体通过深入研讨,为智能医学工程专业的建设打好框架、厘清思路,提供完整的可行方案。在这一备受瞩目的前沿领域,我国正力求与世界发达国家站在同一起跑线上,并且由于具有人才储备和数据资源两大优势,力求实现从"跟跑、并跑到领跑"的超越式发展。

(熊晓敏 王亚洲)

第二节 医学主导的医工融合培养体系的建设

一、如何建立"医学"主导的智能医学培养体系

目前医工融合学科主要偏向以工科为主的工程型人才,对工科技术进步的依赖性很大,而工科技术的进步又需要以硬件设备的更新升级为前提,而临床实践因医学基础知识要求性强、专业性和整合性高等特点,智能医学工程专业的学生显然不能满足新医学学科的巨大需求。因此如何建立医学主导的医工融合培养体系,是医学领域亟待商讨的问题。

人工智能技术对医学人才的培养目前仍以学历后教育甚至自学为主,主要局限于对成熟人工智能设备的使用,缺乏对人工智能技术基础知识的深入了解。如何培养医学人才引领医工交叉学科走进临床实践是未来医工交叉复合型人才培养的重点。以医学为主导的医工交叉人才应以扎实掌握医学基础知识为前提,还应熟知和熟练运用人工智能这一有力工具,将临床医学理论知识与临床实践通过人工智能紧密地联系在一起,以达到提高临床医生筛查、诊断、治疗疾病的准确率,并协助医护工作人员协调工作、提高效率的目的,为医护工作人员提供更加有效、精准的临床诊疗工具,也能够为患者带来更高效、舒适的服务体验,为医护、医患之间的关系提供新的连接与思路。

二、医学主导的智能医学教育所需的三个阶段

医工交叉学科的发展如何适应传统医疗培养模式、高等教育怎样打造智能医学科技创新基地与医工交叉复合型人才培养实践专区,如何更加科学地设置专业,为社会培养适应未来医学事业发展的医工交叉复合型人才,如何建设具有中国特色的智能医学人才培养体系、学术体系、实践体系,都是当前需要多学科共同交流与深入探讨的重要前瞻性问题。

现代医学教育应该主动加入人工智能的元素。随着人工智能的不断发展,其与各行各业逐渐形成多处交叉,其中医疗作为前沿大学科,与人工智能的融合是预料之中的,将人工智能变成未来医生的助手或者辅助诊断治疗的工具,能够更好地完成医

疗工作。医学生和接受医学教育人员在临床教学中,对于人工智能的学习可以分成三个阶段来实现:第一个阶段的教育是让医学生或继续教育人员对于人工智能达到基本了解层面,熟悉人工智能的基础知识和现状。对于需要使用人工智能技术的医护人员来说,他们需要知道将人工智能诊断系统应用于临床的优缺点。使用人工智能技术的医护人员具有的正确的医学知识对人工智能技术的平稳落地是关键,他们需要对辅助诊断的结果与患者疾病或病理变化相匹配,能够识别人工智能明显误诊的情况。第二个阶段是使医学生以及医学继续教育人员了解人工智能的核心技术在不同临床场景中的应用,课程的设置应该使他们能知道如何优化配置,将人工智能和患者诊治过程进行更好地合理搭配,熟练掌握甚至参与编写人工智能辅助诊治指南。第三个阶段可以让医学生以及医学继续教育人员掌握人工智能工具创建的知识库,除了教育学生医学知识,同时还培养学生掌握深层次的计算机科学和数据科学知识。

(熊晓敏 王亚洲)

第三节 医院学历后教育人才成长协作生态创建

智能肿瘤学的发展本质是肿瘤学与人工智能之间要素的配置和关系的构建。当前我国医学在校教育总体上还不能适应国家对人工智能人才的需求,在校教育分科过细、过专,课程之间相互分离、内容更新慢、无法紧跟医学发展潮流,同时医学生解决临床复杂问题的能力较差,这就需要学历后教育来进行补充与发展。

在学历后教育中如何培养智能肿瘤学人才,路径生态创建成为重点内容。人工智能的核心是算法,实现人工智能的基础前提条件是数据与计算能力。因此,可以认为肿瘤学与人工智能有效结合的公式是"算法+有效肿瘤数据+计算能力"。先进算法能提升数据使用效率,然而大多数肿瘤学临床工作者,甚至科研人员并不了解算法,所以在学历后教育人才成长生态创建中对于算法应用能力以及创新能力的培养至关重要。在医疗领域,有效的医疗大数据是人工智能应用的基础,而有效的医疗数据又必须具备电子化、标准化以及数据共享这三个前提条件。

在智能肿瘤学中如何保证肿瘤数据的有效性成为实现基础条件,也成为智能肿瘤学学历后教育人才成长生态创建中的重点内容。培养肿瘤学临床工作者及科研人员建立大数据意识,保证数据和病历的供给量;培养如何获得标准化数据的能力,提高数据之间的可比性和通用性;培养数据获得的渠道意识,强调数据获取渠道的便利性和合法性。路径生态的创建主要有住院医师规范化培训、继续教育平台、自主学习、终身学习文化建设等方面。

住院医师规范化培训是医学生毕业后教育的重要组成部分,以培育岗位胜任能力为核心,以医德医风、政策法规、临床实践能力、专业理论知识、人际沟通交流等为主要内容,重点提高临床规范诊疗能力,适当兼顾临床教学和科研素养。肿瘤学相关的医务人员必须根据国家政策接受住院医师规范化培训,将智能医学的相关内容加入到住院医师规范化培训中。住院医师规范化培训的主要方式有:专业理论学习和临床实践培训等。可以将算法学习加入到专业理论学习当中,如科内小讲课、院内大课、远程学习、自主学习等;而临床实践培训中可以通过临床轮转、阅片会、教学查房等,重点培养大数据意识、合法采集数据意识、规范化采集数据的能力等;还可以在临床实践培训中培养智能肿瘤学相关产品的应用能力。

国家卫生健康委颁布的《继续医学教育规定》中规定参加继续医学教育是卫生技术人员享有的权利和应履行的义务,对象是完成毕业后医学教育培训或具有中级以上(含中级)专业技术职务从事卫生技术工作的人员。继续医学教育平台包括国家级、省市级、院级等,方式包括面授、远程等,是医学学历后教育的重要组成部分,因此可成为智能肿瘤学人才成长生态创建的重要组成部分。申请和实施智能肿瘤学的继续教育项目,从人工智能在肿瘤影像学研究、肿瘤病理学研究、肿瘤分子生物学研究、肿瘤生物信息学研究、抗癌药物研发、肿瘤外科手术、肿瘤放疗、肿瘤康复、肿瘤护理等方向进行继续医学教育。

医学技术知识更新的周期越来越短,各种药品、器械、技术几乎年年更新。人工智能为医学教育带来前所未有的深刻变化,人工智能技术在肿瘤学、影像学、病理学、分子生物学、信息学等广泛领域医工交叉,正以更快的速度急剧更迭,这些都对智能肿瘤学学历后教育提出了空前严格的要求。智能肿瘤学的人才培养,不仅要有扎实医学专业知识,还要掌握人工智能相关新的科学技术和技术手段,这就要求智能肿瘤学专业的复合型人才必须具备随着环境快速变化,不断自主学习的素质来适应这个以"变"为主题的交叉学科。"变"是交叉学科的主题,培养医务工作者自主学习、树立终身学习的意识在当下得到空前凸显,学习不再是阶段性的行为,而是贯穿一生的主动行为,尤其是培养周期长、涉及学科门类多的智能肿瘤学人才。可以从医院层面要求科室进行业务学习、文献阅读进行智能肿瘤学相关内容的学习。

人工智能应用于医疗,最终目的是为了人类健康,人工智能不能代替医师在治愈病患中所起的重要作用,没有人文精神的科技是具有破坏性的,医疗技术尤其如此。智能肿瘤学的本质依旧是医疗服务行为,在学历后教育人才成长协作生态中应重视人文生态的建立,应该以遵守法律为底线,遵循一般的医德原则、不伤害和有利原则,通过发展智能肿瘤学,作为医务人员的补充替代和远程延伸,防止医疗差错,改进医疗照顾水平、提高服务质量,产生新的经济增长点,有利原则应不难理解,但智能肿瘤学相关的新诊断方法、新疗法、新药等问世,首先考虑的应是不伤害原则。必须遵从患者意愿,除非患者有严重抑郁症伴自杀倾向和自杀行为,失智、严重精神病等丧失理智的疾病或患有其他精神失常等疾病,即使与不伤害和有利原则冲突,也必须尊重患者的自主权。必须在人类,特别是医务人员的控制下工作,其前提是不能与"不伤害和有利原则""遵从患者原则"冲突。智能肿瘤学能够自动学习提高,甚至创新,具有相当独立的行医能力。但与任何其他新药物、新器械、新疗法一样,智能肿瘤学的任何行医行为在推广应用之前也应该经过严格的临床对照试验。

(熊晓敏 王亚洲)

参考文献

[1] 尚丽丽.新医科背景下医学研究生教育的思考[J].医学研究生学报,2018,(10):1078-1081.

[2] 李武林.论国家创新体系对高校大学生创新创业能力的培养[J].科技创新导报, 2015,(4): 63-64.

[3] 谈在祥.我国医疗人工智能的发展困境与对策[J].卫生经济研究, 2020, (6):13-15.

第二十章

智能肿瘤学发展展望

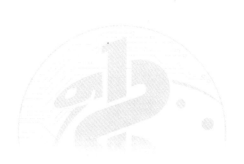

　　近20年来,临床肿瘤学积累了海量数据,同时人工智能相关技术也快速发展,为智能肿瘤学的诞生奠定了基础。在肿瘤临床中,几乎所有的人工智能核心技术都得到了不同程度的应用探索。现在我们面临一个重要的问题,那就是如何正确地认识人工智能技术的优缺点,并系统地推动智能肿瘤学这一新兴学科的扎实和可持续发展。智能肿瘤学的最终目标是实现高效医疗,而人工智能技术能否快速而合理地应用到肿瘤预防、筛查、临床诊疗和预后预测中,取决于智能肿瘤学学科的平衡发展,以及从业人员和监管部门对肿瘤临床需求和人工智能技术应用的正确理解。

一、人工智能改变未来医疗模式

正如 Eric Topol 所提到的,现代医疗正处于两大趋势的十字路口。第一种趋势是发达国家医疗行业模式的困境:医疗支出以及医疗从业人员的工作负荷不断增加,但关键医疗效果却没有得到明显的提升。而在中国,医疗模式的短板体现在医院数量和医疗卫生资源短缺。改革开放 42 年来,中国的 GDP 增加了 240 倍,而全国的医院数量和床位却只增长了 3~4 倍。与此同时,医疗资源的不均衡也愈发突出:中国的优质医疗资源集中在北上广等一线城市,其他医疗资源则主要分布在省会城市或者副中心城市,各地区均存在医疗工作量增加,医护人员数量明显不足的情况。现代医疗的第二种趋势是大数据的生成逐渐增多,包括高分辨率医学图像、连续性生理指标的输出、基因组测序和电子医疗记录等,提示我们比以往任何时候都更加依赖于机器。因此,与传统的医疗模式相比,未来的医疗模式必定是人工智能辅助的数据驱动的高效能模式。

美国斯坦福大学每年基于对人工智能未来应用的评估发布"人工智能指数报告"(The AI Index Report),其 2021 年的报告指出,近十年计算机视觉研究取得了巨大进展,并已实现部分产业化;自然语言处理近年来进展较快,已经出现了语言能力显著提升的人工智能系统,开始产生经济影响。该报告既肯定了人工智能最近取得的进展为企业提供了大量机遇,又强调必须注意采取措施降低使用人工智能的风险。由于临床医学是一个对正确性和安全性要求极高、环境复杂的行业,人工智能技术在临床中的应用还有很长的路要走。

在可以预见的未来,人工智能将对医生、患者、医院这三个医疗领域的主体产生影响。在医生层面,人工智能可以实现辅助医生快速、准确地进行图像解读。未来,从专科医生到护理人员将全方位接受和使用人工智能技术与设备。医疗数据中有超过 90% 的数据来自于医学影像图像,但是影像诊断过于依赖人的主观意识,容易发生误判。人工智能通过学习大量的医学影像图像,可以辅助医生快速进行病灶区域的定位与识别,以达到提高诊断效率,减少漏诊和误诊的目的。2020 年,*Nature* 杂志报道了 Shravya Shetty 团队的一款乳腺癌人工智能辅助筛查系统,收集了英国 25856 名妇女和美国 3097 名妇女乳腺钼靶数据进行大规模分析和处理,该系统诊断乳腺癌的准确率超过了放射科医生,有助于提高乳腺癌筛查的准确性。另一个例子是人工智能辅助的上消化道癌超声内镜检查。上消化道癌的早期诊断、早期治疗是提高疗效的关键。

中山大学肿瘤防治中心2019年报道了上消化道癌内镜人工智能辅助诊断系统（GRAIDS），对上消化道癌的诊断准确率达90%以上，其中内部数据测试的准确率为95.5%，前瞻性数据测试结果的准确率为92.7%，外部数据测试的准确率为91.5%至97.7%，其诊断灵敏度（94.2%）与专家级的内镜医师（94.5%）相当。目前人工智能在肺部结节和肺癌筛查、乳腺癌筛查、前列腺癌已经获得美国FDA医疗器械批准，应用于辅助医务人员的医疗工作中。

在患者层面，人工智能可辅助患者实现独立分析自己的数据，如患者可以借助智能手机或其他设备完成一些皮肤病变、视网膜疾病的诊断，这让患者可以动态了解自己的身体状况，及时对健康问题作出应对处理。2017年底，一种智能手表被美国FDA批准用于检测心房颤动，随后2018年Apple获得美国FDA批准其与AppleWatch Series一起使用。手表上的光电容积脉搏波和加速度计传感器学习用户在休息和身体活动时的心率，通过手表记录心电图，当与预期有明显偏差时，用户会收到触觉警告智能手表还可以准确检测血液中是否有高钾血症。这种通过智能手表读取"无血"的血钾水平体现了人工智能在医疗的广阔应用前景。目前科学家也在研究如何整合与人体有关健康状况的多模态数据，使用多模态数据的输入构建虚拟患者模型，为患者提供个性化的健康建议。在医疗健康管理层面，人工智能将极大地改善工作流程和节约医疗资源。对于危重患者，人工智能可以帮助该患者及其家人和医生做出有关抢救、气管插管或其他侵入性措施的决定。

在医院层面，人工智能为医疗领域的应用带来了许多变革，包括诊疗模式、数据处理方式和前瞻性健康管理，推动了现代医疗向智慧、精准、高效的方向发展。随着"互联网+医疗"和物联网技术的兴起，人工智能正在改变医院管理关键要素。未来的智慧医院系统将通过人工智能使"人"变得聪慧，使"机"变得高效，使"料"变得人性化，使"法"变得精准，使"环"变得舒适。

二、人工智能及医学应用的国际竞争

目前人工智能的发展已成为世界各国关注的焦点。中国和主要发达国家均在人工智能研发方面进行了中长期布局，将人工智能产业作为未来国家发展和竞争的重要战略核心，并在政策层面给予大量扶持，力争在整个世界的竞争中占领领先地位。根据近5年主要发达国家对人工智能领域发展和规划的相关政策及主要目标，可以将其划分为3类：①保持自身的领先地位，确保具有核心技术和人才优势，在国际竞争中能够长期占据主导,是未来人工智能核心规则和标准的制定者之一。其典型代表是美国。②以良好的工业化家底为基础,通过战略部署、商业应用、伦理约束、法律监督引领人工智能发展,构建先发的独特优势,确保全球竞争力。这类发展规划的主要代表是英国、法国、德国。③凭借人工智能底层产业优势,如计算芯片、存储介质、半导体研发和集成电路设计等,在机器人、自动驾驶、汽车等领域参与人工智能的新一轮全球竞争。中国作为异军突起的后发展中国家,在人工智能浪潮和历史机遇的推动下,以独一无二的全产业链制造能力为基础,自主创新为核心目标,不断在核心技术和人才等方面对主要发达国家进行追赶,通过宏观规划和重点部署构筑我国人工智能发展的优势,加快人工智能产业核心技术攻克和创新型国家建设。在众多产业争相与人工智能融合的竞争中,医疗领域因其天生的大数据、多模态和多场景等特点,已然成为备受关注的焦点,未来有了人工智能的高效辅助,加速解决中国医疗资源紧张、分布失衡等难题,解决当前医疗窘境,从根本上释放医疗生产力,实现全民覆盖的医疗卫生服务体系的构建。

三、人工智能在生物医药领域的突破指日可待

近年来,机器学习在生物医药技术研究方面取重大突破,而这些突破也将改变肿瘤临床诊疗的模式。蛋白质结构预测是生命科学领域的重大科学问题,目前已知氨基酸顺序的蛋白质分子有1.8亿个,但其三维结构信息被彻底看清的还不到0.1%。DeepMind开发的人工智能程序AlphaFold2在2020年11月的蛋白质结构预测大赛CASP14中,对大部分蛋白质实现了原子精度的结构预测,取得了92.4%的高分。这是蛋白质结构预测史无前例的巨大进步。AlphaFold2的成功也给我们带来新的困惑:疑难问题的解决越来越不依赖于人类的先验知识,也越来越无法被人类理解。这意味着在人工智能时代,人类获取知识的逻辑将要发生根本的变革,对人类认知将产生巨大冲击。

四、新一代通信技术下的智能医疗

第五代移动通信技术(5G),具有更高的速率、更宽的带宽、更低的时延和更高的可靠性等特点。尽管我国在移动通信技术方面起步较晚,但通过不懈努力,在5G技术的研发、标准制定和生产部署方面,我国已逐步成为全球的领跑者。特别是在医疗健康行业,5G作为一种赋能的新工具,能够为智能医疗在新场景下的研发和应用增速助

力。基于5G技术的"三超"特性(超高速率+超低时延+超密连接),可以实时传输CT、MRI、PET-CT、内镜图像、病理切片图像等大型医疗影像和图像,以实现优势医疗资源的即时整合和充分利用,为进一步实现远程会诊、远程示教、远程手术、远程诊断等目标奠定基础。在远程智能手术中,5G的高性能数据传输+人工智能实时重建,能够为远程手术医生构建身临其境的虚拟现实(VR)环境,进一步结合超高清的视频传输和智能数据合成技术,实现手术现场的增强现实场景,加上高精度的智能手术机器人、智能传感器和5G高带宽实时数据传输,能够使整个远程手术犹如本地手术一般。除此之外,5G智能医疗能够为健康、亚健康和病患人士的身体监护提供数字化、便携化、移动化的健康服务,从而在整体上降低个人健康支出、医疗机构运营成本以及国家医保负担。同时5G的加持还可以提升个人健康状态、提升医疗效率,有助于缓解前述诸多医疗系统矛盾与障碍难题。

技术的进步没有上限,当5G正在逐步提高部署率并持续稳定发展的同时,研究人员已经将注意力投放到下一代通信技术——6G。6G的进一步研究将对人工智能和智能肿瘤学的应用带来巨大变化。首先,6G被定义为一个智能通信生态系统,人工智能技术将融入6G的基础框架,实现相应的虚拟功能、网络切片、网络编排、网络管理和边缘计算等。此外,由于6G拥有更宽的带宽和更高的信号传输性能,能够加速人工智能在网络边缘的应用,包括联合优化模型训练过程、超低延迟通信以及数据隐私安全等方面的问题。

五、人工智能在肿瘤精准诊疗所面临的挑战

随着人工智能技术的发展与进步,在肿瘤早期筛查、精准诊疗、优质护理以及健康管理领域的研究逐渐扩大和深入,对于提高医疗效率,改善医疗资源不均衡、降低医疗成本和优化医疗策略等方面发挥着重要作用。但是,人工智能背后的"自主学习"和"技术黑箱"使得其在肿瘤临床应用中面临众多挑战,比如,标准肿瘤数据库的建立和数据访问、模型的通用性和实际应用性、模型的可解释性等问题亟须探讨解决。

(一)肿瘤标准数据库的建立和数据共享

标准化的医疗数据是人工智能在肿瘤学领域发挥作用的基础。虽然我国肿瘤患者数量众多,但大部分医疗数据都是非结构化的,这使得提取有价值的数据变得困难,因为数据的维度和特性各不相同。目前,我国的医院之间的信息系统是独立的,缺乏统一标准化的病例文档,例如病历书写不规范、用药记录和不良反应记录不完

整、随访记录不完整等问题,这些问题容易导致医疗数据质量低下,容易出现数据错误和遗漏。与其他领域产生的研究数据相比,肿瘤临床诊疗相关数据更具异质性和可变性。因此,数据标准化对于人工智能的实施至关重要。数据标准化指的是将数据转换为通用格式,以便能够在不同工具和方法之间进行跨界使用。因为数据是出于不同研究目的、以不同方法收集的,存在多种存储格式,比如,血糖在不同系统以不同方式表示相同数据。由于医疗数据的复杂性和海量特点,数据标准化应发生在初始开发阶段,而不是用户端。肿瘤临床诊疗数据还需定期更新和"校准",建立持续质量改进措施,否则可能会导致模型无法在不同中心进行验证。

深度学习神经网络比任何其他机器学习算法都需要大量数据。不仅人工智能初始训练需要数据,算法的持续训练、验证和优化也需要大量的数据。为了广泛实施人工智能在肿瘤学中的应用,数据可能需要在多个医院之间共享,甚至还需要跨国共享。现有的共享数据库主要包括国际联盟的生物样本库和医学影像数据库,生物样本库包括英国生物样本库和Kaggle数据库(https://www.kaggle.com/datasets),医学影像数据库包括Cardiac Atlas、放射学中的图像提取(Visual Concept Extraction Challenge in Radiology,VISCERAL)数据库等。但是,数据通常"孤立"在各个医院内,造成这种数据"孤立"的原因有患者隐私保护、信息传输安全性、缺乏连接医院数据共享基础设施平台、数据收集的异质性和不完整性以及医院之间的相互竞争等因素。当前的医疗环境几乎没有鼓励数据共享,随着人工智能需求的升高,这一困境可能会随着医疗改革而改变。2017年3月"人工智能"首次被写入我国政府工作报告,同年7月国务院印发《新一代人工智能发展规划》,将人工智能上升到了国家战略层面,目标是在2030年中国智能产业竞争力达到国际领先水平,其中建立智能医疗体系是增加智能产业竞争力的关键,提出要推广应用人工智能治疗新模式,建立快速精准的智能医疗体系。2016年美国国家科学技术委员会(National Science and Technology Council on Technology)建议将人工智能的数据开放和标准作为科技发展的一个优先关键事项。数据需要匿名、去标识化和签署知情同意书,创建连接医院数据共享基础设施第三方平台,做到数据共享安全、公平、公正。

(二)人工智能模型的可解释性

虽然人工智能在肿瘤临床诊疗中的研究正在全面展开,但是距离应用落地实施还有距离。主要存在的问题是尽管人工智能能够实现肿瘤辅助诊断,预测疗效反应准确率高,但整个过程仍然是"黑匣子",无法给出解释的结果缺乏说服力。例如,深度学习模型可能会根据患者过去2年的体检数据正确预测患者会患上肿瘤的风险,但为什么会做出这样的预测? 美国IBM公司研发了人工智能系统Watson帮助医生进行诊疗决策。然而,有医生发现在使用Watson时系统给出了多个不正确的治疗意见,在极端的案例中,Watson甚至给有出血症状的肿瘤病人提供了容易导致出血的药物参考方案。但医生却无法知道为什么Watson会给出与常理相反的意见。目前,我们剖析基于深度学习进行预测的精确逻辑的能力有限,这通常被称为"黑匣子"问题。人工智能技术需要通过透明度来证明特定诊断、治疗建议或结果预测的合理性。只有保持透明度,医生和研究人员才能根据结果进行可靠的推理分析,以期发现新的关键临床问题。在肿瘤临床实践中,了解每个决定的基本原理在临床决策中是必不可少的。

传统的机器学习算法(如线性回归)对复杂关系建模的能力有限,但提供了简单的可解释性——在这些算法中我们有一组预定义的特征和由此产生的特征权重来表征它们的效果。相比之下,深度学习使用非结构化输入数据,大部分语义生成发生在隐藏层内。因此,很难确定输入数据哪些特定特征对结果有贡献。这种可解释性的挑战对人工智能在肿瘤临床诊疗的运用中具有重大影响。在人工智能图像分析算法中,已开发了几种方法,包括特征可视化、显著性图、类激活映射和敏感性分析,其中图像的某些部分被隐藏以影响预测。然而,人工智能的可解释性仍处于初级探索阶段,没有标准去判断可解释性的好坏,也没方法判断可解释方法的孰优孰劣。医学图像预测结果的可解释性又可分为模式可解释性和医学可解释性,但是目前我们所探索的可解释性方法,对于大多数的使用者来说并不能用于指导他们的行为或者决策。我们仍然需要进一步的研究以更好地阐明深度神经网络的决策逻辑。我们可以把系统各个组成部分中的可解释性集中在一起分析整理,通过一个培训过的机器识别模型,把微观层面上的可解释性转化成为宏观层面上的可解释性;人工智能系统的开发应在前期邀请医务人员和研究人员参与,在系统中加入可解释性,降低相关的风险;通过已经有的肿瘤人工智能系统(如肺结节识别系统),添加一套可解释性的设计,可以大大提高医务人员对系统的理解程度。

可解释性和预测精度是两个不同的维度,如同高性能和低功耗、通用性和高效率一样,难以兼得。智能应用是多种多样的,不同的应用对可解释性的要求大不相同。即使是对安全性要求很高的应用,需要解释到什么程度也是有区别的,可解释性不应是人工智能研究的首要目标。人类智能本身也是一个"黑箱",相比人类大脑的不可解释,人工神经网络也许能解释更多决策的过程。至于深度神经网络的输出究竟是如何形成的,用现有的知识解释每个参数的作用无济于事,需要创立新的理论才能做出解释。实践是检验真理的标准,解释性弱的技术也会延续发展。对于人工智能,人们最担心的可能不是对输出结果作何解释,而是不知道它什么时候会出现错误。比可解释性更重要的是人工智能的防错技术,要有科学依据地将出错率降低到可接受的范围,特别是解决攻击性环境下出错的问题。人工神经网络出现"白痴性"的错误与其高预测性形影相随,可能是本质性的特征,提高可解释性不一定是防止出错的唯一途径,防错研究应该成为人工智能的重要研究方向。所谓"防错研究"是指准确地划定给定的智能程序的应用范围,也就是要获得达到预定目标的必要条件和保证不出错的充分条件。世界上没有包治百病的神药,每种药品上都标注了适应证。确定智能应用程序的适用范围应当比药品更严格,当然也意味着更困难。一般而言,模型的复杂度和准确性往往是正相关的,但越高的复杂度也意味着模型越无法解释。信任黑盒模型意味着不仅要信任模型的方程式,还要信任它所基于的可能有偏见的数据库,所以对数据的偏倚性检查也需要重视。针对可解释性问题可以考虑先训练出庞大的、精确的、深层次的神经网络,再将深度神经网络压缩成较浅的神经网络,在保证它的准确率的同时提高可解释性。大多数机器学习模型的设计没有可解释的约束条件,目前只是在静态数据集上为准确的预测变量而设计,今后有些应用可考虑增加可解释性的约束条件。可解释性也是分层次的,最严格的可解释性是数学,但要求像数学一样从公理出发可能会扼杀人工智能研究,在医学应用中,基于生物医学知识的可解释性可能更为重要。

六、培养复合型人才以推动智能肿瘤学发展

人工智能与肿瘤学的结合离不开复合型人才的培养。目前,医学生和临床医务工作人员几乎没有接受过人工智能技术方面的培训,这限制了他们理解深度学习机制、选择合适的算法对临床问题进行探索的可能性。理想的状态是医务工作人员了解数据结构、算法的构建,和模型输出结果的意义,更重要的是理解它们的局限性。但在资源有限且临床工作紧张繁忙的现实中,期望每个医务工作者都能达到这种水平是现实的。随着人工智能在医疗领域和其他生活领域中的应用越来越普遍,医务工作者对人工智能的接受程度将提高,并进一步进行主动学习人工智能方面的理论和技术知识。同样,大多数计算机科学家或工程师在肿瘤的诊疗和数据管理方面几乎没有经验,这限制了识别临床场景,并根据临床场景对算法进行匹配的能力。培养

人工智能与医学交叉的复合型人才需要教育、研究合作、实践经验、跨学科培训和创新支持等多方面的努力和合作。各相关部门之间应加强合作，促进智能肿瘤学复合型人才的培养，为智能肿瘤学学科的发展奠定坚实基础。

七、加强人工智能技术的监管

目前，关于人工智能在肿瘤领域应用的数据标准、准入指标、评估体系均有待完善，无法对数据及算法进行监管，阻碍了人工智能产品在肿瘤临床的应用和开发。因此，智能肿瘤学发展的首要前提是制定与数据保护相关的法律法规，加强对数据的监管与建设，保障数据安全，保护患者隐私。2016年4月14日，欧洲议会通过《一般数据保护法案》(General Data Protection Regulation，GDPR)，该法案于2018年5月25日正式生效。欧盟GDPR在规定中赋予了数据主体较为允分的各种权利，使其能够在数据处理过程中及时止损，随时对数据控制者及数据处理者的数据处理行为提出反对意见，更好地维护自己的合法权益。中国在数据安全和隐私保护方面也给予了充分的重视，2021年6月10日通过了《中华人民共和国数据安全法》，2021年8月20日通过了《中华人民共和国个人信息保护法》，从法律层面保障数据安全，保护个人隐私，有助于建立人工智能在肿瘤学研究领域的标准规范，提高人工智能应用的可信度。

最后，由于数据增长、技术基础建设的进步以及深度学习神经网络的开创性研究，人工智能有望对肿瘤学产生变革式的影响。目前，人工智能已在肿瘤预防筛查、影像学、病理学、治疗反应评估、临床结果预测、肿瘤药物开发等方面展示出广大的应用前景。但是人工智能在肿瘤领域的关键技术开发和临床应用研究尚处于初级阶段，亟须建立和健全行业准入机制和评价标准，同时需要尽快形成医工交叉学科的复合型人才培养，达到跨专业交流与协作，推动医工融合发展。

人工智能能够快速、准确、便利地摄取和处理各类数据集，这种能力毫无疑问会为数据驱动的肿瘤学的发展加持助力，减轻我们对人力资源的依赖。人类将从枯燥重复的劳动中解放，把时间和精力投入到回归人类本性的创造中。尽管人工智能在肿瘤学中的应用有诸多前景，但我们也需要认识到人工智能仍然只是一种辅助技术。医学的决策和关怀始终需要医生和其他医护人员的专业判断和人文关怀。因此，人工智能与人类共同工作，相辅相成，才能发挥最大的潜力，最终实现和谐共存与携手发展的理想状态。

（李艺　林博　徐波）

参考文献

[1] Perera, M., et al., *PSA-based machine learning model improves prostate cancer risk stratification in a screening population*. World J Urol, 2021. 39(6):p. 1897-1902.

[2] Topol EJ. High-performance medicine: the convergence of human and artificial intelligence. Nat Med. 2019 Jan;25(1):44-56. doi:10.1038/s41591-018-0300-7.

[3] McKinney, S.M., et al., *International evaluation of an AI system for breast cancer screening*. Nature, 2020. 577(7788):p. 89-94.

[4] Esteva, A., et al., *Dermatologist-level classification of skin cancer with deep neural networks*. Nature, 2017. 542(7639):p. 115-118.

[5] Luo H, Xu G, Li C, He L, Luo L, Wang Z, Jing B, Deng Y, Jin Y, Li Y, Li B,Tan W, He C, Seeruttun SR, Wu Q, Huang J, Huang DW, Chen B, Lin SB, Chen QM,Yuan CM, Chen HX, Pu HY, Zhou F, He Y, Xu RH. Real-time artificial intelligence for detection of upper gastrointestinal cancer by endoscopy: a multicentre, case-control, diagnostic study. Lancet Oncol. 2019 Dec; 20 (12):1645-1654. doi:10.1016/S1470-2045(19)30637-0.

[6] Le, H., et al., *Utilizing Automated Breast Cancer Detection to Identify Spatial Distributions of Tumor-Infiltrating Lymphocytes in Invasive Breast Cancer*. Am J Pathol, 2020. 190(7):p. 1491-1504.

[7] Nielsen, T.O., et al., *Assessment of Ki67 in Breast Cancer: Updated Recommendations From the International Ki67 in Breast Cancer Working Group*. J Natl Cancer Inst, 2021. 113(7): p. 808-819.

[8] Johannet, P., et al., *Using Machine Learning Algorithms to Predict Immunotherapy Response in Patients with Advanced Melanoma*. Clin Cancer Res, 2021. 27(1):p. 131-140.

[9] Xie, C., et al., *Immune Checkpoint Blockade in Combination with Stereotactic Body Radiotherapy in Patients with Metastatic Pancreatic Ductal Adenocarcinoma*. Clin Cancer Res, 2020. 26(10):p. 2318-2326.

[10] Arbour, K.C., et al., *Deep Learning to Estimate RECIST in Patients with NSCLC Treated with PD-1 Blockade*. Cancer Discov, 2021. 11(1):p. 59-67.

[11]《新一代人工智能发展规划》.科技导报,2018. 36(17):第113页.

[12] 国务院办公厅关于促进"互联网+医疗健康"发展的意见.中华人民共和国国务院公报, 2018(14):第9-13页.

[13] Executive Office of the President & National Science and Technology Council Committee on Technology. Preparing for the Future of Artificial Intelligence (2016).

[14] Goodman B & Flaxman S. European Union regulations on algorithmic decision-making and a 'right to explanation. AI Mag. 38, 50 (2017).

[15] Daniel Zhang, Saurabh Mishra, Erik Brynjolfsson, John Etchemendy, Deep Ganguli, Bar-

bara Grosz, Terah Lyons, James Manyika, Juan Carlos Niebles, Michael Sellitto, Yoav Shoham, Jack Clark, and Raymond Perrault, "The AI Index 2021 Annual Report," AI Index Steering Committee, Human-Centered AI Institute, Stanford University, Stanford, CA, March 2021.